精修线雕

PRECISE PPDO IMPLANTATION
ANTI-AGING TECHNOLOGY

主编　金海波　崔永芳　屈秋芳
主审　金忠国

辽宁科学技术出版社
沈　阳

图书在版编目(CIP)数据

精修线雕/金海波,崔永芳,屈秋芳主编.—沈阳:辽宁科学技术出版社,2016.6(2016.12重印)

ISBN 978-7-5381-9807-2

Ⅰ.①精… Ⅱ.①金… ②崔… ③屈… Ⅲ.①美容－整形外科学 Ⅳ.①R622

中国版本图书馆CIP数据核字(2016)第099004号

出版发行:辽宁科学技术出版社
（地址:沈阳市和平区十一纬路29号 邮编:110003）
印 刷 者:辽宁新华印务有限公司
经 销 者:各地新华书店
幅面尺寸:210mm×285mm
印 张:17.25
插 页:4
字 数:500千字
出版时间:2016年6月第1版
印刷时间:2016年12月第3次印刷
出版策划:金海波 吴亦锋 屈秋芳
策划编辑:金海波 亓大龙
责任编辑:寿亚荷 李春艳
封面设计:亓大龙
版式设计:亓大龙
责任校对:潘莉秋 刘 畅 陈顺康

书 号:ISBN 978-7-5381-9807-2
定 价:288.00元

联系电话:024-23284370 13904057705
邮购电话:024-23284502
E-mail:syh324115@126.com

作者介绍
AUTHOR INTRODUCTION

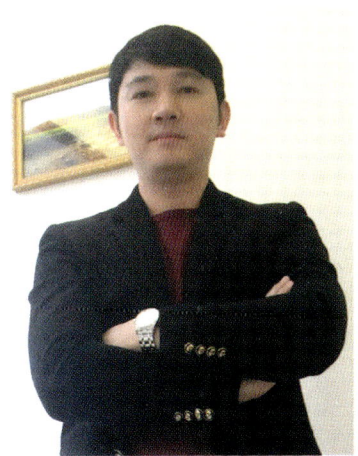

主编 / 金海波

Editor-in-chief: Jin Haibo

技术咨询：13888712578
微信号：THread-Lift

| 中韩整形美容技术交流合作协会副秘书长
| 东南亚美容整形协会（中国分会）理事
| 中国光学美容临床应用研究中心【西南区董事长】
| 【中国光学美容西南部基地】昆明尚典光学美容全科室临床技术研究总顾问
| 【大韩】雅丽姿整形美容医院广州分院（院长）

从事光学美容临床技术应用11年，主攻埋线抗衰老与形体轮廓矫正术。重点研修：男女性生殖器整形美容微创技术应用。也是我们国内首部自主撰写的埋线抗衰老系列丛书的作者之一。

● **国内三项技术首创**

1. 人体形态埋线矫正创始人（适用于鼻、眼、眉、唇、胸部身体各个部位美学不对称矫正）；

2. 微创长效仿生韧带双向无齿扣接创始人（适用于各类收紧与悬吊应用）；

3. 真皮表浅微量注射治疗术（针对各类顽固黄褐斑以及皮肤类问题治疗）。

精修线雕
PRECISE PPDO IMPLANTATION ANTI-AGING TECHNOLOGY

Comprehensive Guidance of Clinical Application of the PDO/PPDO Implantation Anti-aging Technology
Series Books Dedicated at PDO/PPDO Implantation Anti-aging Technology
Vice Executive Secretary of China & South Korea Cooperative Association of Plastics and Aesthetics.
Director of Southeast Asia Association of Plastics and Aesthetics (China Branch)
Chinese Clinical Application Research Center of Optics Aesthetics [Chairman of the Southwest Region]
All-departmental Principal Consultant for Clinical Technical Research of the [Southwest Base of Chinese Optics Aesthetics] Kunming Shangdian Optics Aesthetics
[South Korea] Yalizi Plastic Surgery Hospital Guangzhou Branch (President)
Involve in the clinical application of optics aesthetics for over 11 years, mainly attack the PDO/PPDO implantation anti-aging technology and body diorthosis and emphasize on: the technical application of minimally invasive technology of male/ female sexual organ plastic surgery. One of the editors for the series books independently written domestically concerning PDO/PPDO implantation anti-aging technology.
Three technical initials domestically:
1.Creator of PDO/PPDO implantation body-fitting technology (applicable for the aesthetic correction of asymmetric nose, eyes, eyebrows, lips, chests and other body parts);
2.Creator of long-term minimally-invasive bi-directional toothless bionic ligament fastening technology (applicable for various tightening and lifting applications);
3.Dermis micro-injection iatrotechnique (aimed at treating various persistent chloasma and skin-related problems).

作者介绍

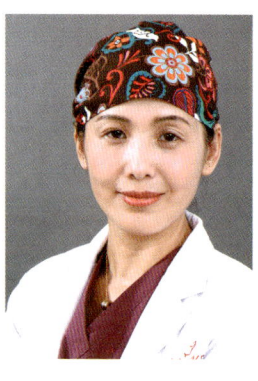

主编 / 崔永芳

天津美莱医学美容医院无创科主任
中国整形美容医师协会会员
中华医师协会皮肤激光分会会员

1997年毕业于河南医科大学临床专业,在三级甲等医院急诊科工作。自2003年起从事皮肤医学无创美容,是国内最早一批从事医学美容行业的临床执业医师之一。为钻研技术多次自费到上海市第九人民医院、西京医院皮肤科、广州军区总医院整形美容中心进修学习。曾多次赴新加坡、韩国、日本、中国台湾等地进行无创微整形的学术交流。被誉为医学美容临床实战派。

【技术特长】擅长多种无创治疗方法,运用玻尿酸、肉毒素、PDO线材等材料联合光电仪器进行面部及身体的美容、轮廓修饰及综合抗衰老治疗。

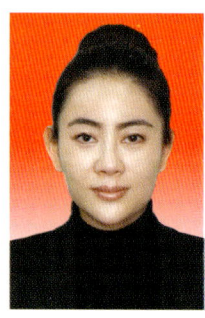

学术秘书 / 周 颖

周颖,女,主治医师,中国医师协会美容整形医师分会会员、中韩整形外科医协会会员。现任新乡悦美医疗美容医院院长,《精修线雕》学术秘书。周颖院长曾多次到韩国、中国香港、中国台湾等地的美容整形机构学习考察交流。

周颖院长擅长医美整形咨询,微整形项目营销整合等市场营销管理,技术上对面部微雕、疤痕消除、祛皱抗衰老非手术治疗有丰富的临床经验,坚持一切从爱美者的角度出发,始终把爱美者需求放在首位,受到爱美人士的一致赞誉,成为我国美容整形行业中比较专业的微整形抗衰老专家和微整形顾问。

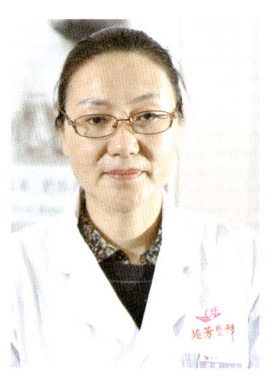

主编 / 屈秋芳

郑州超芳整形医院院长,副主任医师,中共党员
医学参考报美容医学频道专家库成员
中国医师协会整形美容医师分会会员

从事整形美容工作近30年,擅长各类美容美体手术,尤其在面部微创年轻化、鼻唇综合整形、乳房整形再造、妇科整形修复等方面有独到之处。曾在上海市第九人民医院整复外科、北京大学第三医院成形外科、西安第四军医大学西京医院整形外科等地多次学习进修,并与韩国、日本、欧美等整形美容专家多次合作交流。手术以微创微雕著称。擅长把医学技术与美学艺术完美结合,注重体贴入微的心理沟通和疏导,使其具有了和谐、精细、唯美、自然的美容手术风格,并开设超芳整形国际商学院,成功举办整形美容培训200余期,培训学员数百人,遍布全国各地及海外,学员收入在原来基础上增加十倍甚至几十倍,其中部分精英开办起整形美容医院。

超芳整形国际商学院面向全国开展医疗美容培训,超芳整形注重理论结合实践教学,着重培养学员实操能力,学员可以在医院临床搭台观摩、模特亲手实操。结合投影影像教学,假体及动物模拟实验,终身免费复训,学会为止!学后加入专家讲课圈,在以后手术中遇到任何难题,都可以实时向专家老师请教。确保每个学员结业均能独立完成各类整形手术业务。超芳整形医疗美容培训是一般无整形资质的培训学校和短期学术研讨会所无法达到的效果。

【技术特长】眼部精细化手术、鼻唇综合整形、微创面部年轻化、乳房综合整形、全身各部位微创脂肪抽吸形体雕塑、妇科整形、瘢痕畸形综合整形。

网址:www.zzchaofang.com　　公众号:郑州超芳整形屈秋芳

前 言

埋线美容是微整形中非常重要的一项新技术，作为整形外科的一个分支学科，它真正做到材料零风险无隐患。独特的无痕微创，高效的美容性能，加速了它在微整形中的应用与发展。作为基础学习资料，本书无疑是不二之选。

本书以埋线为核心，由浅入深、化繁为简。以图文并茂的方式，从单点理论到综合论述。从基础应用到联合应用的实践操作，循序渐进将作者的临床经验记录并书写成册，同时针对临床常见客户疑难问题进行总结归纳。并将具体处理方法和治疗方案进行细致的说明，以启发大家对埋线抗衰老的认知和思考。

书中完全以数年来累积的真实案例为特写，集中不同问题的治疗进行阐述。操作示意图的绘制以及客户案例拍摄均为原创作品，并应用了大量的解剖图片与示意图片，表达清晰，视图明确，也有部分图文参详其他网络与教材书籍，以供读者们参考。

本书比较系统地介绍了以下内容：埋线材料的发展认知；各类微创美容材料的甄别和临床具体应用；问题修复与解决案例；市场运营模式等。犹如导师手把手地教会学生去如何设计、如何操作，特别针对抗衰老问题，均以案例模式详细分解操作步骤，展现临床效果，对疑难部分详细入微地备注说明，从而使读者从中吸取经验，尽量规避可能的负面因素和风险隐患。在新项目的研究与治疗过程中，学无止境，我们仍然需要对现代化的治疗方式和实操知识进行学习，以适应现代美容整形行业发展的需要。

编者的话

现代经济体系发展下的今天，人们除了物质生活的需要，也更加崇尚精神享受与奢华。气质与容颜已然成为人们永恒的追求。年轻、漂亮、时尚成就了大经济体系下的中国美业，一轮又一轮新的经济增长点。美容让人倍享青春年华，美容让人尽显婀娜多姿。然而在追求美丽的同时，又极度恐惧手术带来的风险与痛苦，更有甚者带来无法挽回的后遗症。整形失败的案例无论是网络上的流传，还是在您的身边比比皆是。是"美梦"还是"噩梦"，成为爱美人士头顶的悬剑。

在大时代的驱动下，如何避免外科手术带来的恐惧、痛苦与风险是必然所需。如何更加有效、更加安全、更加快速地恢复、更加精准地雕塑容颜，是必然所趋。但是如何控制风险，实现人类美丽梦想？PPDO埋线美容术（本书中简称"线雕"）恰逢其时地从微整形中脱颖而出。作为微整形中的另一分支，毋庸置疑，线雕这一个生物与科技时代的新宠，已成为人们的至爱。其优异的美容性能、快速解决问题的效果、安全、感受性，完全博得了广大消费者的信赖。而行业中首个实现零风险、零隐患的新项目，"埋线"已然备受追捧。

我们在美容一线工作多年，数年来我们不断学习、总结、思考和改进在线雕中的各类应用。无论是方法方式还是操作程序，无论是细节还是思维模式，都让您身临其境地亲身感受。由浅入深，由点到面，不断优化。撰写了《精修线雕》一书，以全新的思维方式与视觉感官，围绕以线雕为核心，从材料甄别、解剖学知识、专业麻醉、PPDO专业知识、操作技术程序、医疗美容设备、微整形注射等各类搭配，融会贯通地将埋线与科技美容、注射美容完美结合。

纵观目前国内埋线美容专著，仍属寥寥无几。此书的出版，弥补了线雕教材领域的空白，其理论知识和实操指导价值弥足珍贵，值得大家参考并作为专业线雕培训教材使用。我们组织了多位美容整形行业的专家共同主编了此书，并经过多次审稿校对，但仍难免出现纰漏，我们建立了《精修线雕》专业学习交流微信群，欢迎广大行业同仁、读者加入进来探讨和批评指正。

目录

第一章　微整形美容概述 017

第一节　国内微整形发展现状分析 018

第二节　国内外食品药品认证机构 019
一、国家食品药品监督管理总局(CFDA) 019
二、美国食品药品管理局（FDA） 019
三、欧盟认证（CE） 020

第三节　埋线常用的搭配材料 021
一、玻尿酸 021
二、肉毒毒素 025
三、溶脂针（溶脂） 030
四、左旋聚乳酸 032
五、水光注射材料 035
六、医学美容仪器搭配埋线 040

第四节　微整形中的佼佼者——"埋线"法 044
一、人体轮廓与形体美学标准 044
二、人体衰老意识形态与治疗理念 045
三、埋线区别于常见微整形 047

目录

第五节　预防胜于治疗 048

第二章　埋线应用解剖学知识 049

第一节　皮肤组织结构 050
一、表皮 050
二、真皮 053

第二节　皮下组织结构 054
一、皮下脂肪 054
二、表浅肌肉腱膜系统（SMAS） 055

第三节　面部血管分布 056

第四节　面部神经分布 057

第五节　面颈部淋巴分布 058

第六节　唾液腺 060

第七节　面颈部肌肉分布 061
一、额部肌肉 062
二、颞部肌肉 062
三、眼轮匝肌 063
四、鼻部肌肉 063
五、口部肌肉 064
六、咬肌 065
七、颈肌 065

第八节　人体衰老性皱纹分类 067
一、假性皱纹（细纹） 067
二、真性皱纹 067
三、运动性皱纹 067
四、严重下垂性皱纹 068

第九节　三维立体治疗层次总结 068

第三章 适应埋线的麻醉应用 069

第一节 麻醉的历史起源 070

第二节 利多卡因在美容手术中的应用 071

一、局部麻醉药物的作用机制 071

二、利多卡因药理学概述 071

三、利多卡因毒理学 072

四、利多卡因中毒 072

五、复方利多卡因乳膏（凝胶）...... 073

六、盐酸利多卡因注射液 074

七、小剂量利多卡因在埋线中的应用 075

第三节 面部阻滞麻醉在埋线中的应用 078

一、眶上神经阻滞 078

二、眶下神经阻滞 079

三、鼻部神经阻滞 079

四、颧颞神经阻滞 080

五、口唇神经阻滞 082

六、耳前神经阻滞 082

七、下颌神经阻滞 083

第四节 适应埋线的麻醉技巧 084

一、心理麻醉（沟通安慰剂）...... 084

二、埋线麻醉的综合应用 084

第四章 埋线材料基础知识 088

第一节 常用埋线材料认识 089

第二节 PPDO生产程序与工艺 092

一、无菌生产车间（GMP和FDA药用级别通用标准）...... 092

二、生产程序与工艺 092

第三节 埋线线材规格参数 093

目录

　　一、常用参数对照表 093

　　二、常用PPDO线材料 097

　　三、埋线材料部件说明 098

　　四、针体认识与改良应用 099

第四节　PPDO线材料的分类 102

　　一、平滑线 102

　　二、螺旋线 103

　　三、麻绳线 104

　　四、液态填充线 104

　　五、MISKO隆鼻线 105

　　六、锯齿线 105

　　七、双头线 107

　　八、溶脂线、美白线 108

　　九、常用线雕工具认识 108

第五节　PPDO线材特性说明 111

第六节　PPDO埋线适应群体与禁忌 112

第五章　PPDO埋线标准服务程序 114

第一节　客户咨询管理 115

　　一、客户需求咨询 115

　　二、效果评估预测 116

　　三、问题排查 116

第二节　档案记录管理 117

　　一、拍摄影记录 117

　　二、登记标准档案 118

　　三、埋线抗衰老客户档案表 118

第三节　术前操作准备 118

　　一、医助术前配置准备 118

二、埋线术前准备 120

三、埋线术前麻醉 120

四、操作前材料清点 121

第四节　埋线设计与操作 122

一、局部设计 123

二、医师材料配置核对 124

三、操作中的医助配合 124

第五节　埋线术后护理 125

一、清创与消炎修复 125

二、活血化瘀 126

三、短信提示 126

第六节　埋线术后随访跟进 127

一、壹叁柒零服务法则 127

二、随访存档管理 127

三、新项目铺垫推广 127

四、客户回访登记表 128

第六章　PPDO埋线操作与布线方案 129

第一节　PPDO埋线专用词汇认识 131

一、入线位 131

二、止线位 132

三、行线位 132

四、曲线位 133

五、固定位 134

六、提拉位 135

七、紧致区 136

八、桥节点 136

九、扇节点 137

目 录

  十、越位操作 138

  十一、禁行区 138

  十二、松解 138

第二节　PPDO埋线基本操作方式 139

  一、埋线进针方式 139

  二、埋线退针方式 140

  三、埋线减少瘀青与肿胀方式 143

  四、埋线操作原则 144

第三节　PPDO埋线布线规律说明 145

  一、收紧布线模型设计 145

  二、填充布线模型设计 146

  三、提拉布线模型设计 147

  四、塑形布线模型设计 148

  五、布线桥接模型设计 149

第四节　PPDO线体材料改良 150

  一、PPDO线小针改良应用 150

  二、PPDO线大针改良应用 151

  三、PPDO隆鼻线改良应用 151

第五节　PPDO埋线技术操作规范 152

  一、PPDO埋线操作禁忌 152

  二、埋线操作使用技巧 153

第六节　各种线材布局方案 158

  一、平滑线的基本应用和布局 158

  二、螺旋线的基本应用和布局 159

  三、麻绳线的基本应用和布局 160

  四、液态填充线的基本应用 160

  五、大V线的基本应用与布线 161

  六、MISKO线设计应用 161

七、大长线（提拉王）基本应用 162

八、不常用线种 163

第七章　埋线临床治疗方案 164

第一节　面部抗衰治疗方案 165

一、抬头纹 165

二、川字纹 167

三、鱼尾纹 169

四、眼眶纹（分眶上与眶下） 170

五、泪沟纹 173

六、法令纹 174

七、鼻背纹 177

八、木偶纹 178

九、颈部纹 179

十、面部小细纹 181

十一、面部松弛下垂 183

第二节　面部艺术形态塑造 185

一、眉型修正（整体修正和局部修正） 186

二、鼻型塑造（鼻小柱、鼻梁、鼻翼） 187

三、眼角提拉 190

四、眶上赘皮修正 191

五、脸型塑造 193

六、骨感塑造 195

七、收紧双下巴 196

八、太阳穴 198

九、颧部（苹果肌） 199

第三节　体型艺术形态雕塑 201

一、乳房埋线提升术 201

目录

　　二、艺术马甲线塑造 203

　　三、手臂收紧术 205

　　四、腿部收紧术 207

　　五、臀部塑形术 208

　　六、私密处收紧术 209

第八章　埋线搭配科技美容设备的应用 211

第一节　如何实现埋线效能最佳化 212

　　一、人体皮肤衰老的认识 212

　　二、人体皮肤抗衰治疗最佳方案 214

第二节　光学美容仪器如何搭配埋线 215

第三节　水光注射 216

　　一、常见水光注射设备发展概况 216

　　二、水光注射的适应群体 217

　　三、水光注射的使用禁忌 217

　　四、水光注射操作前的诊断 219

　　五、水光注射搭配PPDO埋线抗衰 221

　　六、水光注射术后修复 221

第四节　二氧化碳点阵 222

　　一、二氧化碳点阵激光介绍 222

　　二、二氧化碳点阵激光适应群体 222

　　三、二氧化碳点阵激光治疗禁忌 223

　　四、二氧化碳点阵激光如何搭配PPDO综合治疗 223

　　五、二氧化碳点阵激光术后护理 224

第五节　1550点阵激光 224

　　一、中红外1550点阵激光介绍 224

　　二、1550点阵激光适应群体 225

　　三、1550点阵激光治疗禁忌 225

四、中红外1550点阵激光如何搭配PPDO埋线治疗 225

五、1550点阵激光术后护理 225

第六节　超声刀 226

一、超声刀介绍 226

二、超声刀的适应群体 227

三、超声刀使用禁忌 227

四、超声刀如何搭配PPDO综合治疗 227

五、超声刀术后护理 228

第九章　埋线并发症的治疗 229

第一节　为何PPDO埋线效果并不理想 230

第二节　线头外露角化突出 233

第三节　术后左右不对称 236

第四节　脸型局部扭曲 238

第五节　操作部位凹凸不平 239

第六节　褶皱坍塌更深 240

第七节　局部线体感染 242

第八节　隆鼻线体取出 242

第九节　局部创面感染处理 244

第十节　术后长期瘀青与肿胀处理 245

第十一节　过敏反应的处理 246

第十二节　术后持续或间接性疼痛 247

第十三节　创伤性色素沉着处理 248

第十章　埋线营销模式应用 249

第一节　现代医学美容市场分析 250

一、医美专业化运作对市场的冲击 250

二、专业线何去何从的艰难抉择 251

三、日化线逐步规范运营下的转折 252

目 录

第二节　常见埋线客户纠纷案例 252
　一、缺少严格的操作管理程序 252
　二、没有责权划分的标准合约 253
　三、客户整体操作效果不明显 253
　四、服务导致脸型严重不对称 253
　五、术后护理不当遗留的问题 253

第三节　客户消费心理分析 254
　一、花钱就是为了转身成仙女 254
　二、有事没事都是收钱后的事 255
　三、特殊心理人群 255

第四节　埋线抗衰老运营模式分析 256
　一、体验式营销模式 256
　二、转介绍成交模式 256
　三、沙龙会答谢会营销模式 257

第五节　埋线常用咨询表格 258
　埋线抗衰老知情同意书 258
　埋线抗衰老客户档案 259
　埋线抗衰老服务合同 260
　埋线抗衰老服务记录表 261
　埋线抗衰老术后注意事项 262
　埋线抗衰老售后服务信息范本 263
　埋线抗衰老操作记录 264
　埋线抗衰老咨询登记表 265

第六节　PPDO线体材质表格 266

埋线抗衰老综合临床实用指南论证者名录 268

参考文献 275

第一章 微整形美容概述

第一节 国内微整形发展现状分析

第二节 国内外食品药品认证机构

一、国家食品药品监督管理总局(CFDA)

二、美国食品药品管理局(FDA)

三、欧盟认证(CE)

第三节 埋线常用的搭配材料

一、玻尿酸

二、肉毒毒素

三、溶脂针(溶脂)

四、左旋聚乳酸

五、水光注射材料

1.谷胱甘肽

2.氨甲环酸

3.胎盘多肽

4.维生素B_6

5.注射用维生素C

六、医学美容仪器搭配埋线

1.超声刀联合PPDO埋线

2.二氧化碳点阵激光联合PPDO埋线

3.1550点阵激光联合PPDO埋线

第四节 微整形中的佼佼者——"埋线"法

一、人体轮廓与形体美学标准

二、人体衰老意识形态与治疗理念

三、埋线区别于常见微整形

第五节 预防胜于治疗

第一章　微整形美容概述

第一节　国内微整形发展现状分析

"微整形",一个跨时代的美容行业发展的名词,它既创造了当下时代的经济增长点,也留下了医美行业的后遗症。由于电子网络时代的资讯泛滥,药品、器械发展很快,政府的规范与管控还未出台就已经呈爆炸式地涌向市场。而市场消费者和从业者就像大浪淘沙下的"微生物",一浪接一浪地涌向利益的彼岸。无论是个人还是机构,无论是专业还是非专业,在这个利益驱动的浪潮下谁能幸免?

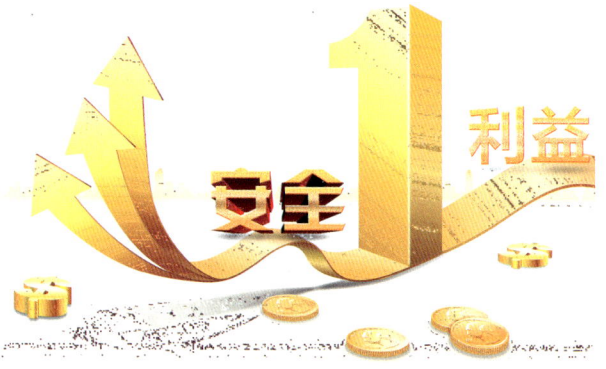

示意图1-1-1

而"微整形"几乎成了专业线美容院和工作室不规范运作的代名词。正规整形医院更是对非正规运作的"微整形"嗤之以鼻,敬而远之。但频发的微整形事件与纠纷不得不引起我们大家的高度重视与行业关注。这是一个行业"口碑"的硬伤,很显然很多患者对美有追求的渴望,却又在美容院的门前望而却步。"微整形"其实也需要整形,整改掉一些不规范的陋习,整改掉一些行业的不良假药商贩。重新整顿专业,塑造行业形象,才有我们医美行业的明天。

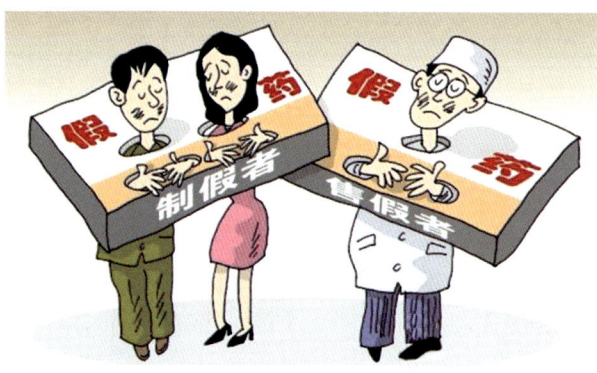

示意图1-1-2

"微整形"作为看似简单却又极其复杂的一门学科,牵涉医学、药理学、美学、营销学、法学等多种类学科,学习容易精通太难。我们不否认专业是一个行业发展的基础,但事实上从业人员的"道德与品质"却是行业发展长远的核心能动力。当一个行业连最起码的道德底线都没有的时候,那么还有什么前景可言?所以一个行业的教育培训机制直接决定了这个行业的未来。我们应该给予更多从业者和求学需求的人提供更加完善的教育培训机制,从根本上去改变行业的现状。

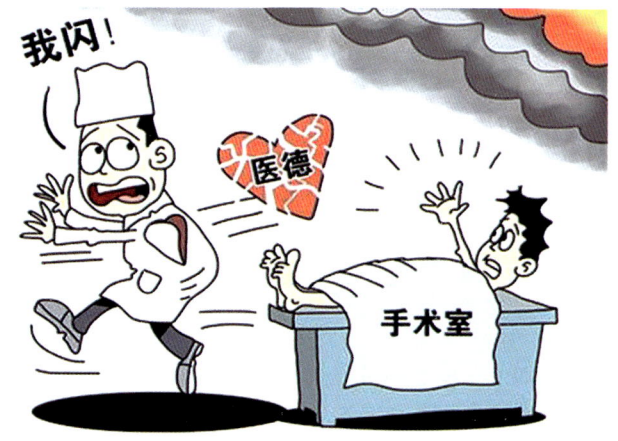

示意图1-1-3

"微整形"的未来发展,无论是安全因素、微创因素,还是效果因素,都将成为人们关注的焦点。而本书所讲述关于PPDO埋线在抗衰美容临床的综合应用,更是恰逢其时地弥补了"微整形"注射美容中一些无法替代的手术性能。甚至可以在微妙之间改变人体神态和轮廓,塑造出不同类型的美感,让人始料未及。更加让人兴奋的是,无论是安全因素还是效果因素都将是无可替代,首屈一指。

示意图1-1-4

在本书中我们也将重点围绕"埋线抗衰老综合临床应用"方面进行不同治疗设计方案的阐述,配合不同案例示意图从不同视野角度进行多维讲解,让您身临其境学以致用。

第二节 国内外食品药品认证机构

每个国家都有自己国家的食品药品监督管理体制与机构。目前国内市场最常见的食品药品认证主要为美国的（FDA认证）、欧洲的（CE认证），还有目前我们国家的CFDA认证。在国内市场标准认证是我们国家的CFDA认证，在没有获得国家认可的所有流通商品均属于违法销售。在这里笔者给大家作一个简单的介绍。

一、国家食品药品监督管理总局(CFDA)

全称：中华人民共和国国家食品药品监督管理总局，简称CFDA，是国务院综合监督管理药品、医疗器械、化妆品、保健食品和餐饮环节食品安全的直属机构，负责起草食品（含食品添加剂、保健食品，下同）安全、药品（含中药、民族药，下同）、医疗器械、化妆品监督管理的法律法规草案，制定食品行政许可的实施办法并监督实施，组织制定、公布国家药典等药品和医疗器械标准、分类管理制度并监督实施，制定食品、药品、医疗器械、化妆品监督管理的稽查制度并组织实施，组织查处重大违法行为。

2013年3月22日，"国家食品药品监督管理局"（SFDA）改名为"国家食品药品监督管理总局"（CFDA）。

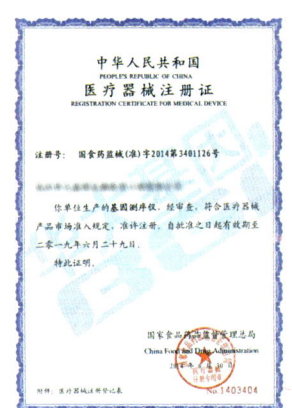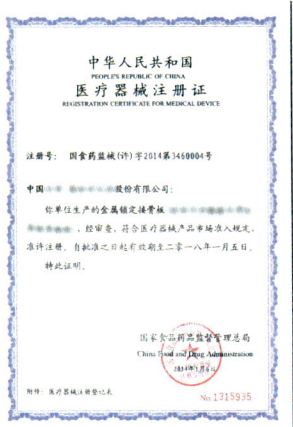

示意图1-2-1

目前国内整个市场（CFDA）合法批文的审批时间以及要求标准非常严格，所以在国内认可颁发有证件的品牌也非常有限。

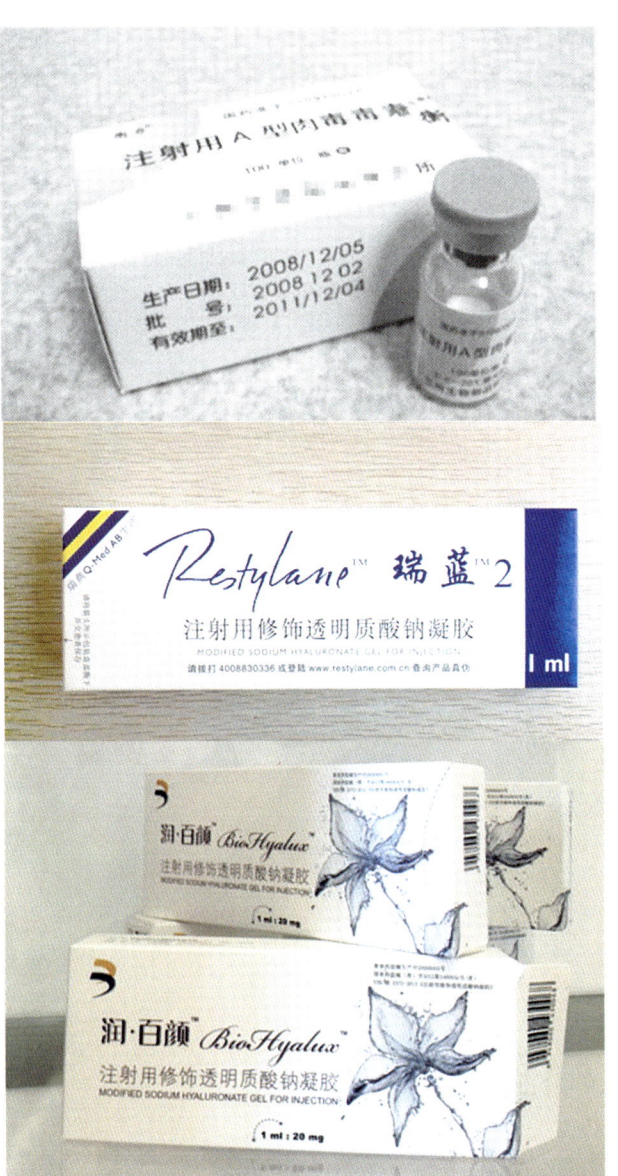

示意图1-2-2

二、美国食品药品管理局（FDA）

美国食品药品监督管理局（U.S.Food and Drug Administration，FDA）为直属美国健康及人类服务部管辖的联邦政府机构，其主要职能为负责对美国国内生产及进口的食品、膳食补充剂、药品、疫苗、生物医药制剂、血液制剂、医学设备、放射性设备、兽药和化妆品进行监督管理，同时也负责执行公共健康法案（The Public Health Service Act）的第361号条款，包括公共卫生条件及州际旅行和运输的检查，对于诸多产品中可能存在的疾病的控制等。

组织机构：

美国食品药品监督管理局归于联邦卫生和公共服务部管辖，旨在保护和促进国家公共卫生，总部位于马里兰州的洛克威尔，在全美及美属维京群岛和波多黎各拥有13个实验室。

该管理局由若干个部门组成，每个部门都负责一个相关领域的监管工作：
政府专员办公室（OC）、药品审评和研究中心（CDER）、生物制品审评和研究中心（CBER）、食品安全和应用营养中心（CFSAN）、设备仪器与放射健康中心（CDRH）、兽药中心（CVM）、国家毒理学研究中心（NCTR）和监管事务办公室（ORA）。另外，美国食品药品监督管理局也同包括农业部、联邦禁毒署、美国海关和美国消费品安全委员会等联邦部门以及州政府展开了频繁而广泛的合作。

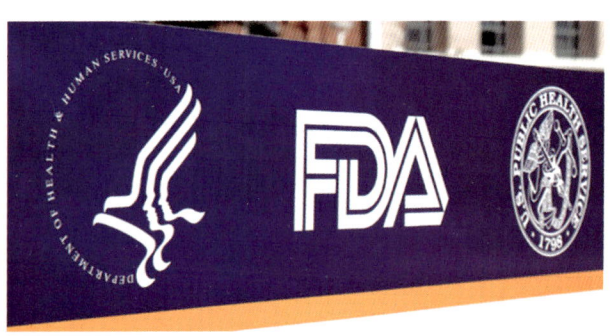

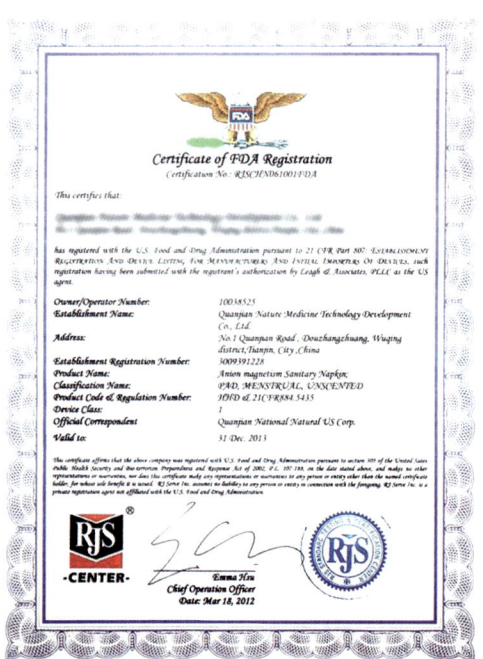

示意图1-2-3

三、欧盟认证（CE）

CE认证，即只限于产品不危及人类、动物和货品的安全方面的基本安全要求，而不是一般质量要求，协调指令只规定主要要求，一般指令要求是标准的任务。因此准确的含义是：CE标志是安全合格标志而非质量合格标志，是构成欧洲指令核心的"主要要求"。

"CE"标志是一种安全认证标志，被视为制造商打开并进入欧洲市场的护照。CE代表欧洲统一（Conformite Europeenne）。

在欧盟市场"CE"标志属强制性认证标志，不论是欧盟内部企业生产的产品，还是其他国家生产的产品，要想在欧盟市场上自由流通，就必须加贴"CE"标志，以表明产品符合欧盟《技术协调与标准化新方法》指令的基本要求。这是欧盟法律对产品提出的一种强制性要求。

综合概述，针对世界各地的各种食品药品认证机构，相对而言，美国的FDA认证更加严格苛刻，而欧洲的认证相对比较宽松，部分国家对CE认证并不作为严格参考标准。而在我们国内，无论是进口食品药品医疗器械均应该获取国家CFDA认可并颁发证书，同时以中英文或多语种方式对产品各种性能进行表述。所以市场上往往纯英文或其他语种的产品均属于不合法的产品。

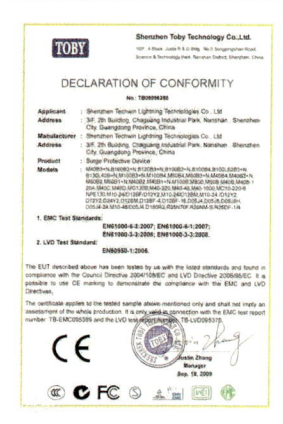 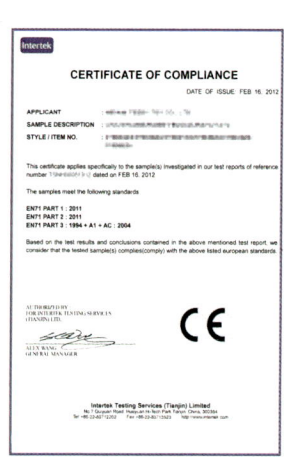

示意图1-2-4

在我们国家的食品药品管理法第31条有明确的规定，只有获得国家批文的药品经国务院药品监督管理部门批准发给药品的"国药准字"才是正规合法的药品。

凡是违反了《中华人民共和国药品管理法》的产品均属于

假冒伪劣产品，包括了卫药准字有效期范围内的药品。

如需了解详细内容可以通过登录国家食品药品监督管理局官方网站进行查询和了解，网址：www.cfda.com.cn

第三节　埋线常用的搭配材料

埋线抗衰老在美容中的应用非常广泛，协同其操作的其他美容材料与医学美容设备也是非常的多。我们将重点介绍有关埋线抗衰老在美容临床应用中常用的几种水光注射搭配使用的材料以及市场上常见的抗衰光学美容设备，并进行了部分精选推荐。

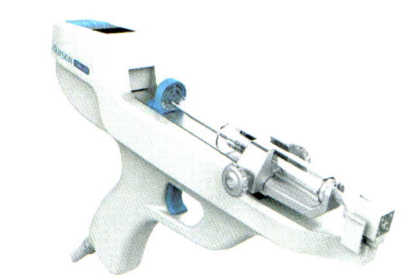

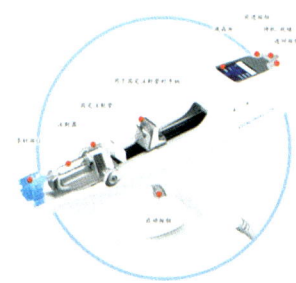 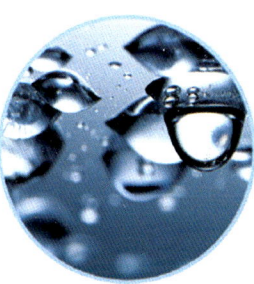

示意图1-3-1

一、玻尿酸

表1-3-1　玻尿酸规格

中文名称	透明质酸	CAS号	9004-61-9
外文名称	hyaluronicacid	分子式	$C_{28}H_{44}N_2O_{23}$
别　称	玻尿酸	分子量	776.6486

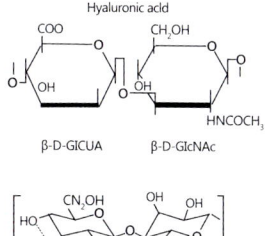
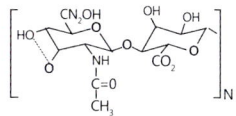

玻尿酸叫透明质酸，又名玻尿酸，是一种酸性黏多糖。它是肌肤水嫩的重要基础物质，本身也是人体的一种成分，它具有特殊的保水作用，分量更高达其本身重量的100倍，是目前发现的自然界中保湿性最好的物质，被称为理想的天然保湿因子。它可以改善皮

肤营养与新陈代谢,使皮肤柔嫩、光滑、去皱、增加弹性、防止衰老,在保湿的同时又是良好的透皮吸收促进剂。与其他营养成分配合使用,可以起到促进营养吸收的效果。

美容应用范围:从真皮注射到表浅真皮微量注射以及外涂抹式等。几乎每种化妆品种类中都会使用不同程度浓度的透明质酸分子来补水保湿。

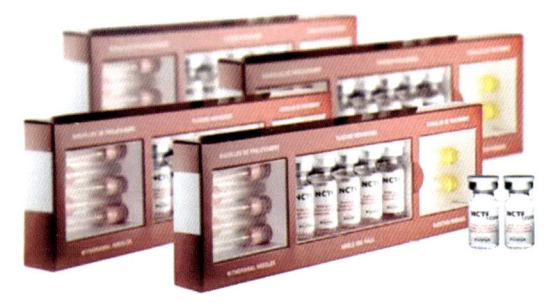

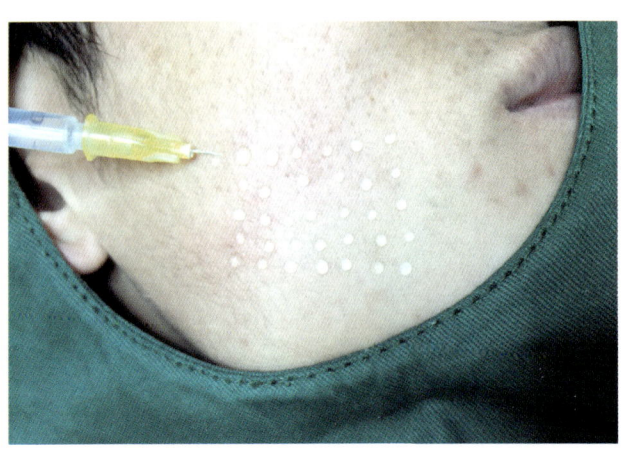

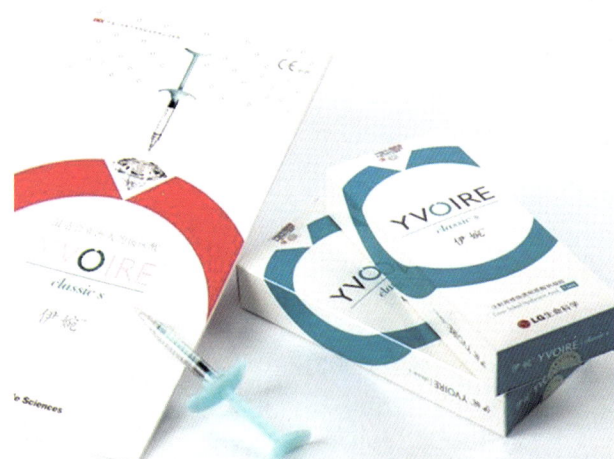

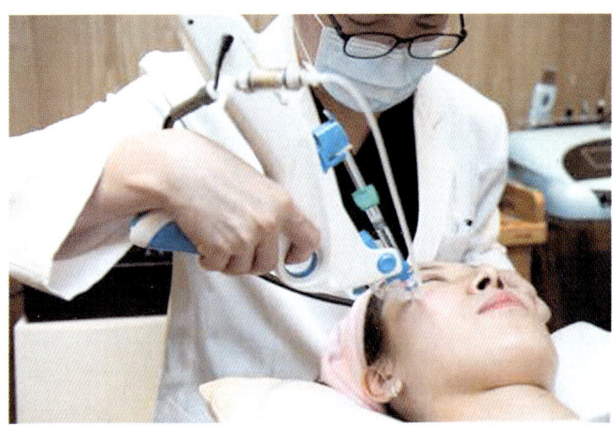

示意图1-3-3

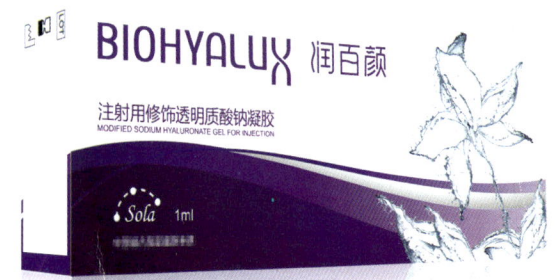

示意图1-3-2

1.美容中的应用:玻尿酸本身就具有超强锁水、保湿功效。既可以快速有效吸取水分,又能有效快速锁住水分。在不久之前,我们还只能通过医学注射手段为肌肤补充透明质酸,现在类医学护肤品则可以将少量的透明质酸作为保湿剂,将百万分子量透明质酸压缩打包作用于肌肤,就能吸收约相当于自身重量1000倍的水,抚平皱纹。见效时间虽比不上直接注射,但却可以每日不断补充,让细胞自然充盈起来。

2.补水保湿与修复:玻尿酸英文名为hyaluronicacid,是一种透明的胶状体,可瞬间深层保湿、增加皮肤弹性与张力,有助恢复肌肤正常油水平衡,改善干燥及松弛皮肤。透明质酸也是肌肤中的一种重要成分,具有表皮组织修复的功能。当皮肤组织暴露在UVB射线下时,皮肤会晒伤、发炎,真皮组织会停止产生透明质酸,同时加快透明质酸的衰退率。透明质酸大量存在于人体的结缔组织及真皮层中,拥有强大的吸水能力和保湿功能,还能增强皮肤长时间的保水能力,能帮助弹力纤维以及胶原蛋白处在充满水分的环境中,让皮肤显得更有弹性。

激光、水光注射、埋线抗衰等术后的消炎修复使用以玻尿酸为基础的辅料品种非常之多。主要以补水保湿的方式配合消炎修复加速补水保湿加强修复的作用。

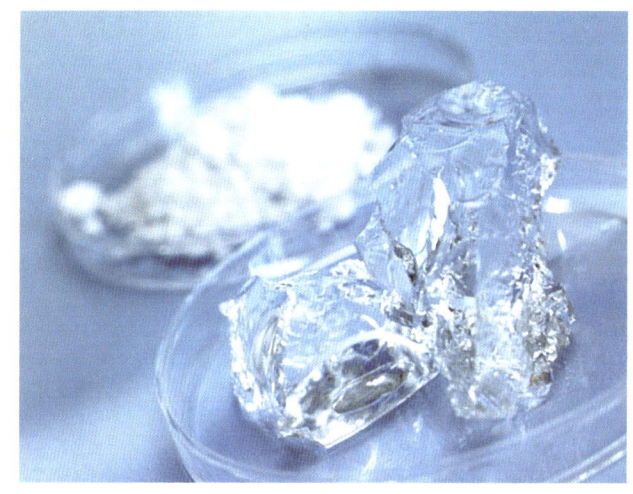

玻尿酸快速与细胞发生水合作用,保持细胞的玻尿酸会在角质层逐渐形成一层富含水分的薄膜,同时向内向外输送水分。因此,环境干燥时,还要依靠封闭剂减少它向外的水分蒸发,才能持久保湿。封闭剂可以在皮肤表面形成一层薄膜,阻止水分"跑路",通常都比较油腻,例如凡士林、矿物油、硅树脂衍生物等。

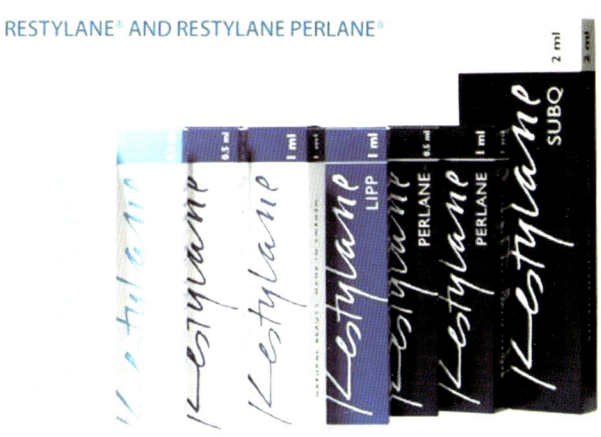

示意图1-3-5

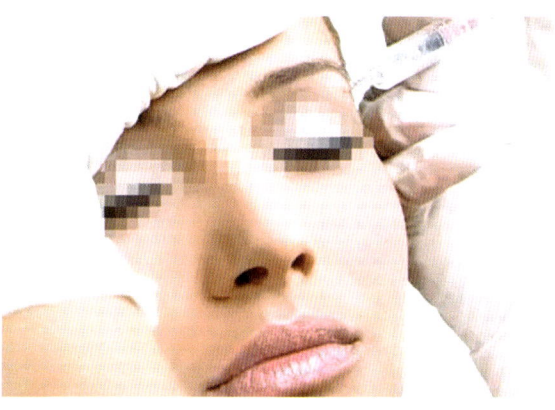

示意图1-3-4

不同分子量的透明质酸渗入肌肤的能力不同,所带来的功效也有所不同,表1-3-2表述了不同的透明质酸分子量(大分子量、中分子量、小分子量、微分子量)所具有的不同功效。前三种是交联结构。而微分子则用于真皮表浅微量注射即水光注射,属于非交联结构,部分产品为了加强效果也采用了混合结构的微分子(交联与非交联结合)。

影响玻尿酸的代谢时间和玻尿酸的分子量大小以及交联结果有着直接的联系。

3.玻尿酸常用分类:在美容中由于玻尿酸的应用非常广泛,所以无法一一进行列举,只能针对PPDO埋线中最常用到的一些品牌进行简单的阐述。其中分为:A.美容填充注射类玻尿酸;B.水光注射类玻尿酸;C.无针水光等。

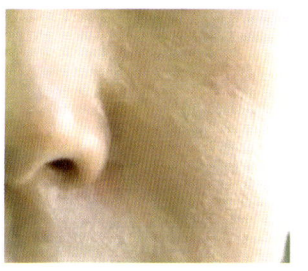
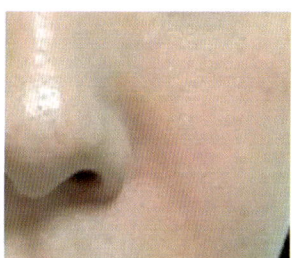

表1-3-2 透明质酸分子量

NO	分子量	范围	功效
1	大分子	1800000～2200000	交联结构:美容填充
2	中分子	1000000～1800000	交联结构:美容填充
3	小分子	400000～1000000	交联结构:美容填充
4	微分子	100000～400000	非交联结构:表浅微量真皮注射

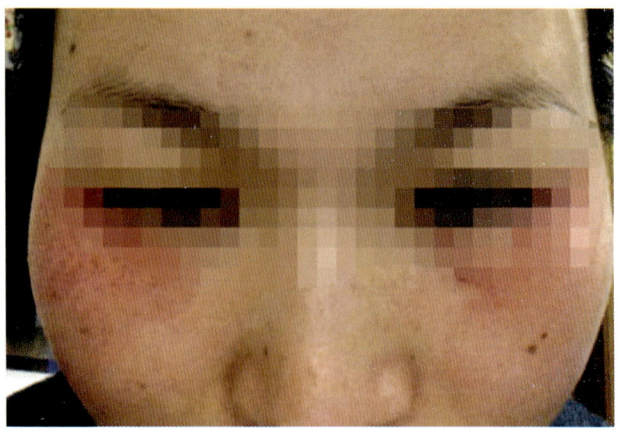

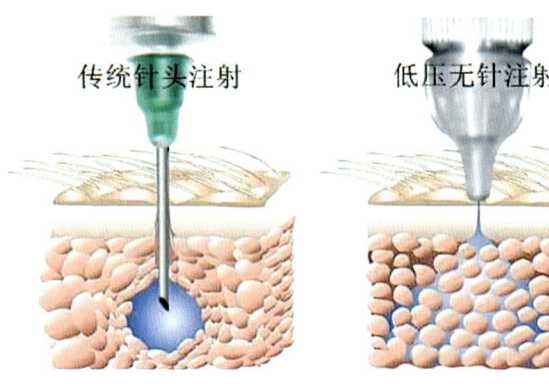

示意图1-3-6

4.玻尿酸使用注意事项

（1）注射前注意事项：在治疗前，请保持肌肤的清洁，任何化妆品和护肤品都需要清洁干净，建议使用洁面乳和收敛水来清洁皮肤。使用冷水清洁，以便毛孔收缩。强烈建议患者在治疗前至少3～4天内，不要服用消炎药（如阿司匹林或抗凝类药物等），因为其有可能会加剧注射部位出血和肿胀。

（2）注射后注意事项：在注射治疗后，请保持面部放松，勿做过多的面部表情。在治疗后至少2周内，请避免接触高热环境（如桑拿等），因其可能会导致面部注射的透明质酸被很快分解，从而缩短填充效果。请勿触摸或按摩注射部位，同时也必须避免激光类热治疗。

（3）不良反应：皮肤出现炎性反应，通常伴随按压痛感，持续1周左右，注射部位暂时性肿胀，持续的不良反应请立刻通知注射医生。

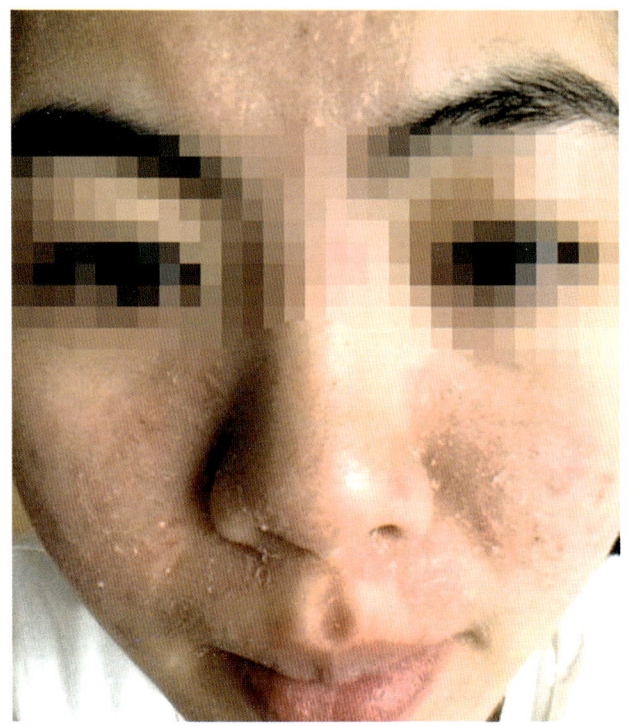

示意图1-3-7

（4）禁忌证：孕期或哺乳期女性、年龄在18岁以下的患者、局部有炎症或感染的皮肤、服用抗凝血药期间注射该品，引起肿胀或出血风险极大，在注射或"微整形"前7天停药后再操作。建议医生在注射前向求美者询问是否对透明质酸过敏以及既往病史。

A.做好充分的心理准备。可选择信赖的医疗单位或医生做手术，消除客户对玻尿酸注射的恐惊心理，要确保效果和安全，要镇静自若地协助医生去实现美好的希望。千万不要盲目投医，以免构成不良结果。

B.玻尿酸注射前要充分了解关联知识，翻阅关联书籍，最好是访问一下已经做过玻尿酸注射的人，或看一下玻尿酸注射的全过程。

C.实施玻尿酸注射前,注射部位不能带有任何的细菌病灶,如毛囊炎、疖肿、痤疮、急性眼炎、鼻窦炎、鼻炎、鼻前庭疖等。

D.玻尿酸注射的前一天最好先洗澡,玻尿酸注射当天上手术台前要用专用洁面皂洗去面部的污垢和油脂,尽量减少细菌的数量,防止局部细菌感染和免疫力低下。

E.妇女月经时期不要做玻尿酸注射,以避免生理周期免疫低下而产生其他不良现象(生理周期凝血功能不好)。

F.血液病或其他同型病。

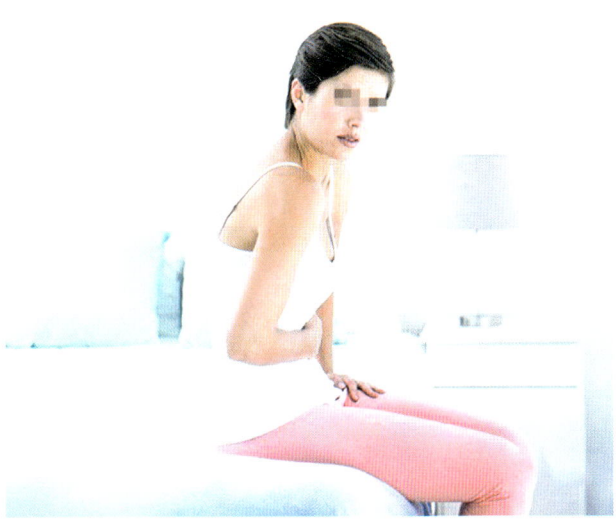

示意图1-3-8

二、肉毒毒素

肉毒毒素是人类伟大的发现之一,在美容中发挥的作用更是淋漓尽致,美不胜收。而PPDO埋线抗衰美容术的应用,肉毒毒素无疑是不可缺少的一部分,它素以安全有效、简捷方便赢得了广大消费者的青睐。在这里笔者给大家详细介绍一下肉毒毒素的信息以备参考。以下内容摘自《肉毒毒素》(范巨峰)。

肌肉功能亢进的应用

颈肌张力障碍(痉挛性斜颈):肌张力障碍是一组以神经功能紊乱为特点的肌肉功能亢进性疾病,伴有异常姿势和疼痛。斜颈是常见的肌张力障碍性疾病,在功能亢进及疼痛侧的肌肉注射肉毒毒素,50%~90%的患者有功能改善和疼痛减轻。效果也会随注射剂量及肌肉选择的不同而

有所变化。FDA批准保妥适(Botox)、希尔敏(Xeomin)等A型肉毒毒素治疗斜颈的剂量范围是200~400单位,B型肉毒毒素麦保克(Myobloc)也被FDA批准使用,特别是用于A型肉毒毒素抵抗的患者。

眼睑痉挛是眼轮匝肌受累的局部肌张力障碍,可导致频繁瞬目与闭眼。Alan Scott最早的研究即应用肉毒毒素治疗眼睑痉挛,此后逐渐应用于其他部位肌张力障碍。多项研究证实了肉毒毒素治疗眼睑痉挛的有效性,有效率达70%~100%。Alan Scott最初的研究还涉及将肉毒毒素用于治疗斜视,包括内斜视、外斜视和眼球震颤。

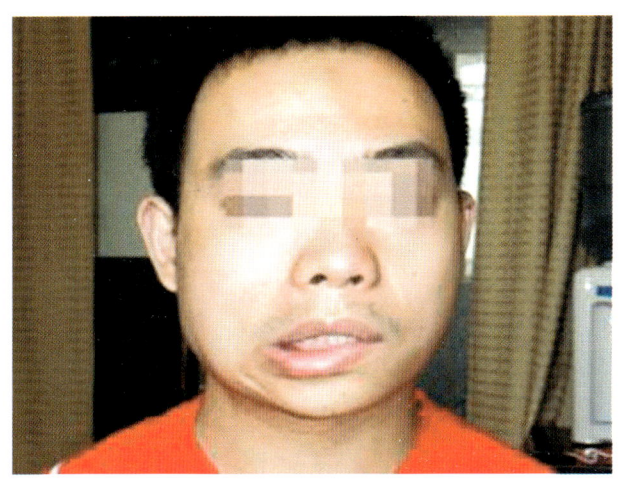

示意图1-3-9

Alan Scott还将肉毒毒素的应用领域扩展到半侧面肌痉挛的治疗。这种情况是由于小脑前下动脉搏动压迫面神经引起神经功能亢进及面部抽搐。治疗可以选择神经外科的神经松解术或应用肉毒毒素注射眼轮匝肌、颧肌及提上唇肌来缓解表情肌的高功能状态相同的方法也可以用于创伤或面神经麻痹后的面部联带运动。除了治疗面部联带运动外,肉毒毒素也可用于对侧面部注射以平衡双侧的对称性,这些肉毒毒素在面部的应用研究促使许多研究者意识到其在美容领域应用的可能性和意义。

要点1
肉毒毒素可用于治疗由于面部表情肌功能亢进而导致的皮肤皱纹。

要点2
肉毒毒素可用于控制肌肉功能亢进状态,如肌张力障碍、震颤、痉挛和联带运动。

口下颌肌张力障碍是由于局部肌张力障碍影响下颌肌肉

造成的，常表现为闭口痉挛，导致张口和咀嚼困难，也可表现为闭口、下颌向前或向侧方移动时痉挛，某些患者可能出现下颌扭动，导致讲话或进食困难。在另一些病例中，舌肌功能也会受累，导致不自主地伸舌动作。如果同时合并其他的颅面肌张力障碍（常见的有眼睑痉挛），称为Meige综合征。

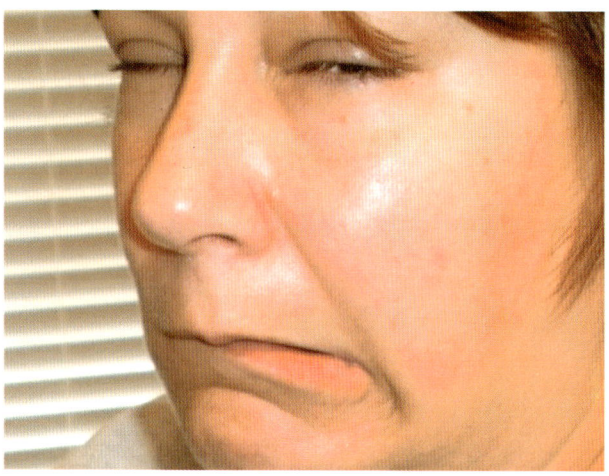

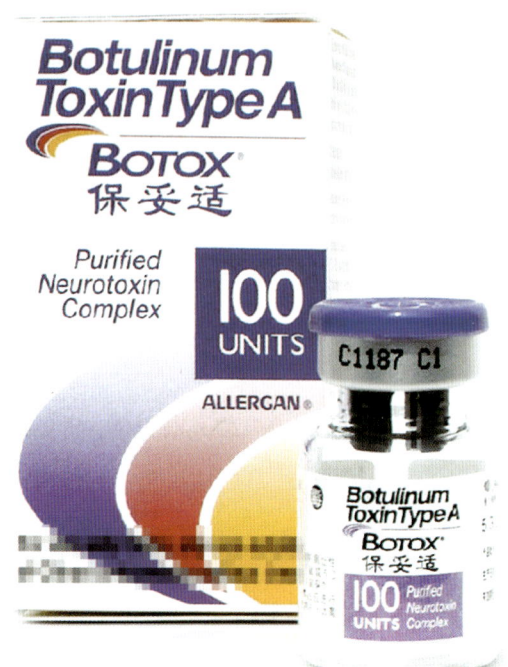

示意图1-3-10

1983年，临床上成功应用肉毒毒素治疗了第一例口下颌肌张力障碍（OMD）患者。1989年，临床上报道了一系列的治疗案例。通常不建议应用肉毒毒素治疗舌部，以免导致构音障碍和吞咽困难。OMD治疗的成功促进了肉毒毒素应用于其他功能紊乱性疾病，如颞下颌关节紊乱疾病（TMD）和磨牙症。咬肌、颞肌和翼外肌也是常用的注射部位。

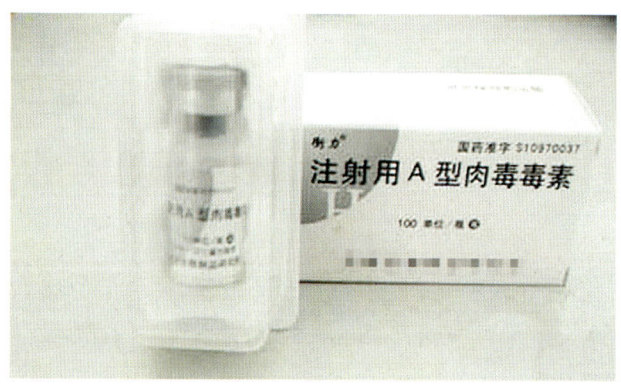

痉挛性构音障碍是喉部局部肌张力过高所致。大多数患者为内收肌型或关闭型，表现为声音紧绷、尖细。其他类型有外展肌型或开放型，会产生低语性或有呼吸间断型声音。所有这些问题都可以通过注射肉毒毒素解决。1984年，临床上成功实施了第一例喉部肉毒毒素注射，如今肉毒毒素注射已经成为这些疾病的标准治疗方案。喉部肉毒毒素注射也扩展应用到治疗声音震颤、声带突肉芽肿、声门阻塞、口吃和其他疾病。

示意图1-3-11

手部肌张力障碍（职业作家手痉挛）也可以通过肉毒毒素来缓解痉挛状态并恢复正常功能。通常在肌电图（EMG）监测下对导致异常姿势或挛缩的肌肉进行肉毒毒素注射治疗。这种治疗方式也适用于其他手部肌张力障碍的治疗，包括速记员手部肌张力障碍和音乐家肌张力障碍。肉毒毒素治疗还扩展应用到足部肌张力障碍。对于广义的肌张力障碍，如异常肢体姿势，卒中后痉挛状态和脑瘫后强直等也可以通过肉毒毒素治疗改善挛缩和缓解疼痛。

将肉毒毒素注射的应用范畴扩大，震颤和肌阵挛也可通过肉毒毒素治疗，包括四肢、颈部、上腭及声带的震颤。尽管肉毒毒素不能阻止震颤活动，但是可以使之减轻，因此可以缓解症状。

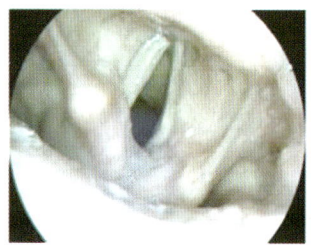 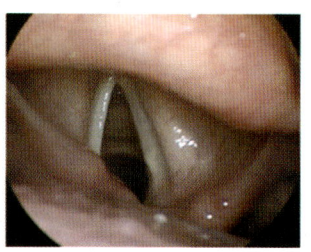

治疗,通常需要在内镜下将肉毒毒素注射入括约肌内。最近,FDA已经批准保妥适用于神经源性膀胱疾病的治疗。另一些研究将肉毒毒素用于良性前列腺增生。原始数据表明腺体缩小维持约6个月,并出现了细胞凋亡和括约肌功能减弱。伴有疼痛、不愈合的肛裂患者既往通过括约肌切开术治疗,术后并非所有患者都能痊愈,一些患者出现永久性大便失禁。应用肉毒毒素治疗可以起到暂时的化学性括约肌切开效果,增加近1倍的血流量而促进肛裂愈合,且可有效减轻疼痛。也有报道应用肉毒毒素治疗肛门痉挛和阴道痉挛。

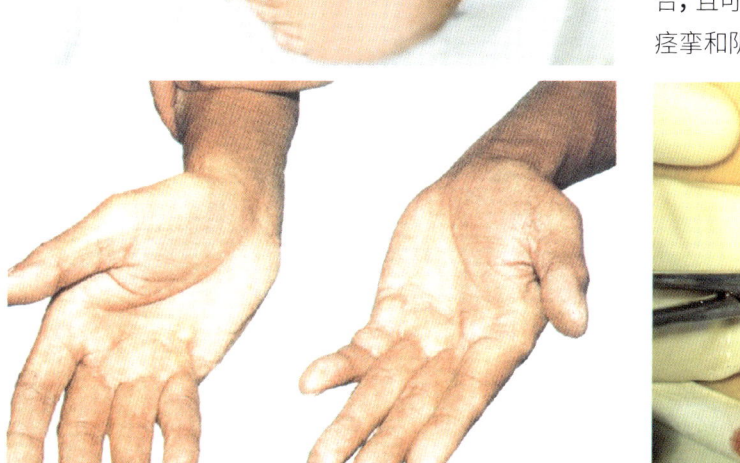

示意图1-3-12

自主神经系统的应用

通过对接受肉毒毒素治疗患者的观察发现,许多人在注射肉毒毒素后具有眼干或口干等自主神经症状。由于汗腺受胆碱能神经元控制,显然注射肉毒毒素可以减少汗腺分泌。很多研究证实了这一点,FDA也批准肉毒毒素用于腋窝多汗症的治疗。研究表明肉毒毒素治疗对于手掌、面部和足底多汗症也是有效的。由于腺体萎缩的原因,对于腺体治疗效果的维持时间要长于对肌肉的治疗。Frey综合征或味觉性排汗是由于外伤后支配汗腺分泌的神经造成的。面部注射肉毒毒素可以防止味觉性排汗,效果可维持6～24个月。流涎和涎腺囊肿的患者可以通过唾液腺注射肉毒毒素减少分泌。最近的研究将肉毒毒素应用于溢液性鼻炎的治疗。

要点3

乙酰胆碱也是副交感神经系统的神经递质,阻断其释放可以改善多汗、流涎、括约肌痉挛和鼻炎等症状。

上、下食管括约肌失弛缓和胃轻瘫也可通过注射肉毒毒素

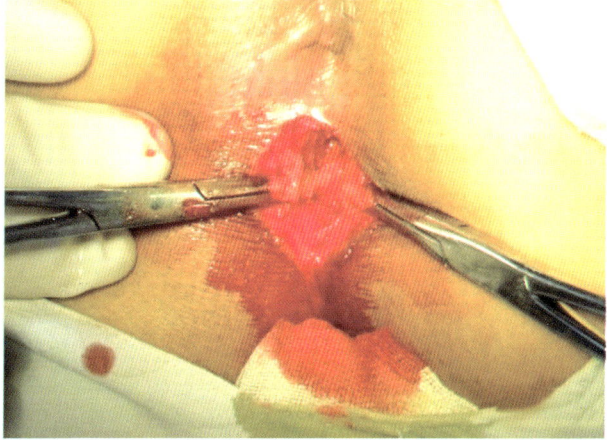

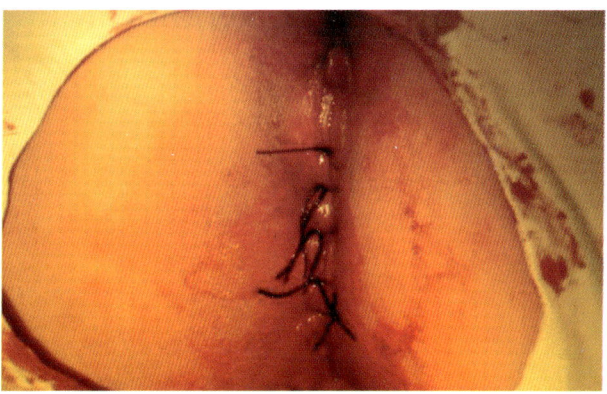

示意图1-3-13

感觉神经系统/疼痛综合征/抗炎治疗

许多肌肉功能亢进状态都伴有疼痛,只有肌肉功能亢进状态改善后才能缓解相关的疼痛。在应用肉毒毒素的美容治疗中,Bill Binder发现曾经有偏头痛的患者头痛缓解。带状疱疹后神经痛的患者也可以通过注射肉毒毒素来减轻疼痛。这些临床观察使基础科学家发现SNARE蛋白也会影响传入神经释放炎性介质。肉毒毒素可以结合到C纤维或A纤维,减少或阻止炎性介质的释放,由此提高中枢神经系统疼痛阈值,减轻疼痛。近期FDA已经批准保妥适用

于治疗偏头痛。很多研究探讨肉毒毒素在疼痛治疗中的应用，包括三叉神经痛、肌筋膜痛、张力性疼痛、颞下颌关节紊乱疾病伴疼痛和背部疼痛等。抗炎作用的相关研究也已经在小范围的类风湿关节炎患者中开展。

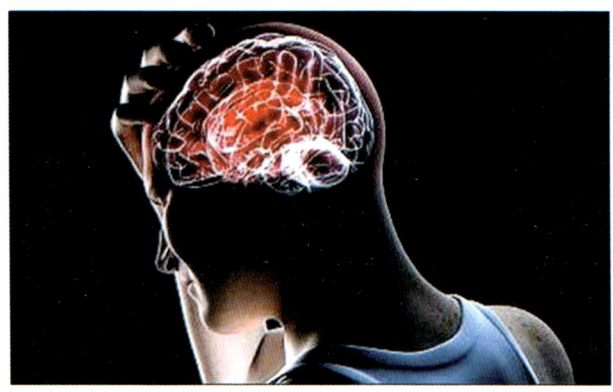

示意图1-3-14

要点4
研究已经发现，肉毒毒素可结合并阻断无髓鞘的C纤维和感觉神经系统中部分有髓鞘的A纤维。

要点5
肉毒毒素也可以阻断炎症介质的释放，如降钙素基因相关肽（CGRP）、P物质、谷氨酸盐和其他受SNARE蛋白影响的物质。

要点6
疼痛综合征如慢性偏头痛、带状疱疹后神经痛、颞下颌关节紊乱疾病等，可以应用肉毒毒素治疗。

腺体及分泌细胞的调节

Foster及其团队的研究表明SNARE蛋白也与多种激素的释放有关。因此，如果肉毒毒素配体可以选择性结合到腺体，肉毒毒素就可以释放到这些细胞内并切断SNARE蛋白，从而阻止激素的胞吐作用。Foster报道了在动物中应用生物工程改造的肉毒毒素可以减少生长激素的释放。在这一领域有更多的工作要做，但这一令人兴奋的进展为许多疾病的治疗开启了全新的途径。

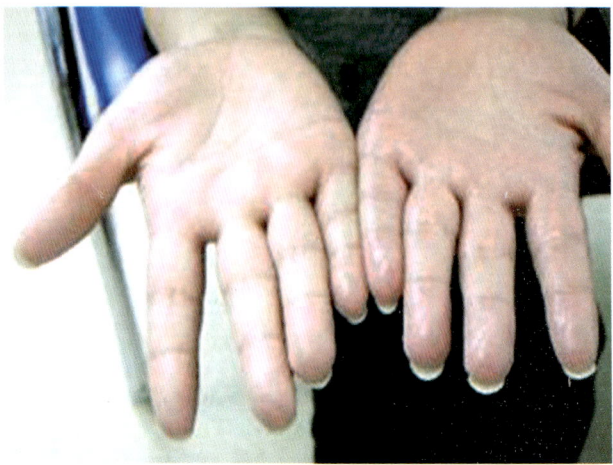

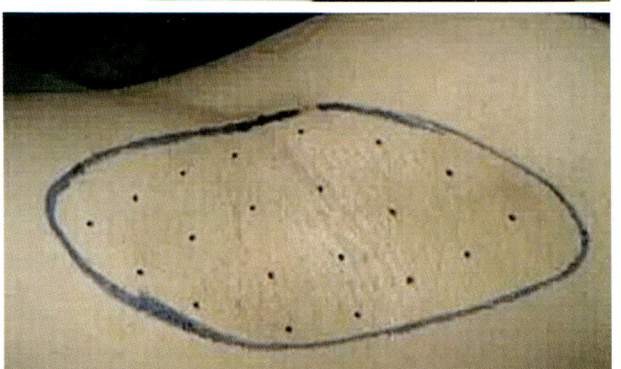

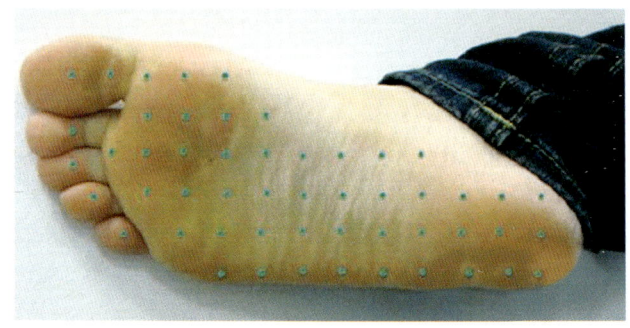

示意图1-3-15

概述与要点

对于特定的神经系统疾病、泌尿系统疾病及眉间皱纹的年轻化治疗，肉毒毒素注射已成为一种有价值的方法。

在认识到腐烂的香肠中存在可以导致肌肉松弛的物质后，科学家将这些效应归结于一种细菌，后来被称为肉毒杆菌。他们分离并鉴定了这种神经毒素，并描述了它对神经末梢的作用机制。

旧金山的眼科医生Alan Scott，于20世纪60年代和70年代开始研究A型肉毒毒素（"Oculinum"）并将其用于治疗斜视。

继Alan Scott应用肉毒毒素治疗斜视的研究与应用获得成功后，他和同事（包括作者在哥伦比亚大学的研究团队）开始研究肉毒毒素在神经系统疾病应用的可能性，包括眼睑痉挛、颈部肌张力障碍和面部或颈部肌肉过度活动导致的动态性皱纹。

Oculinum于1989年获得美国食品药品监督管理局（FDA）批准用于治疗斜视和眼睑痉挛。

Alan Scott首次用于研究与治疗的肉毒毒素配方Oculinum，后来被Allergan公司收购，更名为保妥适（Botox）。

随后其他肉毒毒素产品也获得了批准，每种产品都有其各自的临床特点和推荐剂量，并具有独特的商品名称。

截至2011年，保妥适（Botox/BotoxCosmetic）在全球范围内获得批准用于多种适应证，在美国获批了8项适应证。

A型肉毒毒素为一些罕见的神经系统疾病提供了一种治疗选择。随着临床研究的进展，有助于我们对这些罕见疾病有新的认识。

血清型和结构

肉毒毒素是由肉毒梭状芽孢杆菌生产的生物制品。这些神经毒素根据其免疫学特征分为7种血清型：A、B、C、D、E、F和G型。

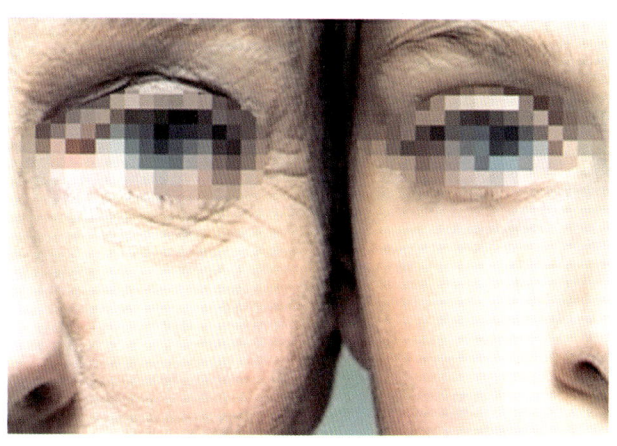

示意图1-3-16

与核心神经毒素相关联的是一个或多个蛋白质，通常被称为辅助蛋白或神经毒素络合蛋白（NAPs）。A型肉毒毒素由一些蛋白质构成，在某种程度上，这些蛋白质最初因其血液凝集能力而被发现，所以称为血凝素（HA）蛋白。一个非凝集的辅助蛋白总是与核心神经毒素相关联，它被称为NTNH或无毒非血凝素蛋白。基于血清型，细菌可产生多种不同大小的神经毒素复合物。A型菌株合成的复合物分子量可能为300KDa、500KDa或900KDa。

肉毒毒素又称肉毒杆菌内毒素，它是由致命的肉毒杆菌分泌而出的细菌内毒素，有剧毒。肉毒毒素作用于胆碱能运动神经的末梢，以某种方式拮抗钙离子的作用，干扰乙酰胆碱从运动神经末梢的释放，使肌纤维不能收缩致使肌肉松弛以达到除皱美容的目的，而且毒性越大，除皱美容效果越好。

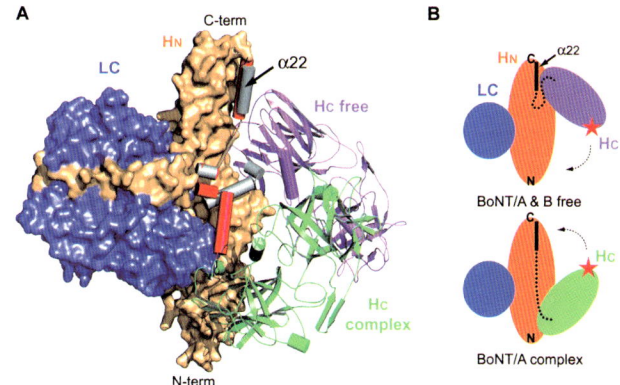

示意图1-3-17

肉毒毒素应用时求美者应慎重，要到正规的医院选择有经验的医生。比如说，在眉毛周围，若肉毒毒素的注射部位超过"安全区"，则很可能造成眉毛下垂、眼睑下垂、眼袋翻出、局部凹陷、肌肉无力等，严重者还会出现发烧、乏力、呼吸困难等症，甚至危及生命。所以在这里我个人建议：

六类人不能使用肉毒毒素美容：

1.孕妇、哺乳期妇女。

2.重症肌无力症患者。

3.多发性硬化症患者。

4.上睑下垂患者。

5.身体非常瘦弱，有心、肝、肾、血糖、内脏疾病，过敏体质、严重哮喘者等。

6.多重过敏体质群体。

示意图1-3-18

肉毒毒素除皱的优点和局限性

肉毒毒素除皱的优点：损伤小、见效快、操作方便、价格便宜、不影响工作等。和传统的化学剥皮、拉皮、胶原注射、脂肪填充或小切口除皱等方式相比，它只需将一定剂量的肉毒毒素注射进局部注射即可，整个过程仅几分钟，且无痛苦。

但肉毒毒素除皱也有局限性：比如注射一针肉毒毒素，维持除皱效果通常在4~8个月，要想长期有效，每年需注射3~4次。还有，使用肉毒毒素去皱，一般的鱼尾纹、额头纹、眉间纹、鼻纹和颈部皱纹都可以去除，但最适合于早期的、不太明显的皱纹。如果接受者的皱纹很深、皮肤很松弛，效果会大打折扣。所以它不会100%的有效。另外，孕妇、哺乳期妇女、重症肌无力患者、过敏体质者、上睑下垂者和心、肝、肺、肾等内脏疾病患者都不能使用肉毒毒素除皱。至于它的副作用，因为是严格按照安全剂量注射，所以基本不会发生。

如长期做肉毒毒素治疗的人群，则需要根据使用的时间频率、效果与耐药性进行调整的。

三、溶脂针（溶脂）

溶脂针在目前黑市上的流通非常广泛，然而溶脂有关的产品并未获得临床与政府有关部门的认可。目前美国获得认证的品牌只有：Kybella。而我国在溶脂针的应用上持有谨慎的态度。而应用最多的是中国台湾和香港地区。在这里我们以参考素材的方式来进行讲述。溶脂主要是针对局部的脂肪做减法。而PPDO埋线则针对减法下的收紧提拉，改变原有松弛状态和衰老下垂的方向，就在不知不觉中将皮肤的年轻化精细美展现得淋漓尽致。

以下内容摘自韩国参考书籍与韩国医师治疗方案，仅供参考，不作治疗依据，特此说明。

溶脂针是目前非手术局部减肥较为安全、有效的方法，尤其适合于小面积局部减肥，比如面部、肢端等部位，还可以弥补面部的小缺陷，令脸蛋看上去更精细、更秀美。事实上从面部到臀部都可以进行治疗。溶脂针注射后使脂肪的新陈代谢加速，将脂肪降解吸收，同时更可收紧、上提皮肤。

溶脂针特别适合腰、腹、肢端等部位处积累的"顽固"脂肪。溶脂针是以去氧胆酸为主要成分，也有以生理盐水、利多卡因、磷脂酰胆碱、肾上腺素等以一定比例配比，注射到脂肪层，能够有效促进顽固脂肪层膨胀分解，从而使脂肪更易分解为脂肪酸代替供应机体能量。

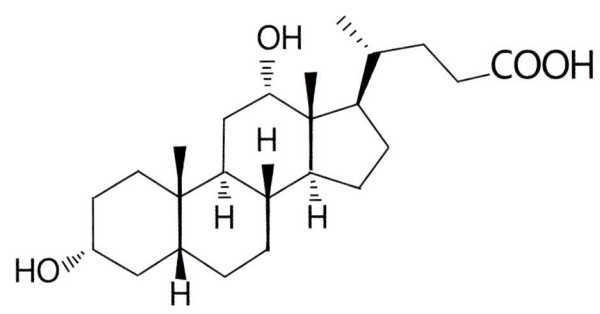

示意图1-3-19

主要成分

溶脂针成分是去氧胆酸或磷脂酰胆碱，为细胞膜的组成成分。在临床上用来治疗脂肪栓，消除血液中的甘油三酯，降低胆固醇和溶解脂肪瘤。此外，它对肝脏不造成任何代谢上的副作用，已有临床验证。韩国德马克溶脂针的成分还包含胰岛素样生长因子，也参与调节细胞生长分化和DNA合成；还有L-肉毒碱，这是存在于动植物和微生物中一种类似维生素的营养物质、具有促进脂肪酸的氧化、提高机体耐受力等重要生理功能。

注射溶脂针就是将含有能够瘦身成分的液体以针的形式，直接注射入人体的皮下脂肪层，将皮下脂肪溶解。当药物通过皮下组织时，刺激局部脂肪细胞内的脂肪酶数量增加，继而刺激蛋白质的活化，使细胞内的脱氧核苷三磷酸转化成脱氧核苷酸，促使脂肪的活化而切断脂肪酸，使其分解成细小状态，随着身体的新陈代谢由淋巴系统排出体外。

主要特点

1.方便快速。适用群体广泛，随时都可以进行。

2.表皮麻膏不需要全身麻醉，减少麻醉的风险。

3.依部位做环状位置的移动，塑型匀称，绝无凹凸。

4.基本都能耐受，疼痛感非常轻微。

主要功效

1.溶脂针对面部的神奇疗效：面部是一个人的"门面"，是视觉的第一印象，东方人崇尚瓜子脸，小脸美女已经成为时尚，保持年轻肌肤的活力也是每个人的研习功课，溶脂针可以帮你解决这些问题。

2.溶脂针可以用来消除鼻唇沟赘肉，能溶解以上部位的脂肪垫或脂肪，并缩紧局部皮肤，增强其支持力，改善局部代谢循环，除去细胞间质多余的水分，全面削减脂肪厚度，消除鼻唇沟赘肉。

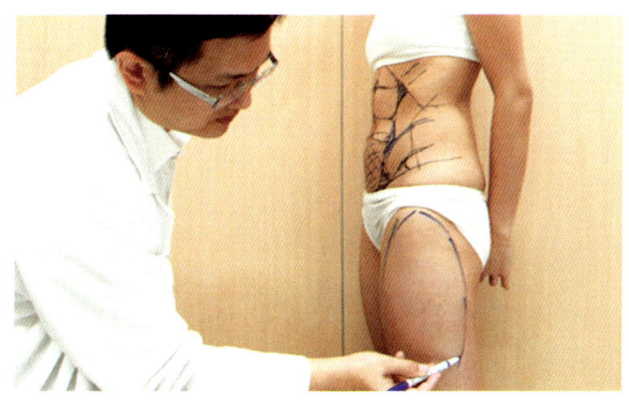

示意图1-3-20

不良反应

1.头晕，这是在注射溶脂针过程中普遍出现的现象，因为溶脂针里面的成分有类似咖啡因的成分，所以受术者会出现轻微的头晕现象，注射后头晕现象一般会消失。

2.肿胀，几乎每个注射了溶脂针的人都会出现注射部位肿胀现象。这是因为此类针剂注入人体会出现药物刺激作用，从而引起肿胀现象。

3.瘀青，由于注射溶脂针需要多点注射，这样一般会用排针形式来注射，由于注射点多，范围小，所以很容易引起伤口瘀血。

4.疼痛，几乎每个患者都会感受到，但每个人对疼痛的耐受程度不同，一般3周到1个月疼痛才会消失。

适应证

1.局部肥胖不想忍受手术之苦者。

2.有抽脂禁忌证的患者。

3.面积较小的脂肪囤积、运动饮食控制无法消除者。

4.抽脂后皮肤表面不平整的矫正。

5.面部轮廓：脸颊下颚鼻唇部双下巴、颈部（下眼袋有所保留）雕塑修饰。

6.橘皮状皮肤的治疗。

7.非手术去除体表脂肪瘤。

8.减少耻骨上的多余脂肪。

9.艾滋病患者抗病毒疗法后减小"水牛背"（buffalohump）。

10.面部轮廓：脸、鼻、唇部、下颌垂肉。

11.躯体：臀部肥胖，大腿内外侧肥胖，臀部下垂，腹部脂肪堆积，肩、上臂、手背和足部的脂肪堆积。

12.脂肪团的治疗：腰部、大腿的脂肪团（改善橘皮组织）。

13.修复抽脂后出现的凹凸不平并发症。

优点

1.溶脂针减肥后不反弹。"溶脂"疗法减的是脂肪不是水分，构架一个新平衡网，供机体保持一个健康的平衡状态。

2.非侵入性疗法对身体无损伤，与传统治疗相比较，韩国溶脂针疗法是一种非侵入性的治疗方法，不用开刀和抽脂，免除了患者吸脂手术带来的痛苦、皮肤凹凸不平、并发症情况的发生。

3.无须节食,无须手术,见效快捷,疗效持久。采用高新的溶脂原理,能够有效阻断人体内糖原合成脂肪,促使脂肪降解和释放,超快速终结难看赘肉。

4.消除顽固赘肉,改善皮肤质地。当沉积体内的脂肪不能通过节食或锻炼去除时,运用溶脂疗法可以启动人体的脂肪代谢,分解多余的脂肪,同时促进血液及淋巴循环,使皮肤恢复光滑弹性。

首先,溶脂针是一种非侵入性疗法,与传统治疗相比较,溶脂针疗法是一种非侵入性的治疗方法,不用开刀和抽脂,对身体无损伤,避免了患者吸脂手术痛苦、皮肤凹凸不平并发症情况的发生。

其次溶脂针注射减肥后不反弹,因为"溶脂"疗法减的是脂肪不是水分,注射溶脂针能够构架一个新平衡网,供机体保持一个健康的平衡状态。

最后,溶脂针能够消除顽固赘肉,改善皮肤质地。

注意事项

1.溶脂针在使用中颇具争议,至今事故频发。但是任何一种药品面对具有个体差异的患者均不能保证绝对无副作用,对此患者应予充分理解。

2.注射溶脂针后24小时整脸不要沾水或污染,不要使用化妆品,不要剧烈运动。

3.注射溶脂针后72小时不得在注射部位和注射周边部位涂抹刺激性物品,避免感染。

4.注射溶脂针年龄段为20～65岁,注射后起效时间3～14天,注射后效果维持时间一般在3～24个月,因个人体质原因,手术效果和维持时间会有差异,患者应予理解。

5.注射溶脂针后1周内不饮酒,不吃刺激性食品、辣椒、海鲜等;尽量注意正常饮食,不要暴饮暴食,不可吃多脂多糖的食物,加强运动增强体质。

6.高脂血症应适当增加运动、减少剂量,术后48小时后,增强运动多饮水,加速循环代谢。

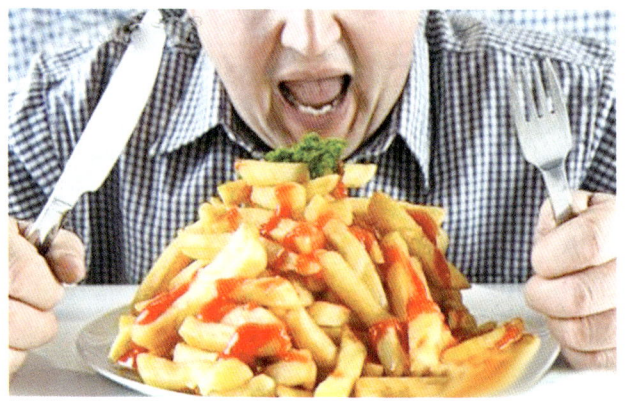

示意图1-3-22

四、左旋聚乳酸

左旋聚乳酸也称为聚左乳酸,这是一种可以在人体降解的合成聚合物。通常用于制造可吸收的医疗类产品,在市面上已经有10来年的时间。主要有手术可吸收缝合线、骨骼固定螺钉、外科用的补片、美容抗衰PLLA/PLA线、促进组织再生的薄膜贴片等。

1977年开始左旋聚乳酸被医疗美容领域实验性临床应用,1999年欧洲CE认证了左旋聚乳酸(SculptraR,塑然

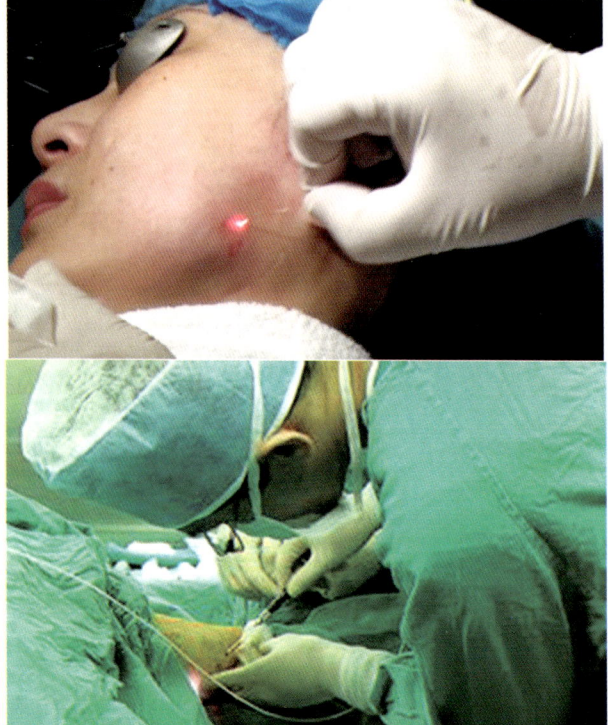

示意图1-3-21

雅）用于软组织缺损皱纹、凹陷性瘢痕等的治疗。2004年2月被认证适用于面部脂肪萎缩的矫正。2004年8月获美国FDA批准，用于HIV阳性患者的面部脂肪萎缩及双侧不对称的矫正治疗。

2010年左旋聚乳酸经我国台湾省与香港特别行政区的卫生署批准可用于医疗美容领域，由于我国内地对中、长效填充剂的谨慎态度，左旋聚乳酸仍处于临床试验阶段，正规医院未曾正式应用。

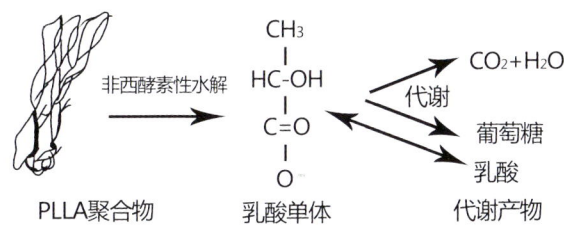

示意图1-3-23

适应证（人群及部位）

1.HIV阳性（含反转录病毒治疗期内）面部脂肪萎缩的患者。

2.身体健康，面部脂肪萎缩的患者。

3.颧部及面颊凹陷的患者。

4.下面部松弛及褶皱。

5.下睑凹陷。

6.维纳斯链（颈纹）。

7.手部的老化。

禁忌证（人群）

1.胶原蛋白过敏的患者。

2.患有其他相关免疫系统的疾病。

3.瘢痕增生体质。

4.妊娠期及哺乳期。

5.有血液性疾病及凝血障碍的患者。

作用机理

左旋聚乳酸在临床应用上和其他的填充剂有着不可替代的优势，其是可降解的合成聚合物，且具备良好的相容性。在填充注射后，因其填充注入刺激组织产生肿胀，达到即时效果后在1周左右逐步回复原有状态。但是左旋乳酸并不是一种稳定的真皮或软组织的填充剂，目前国内尚属试验性应用。

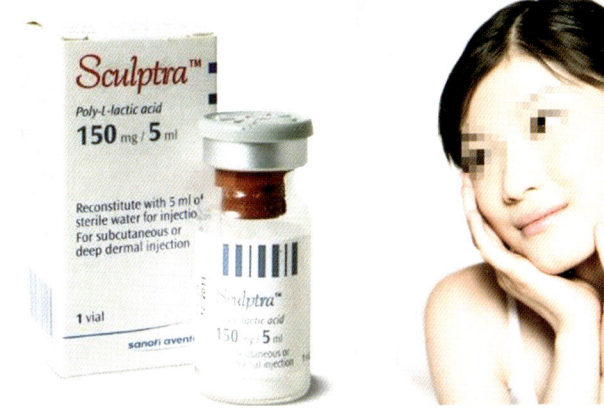

示意图1-3-24

在水解酶的作用下左旋聚乳酸逐步被吞噬细胞吞噬，逐步将聚合状态的分子结构破坏，降解为乳酸和二氧化碳。细小的乳酸微粒再次通过分解吸收，刺激胶原生长和肉芽肿，并形成包裹状纤维结缔组织，从而让皮肤组织增厚胶原增加，而实现美容之功效。这也是部分做过童颜针注射的人的皮肤摸上去感觉更加厚和硬的原因。

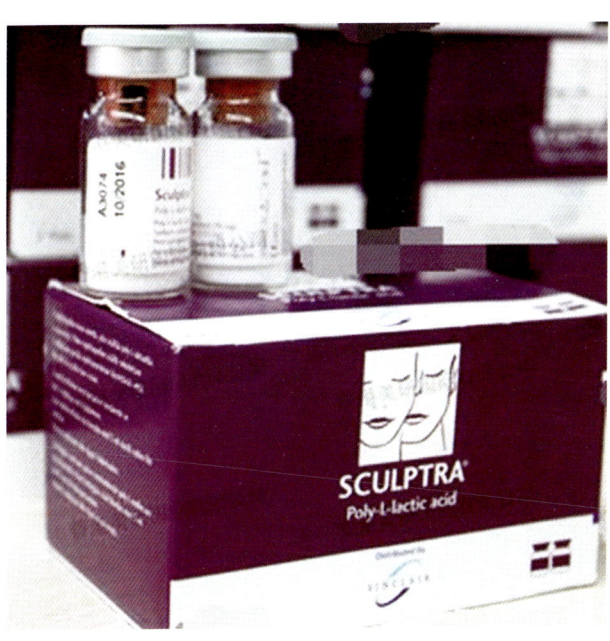

示意图1-3-25

近期，国内对于局部萎缩性瘢痕和痤疮水痘形成的凹陷，均采用左旋聚乳酸进行治疗，且效果显著，安全方便。也有用于骨膜表面，用于骨骼矫正支撑缺失组织的应用也屡见不鲜。

在左旋乳酸的填充注射治疗上，相对玻尿酸而言，其维持的效果和持久性更加优异。通常在3～4年后仍然可以观察到慢性真生的胶原蛋白。所以在逐步治疗中悄然改变，既无手术创面，又能在短暂的数月内看到年轻态的呈现。

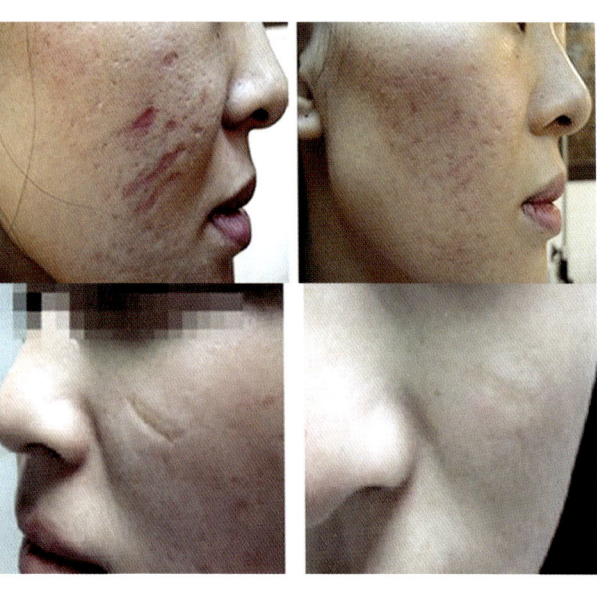

示意图1-3-26

应用安全性

左旋聚乳酸的应用只要严格遵守操作规则，控制用量把握好注射填充的层次，还是相当安全的。往往问题的产生和过度生长与使用的剂量有直接的关系。显效相对较慢，正常在6个月后逐步稳定，其填充效果可以维持1年以上。按照标准疗程进行治疗者，部分群体可达3～5年。

调配参照

不同品牌的产品，使用的调配有不同的要求标准。塑然雅（SculptraR）在欧洲市场通常每瓶含量为150毫克，可在常温下保存。左旋聚乳酸必须在注射之前提前配置药物，以5～10毫升无菌注射用水充分溶解，在冰箱保鲜2～8℃存放8～12小时后瓶部会悬浮白色细小微粒。这是乳化的反应，所以随着置放时间越长乳化反应越充分，分布会更加均匀，相对来说注射效果也会更好。所以通常很多医师都是采用48～72小时的乳化过程。

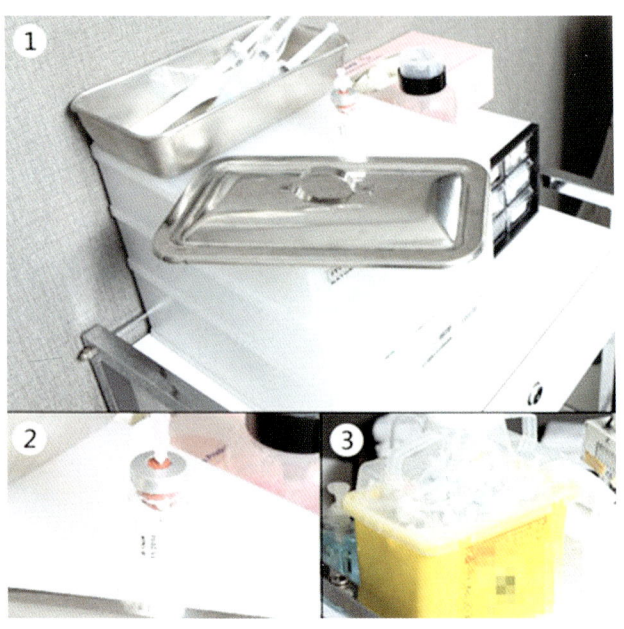

示意图1-3-27

操作方法

建议使用：25G-27G的钝头注射器，在操作前必须充分摇匀，且勿将泡沫抽入注射器内。可以根据情况进行组织剥离扇形以及交叉注射，也可以根据各个医师操作习惯和设计方案进行注射。建议：2～3次/疗程，每次治疗间隔2～3个月为宜。

注射后应该即刻给予冰敷，不仅可以减轻瘀青和红肿，也能减缓疼痛。术后6个月内避免使用激光进行治疗，同时避免再注射填充其他成分材料，也必须避免正在感染红肿热痛中的局部治疗，避免眼周和唇周的注射或填充。

注射后应该在注射部位进行10天左右的按摩，每天建议按摩4～6次，每次按摩20分钟为宜。目的是为了让所有的左旋聚乳酸分布更加均匀，避免局部结节。

部分群体若出现局部结节或肿胀，尽量以热敷和按摩加速降解的方法。通常患者若过量注射，增生则难以控制，通常采用曲安奈德进行治疗，若无效时可使用少量的帕瑞肽或者奥曲肽，按照生长肽的治疗方案进行处理。但是这种治疗方式容易造成色素脱失以及局部凹凸不平等现象产生。

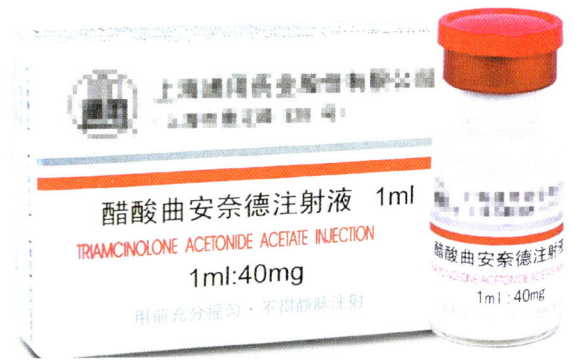

示意图1-3-28

五、水光注射材料

水光注射是"真皮表浅微量注射"的代名词，主要是针对局部皮肤进行针对性直接给药的一种治疗方案。其效果之好、速度之快而广泛被人所接受。特别是在PPDO埋线所不能及的方面有着不可替代的优势。它既能实现PPDO很难实现的真皮表浅层的肤质改善，还能实现顽固反弹斑和黄褐斑、痤疮、紧致提升的综合治疗。应用得当，不仅让人晶莹剔透，还能让肌肤白皙靓丽。

在埋线的治疗上，水光注射的搭配弥补了最表浅层次的治疗方案。但是水光注射使用不当往往也容易给患者造成不可磨灭的痛苦，比如说反黑、过敏、痤疮加重等各种现象的产生。而问题的关键不在于仪器和技术操作的本身，而是在于对每个常用水光注射的产品性能和配比必须了解透彻，否则容易造成意想不到的反面效果。接下来我们来了解一下水光注射常用的材料。

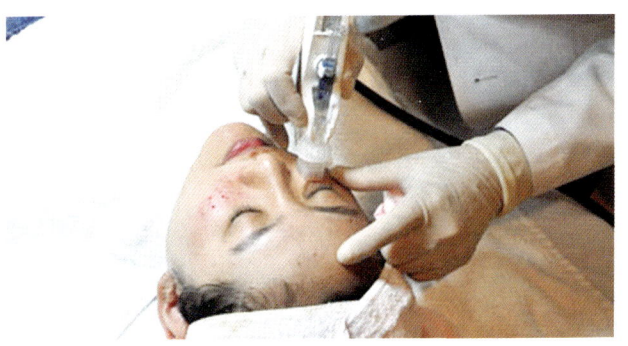

示意图1-3-29

1.谷胱甘肽

谷胱甘肽（glutathione,r-glutamylcysteingl+glycine,GSH）是一种含γ-酰胺键和巯基的三肽，由谷氨酸、半胱氨酸及甘氨酸组成，存在于几乎身体的每一个细胞。谷胱甘肽能帮助保持正常的免疫系统的功能，并具有抗氧化作用和整合解毒作用，半胱氨酸上的巯基为其活性基团（故常简写为GSH），易与某些药物（如扑热息痛）、毒素（如自由基，碘乙酸，芥子气，铅、汞、砷等重金属）等结合，而具有整合解毒作用。谷胱甘肽具有广谱解毒作用，不仅可用于药物，更可作为功能性食品的基料，在延缓衰老、增强免疫力、抗肿瘤等功能性食品方面有广泛应用。

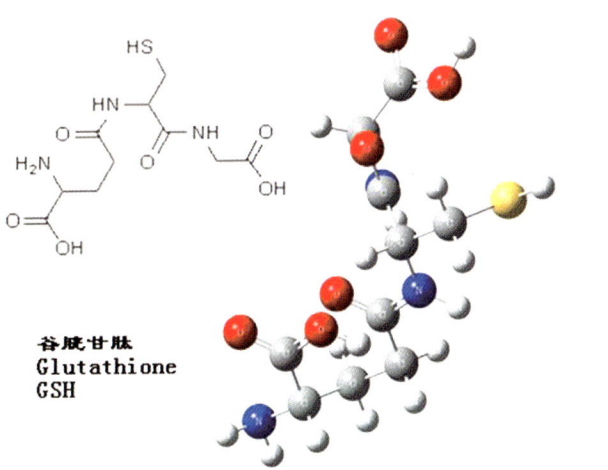

示意图1-3-30

谷胱甘肽（glutathione, GSH）是由谷氨酸、半胱氨酸和甘氨酸结合，含有巯基的三肽，具有抗氧化作用和整合解毒作用。半胱氨酸上的巯基为谷胱甘肽活性基团（故谷胱甘肽常简写为GSH），易与某些药物（如扑热息痛）、毒素（如自由基，碘乙酸，芥子气，铅、汞、砷等重金属）等结合，而具有整合解毒作用。故谷胱甘肽（尤其是肝细胞内的谷胱甘肽）能参与生物转化作用，从而把机体内有害的毒物转化为无害的物质，排泄出体外。谷胱甘肽还能帮助保持正常的免疫系统的功能。

谷胱甘肽有还原型（GSH）和氧化型（GSSG）两种形式，在生理条件下以还原型谷胱甘肽占绝大多数。谷胱甘肽还原酶催化两型间互变，该酶的辅酶为磷酸戊糖旁路代谢提供的NADPH。

药学原理：GSH作为一种细胞内重要的调节代谢物质，其既是甘油醛磷酸脱氢酶的辅基，又是乙二醛酶及丙糖脱氢酶的辅酶，参与体内三羧酸循环及糖代谢，并能激活多种酶，如疏基(SH)酶-辅酶等，从而促进糖类、脂肪和蛋白质代谢。GSH分子特点是具有活性巯基(-SH)，是最重要的功能。既可参与机体多种重要的生化反应，又可保护体内重要酶蛋白巯基不被氧化、灭活，保证能量代谢、细胞利用。同时，其通过巯基与体内的自由基结合，可直接使自由基还原成酸性物质，从而加速自由基的排泄，并对抗自由基对重要脏器的损害。Haddad等研究发现，GSH参与了脂多糖诱导的细胞因子转录的调节及I-KB/NF-KB信号通路的调节。Armstrong等发现，GSH含量的降低是一种潜在的凋亡早期激活信号，随后产生的氧自由基促使细胞发生凋亡。

作用

（1）解毒。

（2）辐射病及辐射防护。

（3）保护肝脏。

（4）抗过敏。

（5）改善某些疾病的病程和症状。

（6）养颜美容护肤。

（7）增加视力及眼科疾病。

（8）抗衰老作用。

适用群体：该产品可促进糖、脂肪及蛋白质代谢，加速自由基排泄，保护肝脏的合成、解毒、灭活激素等功能。保肝作用：由于谷胱甘肽本身的解毒和抗氧化能力，使得谷胱甘肽具有重要的保肝护肝作用。临床上应用还原型谷胱甘肽作为保肝的重要药物成分。临床应用：适用于脂肪肝、中毒和病毒性肝炎等辅助治疗。也应用于美白针以及水光注射治疗色素沉着类反弹斑。

使用禁忌：A.水光注射中搭配肉毒毒素；B.同时搭配氨甲环酸使用（建议分开注射）。

温馨提示：谷胱甘肽针对中毒性损伤性肌肤留下的色素沉着治疗效果显著，配合维生素C使用效果更加明显。

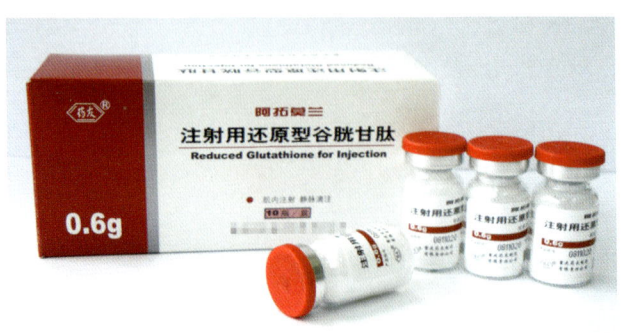

示意图1-3-31

2.氨甲环酸

氨甲环酸，又名传明酸，英文名称：tranexamic acid，化学名称：对氨甲基环己烷甲酸、反式-4-氨甲基-环己烷甲酸。主要用于急性或慢性、局限性或全身性纤维蛋白溶解亢进所致的各种出血。弥散性血管内凝血所致的继发性高纤溶状态，在未肝素化前，慎用本品。

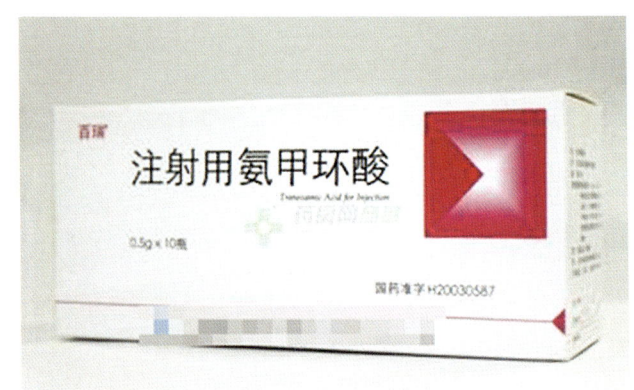

示意图1-3-32

表1-3-3　氨甲环酸结构

中文名称	氨甲环酸	化学名称	对氨甲基环己烷甲酸
英文名称	tranexamic acid		反式-4-氨甲基-环己烷甲酸
化学分子式	$C_8H_{15}NO_2$；分子量：157.21	别　称	传明酸，凝血酸，止血环酸
药理学原理	抑制纤溶酶、止血、抗变态反应等		
临床用途	主要用于急性或慢性、局限性或全身性纤维蛋白溶解亢进所致的各种出血。弥散性血管内凝血所致的继发性高纤溶状态，在未肝素化前，慎用本品。		

药学原理：纤溶现象与机体在生理或病理状态下的纤维蛋白分解、血管通透性增加等有关，也与纤溶引起的机体反

应,各种出血症状及变态反应等的发生发展和治愈相关联。本品可抑制这种纤溶酶的作用,而显示止血、抗变态反应、消炎效果。

抗纤维蛋白溶酶的作用:氨甲环酸能与纤溶酶和纤溶酶原上的纤维蛋白亲和部位的赖氨酸结合部位(LBS)强烈吸附,阻抑了纤溶酶、纤溶酶原与纤维蛋白结合,从而强烈地抑制了由纤溶酶所致纤维蛋白分解;另外,在血清中巨球蛋白等抗纤溶酶的存在下,氨甲环酸抗纤溶作用更加明显。药代动力学性质:生物利用度34%,半衰期3.1小时。

适用群体:产后出血,脑出血,血友病,血液科,神经内科,妇产科等。水光注射主要用于黄褐斑未经处理的治疗。

使用禁忌:

(1)与青霉素或尿激酶等溶栓剂有配伍禁忌。

(2)与口服避孕药、雌激素或凝血酶原复合物浓缩剂合用,有增加血栓形成的危险。

(3)经临床试验与观察表明,氨甲环酸注射液应避免与盐酸甲氧氯普胺注射液同时应用以免产生浑浊。

(4)对本品过敏者慎用。

温馨提示:氨甲环酸水光注射避开激素依赖性皮炎或激素性反弹,否则操作完后反黑更加严重。

3.胎盘多肽

胎盘多肽是从胎盘中所含的8000多种营养成分中萃取出的分子量仅为3000道尔顿的小分子活性功能多肽。可以肌肉注射和直接静脉注射。药效稳定性好、靶向性强,临床未见明显副作用,既能运用于临床治疗,又具备强大的保健、预防功能。

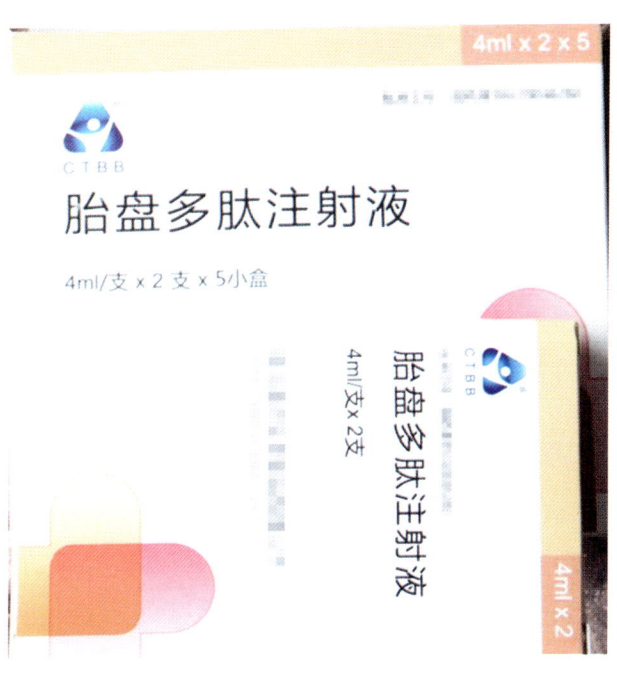

示意图1-3-33

药学原理:我国传统中医理论认为,胎盘具有扶正补虚、养血填精、补肾壮阳、益气健脾之功效。现代医学的药理研究及临床试验也证实胎盘具有以下功效:

(1)增加微循环,提高新陈代谢水平。

(2)增强生理功能,提高免疫力。

(3)调节和平衡内分泌,延长青春期。

(4)修复受伤的皮肤组织。

(5)溶解老化的角质,美化肌肤。

(6)抑制发炎及抗过敏。

适用群体:

(1)肌肤衰老:面色晦暗、枯黄、色斑、多皱纹、皮肤粗糙松弛、弹性差、光泽差、身体肥胖、早衰等。

(2)机体衰老:疲劳、健忘、睡眠不好、脱发、疲乏、眩晕、头痛、体力衰退、情绪低落、更年期综合征、男女性功能减退、发育不良、内分泌失调等。

(3)身体疾病:贫血、关节疼痛、风湿、腰肌劳损、骨质增生、疏松、先天性脑瘫、陈旧性骨折、老年性痴呆、夜尿频多、前列腺增生、肝炎、癌症、肿瘤等。本品男女均可注射。

使用禁忌：避开和肉毒毒素、氨甲环酸同时应用于水光注射或治疗。

温馨提示：胎盘多肽可用于水光注射，且效果明显。抗衰老静脉注射，特别针对年龄较大衰老松弛，脏腑器官功能减弱人群。针对肌肤敏感的修复使用胎盘多肽效果显著。

4. 维生素B_6

维生素B_6（Vitamin B_6）又称吡哆素，其包括吡哆醇、吡哆醛及吡哆胺，在体内以磷酸酯的形式存在，是一种水溶性维生素，遇光或碱易破坏，不耐高温。

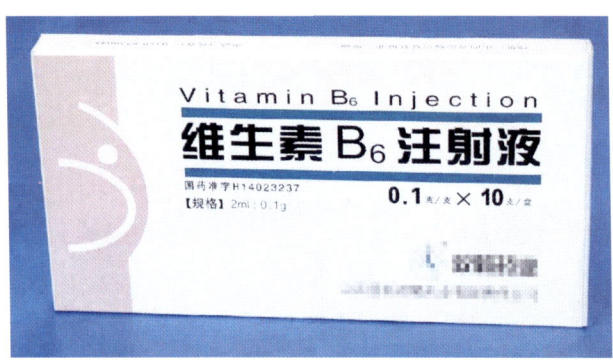

示意图1-3-34

1936年定名为维生素B_6。维生素B_6为无色晶体，易溶于水及乙醇，在酸液中稳定，在碱液中易被破坏，吡哆醇耐热，吡哆醛和吡哆胺不耐高温。维生素B_6在酵母菌、肝脏、谷粒、肉、鱼、蛋、豆类及花生中含量较多。维生素B_6为人体内某些辅酶的组成成分，参与多种代谢反应，尤其是和氨基酸代谢有密切关系。临床上应用维生素B_6制剂防治妊娠呕吐和放射病呕吐。

生理功能：主要以磷酸吡多醛（PLP）形式参与近百种酶反应。多数与氨基酸代谢有关：包括转氨基、脱羧、侧链裂解、脱水及转硫化作用。这些生化功能涉及多方面。

（1）参与蛋白质合成与分解代谢，参与所有氨基酸代谢，如与血红素的代谢有关，与色氨酸合成烟酸有关。

（2）参与糖异生、UFA代谢，与糖原、神经鞘磷脂和类固醇的代谢有关。

（3）参与某些神经介质（5-羟色胺、牛磺酸、多巴胺、去甲肾上腺素和γ-氨基丁酸）合成。

（4）维生素B_6与一碳单位、维生素B_{12}和叶酸盐的代谢，如果它们代谢障碍，可造成巨幼红细胞贫血。

（5）参与核酸和DNA合成，缺乏会损害DNA的合成，这个过程对维持适宜的免疫功能是非常重要的。

（6）维生素B_6与维生素B_2的关系十分密切，维生素B_6缺乏常伴有维生素B_2症状。

（7）参与同型半胱氨酸向蛋氨酸的转化，具有降低慢性病的作用，轻度高同型半胱氨酸血症被认为是血管疾病的一种可能危险因素，维生素B_6的干预可降低血浆同型半胱氨酸含量。

适用群体：

（1）一般疾病：①动脉硬化。②秃头。③胆固醇过高。④膀胱炎。⑤面部油腻。⑥低血糖症。⑦精神障碍。⑧肌肉失调。⑨神经障碍。⑩怀孕初期的呕吐。⑪超体重。⑫手术后呕吐。⑬紧迫感。⑭对太阳光敏感等。

（2）糖尿病血管疾病：维生素B_6可减缓胰岛素治疗糖尿病大白鼠血管并发症，血管疾病并发症是糖尿病死亡的主要原因。动脉疾病在胰岛素依赖型（Insulin-dependent diabetes mellitus, IDDM）与非胰岛素依赖型（Non Insulin-dependent diabetes mellitus, NIDDM）病人身上的盛行率比一般人高。糖尿病的血管疾病并发症主要是动脉硬化造成的。

（3）血管内皮细胞损伤（Endothelialinjury）被认为会引发动脉硬化症。致血栓因子（Thrombogenicfactors），包括血小板过度活化（Hyperactive）或血小板过度凝集，均会促进动脉硬化的过程。

维生素B_6的活化形式为磷酸吡哆醛（PDP），具有保护血管内皮细胞，减少内皮细胞受活化血小板损伤的作用，抑制血小板凝集与血液凝固的作用，抑制血小板生成前列凝素（ThromboxaneA2,TxA2）及促进血管内皮细胞生成环前列腺素（ProstaglandinI2,PGI2）的作用，以及减少血管内皮细胞形态上的改变。

血管内皮细胞受损，被认为是动脉硬化的早期病理现象，这种改变影响血管内皮细胞的许多功能，包括通透性、附着性、运动、细胞增生与物质生成的能力等。

使用禁忌：必须避开①酒类；②避孕丸；③烟草；④咖啡；⑤放射线照射。

温馨提示：水光注射中应用于痤疮、敏感、损伤性过敏以及日光性过敏等综合治疗。

5.注射用维生素C

维生素C（Vitamin C，又称L-抗坏血酸）是高等灵长类动物与其他少数生物的必需营养素。抗坏血酸在大多的生物体可借由新陈代谢制造出来，但是人类是最显著的例外。最广为人知的是缺乏维生素C会造成坏血病。在生物体内，维生素C是一种抗氧化剂，保护身体免于自由基的威胁，维生素C同时也是一种辅酶。其广泛的食物来源为各类新鲜蔬果。

维生素C（Vitamin C，又称L-抗坏血酸）为酸性己糖衍生物，是稀醇式己糖酸内酯，维生素主要来源于新鲜水果和蔬菜，是高等灵长类动物与其他少数生物的必需营养素。维生素有L-型和D-型两种异构体，只有L-型的才具有生理功能，还原型和氧化型都有生理活性。

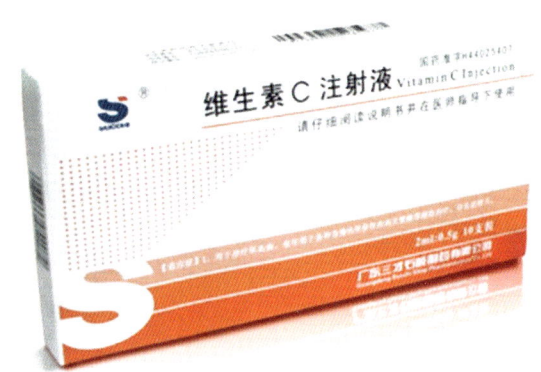

示意图1-3-35

药学原理：维生素C为抗体及胶原形成，组织修补（包括某些氧化还原作用），苯丙氨酸、酪氨酸、叶酸的代谢，铁、碳水化合物的利用，脂肪、蛋白质的合成，维持免疫功能，羟化与羟色胺，保持血管的完整，促进非血红素铁吸收等所必需，同时维生素C还具备有抗氧化，抗自由基，抑制酪氨酸酶的形成，从而达到美白、淡斑的功效。

在人体内，维生素C是高效抗氧化剂，用来减轻抗坏血酸过氧化物酶（ascorbateperoxidase）基底的氧化应力（oxidativestress）。还有许多重要的生物合成过程中也需要维生素C参与作用。

由于大多数哺乳动物都能靠肝脏来合成维生素C，所以并不存在缺乏的问题；但是人类、灵长类、土拨鼠等少数动物却不能自身合成，必须通过食物、药物等摄取。

维生素C可参与羟化反应。羟化反应是体内许多重要物质合成或分解的必要步骤，在羟化过程中，必须有维生素C参与。

(1)促进胶原合成。维生素C缺乏时，胶原合成障碍，从而导致坏血病。

(2)促进神经递质（5-羟色胺及去甲肾上腺素）合成。

(3)促进类固醇羟化。高胆固醇患者，应补给足量的维生素C。

(4)促进有机物或毒物羟化解毒。维生素C能提升混合功能氧化酶的活性，增强药物或毒物的解毒（羟化）过程。

还原作用：维生素C可以是氧化型，又可以是还原型存在于体内，所以可作为供氢体，又可作为受氢体，在体内氧化还原过程中发挥重要作用。

(1)促进抗体形成。高浓度的维生素C有助于食物蛋白质中的胱氨酸还原为半胱氨酸，进而合成抗体。

(2)促进铁的吸收。维生素C能使难以吸收的三价铁还原为易于吸收的二价铁，从而促进了铁的吸收。此外，还能使亚铁络合酶等的巯基处于活性状态，以便有效地发挥作用，故维生素C是治疗贫血的重要辅助药物。

(3)促进四氢叶酸形成。维生素C能促进叶酸还原为四氢叶酸后发挥作用，故对巨幼红细胞性贫血也有一定疗效。

(4)维持巯基酶的活性。

其他功能：

(1)解毒。体内补充大量的维生素C后，可以缓解铅、汞、镉、砷等重金属对机体的毒害作用。

(2)预防癌症。许多研究证明维生素C可以阻断致癌物N-亚硝基化合物合成，预防癌症。

(3)清除自由基。维生素C可通过逐级供给电子而转变为半脱氧抗坏血酸和脱氢抗坏血酸的过程,清除体内超负氧离子(O_2^-)、羟自由基($OH·$)、有机自由基($R·$)和有机过氧基($ROO·$)等自由基;使生育酚自由基重新还原成生育酚,反应生成的抗坏血酸自由基在一定条件下又可被$NADH_2$的体系酶作用下还原为抗坏血酸。

适用群体:非常广泛,同时禁忌也是比较多的。在水光注射中维生素C是非常不错的一种选择,主要用于配合谷胱甘肽的联合治疗,效果显著,也可以用于美白静脉注射。注意剂量和有关禁忌证。

使用禁忌:

◆维生素C以空腹服用为宜,但要注意患有消化道溃疡的病人最好慎用,以免对溃疡面产生刺激,导致溃疡恶化、出血或穿孔。

◆肾功能较差的人不宜多服维生素C。若长期超剂量服用维生素C有可能引起胃酸过多,胃液反流,甚至导致泌尿系统结石。尤其是肾虚的人更应少服维生素C。

◆大量服用维生素C后不可突然停药,如果突然停药会引起药物的戒断反应,使症状加重或复发,应逐渐减量直至完全停药。

◆维生素C不宜与异烟肼、氨茶碱、链霉素、青霉素及磺胺类药物合用,否则,会使上述药物因酸性环境而疗效降低或失效。

◆维生素C对维生素A有破坏作用。尤其是大量服用维生素C以后,会促进体内维生素A和叶酸的排泄,所以,在大量服用维生素C的同时,一定要注意维生素A和叶酸的服用量要充足。

◆维生素C与阿司匹林肠溶片合用会加速其排泄而降低疗效。

◆服用维生素C的同时,不要服用人参。

◆维生素C与叶酸合用也会减弱各自的作用。若治疗贫血必须使用时,可间断使用,不能同时服用。

◆乱服药物会损失体内维生素C。如果未经医生允许,乱服药物,除会损害健康外,还会造成体内维生素C的流失。

◆维生素C片剂应避光在阴凉处保存,以防止变质失效。

◆维生素C不能与虾、螃蟹等甲壳类的海鲜一起大量服用,会产生三氧化二砷(砒霜),以致中毒。(此条为网上留言,其"大量"意为需在24小时内同时服用约25千克富含维生素C的水果以及100千克左右的海鲜)

◆服用维生素C忌食动物肝脏。维生素C易氧化,如遇铜离子,可加速氧化速度,动物肝脏含铜量很高,如在服用维生素C期间食用动物肝脏,维生素C就会迅速氧化而失去生物功能。

温馨提示:加热、光照、长时间储存都会造成维生素C的流失和分解。寄生虫、服用矿物油、过量的膳食纤维等会妨碍维生素C的吸收。

综上所述,通过对在配合线雕使用中的各种水光注射材料的了解,我相信大家会更加深入地认识到有关水光搭配的配方以及应用禁忌。很多水光注射的问题产生并不是材料以及仪器操作的技术问题,而是针对所操作的内容物的了解不够,搭配的应用剂量不够。才会造成部分客户操作完出现反黑更严重,甚至过敏以及没有效果的现象。

六、医学美容仪器搭配埋线

1.超声刀联合PPDO埋线

超声刀的出现更加有效地加强了PPDO埋线在抗衰领域中的效果,其独特的透皮凝固,给予了PPDO埋线的链接支点。让抗衰的效果更加持久而又有效。无论是自然美观还是客户感受都是如此完美。但是超声刀的应用过度或与PPDO线雕的搭配不当,同样会对客户造成不同程度的伤害。而超声刀与PPDO线雕的搭配完全取决于使用间隔的时间和先后顺序。顺序相反效果也适得其反。接下来我们深入了解一下有关超声刀的运作原理我们就会更加深刻地了解其问题产生的原因,我们就能更好地规避联合应用中的潜在风险。

超声刀的适用对象：①脂肪组织较厚的群体；②衰老松弛赘皮较少的群体；③没有操作过PPDO埋线、玻尿酸、肉毒毒素、童颜针等客户群体；④抗衰老需求群体。

超声刀使用禁忌：①禁止在微整形之后的一切操作；②禁止离焦操作；③禁止敷涂太厚凝胶的操作。

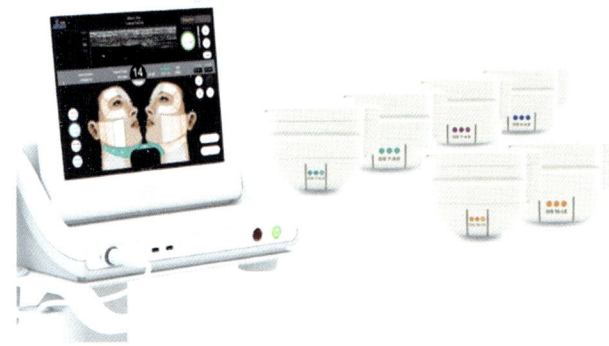

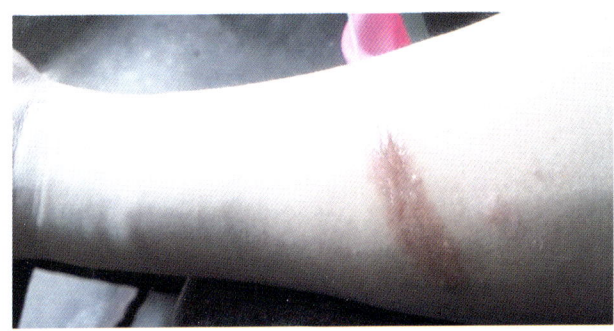

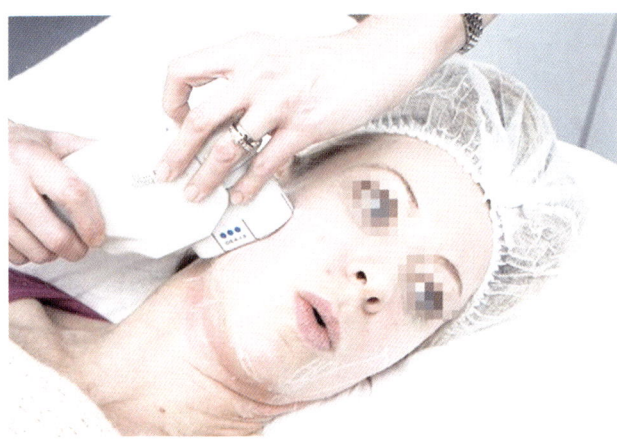

示意图1-3-36

超声刀的作用原理：高强度聚焦超声刀（High Intensity Focused Ultrasound,HIFU）的治疗源为超声波。与太阳灶聚焦阳光在焦点处产生巨大能量原理类似，该技术将体外低能量超声波聚焦于体内靶区，在筋膜区内产生瞬态高温（60～75℃）、空化、机械作用等生物学效应，热凝固靶区内的筋膜组织和脂肪细胞。在人体组织细胞受到外源热凝固后，出于自身免疫产生大量的新的胶原体筋膜组织，从而实现肌肤紧致与提升的效果。

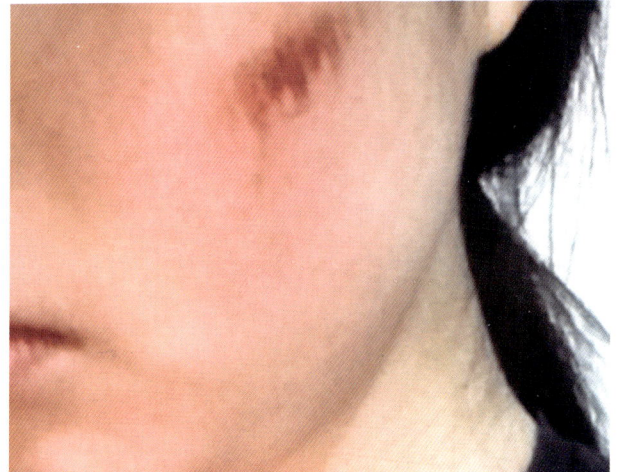

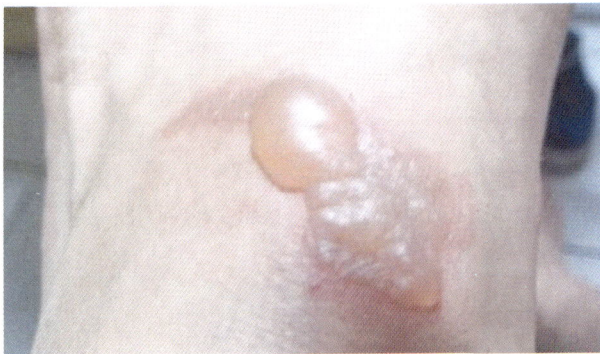

示意图1-3-38

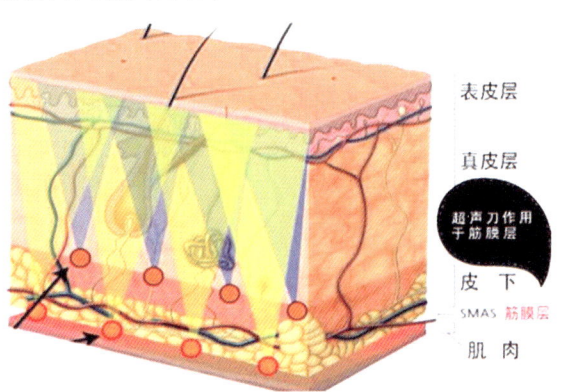

温馨提示：必须先使用超声刀，在使用超声刀3周后再操作PPDO埋线抗衰和微整形。千万不能先操作PPDO埋线再操作超声刀，否则容易造成不必要的长期炎症以及色素沉着，甚至有引发感染的可能。

示意图1-3-37

2.二氧化碳点阵激光联合PPDO埋线

二氧化碳点阵激光的治疗与PPDO埋线是完全不同层次的互补。表皮的衰老对于PPDO埋线来说,几乎是遥不可及的治疗方案。而二氧化碳点阵激光,则首当其冲地直接给予剥脱性重建。效果之快,成本之低几乎是完美搭档。而且自体再生的表皮更加细致,细小细纹一扫而空。

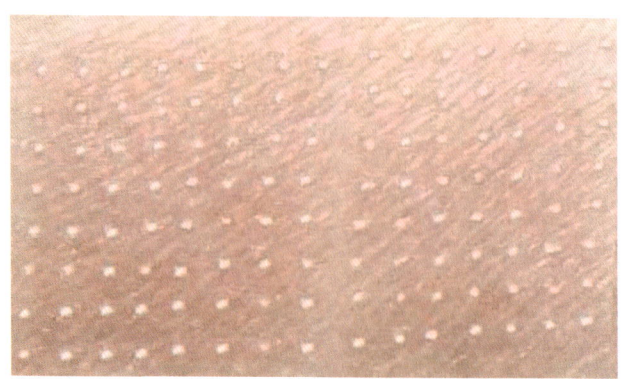

示意图1-3-40

二氧化碳点阵的适用对象:①表皮剥脱性重建群体,表皮老化细纹等;②疤痕与妊娠纹的治疗;③痤疮的辅助治疗;④皮肤赘生物的治疗;⑤也用于局部小手术治疗。

二氧化碳点阵的使用禁忌:①反弹性色素沉着;②太过于白净或正在使用祛斑功效型产品者;③色素沉着性肌肤患者;④针对产后修复的妊娠纹效果相当不错。

温馨提示:二氧化碳点阵主要是针对PPDO埋线无法企及的表皮进行治疗。而术后修复是不形成色素沉着的主要因素。所以在接受二氧化碳点阵激光治疗后,必须严格实行术后修复。同样PPDO埋线的联合应用均应该在二氧化碳点阵激光之后使用(表皮修复和皮脂膜修复是不产生色素沉着的主要原因)。

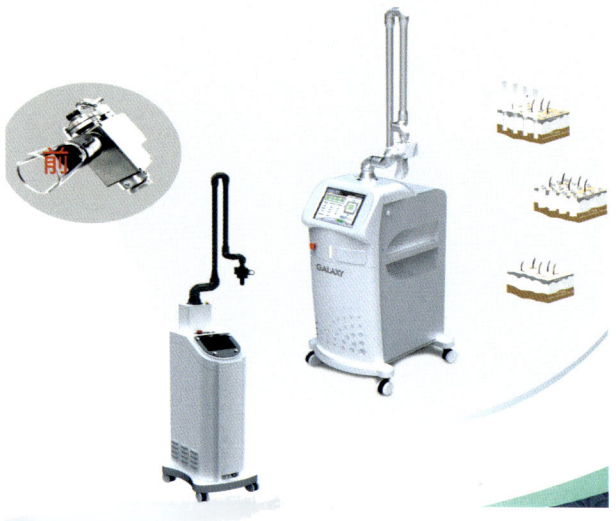

示意图1-3-39

在临床的应用中,同样我们需要对二氧化碳点阵激光进行性能了解,才能更加得心应手地应用。

二氧化碳点阵的作用原理:采用10600光波,通过热凝固的原理对皮肤进行剥脱性重建。靶组织是水;通过高温气化发射出50~80微米的焦斑,并将这些焦斑扫描出多达6种的图形(圆形、正方形、长方形、菱形、三角形、线形),分别适用于不同部位和不同肤质的治疗。分别以点阵模式进行操作,减少和规避了像素模式的疼痛感。

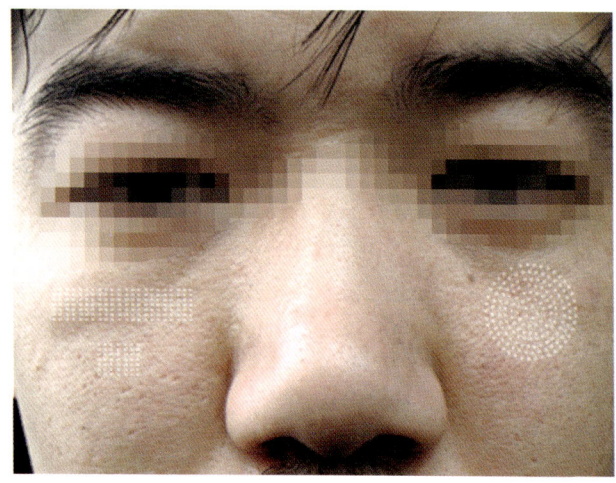

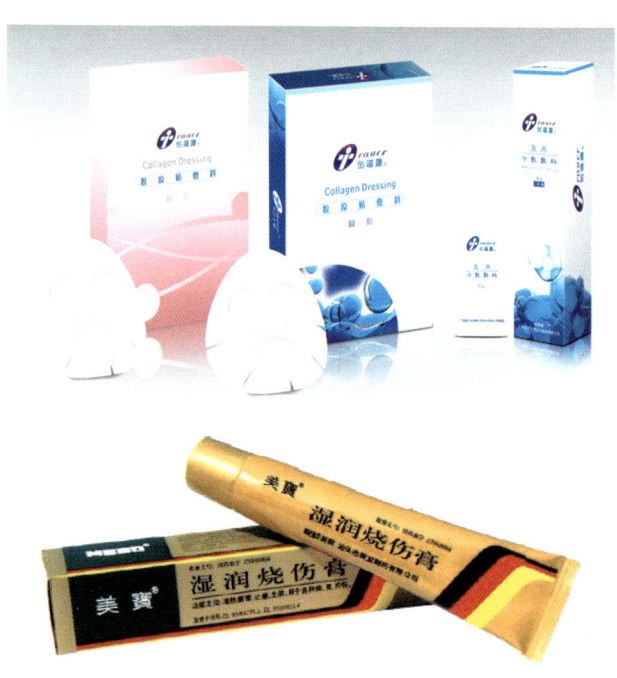

示意图1-3-41

3.1550点阵激光联合PPDO埋线

在所有的激光设备联合PPDO埋线的应用中,我的最爱是1550点阵激光。其原因是它独特的微创、快速、深入、热凝效应。刺激自体真皮中浅层产生全新的胶原体,从而让肌肤更加紧致,更加健康,且能有效地治疗痤疮和肌肤免疫性疾病。

而PPDO埋线针对真皮的浅层和中层次的操作,也是一个比较困惑的层次。恰如其分的1550点阵激光弥补PPDO埋线在抗衰中的应用。实现了不同层次的三维立体治疗效果,所以无论是抗衰紧致,还是针对痤疮或免疫性疾病的治疗是绝对的不二之选。这种治疗方案快速且大量刺激真皮的胶原再生,增加皮肤胶原厚度,紧致肌肤。

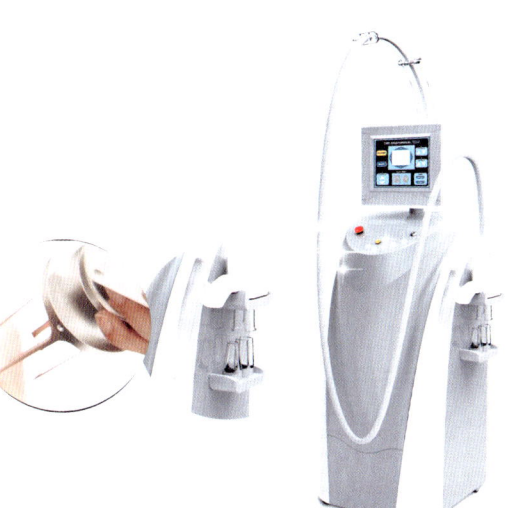

示意图1-3-42

中红外1550点阵激光的作用原理:采用1550纳米特定光波,深入真皮浅层和中层,50~80微米特定焦斑可直接穿透真皮的2毫米厚度。靶组织是水,通过瞬间的高温焦斑内组织水分气化,形成热凝固点,从而促进新生胶原蛋白的产生,实现肌肤紧致,增强弹性和胶原的目的。

1550点阵激光的适用对象:痤疮、衰老、松弛肌肤需求者。

1550点阵激光的使用禁忌:①红肿热痛过敏中的肌肤禁止使用;②已经使用PPDO埋线的群体小线在6个月、大线18个月内禁止使用;③严重色素沉着类体质的客户。

温馨提示:1550点阵激光在操作的术后的胶原促生长和修复非常关键,特别在术后的促生长的过程不容忽视。建议在操作1550后的3~6个月再操作线。

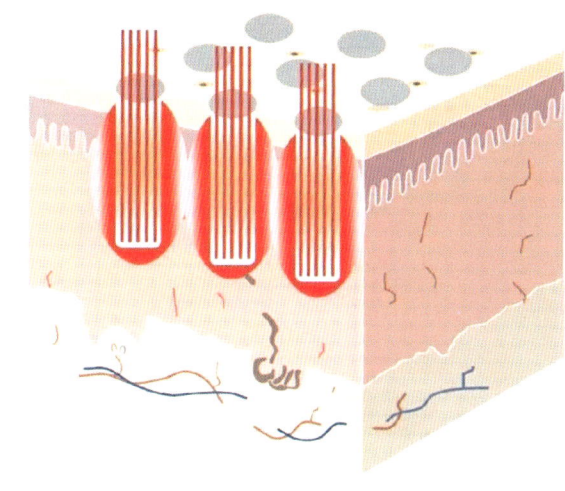

示意图1-3-43

思考:

1.在PPDO埋线中如何解决表皮层、真皮层、深筋膜层、浅筋膜层不同层次的治疗?

2.如何实现PPDO埋线最佳化?

第四节 微整形中的佼佼者——"埋线"法

"埋线",一个微整形中的老词汇。它注入的不仅是全新的微整技术材料,更以微整手术刀的效果实现了微小手术的调整。无论是轮廓修正,还是面容的修饰,甚至可以在10分钟内改变人的神态,让人妩媚动人,娇艳欲滴。这些是手术刀和微整形所不能及的。

"埋线"在微整形技术领域中日新月异,应用也越来越为广泛和多样化。同时使用的方法和技巧也越来越成熟。PPDO埋线术最主要的特色是收紧和提拉,它可以随心所欲地根据美学标准改变轮廓形态,实现不同人生阶段的美。接下来我们一起来分享一下人体轮廓与体型的美容学标准以及人体衰老意识形态与治疗理念。

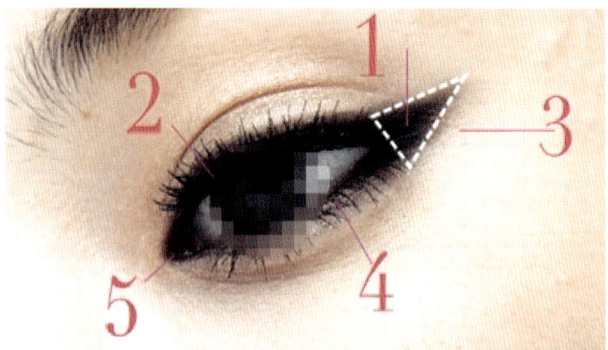

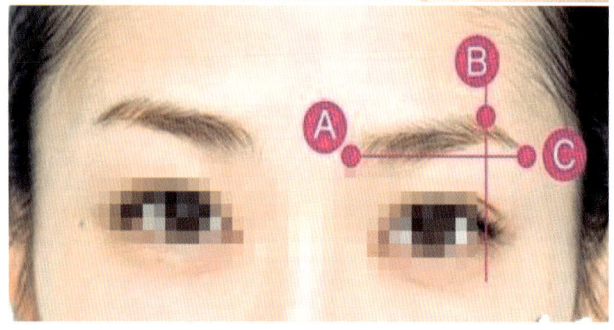

示意图1-4-1

一、人体轮廓与形体美学标准

人体轮廓与形体美学标准,是研究人体美的相关理论的一门学科。人体美是指人体健康匀称的一种美的体现,不能多一分也不能少一分。狭义的人体美主要是指人的形体、容貌,注重的是人的形态学特征。从广义上讲应是人的外在美和内在美的有机统一,只有这样,人体美才是完整的美、真正的美。

整形外科是对人体先天性和后天性组织、器官的缺损和畸形的形态修复和功能重建以及对人类容颜和形体的美进行重塑的外科专业。人体美包括人的外在美和内在美。外在美包括形体美、容貌美、形态美、行为美、风度美等。内在美包括蕴涵于内在的性格、品德、思想和情操等,内在的美感结构,主要包括心灵美和性格美。人体美的特征:人是万物中最美的;人体美是自然美和社会美的统一;人体美是多元化和个性化的统一。

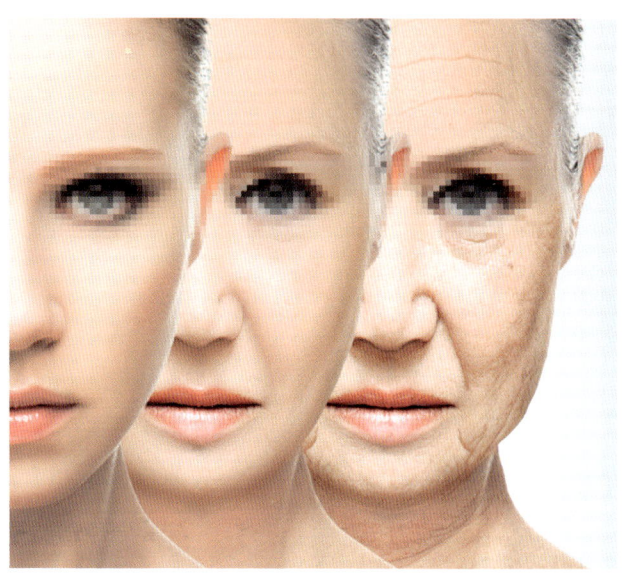

示意图1-4-2

健康美:人体之所以美,是因为人体符合美的规律。而其中健康是人体美的首要条件。从生物医学观点看,人体各器官发育良好、功能正常,体质健壮,精力充沛就是健康。健康还有一个重要内容就是人体各个系统、各个器官功能正常。这也是人体美的必备条件。如腰部有疾患,行走时步履艰难,姿态僵直生硬,便失去美感。又如面神经麻痹者,虽然发育良好,但神经传导发生障碍,不能支配所属肌肉活动,出现歪眼、歪嘴等症状,破坏了面部对称和谐的关系而使美感消失。这些都说明,只有各个器官的功能正常,才能显示出人体之美。

比例均称、整体和谐是人体美的必备条件,包括人体形式美、人体比例美、人体线条美、人体的色彩美、人体的声音美,人体的比例是人体各个器官间和各个部位间的对比关系,例如眼和面部的比例关系,躯干和四肢的比例关系,等等。关于人体的这种比例关系,我国早就有面部的"三庭五眼",它阐明了人体面部正面观纵向和横向的比例关系。"三庭"是指将人面部正面横向分为三个等分,即从发际至眉线为上庭,眉线至鼻底为中庭,鼻底至颏底线为下庭。"五眼"是指面部正面纵向分为五等分，以一个眼长为一等分，即两眼之间的距离为一个眼的距离，从外眼角垂线至外耳孔垂线之间为一个眼的距离，整个面部正面纵向分为5个眼之距离。按"三庭五眼"比例画出的人物面部比例是和谐的。西方的面部黄金分割法黄金比值是1.618，头身的比例是头部与身长的比例关系。在传统的中国画法里，关于头身的额比例关系有"立七、坐五、盘三半"的说法，就是说人站着身高应为7个头长，人坐在椅子上，从头到地面脚底应为5个头高，盘腿而坐，应为3个头高。

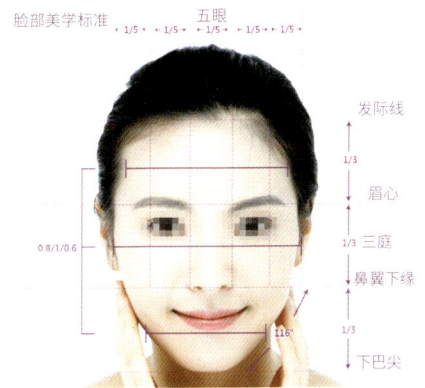

示意图1-4-4

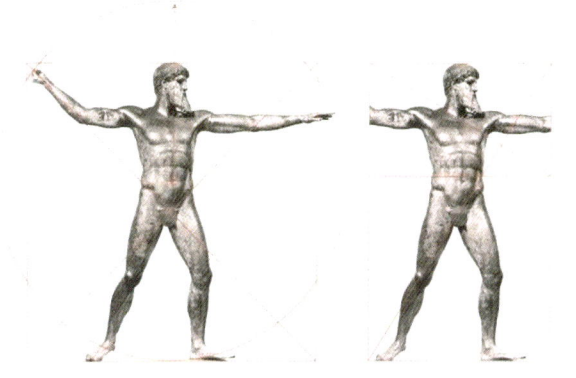

示意图1-4-3

整形的美学原则

（1）切口的选择：是沿皮纹线选择手术切口，沿皱纹线、皱褶线或曲折线选择手术切口；沿皮肤轮廓线选择手术切口；沿表情线选择手术切口。

（2）整形外科手术的美学原则：和谐是美容整形审美的最高原则，美容整形必须遵循相似相容的原则。

（3）整形外科必须遵从无损伤或尽量少损伤的原则，所以PPDO埋线的应用正适应了这一标准。

综合论述：PPDO埋线几乎为美学标准而设置，针对面容不对称的校对。五官形态的修正以及衰老下垂无创筋膜提升。乳房的提拉、臀部的收紧、私密的紧致等，均能不动声色，无创无痕恢复迅速。

表1-4-1 各种治疗方案恢复周期表

项目分类	修正/眶面部	丰提/胸部	收瘦/腰腹	收紧/私密
1.外科手术	1～2个月	3～6个月	3～6个月	3～6个月
2.微创手术	15～20天	20～30天	20～30天	30天左右
3.埋线操作	5～7天	7～15天	7～15天	5～7天

以上恢复周期为参考数据，具体情况要根据手术的治疗方案和个体差异有一定的区别。

二、人体衰老意识形态与治疗理念

人体是一个有机整体，由不同的组织器官构成，每个组织器官就像人体的零部件一样。但是我们的每个"零件"都注定会走向衰老，这种衰老是不可逆的，只是衰老的过程却有先有后。

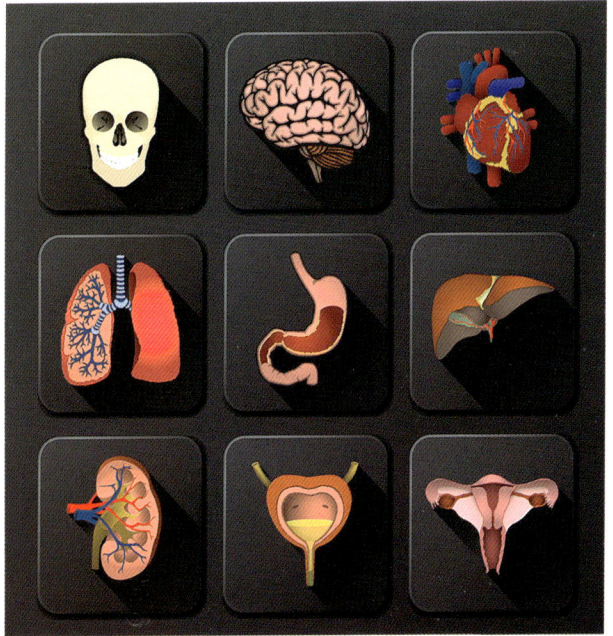

示意图1-4-5

衰老时间表

脸部皮肤：女性19岁半就开始长出第一条皱纹；男性35岁脸部皮肤开始出现干燥、粗糙、松弛，面部轮廓不再清晰。

肺：肺活量从20岁起开始缓慢下降，到了40岁，一些人就出现气喘吁吁的状况。部分原因是控制呼吸的肌肉和胸腔变得僵硬起来，使得肺的运转更困难，同时还意味着呼气之后一些空气会残留在肺里，导致气喘吁吁。

大脑和神经系统：20岁起神经元减少。我们降临人世时，大脑中神经细胞（神经元）的数量达到1000亿个左右，但从20岁起开始逐年下降。到了40岁，神经细胞的数量开始以每天1万个的速度递减，从而对记忆力、协调性及大脑功能造成影响。

头发：男性头发30岁后开始变白，女性则从35岁左右开始。60岁以后毛囊变少，头发变稀。头发乌黑是因为头发里含有一种黑色素，人体没有统一分泌黑色素的腺体，黑色素在每根头发中分别产生，所以头发总是一根一根变白。

乳房：35岁开始衰老。女人到了35岁，乳房的组织和脂肪开始丧失，大小和丰满度因此下降。从40岁起，女人乳房开始下垂，乳晕、乳头周围区域急剧收缩。

肌肉：30岁开始衰老。肌肉一直在生长，衰竭；再生长，再衰竭。30岁后，肌肉衰竭速度大于生长速度。过了40岁，人们的肌肉开始以每年0.5%~2%的速度减少。

骨骼：35岁开始衰老。25岁前骨密度一直在增加。但35岁骨质开始流失，进入自然老化过程。80岁时身高会降低5厘米。

心脏：40岁开始衰老。随着身体日益变老，心脏向全身输送血液的效率也开始降低。45岁以上的男性和55岁以上的女性心脏病发作的概率较大。

牙齿：40岁开始衰老。40岁以上成年人唾液的分泌量会减少。唾液可冲走细菌，唾液减少，牙齿和牙龈更易腐烂。牙周的牙龈组织流失后，牙龈会萎缩。

眼睛：40岁开始衰老。近距离观察事物会非常费劲。接着，眼睛适应不同强度光的能力降低，对闪耀光更敏感，不适宜夜晚开车。

肾：50岁开始衰老。肾滤过率从50岁开始减少，后果是人失去了夜间憋尿的功能，需要多次跑卫生间。75岁老人的肾滤过率是30岁时的一半。

前列腺：50岁开始衰老。前列腺增生引发了包括尿频在内的一系列问题，困扰着50岁以上的半数男子。正常的前列腺大小犹如一个栗子，增生的前列腺有一个橘子那么大。

听力：55岁左右开始衰老。60岁以上的人半数会因为老化导致听力受损，这叫老年性耳聋。老人的耳道壁变薄、耳膜增厚、听高频度声音变得吃力，所以在人多嘈杂的地方，交流十分困难。

肠：55岁开始老化。健康的肠可以在有害和"友好"细菌之间起到良好的平衡作用。肠内友好细菌的数量在我们步入55岁后开始大幅减少，结果使得人体消化功能下降，肠道疾病风险增大。随着年龄增大，胃、肝、胰腺、小肠的消化液流动开始下降，发生便秘的概率便会增大。

舌头和鼻子：60岁开始退化。人出生时舌头上分布有大约1万个味蕾，60岁后这个数可能减半，味觉和嗅觉逐渐衰退。

声带：65岁开始衰老。随着年龄的增长，我们的声音会变得轻声细气，且越来越沙哑。这是因为喉咙里的软组织弱化，影响声音的响亮程度。女人的声音变得越来越沙哑，音质越来越低；而男人的声音越来越弱，音质越来越高。

膀胱：65岁开始衰老。65岁时，我们更有可能丧失对排尿的控制。此时，膀胱会忽然间收缩，即便尿液尚未充满。如果说30岁时膀胱能容纳两杯尿液，那么70岁时只能容纳一杯。膀胱肌肉的伸缩性下降，使得其中的尿液不能彻底排空，反过来导致尿道感染。

肝脏：70岁开始衰老。肝脏似乎是体内唯一能挑战衰老进程的器官。肝细胞的再生能力非常强大。手术切除部分肝后，3个月之内它就会长成一个完整的肝。如果捐赠人不饮酒不吸毒，没有患过传染病，一个70岁老人的肝也可以移植给20岁的年轻人。

在PPDO埋线的应用中，我们应该清晰地认识，人体衰老是整个有机整体的衰老表现，而非单一的某个组织和器官。所以在PPDO埋线的联合治疗上，我们外在的治疗必须对表皮、真皮、皮下脂肪、筋膜、肌肉进行三维立体的综合治疗。同时内在的我们必须加强运动和饮食有度，强健体魄减缓衰老的形成。而并非PPDO埋线是万能和神奇的药，包治百病，那样就和江湖行骗的人没有什么区别了。

同时我们也需要根据不同年龄层次选择适合的手术方案，如果真的是赘皮太多或者衰老严重者，我们通常不建议采用PPDO埋线，或者直接建议采取手术的方式剔除多余赘皮与组织。

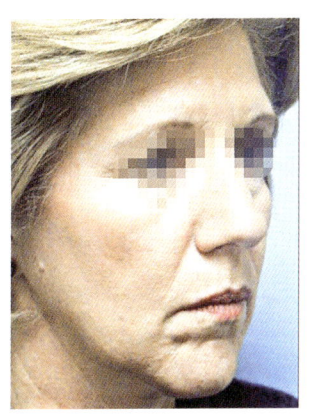 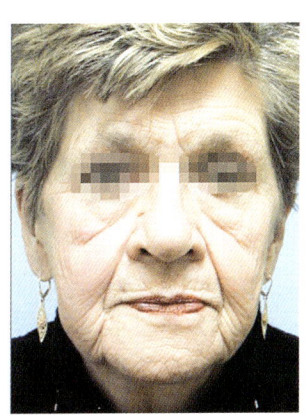

示意图1-4-6

三、埋线区别于常见微整形

"埋线"和其他的微整形到底有哪些不一样之处？我们来一起看看！

其一：【改变神态】 PPDO埋线可以有效地改变筋膜走向，让皮肤与筋膜错位形成非常长效的紧致提拉，改变人体形态和轮廓。甚至埋线应用纯熟者，可以随心所欲地调整人的眉型、轮廓、眼型、神态等。用于轮廓不对称的修正也极为有效，屡试不爽。这是其他注射美容做不到的。

其二：【长期有效】 它的缓释性，根据不同的线体粗细可以从6～18个月持续有效。在经过固定和提拉密集的线体（按照疗程治疗）抗衰效果持续可达3～5年。

其三：【安全性能】 更是其他注射微整形所不能比拟的，既不栓塞又无计量风险。对于感染和组织坏死几乎为零。而这些是其他注射微整形所做不到的。

其四：【适用广泛】 从面部、到躯干、胸部、臀部、私密，均为非常有效的操作适用范围，而且效果非常明显。

其五：【操作简捷】 无论是初学医务工作者还是专业医师只需一定时间，很快就能掌握其中的操作奥妙。相对注射微整形而言更加简单易懂。本书就是一个非常明显的例子。

其六：【兼容广泛】 由于它的治疗层次区隔后，无论是肉毒毒素还是玻尿酸还是童颜针，都是非常不错的搭配伴侣。无论是医疗美容设备的超声刀，还是激光、水光等，都能完美无瑕地与PPDO埋线进行综合治疗。

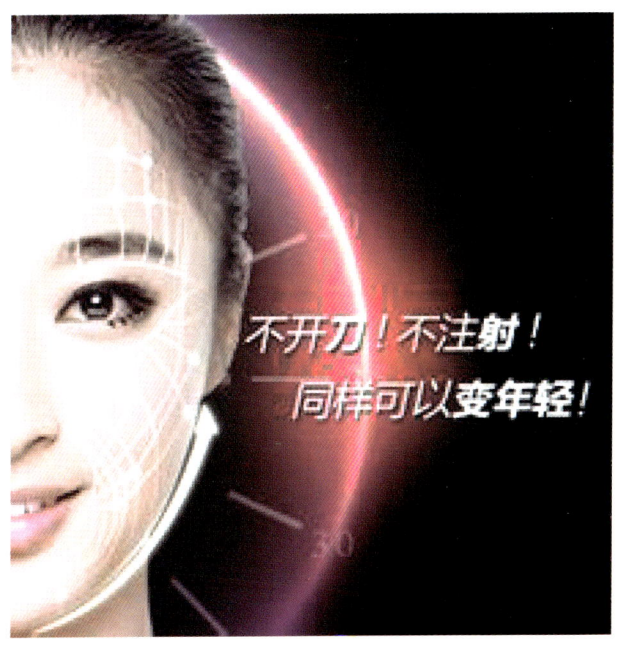

示意图1-4-7

第五节　预防胜于治疗

预防胜于治疗，无论是微整形还是日常生活中都尤为重要。而在PPDO埋线中的材质应用更加体现得淋漓尽致。现代商业社会追名逐利，各种品牌只要好销售，市场上就有模仿和假冒伪劣产品。但是药品和器械一旦出现假冒伪劣，那么后果将无法估量。这需要我们具有一双慧眼能洞察一切，从源头杜绝问题和医疗事故的产生。就以PPDO线材为例，如果用的是正品，不仅可以改变客户容颜还能长期有效，也无须担心医疗事故。但是如果你使用的是廉价的塑胶制品，那接下来的后果将不堪设想。不仅不能吸收，更加糟糕的是不能取出，而且在特定的环境下容易出现不同程度的炎症和组织损伤。有些客户干脆直接放弃治疗接受终生的塑料携带。试想一下你操作的客户你何以安睡？

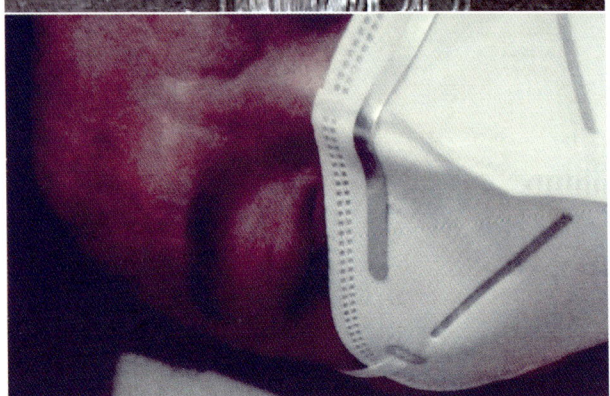

示意图1-5-1

预防胜于治疗，从正规的产品开始选择，就已经杜绝了问题的产生，而后期也无须治疗。客户不仅可以免受灾难性的后果，医者也可以减少不必要的治疗与纠纷。然而市场上的各种低价诱惑，每年都让不少的求美者上当。无论是医者还是患者，从一个理性的思维方式去思考有时候感觉真的可笑。

举例：现在千足金的价格是238元/克，那么无论它怎么促销，都不可能亏损进行销售。如果有一天突然碰到有店家在做活动，原价：238元/克，现价：50元/克进行促销。你觉得这个千足金是千足金吗？但是就是有那么一部分贪图便宜去买了假货还沾沾自喜的人。这就是行业的现状。所以，在此敬告各位经销商以及医者，远离不正规的产品与假货。也劝各位消费者不要因为贪图便宜而悔恨终生。

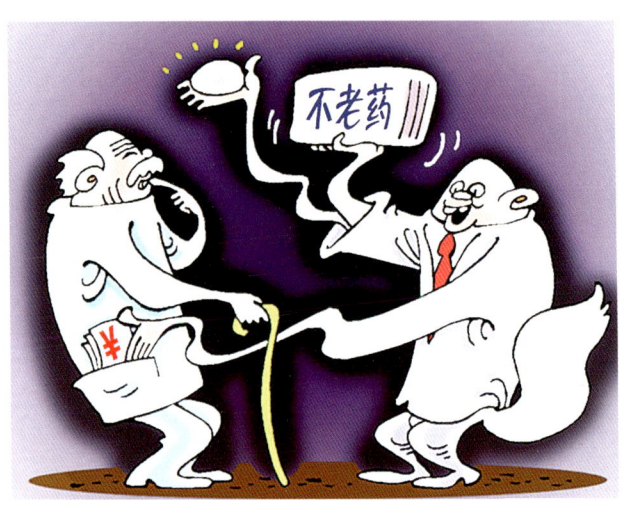

示意图1-5-2

第二章　埋线应用解剖学知识

第一节　皮肤组织结构

一、表皮

二、真皮

第二节　皮下组织结构

一、皮下脂肪

二、表浅肌肉腱膜系统（SMAS）

第三节　面部血管分布

第四节　面部神经分布

第五节　面颈部淋巴分布

第六节　唾液腺

第七节　面颈部肌肉分布

一、额部肌肉

二、颞部肌肉

三、眼轮匝肌

四、鼻部肌肉

五、口部肌肉

六、咬肌

七、颈肌

第八节　人体衰老性皱纹分类

一、假性皱纹（细纹）

二、真性皱纹

三、运动性皱纹

四、严重下垂性皱纹

第九节　三维立体治疗层次总结

第二章　埋线应用解剖学知识

本章节重点针对人体面部解剖进行详细阐述，在PPDO埋线的应用中，我们必须深刻了解到有关操作部位的组织结构以及解剖知识。其中包含皮肤、血管、神经、淋巴、肌肉、腮腺等，从而更加精准地判断治疗部位的层次与可能产生的各种问题现象。

第一节　皮肤组织结构

皮肤指身体表面包在肌肉外面的组织，是人体最大的器官，主要承担着保护身体、排汗、感觉冷热和压力等功能。皮肤覆盖全身，它使体内各种组织和器官免受物理性、机械性、化学性和病原微生物性的侵袭。人和高等动物的皮肤由表皮、真皮（中胚层）、皮下组织三层组成。

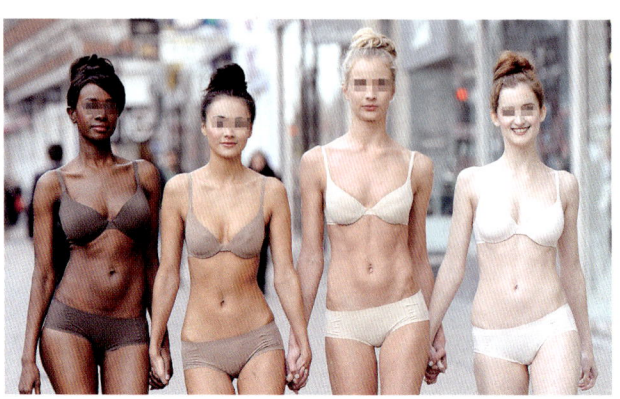

示意图2-1-2

一、表皮

表皮是皮肤最外面的一层，平均厚度为0.2毫米，根据细胞的不同发展阶段和形态特点，由外向内可分为5层。

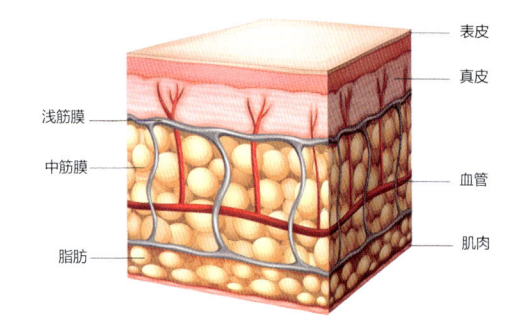

示意图2-1-1

皮肤（Skin）总重量占体重的5%～15%，总面积为1.5～2平方米，厚度因人或部位而异，为0.5～4毫米。皮肤覆盖全身，它使体内各种组织和器官免受物理性、机械性、化学性和病原微生物性的侵袭。皮肤具有两方面的屏障作用：一方面防止体内水分、电解质、其他物质丢失；另一方面阻止外界有害物质的侵入。皮肤保持着人体内环境的稳定，同时皮肤也参与人体的代谢过程。皮肤有几种颜色（白、黄、红、棕、黑色等），主要因人种、年龄及部位不同而异。

皮肤由表皮、真皮和皮下组织构成，并含有附属器官（汗腺、皮脂腺、指甲、趾甲）以及血管、淋巴管、神经和肌肉等。

皮肤是人体面积最大的器官。一个成年人的皮肤展开面积在2平方米左右，重量约为人体重量的1/20。最厚的皮肤在足底部，厚度达4毫米，眼皮上的皮肤最薄，只有不到1毫米。

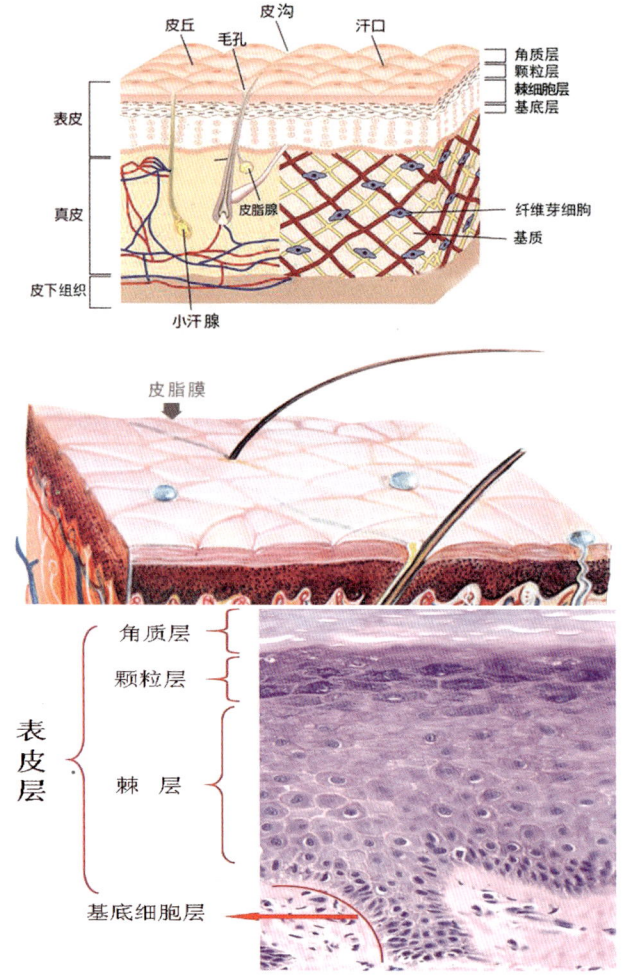

示意图2-1-3

1. 角质层：由数层角化细胞组成，含有角蛋白。它能抵抗摩擦，防止体液外渗和化学物质内侵。角蛋白吸水力较强，一般含水量不低于10%，以维持皮肤的柔润，如低于此值，皮肤则干燥，出现鳞屑或皲裂。由于部位不同，其厚度差异甚大，如眼睑、包皮、额部、腹部、肘窝等部位较薄，掌、跖部位最厚。角质层的细胞无细胞核，若有核残存，称为角化不全。

2. 透明层：由2～3层核已死亡的扁平透明细胞组成，含有角母蛋白。能防止水分、电解质、化学物质的通过，故又称屏障带。此层于掌、跖部位最明显。

3. 颗粒层：由2～4层扁平梭形细胞组成，含有大量嗜碱性透明角质颗粒。颗粒层里的扁平梭形细胞层数增多时，称为粒层肥厚，并常伴有角化过度。颗粒层消失，常伴有角化不全。

4. 棘细胞层：由4～8层多角形的棘细胞组成，由下向上渐趋扁平，细胞间借桥粒互相连接，形成所谓的细胞间桥。

5. 基底层：又称生发层，由一层排列呈栅状的圆柱细胞组成。此层细胞不断分裂（经常有3%～5%的细胞进行分裂），逐渐向上推移、角化、变形，形成表皮其他各层，最后角化脱落。基底细胞分裂后至脱落的时间，一般认为是28日，称为更替时间，其中自基底细胞分裂后到颗粒层最上层为14日，形成角质层到最后脱落为14日。基底细胞间夹杂一种来源于神经嵴的黑色素细胞（又称树枝状细胞），占整个基底细胞的4%～10%，能产生黑色素（色素颗粒），决定着皮肤颜色的深浅。

另外，从护肤的角度来讲，表皮并不是最外面的皮肤成分，外面还有一种起保护作用的皮脂膜，是由皮脂腺、汗腺、水分混合而成的弱酸性保护膜（又叫水脂膜）。

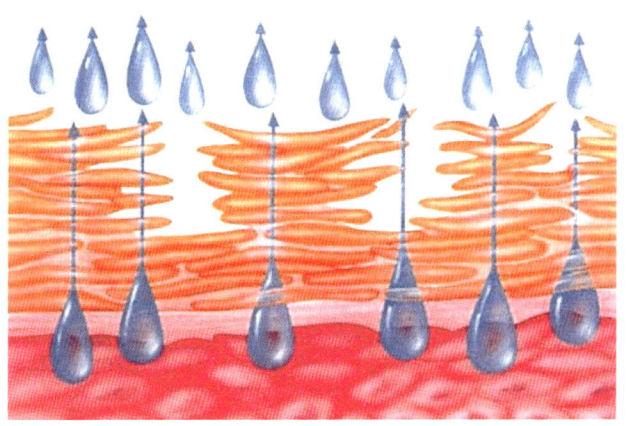

示意图2-1-4

在PPDO埋线联合其他治疗方案时，术后修复非常关键。表皮角质层和基底层是首要考虑的因素。术后的辅料既要求能消炎修复的同时还应该考虑补水保湿效果。

而在表皮最外层的皮脂膜对于术后干燥、脱屑、敏感均与皮脂膜的保护不当有关。而术后的色素沉着以及反黑则与表皮基底层的修复有关。

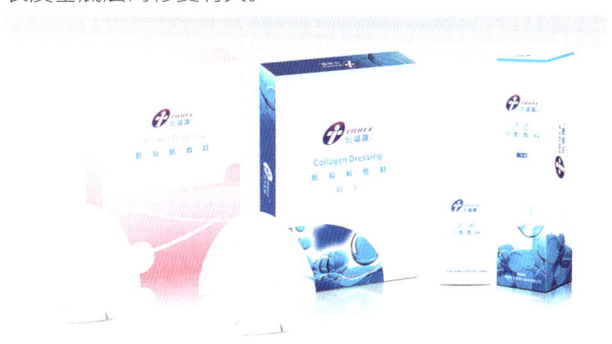

示意图2-1-5

在埋线治疗中要排除HPV（角化不全）以及皮肤病感染类患者，避免不必要的皮肤病交叉感染。如扁平疣、疱疹、痤疮感染等。

皮肤"砖墙"结构——皮肤屏障功能

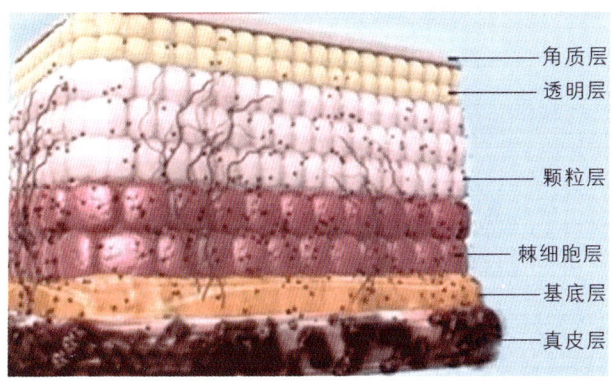

示意图2-1-6

什么是皮肤屏障？

屏障即防护、保护之意，皮肤的屏障功能是指皮肤对我们身体的保护作用。皮肤作为人体面积最大的组织器官，覆盖在肌体表面，构成了肌体面对外界环境的第一道天然防线，可对机械性、物理性、化学性和生物性的外来刺激进行有效防护，同时调控外来物质的经皮吸收以及水分从内部蒸发，这些作用就是屏障功能。

皮肤的天然屏障指由角质层细胞和细胞之间的"脂质"

和"天然保湿因子"组成的"砖墙结构",其表面附有"皮脂膜",由此共同形成了一道人体天然保护屏障。这就是由Peter于1983年提出的著名的"砖墙学说"。

皮脂膜是覆盖在皮肤表面的一层水质膜,是皮肤屏障的最外层防线,由皮脂腺分泌的"油脂"(主要成分为角鲨烯)和汗腺分泌的"水",以及表皮分泌的"天然保湿因子"三者组成。

砖墙结构

表皮角质层细胞就像"砖块",而角质层细胞之间的"脂质"(主要为神经酰胺)和"天然保湿因子"就像"灰浆"使得角质层细胞之间紧密相连。限制水分在细胞内外及细胞间流动,保证不丢失水分,使皮肤维持重要的屏障功能。

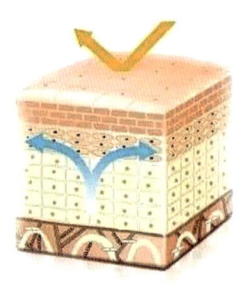
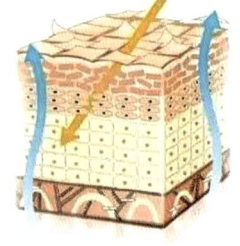

☑ 健康皮肤屏障结构   ☒ 受损皮肤屏障结构

肌肤润泽,富有弹性

示意图2-1-8

哪些疾病伴有皮肤屏障功能损伤?

涉及表皮结构改变的绝大多数皮肤病都伴有皮肤屏障功能的损伤,其中最常见的是皮肤炎症,如过敏性皮炎、特应性皮炎、湿疹等。研究发现敏感性皮肤伴有明显的屏障功能受损;其他炎症如脂溢性皮炎、痤疮、黄褐斑也有皮肤功能下降症状,脱屑性皮肤病如银屑病,皮肤浅表癣菌感染等出现皮肤角质层的不正常脱落,必然伴有皮肤屏障功能损伤。针对上述问题应采取相应抗炎、保湿、封包治疗改善并修复皮肤屏障功能,建立保护人体天然防线。

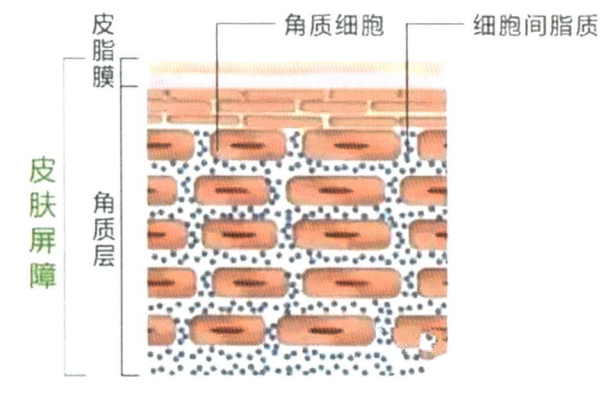

示意图2-1-7

表皮的屏障对人体的健康非常重要,其功能主要分为两个方面:第一,防止和保持人体皮肤的水分不丢失,即保湿功能(当然,同时也阻止外界水分不轻易进入人体);第二是防止皮肤表面的细菌、真菌和病毒等进入人体而引发疾病。

皮肤屏障受损的原因有多种。先天性因素包括细胞间质合成障碍、脂类代谢失调等原因引起皮肤脱屑、干燥及屏障结构的破坏。后天因素:干燥、多风的气候可增加皮肤水分的丢失;过度的阳光照射引起皮肤脱屑;日常中过度的清洁,可清除皮肤的脂化膜,导致皮肤干燥瘙痒。多种皮肤炎症或疾病可以破坏表皮的组织结构,严重影响皮肤的屏障功能。

黑色素形成机制

黑色素是一种生物色素,是酪氨酸或3,4-二羟苯丙氨经过一连串化学反应所形成的,动物、植物与原生生物都有这种色素。黑色素通常是以聚合的方式存在。

黑色素是动物皮肤或者毛发中存在的一种黑褐色的色素,由一种特殊的细胞即黑色素细胞生成并且储存在其中。正是由于黑色素的存在,皮肤才有了颜色。一旦黑色素在某种原因下不能形成,也就造成了色素脱失,从而形成了白斑。

黑色素其实是一种蛋白质,在每个人的体内都有。20～25岁是黑色素沉淀形成的活跃期。它们存在于皮肤基底层的细胞中间,而且是一种叫"黑色素原生物质"的物质,也叫作"色素母细胞"。色素母细胞分泌麦拉宁色素,当紫外线(B波、A波)照射到皮肤上(B波即UVB作用于皮肤基底层),肌肤就会处于"自我防护"的状态,借由紫外线刺激麦拉宁色素,激活酪氨酸酶的活性,来保护我们的皮肤细胞。多巴其实就是黑色素的前身,经酪氨酸氧化而成,释放出黑色素。黑色素又经由细胞代谢的层层移动,到了肌肤表皮层形成雀斑、晒斑、黑斑等形状了。

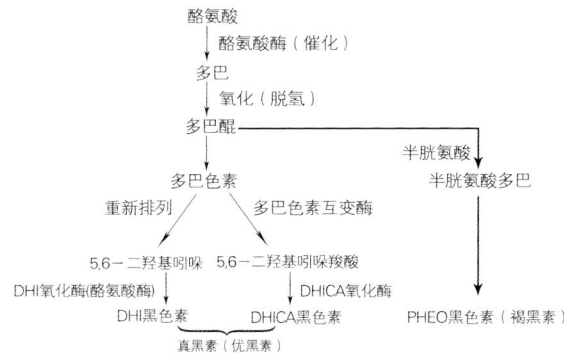

黑色素形成过程

示意图2-1-9

二、真皮

真皮源于中胚叶，由纤维、基质、细胞构成。接近于表皮之真皮乳头称为乳头层，又称真皮浅层；其下称为网状层，又称真皮深层，两者无严格界限。

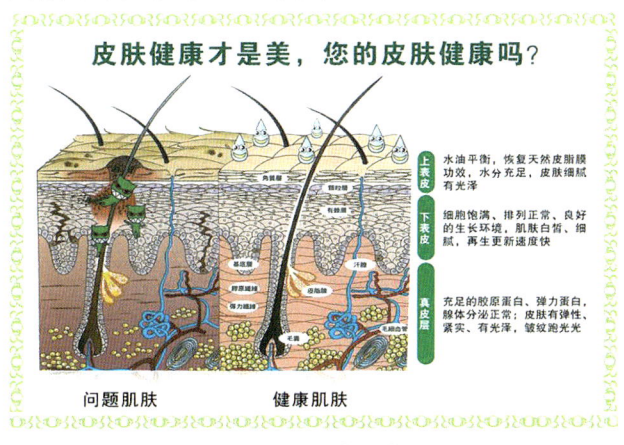

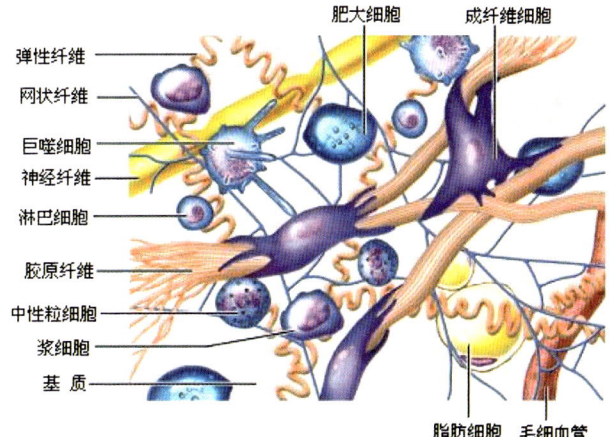

示意图2-1-10

1. 纤维：有胶原纤维、弹力纤维、网状纤维三种。

（1）胶原纤维：为真皮的主要成分，约占95%，集合组成束状。在乳头层纤维束较细，排列紧密，走行方向不一，亦不互相交织。

（2）弹力纤维：在网状层下部较多，多盘绕在胶原纤维束下及皮肤附属器官周围。除赋予皮肤弹性外，也构成皮肤及其附属器的支架。

（3）网状纤维：被认为是未成熟的胶原纤维，它环绕于皮肤附属器及血管周围。在网状层，纤维束较粗，排列较疏松，交织成网状，与皮肤表面平行者较多。由于纤维束呈螺旋状，故有一定伸缩性。

2. 基质：是一种无定形的、均匀的胶样物质，充塞于纤维束间及细胞间，为皮肤各种成分提供物质支持，并为物质代谢提供场所。

3. 细胞：主要有以下几种。

（1）成纤维细胞：能产生胶原纤维、弹力纤维和基质。

（2）组织细胞：是网状内皮系统的一个组成部分，具有吞噬微生物、代谢产物、色素颗粒和异物的能力，起着有效的清除作用。

（3）肥大细胞：存在于真皮和皮下组织中，以真皮乳头层为最多。其胞浆内的颗粒，能贮存和释放组胺及肝素等。

真皮附属器官：皮脂腺、汗腺、毛囊、毛细血管、神经、淋巴、立毛肌等。

在PPDO埋线治疗中，首先要考虑真皮层是否存在感染，如痤疮、血管瘤、汗管瘤等各种因素。如因局部感染则不能继续操作，可以有效规避不必要的感染风险。而有创面的PPDO钩针在使用时，对真皮造成一定的创面，则应该对真皮进行挤压或抚平，避免不必要的错位疤痕的产生。如在修复过程中，创面较大则需要进行真皮的缝合避免产生瘢痕，并适当使用纤维重组修复因子。

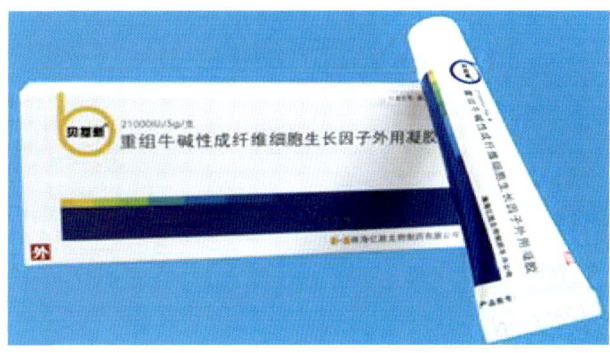

示意图2-1-11

思考：

1. 成纤维细胞主要的作用是什么？

2. 二氧化碳点阵与凹陷修复为什么使用的是成纤维细胞生长因子而不是EGF？

第二节　皮下组织结构

在真皮的下部，由疏松结缔组织和脂肪小叶组成，其下紧邻肌膜（SMAS:表浅及肌肉腱膜系统）。皮下组织的厚薄依年龄、性别、部位及营养状态而异，有防止散热、储备能量和抵御外来机械性冲击的功能，同时肌肉运动通过筋膜系统提拉控制肌肤的表情和肌肤运动。

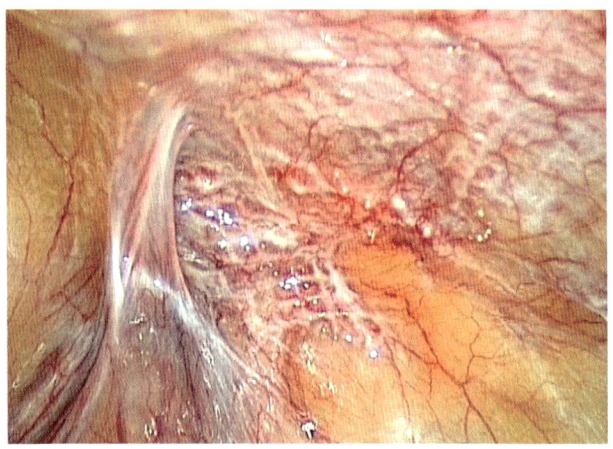

示意图2-2-1

一、皮下脂肪

皮下脂肪是贮存于皮下的脂肪组织，在真皮层以下，深筋膜以上。与贮存于腹腔的内脏脂肪组织和存在于骨髓的黄色脂肪组织对应，共同组成人体的脂肪组织。皮脂就是贮存于皮下的脂肪组织，人体的脂肪大约有2/3贮存在皮下组织。通过测量皮下脂肪的厚度，不仅可以了解皮下脂肪的厚度，判断人体的肥瘦情况，而且还可以用所测的皮脂厚度推测全身脂肪的数量，评价人身组成的比例。在面部的饱满程度与松弛通常与脂肪的厚度以及脂肪的细致紧密排列有关，当人体衰老比较严重时首先是脂肪体的萎缩或流失，造成软组织坍塌而形成衰老的表征。

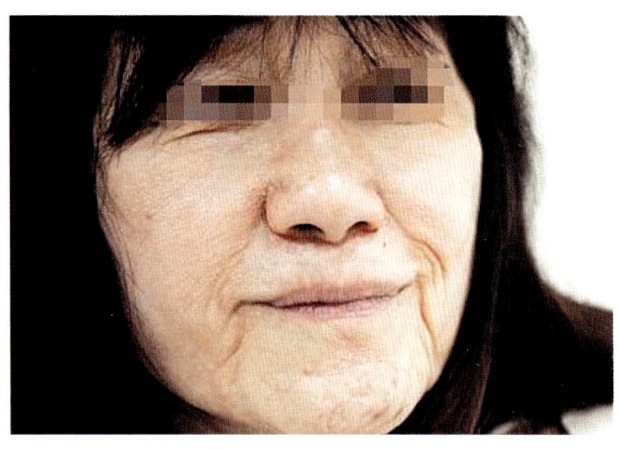

示意图2-2-2

局部脂肪减少的表现

1.大面积的脂肪减少直接影响局部饱满度，导致松弛下垂、皱纹等现象。

2.局部脂肪缺失会导致凹陷、坍塌，会给予人视觉感官衰老与干瘪状病态。

3.脂肪减少容易增加肌肉、筋膜、皮肤的压力形成各类局部问题。

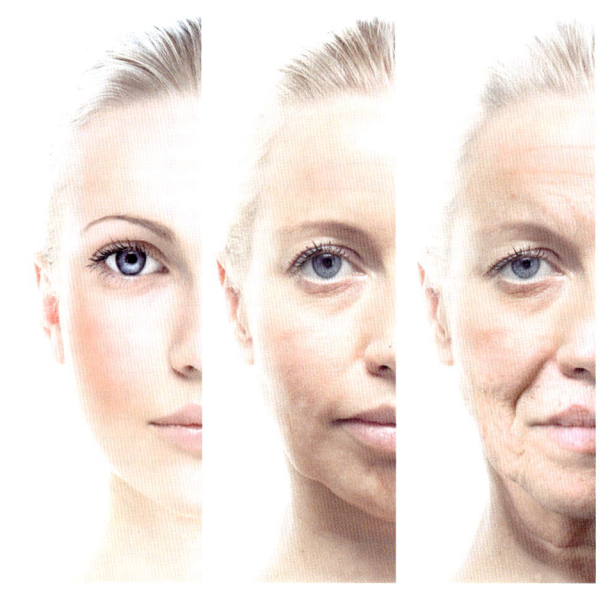

示意图2-2-3

局部脂肪减少的方法

1.抽脂：采用抽脂的各种仪器设备在麻醉的基础上进行局部抽脂，这种方式的优点是见效快，但相对来说太过于表浅，术后容易出现凹凸不平，且必须由专业人士操作进行。

2.局部溶脂：通常采用光纤溶脂的方式比较常见，一边溶脂一边抽取。方便快速、创面小、恢复快、安全性较高。

3.注射溶脂：速度快、简单方便。但是在国内没有获得国家正式批文，所以市场流通通常黑市产品较多。

4.生活规律减脂：通过运动、局部按摩、仪器震动等综合治疗方式，效果好，安全系数高，且是最健康的方式，但是往往没有几个人能坚持下来。

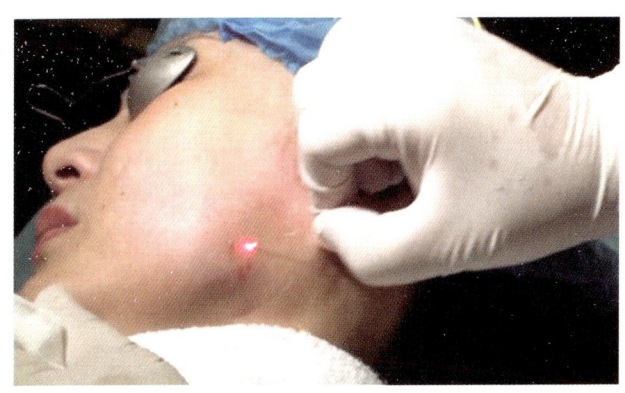

示意图2-2-4

二、表浅肌肉腱膜系统（SMAS）

筋膜（fascia）遍布全身，分为浅层筋膜（superficial fascia）、中层筋膜、深层筋膜（deep fascia）3种。它围绕着皮肤、血管、神经、肌肉等组织。

面部浅表肌肉腱膜系统（简称SMAS）

只有将皮肤及SMAS一起提紧才能有效去除皱纹，这种方法开创了第二代除皱术。筋膜悬吊术提升在提升面部衰老下垂皮肤（包括眼角下垂、眉角下垂、面颊部位下垂、鼻唇沟现象）的同时能迅速祛除面部皱纹。

SMAS筋膜悬吊提升除皱术，采用特制的器具做筋膜的深层剥离与剪断，把筋膜从折叠方案改进到进行剪断处理。理论上似乎牵拉力更大了，但在最后表皮、肌肉同时去除再进行对皮缝合，反而没有出现瘢痕，更不会出现脱发现象，原因就在于手术时采用了特制的器具和缝合线。这种独特的缝合线，使其在肌肉、皮肤张力过大，SMAS筋膜剪断的情况下也不会断裂开，加之其含有的抗感染成分还可降低术后的感染概率（PPDO材质线材）。

温馨提示：那些准备接受这种手术的人一定要谨慎，一定要选择正规、有条件的整形医疗机构，以便最大限度地降低手术风险，确保术后达到理想效果。包含使用PPDO筋膜提拉和悬吊术者。

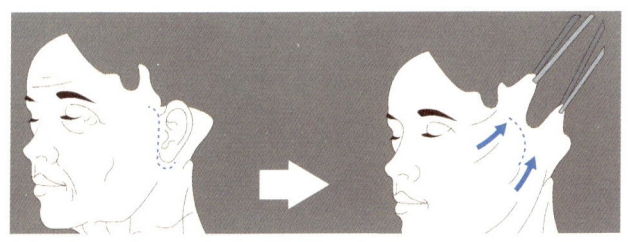

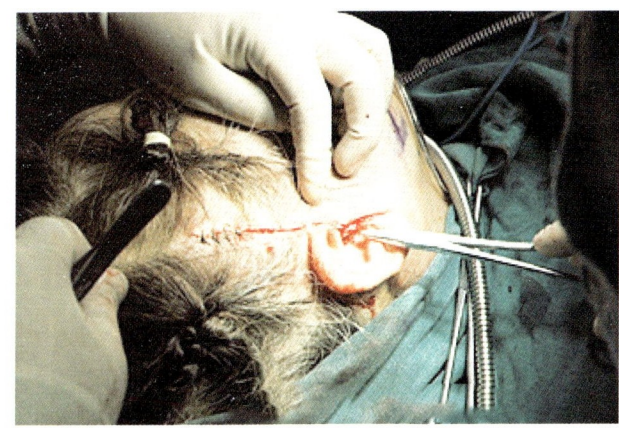

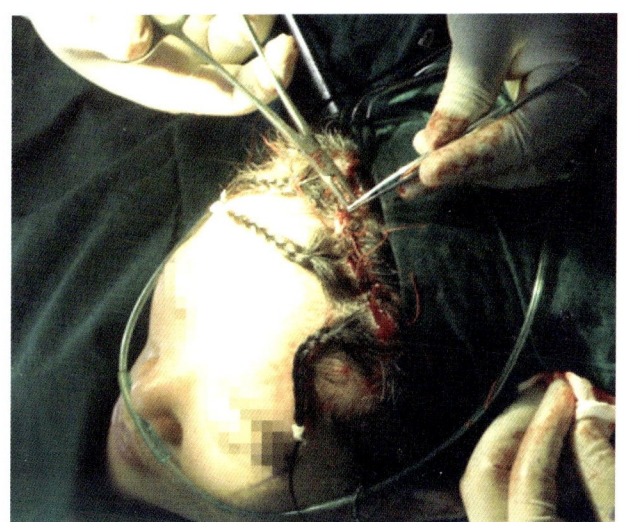

示意图2-2-5

埋线应用中"筋膜"是我们重点要了解的组织

从解剖学的观点来说，浅筋膜是位于真皮和深筋膜之间（在无深筋膜的区域，如颜面的中轴部分等，浅筋膜亦可位于真皮和骨膜之间）的一层脂肪膜性结构。一般来说，它由脂肪和结缔组织的纤维共同组成。由于它的组成中往往含有较多的脂肪成分，所以有时浅筋膜也称为皮下脂肪。脂肪成分更多地分布在浅筋膜的浅层纤维成分除了在脂肪成分之间形成间隔，以固定脂肪及联系真皮和深筋膜之间外，它还往往在浅筋膜的深层形成一层薄厚不等的膜性结构。因此，浅筋膜可以进一步分为浅层的脂质层和深层的膜层。但是在一些文献中可以看到"由浅而深有表皮、真皮、脂肪、浅筋膜……"等层次描述。这种描述将脂肪成分从浅筋膜中分离出来，使原有的浅筋膜概念发生变化，这显然是对浅筋膜的解剖学概念不够熟悉。

示意图2-2-6

思考：

1. SMAS层与肌腱、颧弓韧带的区别是什么？操作感受会有什么不同？

2. 小线和大V线入筋膜的感受最主要的区别是什么？

第三节　面部血管分布

血管是指血液流过的一系列管道。人体除角膜、毛发、指（趾）甲、牙质及上皮等外，血管遍布全身。按血管的构造功能不同，分为动脉、静脉和毛细血管3种。

而在PPDO埋线的操作中主要针对真皮底层以及皮下血管必须有清晰的认识和了解，这样才能避免瘀青以及更好地掌握钝针和锐针的应用，如布线走线、提拉固定等。实现效果的同时还能减少瘀青的产生，缩短顾客恢复周期。

在埋线操作和应用中，可以非常娴熟地根据静脉和动脉压差判断入针所触及的是静脉还是动脉。比如在入针后快速鼓包和快速渗血，多数说明是皮下动脉。而静脉则会轻微渗血，压差较少，在PPDO入线的操作中，无论是刺破小静脉还是小动脉，都应该进行压迫止血，防止血液渗透和扩散形成大范围的瘀青。在操作中尽量根据血管走向和布局来使用钝针或缓慢进针，减少类似的问题产生。

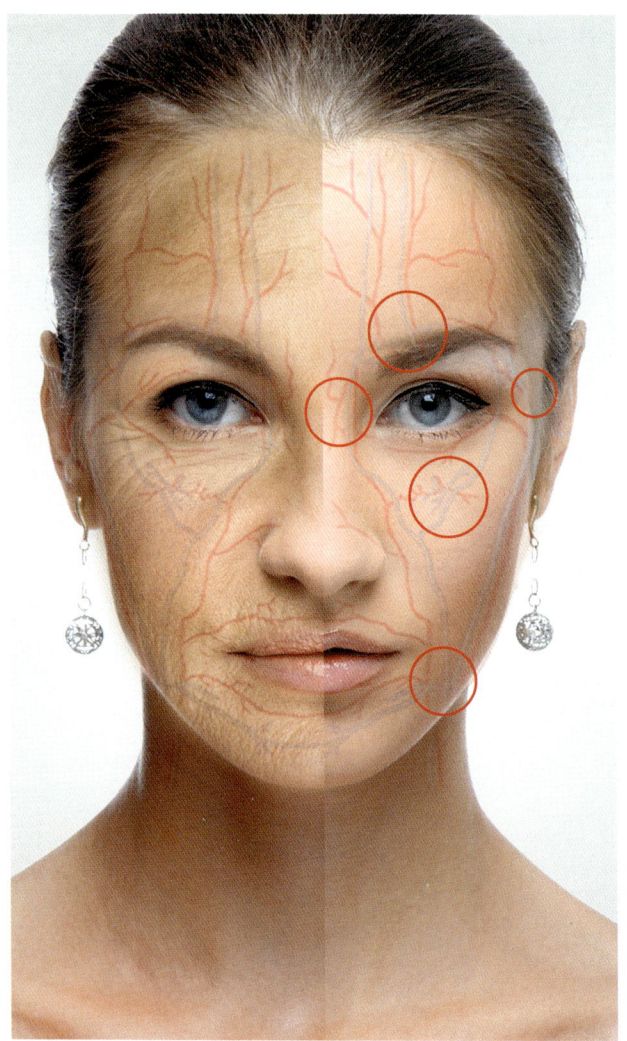

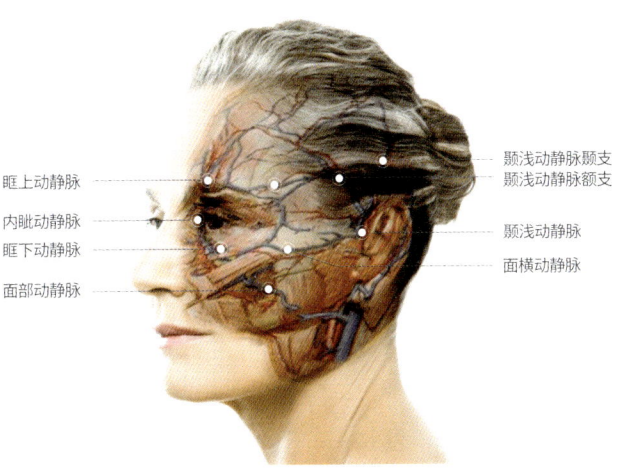

示意图2-3-1

温馨提示：PPDO行针位应该避免深入肌肉或穿越腮腺深部，这样可有效避免较大的血管性损伤。在操作时按压10秒钟，减少瘀青10~15天。所有的操作都应习惯性地抽针按压数秒。

刺激血管收缩的几个因素（如何预防及减少瘀青与肿胀）：

a.按压

b.冰敷

c.药物

d.塑型

思考：

1.请列举出埋线中最常触及的血管名称。

2.在埋线中浅表性静脉炎形成的几个潜在因素。

第四节　面部神经分布

面部神经即第七对脑神经，由感觉、运动和副交感神经纤维组成，分别管理舌的味觉，面部表情肌运动及支配舌下腺、下颌下腺和泪腺的分泌。一般认为是舌弓的背侧支。介于相当于脊神经节的膝神经节的起始部附近。在无羊膜类时，面神经和三叉神经的半月神经节愈合。

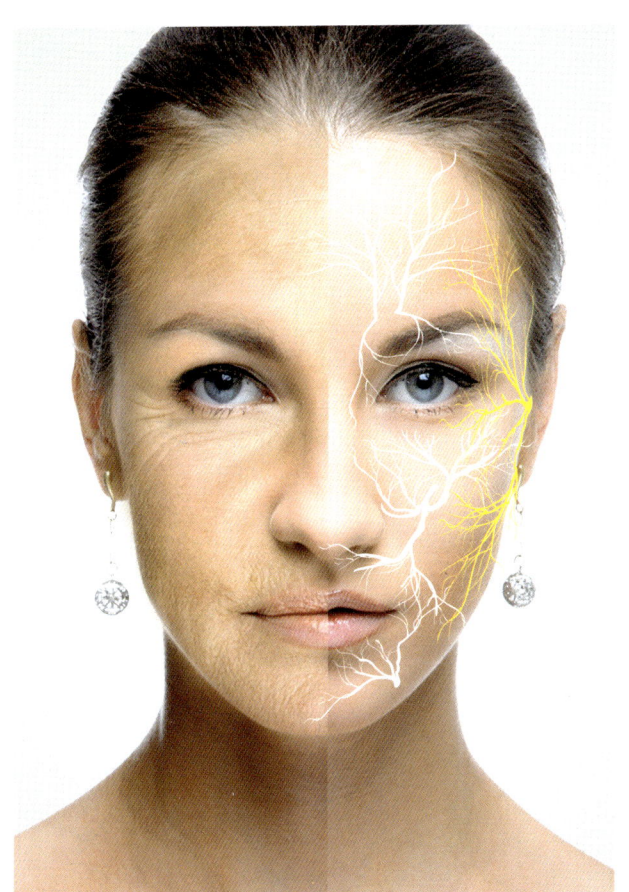

示意图2-4-1

面部神经的了解对于PPDO埋线的操作尤为重要。针对局部麻醉、术后疼痛症的治疗非常有益。可以让我们更加清晰在局部神经疼痛中的神经走向，以便及时做出最佳调整和治疗方案。

面神经由两个根组成，一是较大的运动根，自脑桥小脑角区，脑桥延髓沟外侧部出脑；一是较小的混合根，称中间神经，自运动根的外侧出脑，两根进入内耳门合成一干，穿内耳道底进入与中耳鼓室相邻的面神经管，先水平走行，后垂直下行由茎乳孔出颅，向前穿过腮腺到达面部，在面神经管内有膨大的膝神经节。面神经穿经面神经管及最后穿出腮腺时都发出许多分支。

面神经管内的分支：①鼓索：传导味觉冲动及支配下颌下腺和舌下腺的分泌；②岩大神经，也称岩浅大神经，含副交感分泌纤维，支配泪腺、腭及鼻黏膜的腺体分泌；③镫骨肌神经：支配鼓室内的镫骨肌。

颅外分支：面神经出茎乳孔后即发出3小支，支配枕肌、耳周围肌、二腹肌后腹和茎突舌骨肌。面神经主干前行进入腮腺实质，在腺内分支组成腮腺内丛发分支至腮腺前缘，分布于面部诸表情肌。①颞支：支配额肌和眼轮匝肌；②颧支：3~4支，支配眼轮匝肌及颧肌；③颊支：3~4支，支配颊肌、口轮匝肌及其他口周围肌；④下颌缘支：分布于下唇诸肌；⑤颈支：支配颈阔肌。

第五节　面颈部淋巴分布

淋巴液（lymph）是人和动物体内的无色透明液体，内含淋巴细胞，部分由组织液渗入淋巴管后形成。淋巴管结构与静脉相似，分布在全身各部。淋巴液在淋巴管内循环，最后流入静脉，部分组织液经此流入血液往复循环。淋巴存在于人体的各个部位，对于人体的免疫系统有着至关重要的作用。

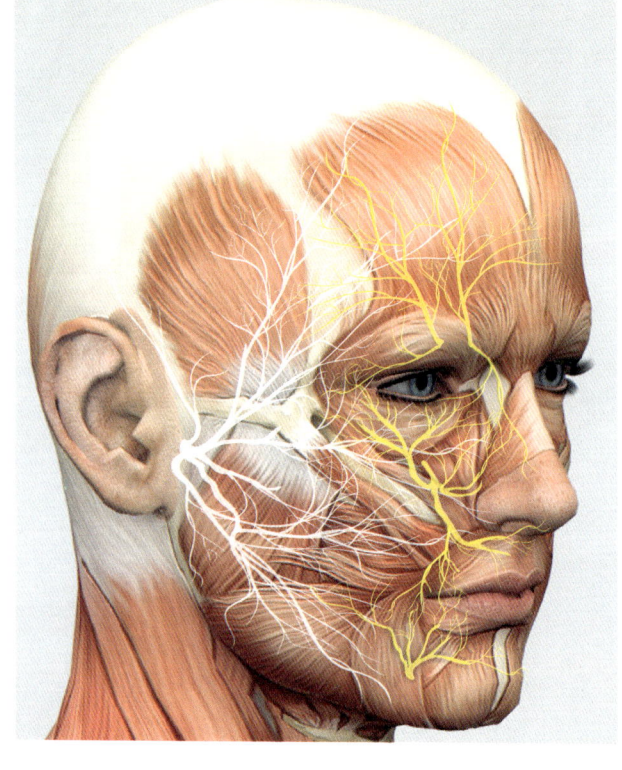

示意图2-4-2

思考：

1.请例举出每个埋线部位操作的阻滞区。

2.面对PPDO埋线治疗中，我们必须记下神经名称，它与血管相互并行。

（重点：眶上神经、滑车神经、眶下神经、下颌神经、面神经、耳颞支、腮腺神经丛等）

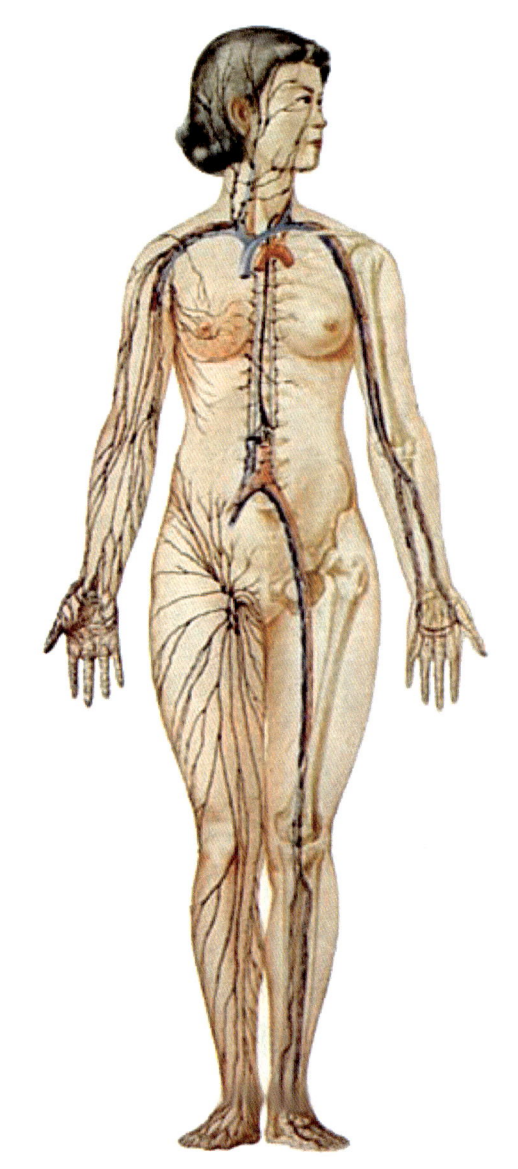

示意图2-5-1

淋巴系统（lymphatic system）是脉管系的一组成部分，由淋巴细胞、淋巴管、淋巴结及一些非淋巴结的淋巴组织或器官（如扁桃腺、脾脏及胸腺）所构成。淋巴腺的主要功能是过滤并对抗外来入侵的病毒及细菌，另外也制造淋巴球。淋巴球属于白细胞的一种，它负责身体的免疫功能，人受伤以后组织会肿胀，要靠淋巴系统来排除积聚的液体，恢复正常的液体循环。

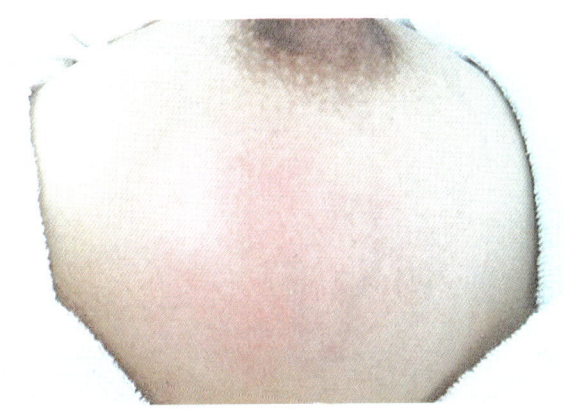

示意图2-5-3

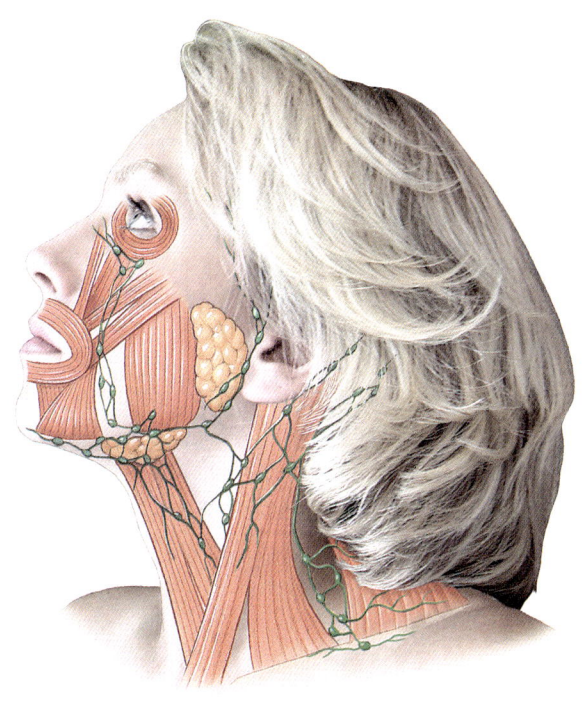

示意图2-5-2

沿着毛细淋巴管有100多个淋巴结或淋巴腺，身体的颈部、腹股沟和腋窝特别密集。每个淋巴结里有一连串纤维质的瓣膜，淋巴液就从此流过，滤出微生物和毒素，并加以消灭，以阻止感染蔓延。

当病毒侵入人体发生感染时，淋巴结会肿大疼痛。像喉咙发炎时，会在下巴颏下摸到两个肿块，那就是淋巴结。炎症消失后淋巴肿块也会自然缩小。

当身体某一部分有病毒侵入时，该部位附近的淋巴腺（结）内的淋巴球便会运用免疫功能，对抗外来的病菌以保护身体。

在埋线的操作中，我们需要对人体机能进行免疫排查，当人体淋巴出现疾病以及免疫性肿大时，通常我个人不建议操作埋线。局部小线的操作出现即时性的发白变硬也是穿越或刺破淋巴的表现。特别针对颈部、胸部、腹股、大腿内侧等操作时一定要注意术后观察。

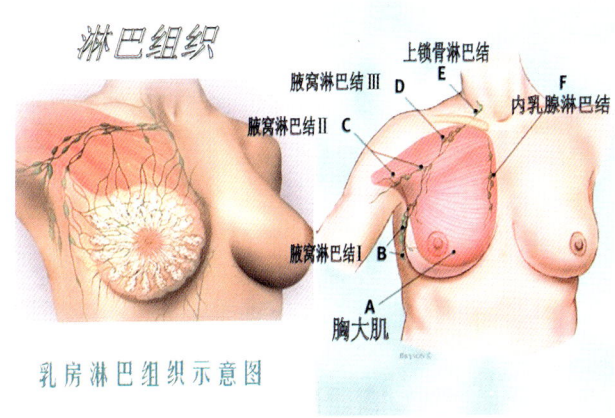

示意图2-5-4

思考：

1.淋巴性肿大或埋入线体后局部肿包即时性存在的原因有哪些？

2.如何有效避免这种现象产生？

第六节　唾液腺

唾液腺是人或脊椎动物口腔内分泌唾液的腺体。人或哺乳动物有3对较大的唾液腺，即腮腺、颌下腺和舌下腺，另外还有许多小的唾液腺，也叫唾腺。口腔内有大、小两种唾液腺（salivary glands）。

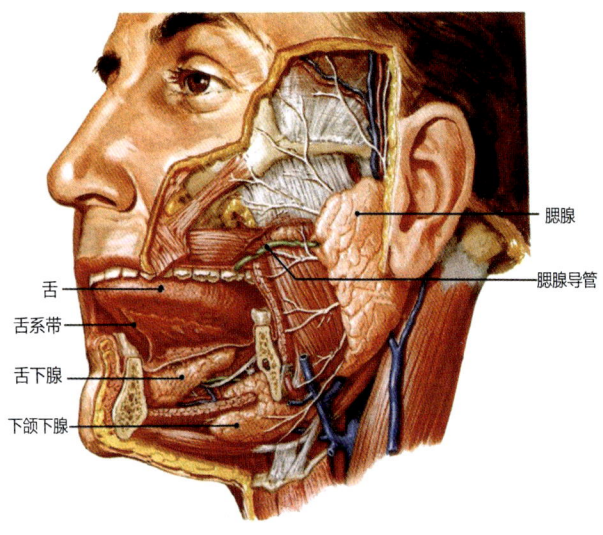

示意图2-6-1

分类：分为小唾液腺和大唾液腺。

小唾液腺：散在于各部口腔黏膜内（如唇腺、颊腺、腭腺、舌腺）。

大唾液腺：包括腮腺、下颌下腺和舌下腺3对，它们是位于口腔周围的独立的器官，但其导管开口于口腔黏膜。

1.腮腺（parotid gland）：最大，略呈三角楔形，位于外耳道前下方，咬肌后部的表面，腺的后部特别肥厚，深入到下颌后窝内。由腺的前端靠近上缘处发出腮腺管，在距颧弓下方约一横指处经咬肌表面前行，绕过咬肌前缘转向深部，穿过颊肌开口于颊部黏膜，开口处形成一个黏膜乳头，恰和上颌第二磨牙相对。

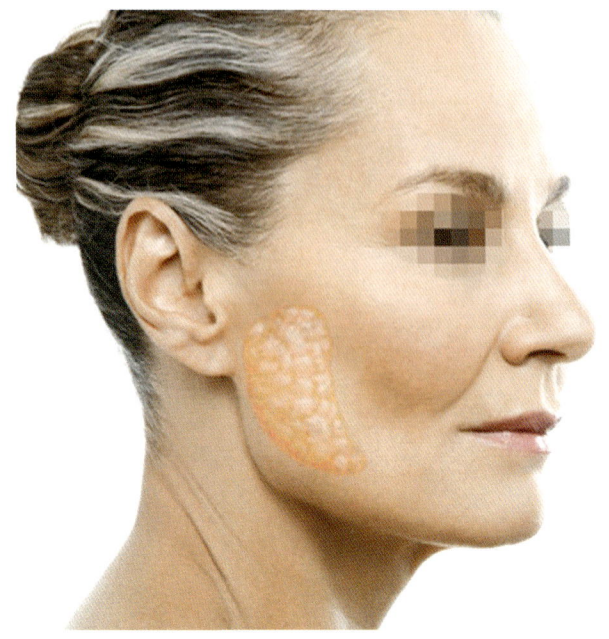

示意图2-6-2

2.下颌下腺（submandibular gland）：下颌下腺略呈卵圆形，位于下颌下三角内，下颌骨体和舌骨舌肌之间。由腺的内面发出下颌下腺管，沿口底黏膜深面前行，开口于舌下肉阜。

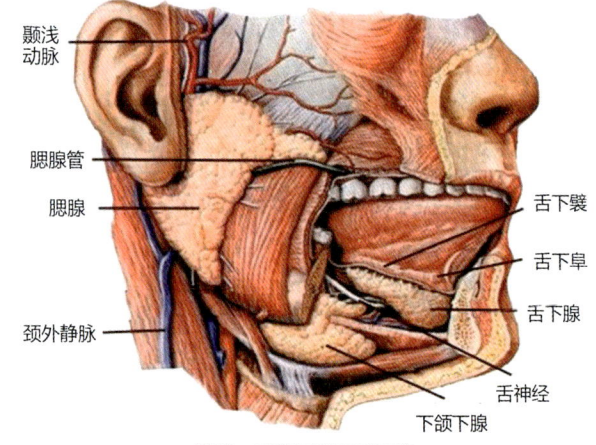

示意图2-6-3

3.舌下腺（sublingual gland）：舌下腺最小，细长而略扁。位于口底黏膜深面。其排泄管有大小两种，小管有5～15条，直接开口于口底黏膜；大管另一端常与下颌下腺管会合或单独开口于舌下肉阜。

我们在操作PPDO线必须有效规避腮腺位，避免在腮腺内行针。减少腮腺渗漏以及其他感染,更不能深入腮腺之下损伤到腮腺神经丛。

第七节 面颈部肌肉分布

面部肌肉位置浅表,起自颅骨的不同部位,止于面部皮肤,主要分布于面部孔裂周围,如眼裂、口裂和鼻孔周围,面部肌肉图可分为环形肌和辐射肌两种,有闭合或开大上述孔裂的作用,同时,牵动面部皮肤,显示喜怒哀乐等各种表情。

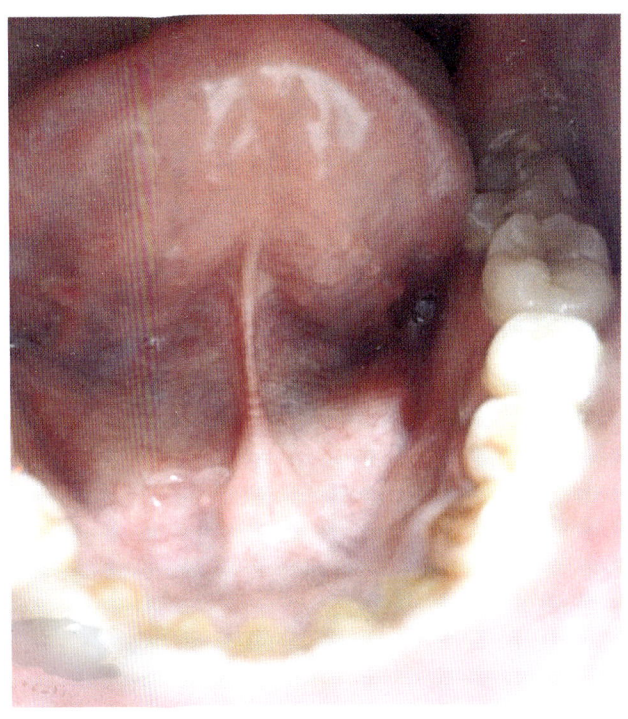

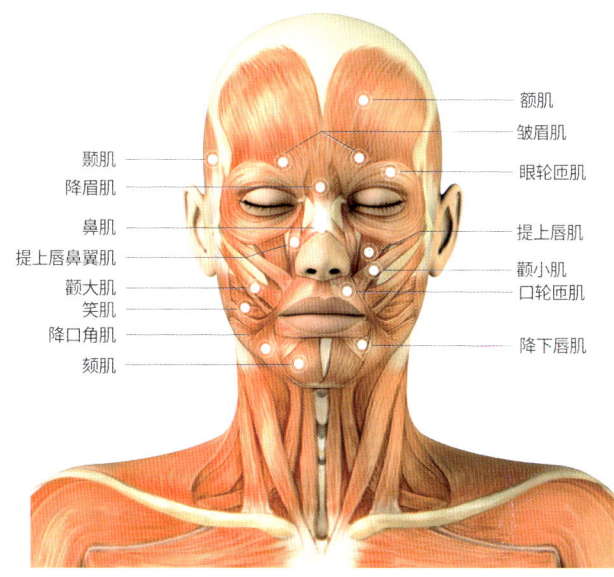

示意图2-7-1

颅顶肌阔而薄,左右各有块枕额肌,它由两肌腹和中间的帽状腱膜构成。前方的肌腹位于额部皮下,称额腹;后方的肌腹位于枕部皮下,称枕腹。帽状腱膜很坚韧,连于两肌腹,面部肌肉图中并与头皮紧密结合,而与深部的骨膜则隔以疏松的结缔组织。枕腹起自枕骨,额腹止于眉部皮肤。枕腹可向后牵拉帽状腱膜,额腹收缩时可提眉并使额部皮肤出现皱纹。

眼轮匝肌位于眼裂周围,呈扁圆形,能使眼裂闭合。面部肌肉图中知道了由于少量肌束附着于泪囊后面,当收缩闭眼时,可同时扩张泪囊,促使泪液经鼻泪管流向鼻腔。口周围肌位于口裂周围,包括辐射状肌和环形肌。辐射状肌分别位于口唇的上、下方,能上提上唇,降下唇或拉口角向上、向下或向外。

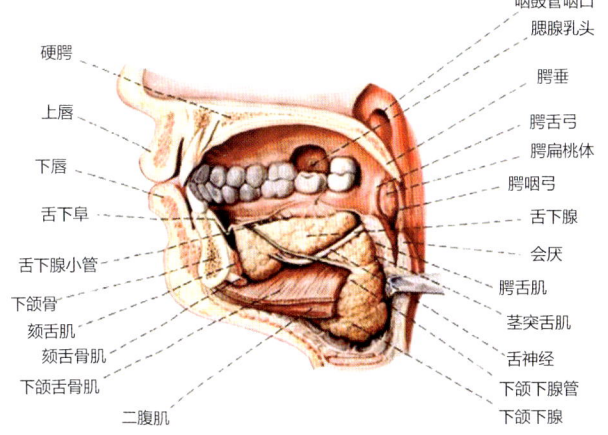

示意图2-6-4

思考:

1.较大的线体暴力穿过腮腺会有哪些潜在后遗症?

2.腮腺肿大形成的几个因素有哪些?

下面将针对面颈部表情产生的运动型皱纹的几组肌肉进行简单阐述,同时在轮廓的设计中我们可以根据实际肌肉运动走向,针对肌肉进行有效治疗,而PPDO线体则需要避开此肌肉层次。

一、额部肌肉

额肌：是一块薄薄的人体肌肉，位于前额，呈四边形（and intimately adherent to the superficial fascia）。额肌比枕肌更宽，其纤维长度更长、颜色更白。

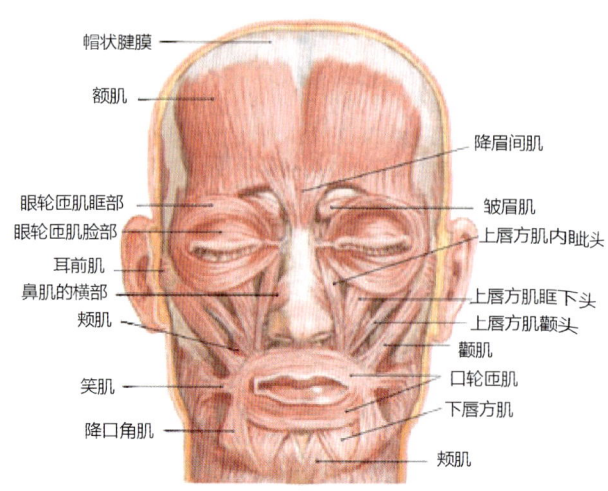

示意图2-7-3

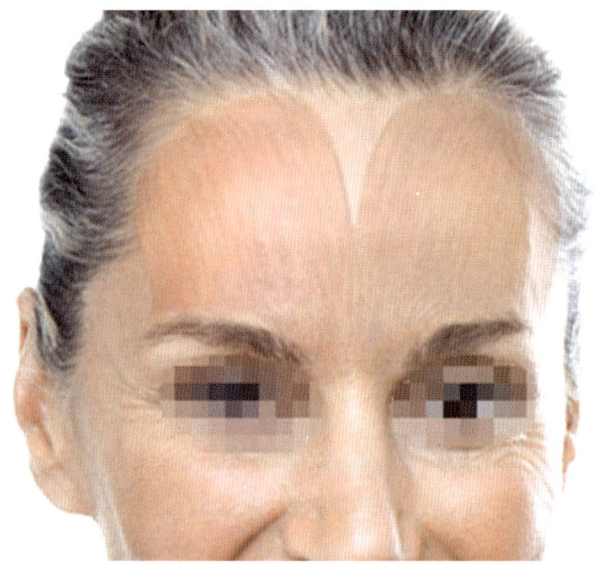

示意图2-7-2

主要功能：就在于提起眉毛（thus opposing the orbital portion of the orbicularis），尤其当眼睛朝上看或眼前物品太远、太暗时起作用，人在感觉诧异的时候也会收缩额肌。另一个看似无用的作用是把头皮向前拉，相反于枕肌收缩的动作。

从这些连接处纤维都直接向上，并会合冠状缝下帽状腱膜。两块额肌的边缘部分在鼻子根部一段距离之上互相连起来，不过在两块枕肌之间却有一处可观但可变的间隔处，而此处是帽状腱膜。某些资料并不列额肌为单一的肌肉，但为枕额肌的一部分。

皱眉肌：皱眉肌的作用为拉下并靠拢眉毛，在额头处产生垂直的皱纹。此肌肉即所谓的"皱眉肌"，因此其动作可视为受苦、不适、悲伤、强忍痛楚的主要表现。当暴露在强光之下时，皱眉肌也会收缩，以靠拢两边眉毛，遮挡并减少进入眼睛光线。

二、颞部肌肉

颞肌（temporalis）：起自颞窝，肌束如扇形向下会聚，通过颧弓的深面，止于下颌骨的冠突，作用是使下颌骨上提，后部肌束可拉下颌骨向后。

颞肌，呈扇形，起于颞窝和颞深筋膜的深面，肌束下行，聚集成扁腱，穿过颧弓深面止于下颌骨冠突的尖端、内侧和前后缘，并延伸到下颌支的前缘直至第三磨牙处。

根据其纤维走行方向，颞肌可分为前、中、后三束，分别由颞深神经的3个分支所支配。前束纤维垂直，提下颌向上，中束纤维斜向前下，提下颌向上后，使髁突回到关节窝内，后束纤维几乎呈水平方向，由后向前，经耳郭上方进入颞肌深面与其他纤维联合，一般认为后束的功能是使下颌后退，但也有人认为是以提下颌为主，仅有部分后退作用。

颞肌为坚韧的颞深筋膜所覆盖，故在皮肤表面不易观察到，但能扪及其收缩。

作用：颞肌是休息状态下保持下颌位置稳定的主要肌肉；颞肌整体收缩，将协助提下颌向上，表现为咬合运动；一侧颞肌后束收缩，可协助下颌向肌肉收缩侧运动，双侧颞肌后束收缩，可协助下颌向后运动。

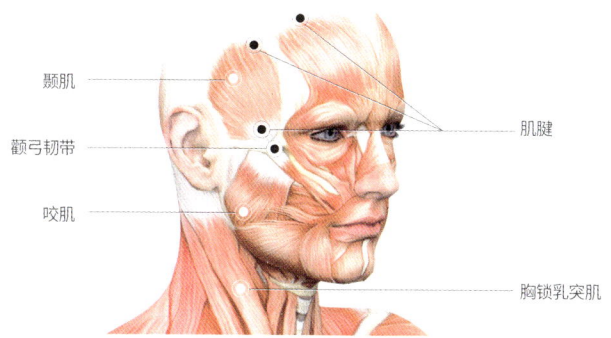

示意图2-7-4

耳肌：耳肌（ear muscle）在哺乳类中除高等的类人猿和人以外，大部分的耳壳都附属有相当发达的横纹肌，并分布有面神经的分支，能随意运动。

类人猿和人，耳肌已退化，通常随意运动几乎是不可能的。能使整个耳壳运动的，有从耳壳基部起连至头骨的颈耳肌（musculus-auricu-lae-nuchalis）、颞颈肌（musculus-epicraniustemporoparietalis）、颈横肌（musculus transver-sus nuchae）等，在耳壳内部近表面或深部附着于耳壳软骨的有6块肌肉，主要的作用是改变耳壳的形状。在前面为耳轮大肌（musculus helicis-major）耳轮小肌（musculus-helicis-minor）、耳屏肌（musculus tragicus）、对耳屏肌（musculusantitragicus），在后面有耳横肌（musculus transversus auriculae）、耳斜肌（musculus obliqu-us auriculae）等。

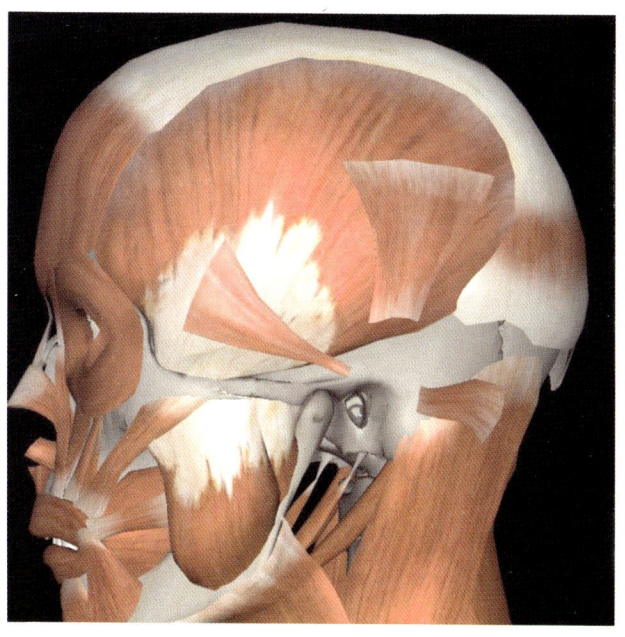

示意图2-7-5

三、眼轮匝肌

眼轮匝肌（orbicularisoculimuscle）围绕眼睛，构成眼皮，负责闭眼的工作；通过自主地持续收缩，牵动其上的皮肤。分为眶部和睑部。

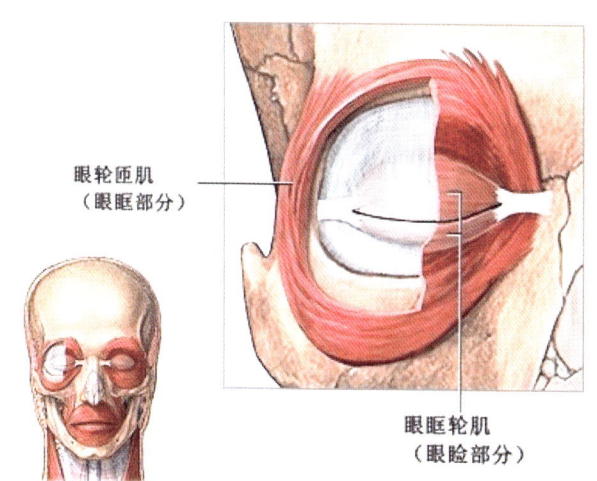

示意图2-7-6

功能：眼轮匝肌除参与闭眼工作外，还有一个重要功能就是参与发自内心的面部表情的生成。也就是说，相对于假笑或人们在打招呼时做出的社交笑容来说，一个发自内心的愉快的笑容需要眼周肌肉的参与，即眼轮匝肌外侧的收缩。

配合PPDO埋线治疗中（肉毒毒素的治疗），主要针对眼轮匝肌的眶部肌肉进行治疗。具体见示意图2-7-7。

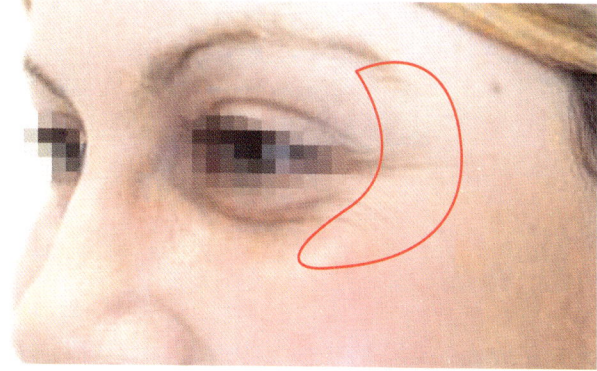

示意图2-7-7

四、鼻部肌肉

鼻肌（鼻孔压肌）是人体鼻部一块括约肌状的肌肉。

鼻肌包含两部分："横部"（transverse）和"翼部"（alar）。某些资料列其为"鼻孔压肌"和"Dilator nasalis"两块肌肉。而鼻背纹则是由于鼻横部肌肉的运动所造成的。

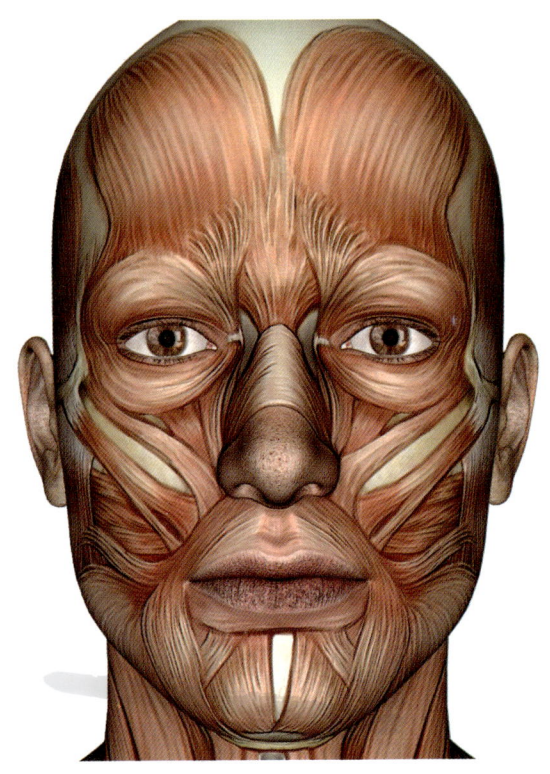

示意图2-7-8

提上唇鼻翼肌：此肌肉薄而较宽，其内眦头起自上颌骨额突之上方，向外下斜行并分为两束。其一束附着于下侧鼻软骨和皮肤深层，另一束终止于上唇。

作用：提上唇鼻翼肌收缩有两个作用，中间部能使鼻孔扩大，外侧部可使上唇上提并外翻，使鼻唇沟顶部上升、加深，并增加其弧度。

鼻肌是鼻背纹形成的主要原因，而提上唇肌则是形成法令纹的主要肌肉。

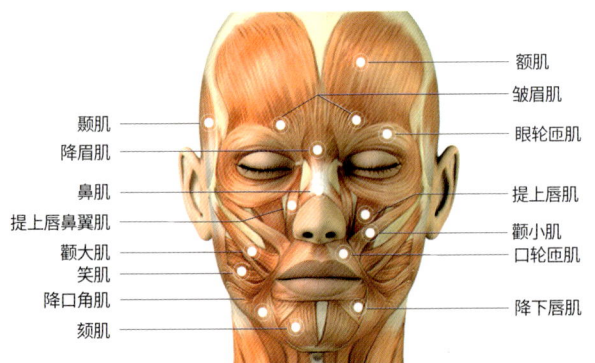

示意图2-7-9

五、口部肌肉

口轮匝肌是口周围肌群中的组成部分之一，是位于口唇内的环形肌，由围绕口裂数层不同方向的肌纤维组成。其主要作用是闭唇，并参与咀嚼、发音等。

说明：位于口唇内环绕口裂的环形肌，紧密与口唇皮肤和黏膜相连，口轮匝肌至口角处与颊肌相平行。口轮匝肌也是人体全身最著名的三组环形肌肉中的一组分。

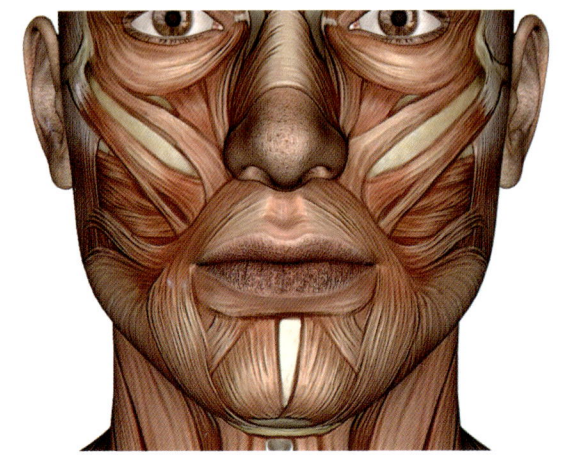

示意图2-7-10

作用：口轮匝肌与面部的颊肌、颏肌、三角肌、下唇方肌、颧肌、笑肌、上唇方肌、口角提肌（尖牙肌）等，共同组成人体下面部的表情肌。人们通过表情肌的收缩、舒张来直接表达喜、怒、哀、乐等各种感情。口轮匝肌的主要作用是保持上下唇以及面部的正常形态，闭唇或使唇突出，做努嘴、吹口哨以及协助吸吮吞咽、咀嚼，它在发音、语言等方面也有着协同的作用。其主要作用是闭唇，并参与咀嚼、发音等。口轮匝肌由面神经颊支支配。

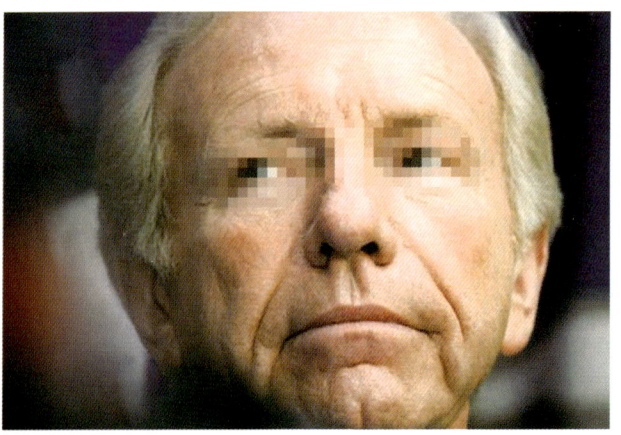

示意图2-7-11

六、咬肌

咬肌是咬合动作的主要执行肌肉，其与颊肌、颞肌、翼内肌、翼外肌、口轮匝肌等一起，协同作用，共同完成咀嚼动作。浅部纤维起自颧弓前2/3，深部纤维起于颧弓后1/3及其内面，为强厚的方形肌肉，纤维行向下后方，覆盖于下颌支外面，止于下颌支外面及咬肌粗隆。用力地咬牙时，面颊两侧比较硬的部位就是咬肌。所以，咬肌是影响面部中下1/2外观的重要因素。

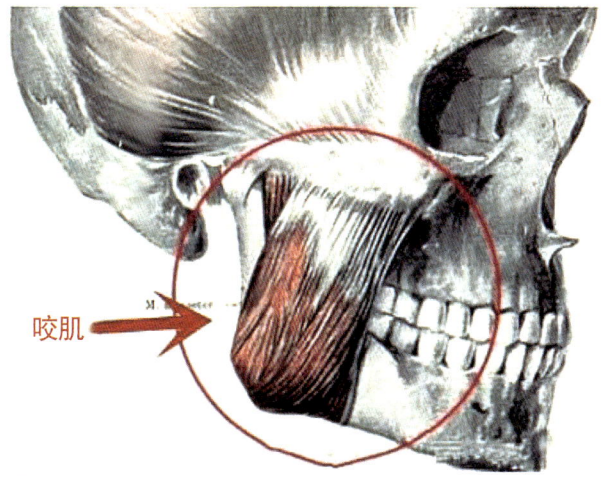

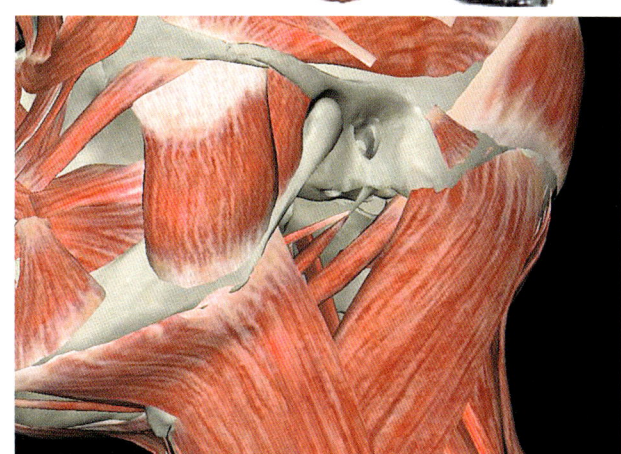

示意图2-7-12

周围组织：

起点：颧弓。

止点：下颌骨。

浅面：腮腺，颊脂垫，面静脉，SMAS筋膜。

深面：下颌骨。

前缘：面动脉。

其中走行：腮腺导管，面动脉的细小分支。

影响因素：咬肌受人种、性别、年龄、脸型等多种因素影响，一般来讲，男性比女性发达，年长者比年少者发达，但决定因素还是咀嚼。因为其收缩产生用力闭嘴运动，故经常爱吃硬食的人，咬肌会相应的发达肥厚。例如：常吃牛肉干，爱嚼口香糖的人，其咬肌均较常人发达。如果从小就吃硬的，青春期也嚼得多，那么，下颌骨往往会在其作用影响下发育过度，形成方形脸、国字脸等下颌角肥大的外观（比如：爱吃煎饼的山东人，爱吃生食的日本人等）。同时，因为其相互影响，下颌角肥大的患者，往往合并咬肌肥厚。

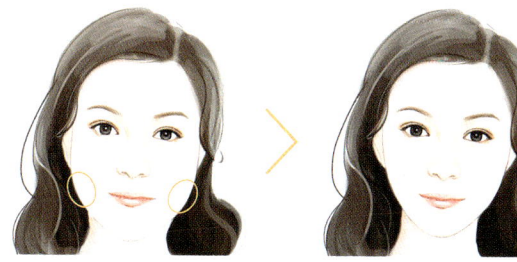

示意图2-7-13

七、颈肌

颈以斜方肌前缘为界分为前后两部，前部为颈部，后部为项部。根据颈肌的位置，将颈肌分为颈浅肌、颈前肌、颈深肌3群和颈部筋膜。

颈浅肌与颈外斜肌见示意图2-7-14。

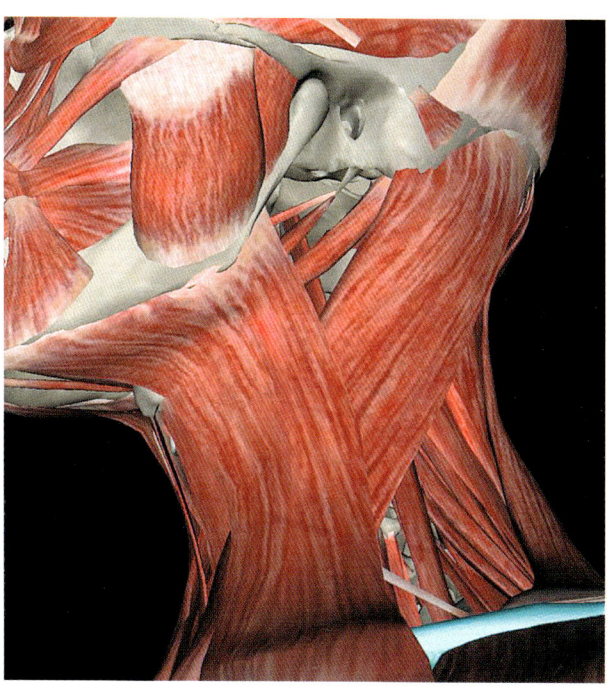

示意图2-7-14

颈阔肌见示意图2-7-15。

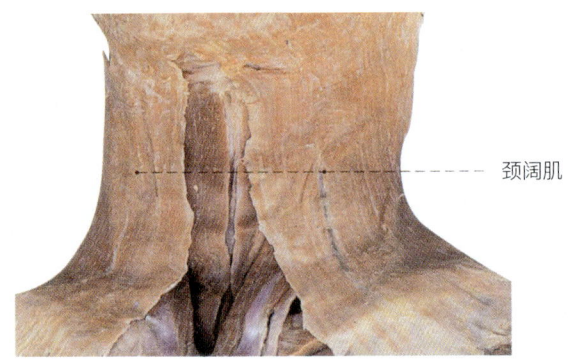

颈阔肌

示意图2-7-15

胸锁乳突肌：胸锁乳突肌（sternocleidomastoid）位于颈部两侧，大部分被颈阔肌所覆盖，为一强有力的肌肉，并在颈部形成明显标志。起自胸骨柄前面和锁骨的胸骨端，二头会合斜向后上方，止于颞骨的乳突。

作用：一侧肌收缩使头向同侧倾斜，脸转向对侧；两侧收缩可使头后仰，当仰卧时，双侧肌肉收缩可抬头。该肌的主要作用是维持头的正常端正姿势以及使头在水平方向上从一侧到另一侧观察物体运动。一侧病变使肌挛缩时，可引起斜颈。

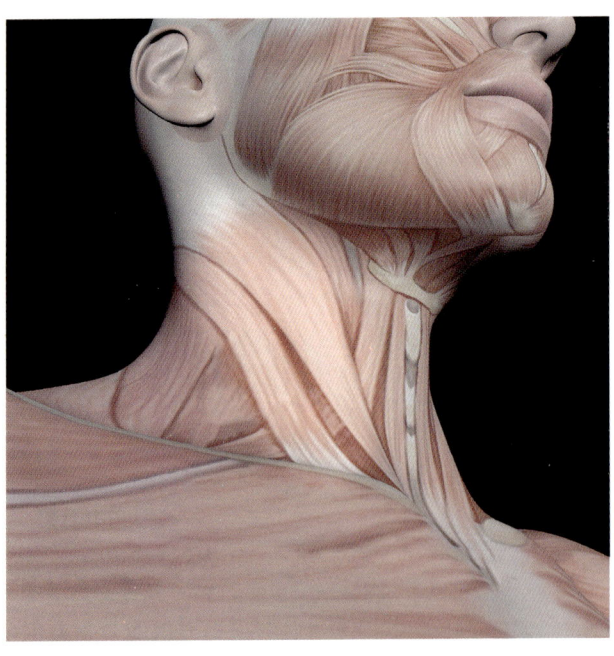

示意图2-7-16

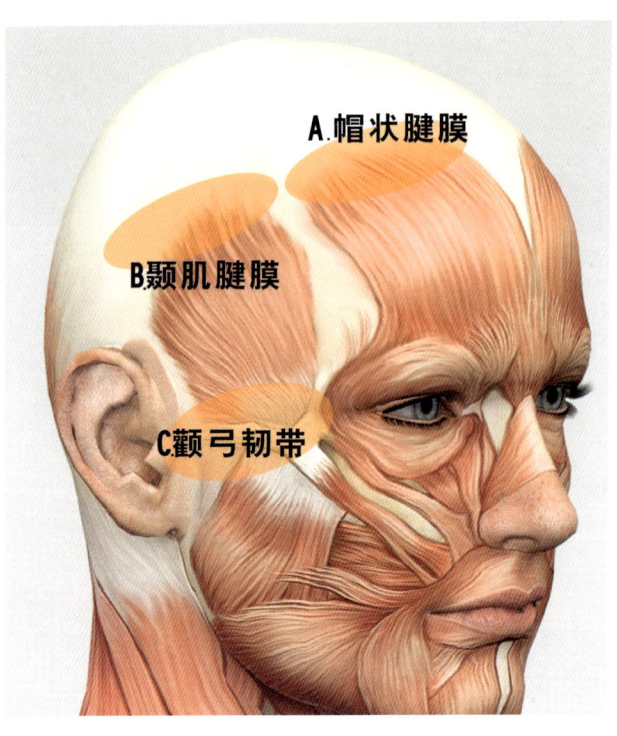

示意图2-7-17

A.帽状腱膜：用于提眉、提眼角、抬头纹、治疗固定。

B.颞肌腱膜：用于提眼角、面颊、法令纹、面部松弛提拉固定。

C.颧弓韧带：用于面颊木偶纹、法令纹提拉固定。

思考：

1.面部每条肌肉和表情的关系？

2.在了解肌肉分布后对肌肉内植入线体后产生运动性疼痛的治疗有哪些帮助？

3.埋线后遗症修复中肉毒毒素在临床中的应用有哪些优势？

第八节 人体衰老性皱纹分类

皱纹是人体衰老的一种表现，在PPDO埋线抗衰治疗中，我们应该根据实际衰老皱纹的分类来进行选择性的治疗方案，以最真实的效果满足客户需求。

一、假性皱纹（细纹）

由于表皮的干燥或者因其他水分流失所造成的短暂性的表皮细纹的产生。在长时间的补水或者护理得当的情况下，小细纹则能自然消失。我们把这种不定性的小细纹称之为假性皱纹。

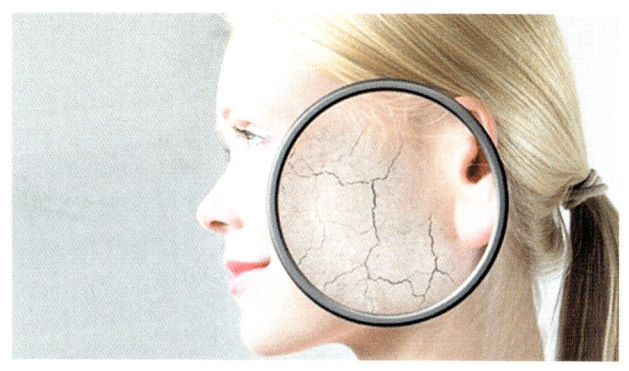
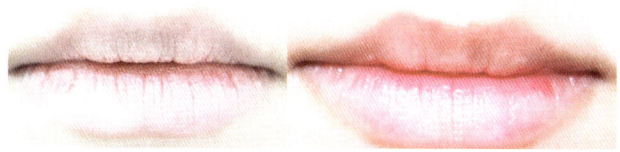

示意图2-8-1

二、真性皱纹

即真皮层出现的断裂，脂肪以及筋膜组织出现不同程度的萎缩坍塌。就是在无表情或肌肤静态的过程均能看到不同程度的褶皱凹陷。我们把它定性为真性皱纹。

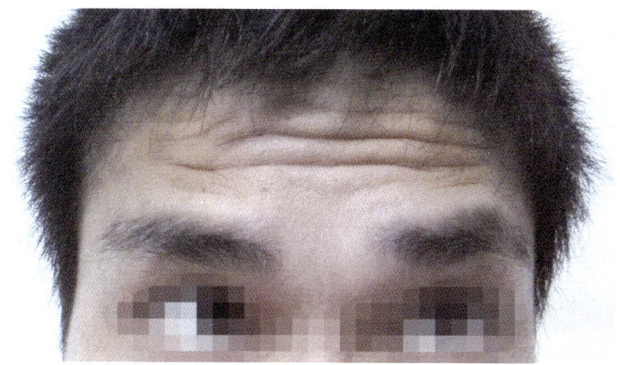

示意图2-8-2

三、运动性皱纹

主要由于肌肉的牵拉和运动，造成真皮层以及脂肪组织的凹陷坍塌，最终形成断裂性的皱纹，在表情肌做表情的时候，运动性的皱纹更加明显。所以在治疗方案操作和选择位置时，我们通常采取让客户提前表情来找到肌肉的运动位，这样才能找到更加精准的治疗位置。

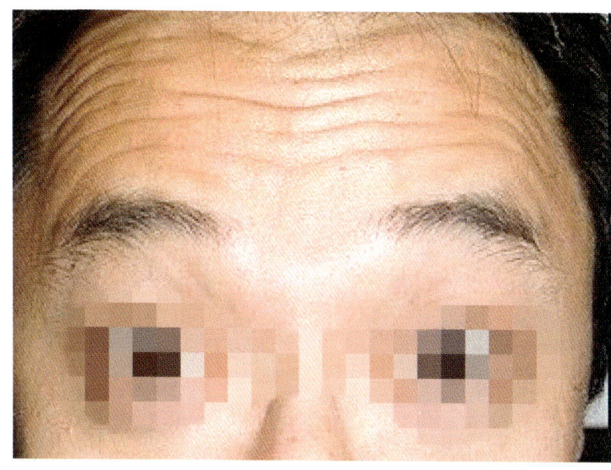
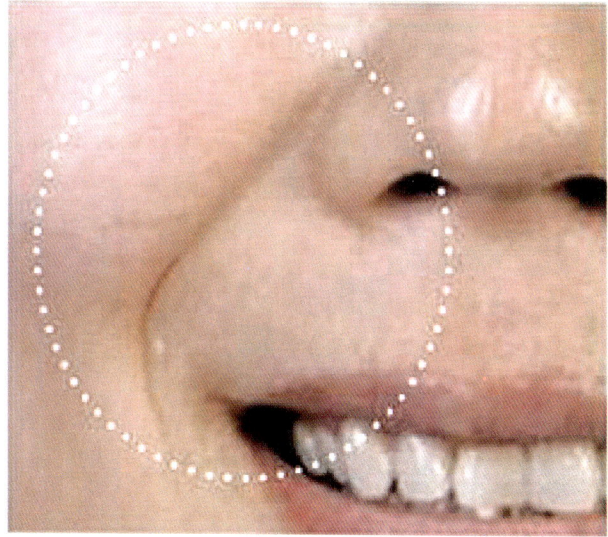

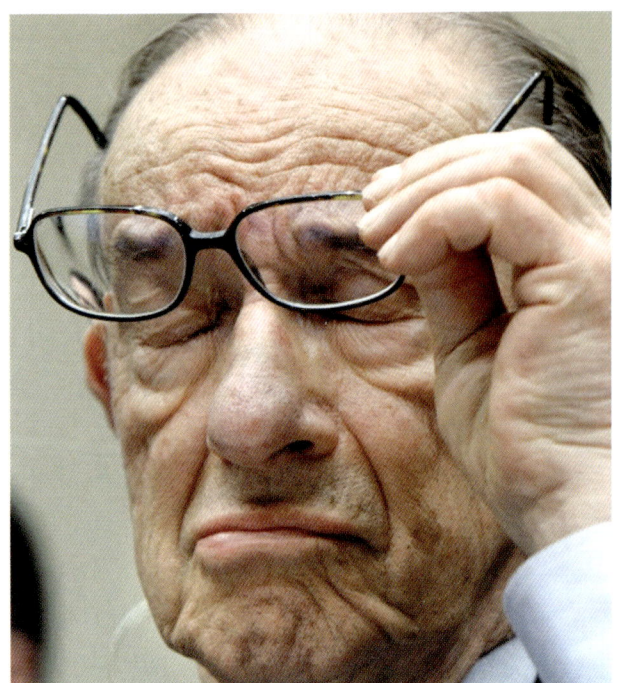

示意图2-8-3

四、严重下垂性皱纹

对一部分年龄较长，且松弛下垂严重，皱纹明显，且多余赘皮较多者，我们通常建议选择手术切皮方案，而放弃采用PPDO线抗衰治疗。

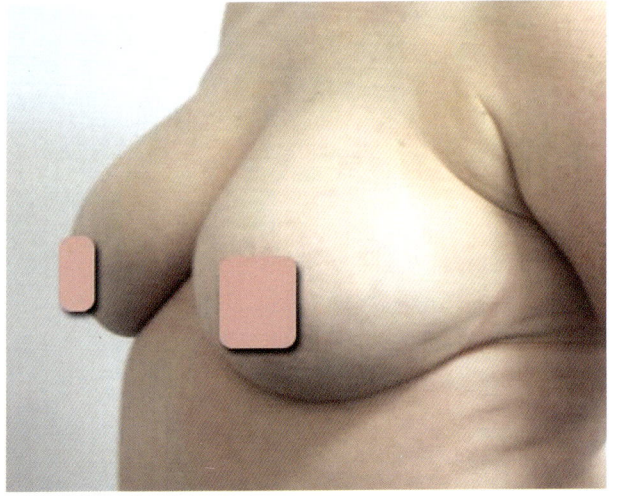

示意图2-8-4

思考：

1. 是否越衰老埋线效果反差越大，效果越好？
2. 哪些衰老情况不适宜埋线？

第九节　三维立体治疗层次总结

综上所述，人体的衰老是自然规律，而不同年龄阶段的衰老无论是从皮肤（表皮、真皮）、筋膜（浅、中、深）、脂肪、肌肉（腱膜）均有不同程度的衰老表现。而在做埋线抗衰的治疗中，我们正是认识到了有关的每个层次衰老的迹象。在治疗方案上想要实现非常完美的效果，就需要根据受术者的实际情况来进行三维立体治疗。这样既可以实现效果，而且时间更加长久，更加自然。

所以我们在接下来的埋线应用中，很多方面都采取了综合治疗方案以实现我们想要的自然美观。但是这种治疗一定是建立在良好的生活习惯和护理习惯上才能更加持久。而非做了埋线就可以不计日夜地煎熬和摧毁自己的身体健康也能实现抗衰。

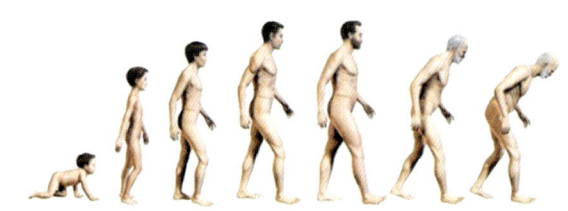

示意图2-9-1

第三章　适应埋线的麻醉应用

第一节　麻醉的历史起源

第二节　利多卡因在美容手术中的应用

一、局部麻醉药物的作用机制

二、利多卡因药理学概述

三、利多卡因毒理学

四、利多卡因中毒

五、复方利多卡因乳膏（凝胶）

六、盐酸利多卡因注射液

七、小剂量利多卡因在埋线中的应用

1.表面涂抹麻醉

2.局部浸润麻醉的应用

3.局部阻滞麻醉的应用

4.麻醉方式参照表

5.结论

第三节　面部阻滞麻醉在埋线中的应用

一、眶上神经阻滞

二、眶下神经阻滞

三、鼻部神经阻滞

四、颧颞神经阻滞

五、口唇神经阻滞

六、耳前神经阻滞

七、下颌神经阻滞

第四节　适应埋线的麻醉技巧

一、心理麻醉（沟通安慰剂）

二、埋线麻醉的综合应用

第三章　适应埋线的麻醉应用

第一节　麻醉的历史起源

可卡因最早广泛用于外科手术的局部麻醉剂。据报道，秘鲁高地印第安人为了寻求这种刺激和欣快的效果而咀嚼古柯叶，也有人观察到印第安人口唇周围是麻木的。1859年德国化学家Albert Niemann首次从古柯叶中提纯了可卡因，当Albert Niemann品尝古柯叶时，他的舌头变得麻木。这是药物史和手术史上最人性化的发现之一。20多年后Sigmund Freud开始把可卡因对患者生理和心理的影响用于治疗。然而在治疗吗啡依赖的过程中，患者逐渐发展成对可卡因的依赖。

维也纳大学眼科住院医师Koller利用动物和自身角膜模型证明了可卡因局部麻醉的活性。1894年科勒将可卡因的局部麻醉用于青光眼手术。

一个著名的美国外科医生William Halsted研究了使用可卡因进行神经阻滞的基本原则，1884年11月，他展示了眶下及下牙槽（下颌）神经阻滞，还有各种其他区域麻醉技术。Halsted的自我实验引起了可卡因成瘾，经过2年的努力得以戒除，但也成就了他在手术和教学中的卓越地位。

早期口腔医师将盐酸可卡因溶于水，混合均匀后用注射器进行神经浸润阻滞。虽然可卡因的极端血管收缩效应往往造成组织坏死，但是它强效的局麻效果彻底改变了口腔医学和临床医学。那个时期许多专有制剂都含有可卡因。

到20世纪初，可卡因的副作用已成为公认，其长期的毒副作用包括心脏兴奋和血管收缩。可卡因抑制去甲肾上腺素在周围神经系统中再摄取。已证明，心肌兴奋联合冠状动脉血管收缩对敏感个体来说是致命的，可卡因也会刺激中枢神经系统引起欣快。这些效应再加上强烈的身体和心理成瘾被认为是可卡因用于局部麻醉的主要弊端。

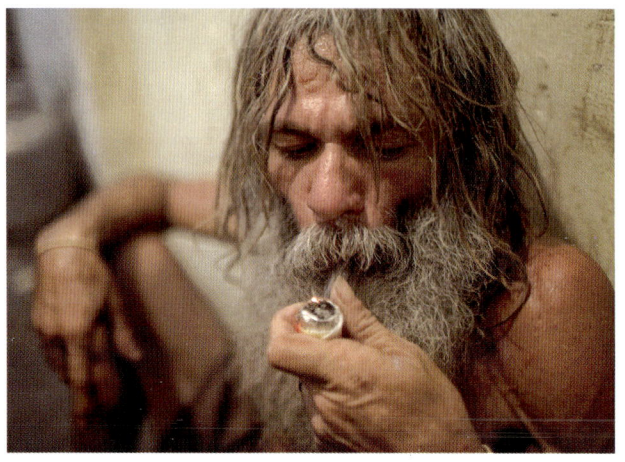

示意图3-1-1

1904年，Alfred Einhorn合成了一个更安全、更少毒性的局部麻醉剂——普鲁卡因（怒弗卡因）。普鲁卡因是用于局部麻醉剂近40年的黄金药物，直至Nils Lofgren合成了局部麻醉药的第一个酰胺基——利多卡因。相比于酯基（普鲁卡因），利多卡因效力更强，过敏更少，起效更快。

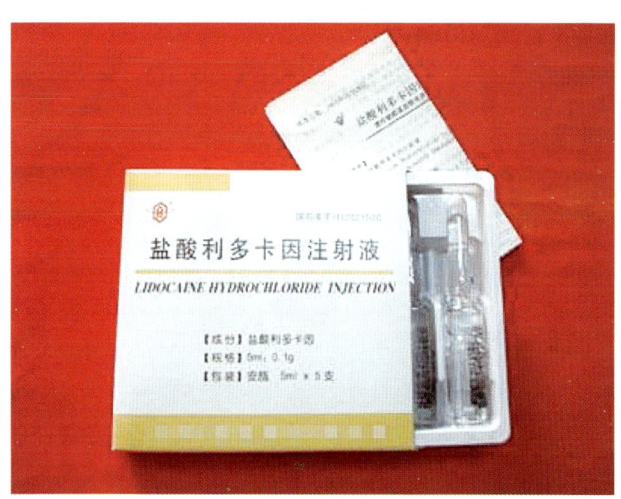

示意图3-1-2

发展到今天，麻醉药品多达数百种，麻醉的方法方式有数十种之多，各个医师的麻醉手法也各异。我们在这里只针对适应埋线抗衰治疗中最常用到的麻醉方式和药品进行简单的讲解。当然每位医师也可以根据自己的用药习惯和麻醉方式来进行有效的埋线麻醉。

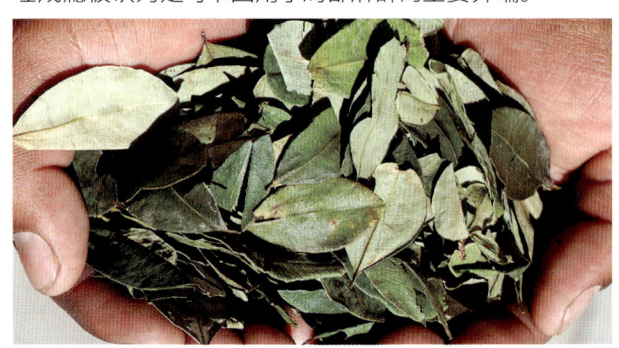

示意图3-1-3

思考：

1.表面麻醉与黏膜麻醉在临床上的应用有何区别？

2.不同麻醉类型与方式在临床应用中各自的优、劣势是什么？

第二节 利多卡因在美容手术中的应用

在埋线抗衰老治疗的应用上，我们用最常见且成本比较实惠的"利多卡因"麻醉用药进行实用性的应用说明，以方便大家更加快速地了解和操作。在下文主要介绍利多卡因乳膏（凝胶）、盐酸利多卡因这两种常用的药物。

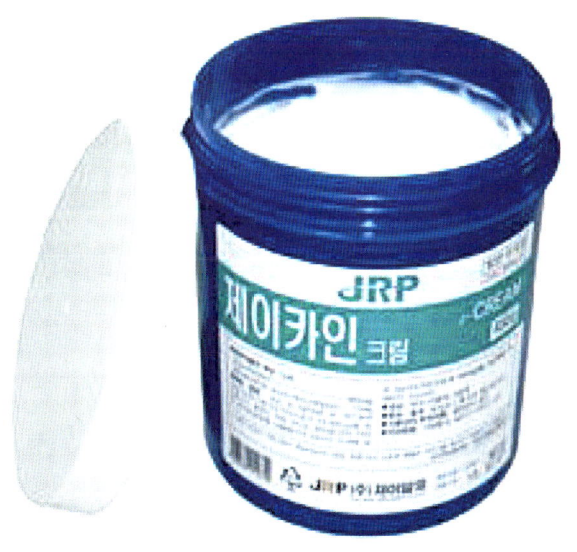

示意图3-2-1

一、局部麻醉药物的作用机制

局部麻醉药物干扰神经细胞膜钠离子通道，改变正常静息膜电位，使细胞膜去极化，神经纤维的兴奋阈值上升，阻断动作电位的产生和神经冲动的传递，最终产生局部麻醉的效果。

二、利多卡因药理学概述

利多卡因对心脏的直接作用是抑制Na^+内流，促进K^+外流，但仅对希-浦系统发生影响，对其他部位心组织及自主神经并无作用。

1.降低自律性：治疗浓度（2～5毫克/毫升）能降低浦肯野纤维的自律性，对窦房结没有影响，仅在其功能失常时才有抑制作用。由于4相除极速率下降而提高阈电位，又能减少复极的不均一性，故能提高致颤阈。

2.传导速度：利多卡因对传导速度的影响比较复杂。治疗浓度对希-浦系统的传导速度没有影响，但在细胞外K^+浓度较高时则能减慢传导。血液趋于酸性时将增强其减慢传导的作用。心肌缺血部位细胞外K^+浓度升高而血液偏于酸性,所以利多卡因对之有明显的减慢传导作用,这可能是其防止急性心肌梗死后心室纤颤的原因之一。对血K^+降低或部分(牵张)除极者,则因促K^+外流使浦肯野纤维超极化而加速传导速度。大量高浓度(10毫克/毫升)的利多卡因则明显抑制0相上升速率而减慢传导。

3.缩短不应期:利多卡因缩短浦肯野纤维及心室肌的APD、ERP,且缩短APD更为显著,故为相对延长ERP。这些作用是阻止2相小量Na^+内流的结果。

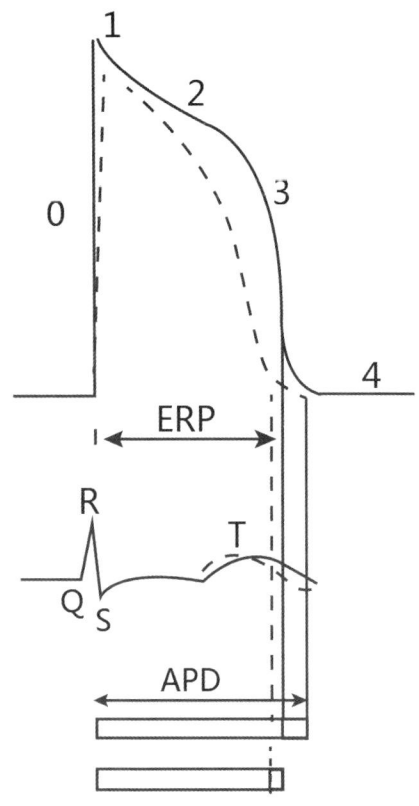

示意图3-2-2

三、利多卡因毒理学

本品为酰胺类局麻药。血液吸收后或静脉给药,对中枢神经系统有明显的兴奋和抑制双相作用,且可无先驱的兴奋,血药浓度较低时,出现镇痛和嗜睡、痛阈提高;随着剂量加大,作用或毒性增强,亚中毒血药浓度时有抗惊厥作用;当血药浓度超过5毫克/毫升可发生惊厥。本品在低剂量时,可促进心肌细胞内K^+外流,降低心肌的自律性,而具有抗室性心律失常作用;在治疗剂量时,对心肌细胞的电活动、房室传导和心肌的收缩无明显影响;血药浓度进一步升高,可引起心脏传导速度减慢,房室传导阻滞,抑制心肌收缩力和使心排血量下降。

四、利多卡因中毒

参考示例

多年来在埋线的操作中,少见利多卡因麻膏过敏。但是因注射利多卡因中毒者非常罕见,在此笔者只能从其他参考中毒示例中找到一些针对性参考资料供大家参考。但是所有的利多卡因中毒现象是可以提前进行预防和排查的。通过简易的问诊表以及对客户进行综合的评估,基本可以排除利多卡因中毒的可能性。

1.参考素材

(1)一般资料:在利多卡因局麻出现严重不良反应6例中,男2例,女4例,年龄33~55岁。2例要求拔牙,4例是牙体牙髓病治疗病人。在口腔门诊按常规检查,询问无药物过敏史后,消毒,用2%利多卡因4毫升做局部传导阻滞麻醉4例,浸润麻醉2例。

(2)临床表现:6例局部注射2%利多卡因4毫升后5~10分钟,病人出现胸闷、头痛、恶心、四肢麻木,继而双下肢抽搐,进一步出现四肢抽搐4例,伴有全身发冷、呼吸急促、面色苍白,2例出现血压增高(血压142.5/45毫米汞柱)。

(3)急救处理:必须暂时终止拔牙或牙体形牙髓病治疗。立即使病人平卧,松颈部衣领,使呼吸通畅,用氨水刺激呼吸,按压人中,快速吸氧。测量病人的血压、呼吸、脉搏、体温。异丙嗪25毫克肌注,5%葡萄糖200毫升加地塞米松5毫克静注。危重病人静脉缓注2%硫喷妥钠50毫克,5%葡萄糖200毫克加冬眠灵250毫克静脉滴注。

2.结果:6例利多卡因局麻后都出现相同的不良反应,病人以抽搐为主要症状,系中枢神经系统毒性反应,只是因个体的差别临床症状轻重不一。急救的措施和临床用药基本一致,只因抽搐的严重程度而增加用药,急救、用药及时,病人可完全恢复正常。

3.典型病例:患者,女,33岁,门诊诊断6例急性牙髓炎,询问无药物过敏史后,用2%盐酸利多卡因4毫升右上牙槽神经阻滞麻醉,注射后5分钟,病人自觉胸闷、恶心、四肢麻木,继而出现下肢抽搐;进一步出现四肢严重抽搐、全身发冷、呼吸急促、面色苍白,血压75/45毫米汞柱。诊断为利多卡因神经系统毒性反应。

处理:立即将病人平卧,松开颈衣领,按压人中,氨水刺激呼吸，快速吸入氧，肌注异丙嗪25毫克，5%葡萄糖20毫升加地塞米松5毫克静注，20分钟后，病人抽搐症状未能控制。转急诊急救，快速吸入氧，静脉缓注2%硫喷妥钠50毫克，5%葡萄糖200毫升加冬眠灵250毫克静脉滴注。半小时后病者症状好转，检查血压、心率、呼吸、心电图均正常，观察24小时正常。

4.讨论：目前国内临床以普鲁卡因、丁卡因、利多卡因和布比卡因最常用。普鲁卡因首次应用一般要皮试，单一应用麻醉效果差，需加入肾上腺素，有高血压和心脏病者慎用，丁卡因多用于表麻，利多卡因自1954年起临床使用推广，现在已广泛应用于口腔科局麻，其不良反应发生较少，近几年来才有通过牙周膜注射的碧兰麻醉（法国碧兰公司的麻醉商品名称），但价格昂贵。

利多卡因作用特点：①用于浸润或阻滞麻醉时，药液在局部的弥散范围广；②氨基脱烃后降解产物的局麻性能有限、毒性加大。过敏反应罕见；③能透过胎盘屏障，与胎儿的蛋白结合，较之成年人有过及；④作用中枢神经，可见昏沉迷睡，而随时出现惊厥，速进入晕厥与虚脱；⑤存在个体差异，应先用小量。

利多卡因因中枢神经系统毒性反应严重，其发生惊厥的机理，有人认为与其作用于边缘系统、海马和杏仁核有关。值得注意的是，利多卡因因心血管毒性浓度与中枢神经毒性浓度之间存在较宽的幅度，心脏的毒性多发在中枢神经毒性之后，因此不容忽视，利多卡因的全身不良反应严重时可危及生命，一旦发生应及时抢救，必须注意以下几点：①过敏性休克者必须立即就地抢救，病情恢复后再留观；②对惊厥病人同时出现低血压及呼吸停止者任何巴比妥类不宜应用或慎用，这类病人可用安定；③对中枢神经系统毒性反应病人出现呼吸停止或呼吸抑制应做辅助呼吸，如呼吸不恢复应做气管内插管，改善通气，纠正吸氧；④血管性水肿病人发生声门水肿，经抢救不能缓解并出现严重窒息时必须立即做气管切开。

预防：①用药前询问病人有无药的过敏史，身体是否有器质性病变，利多卡因目前还没有要求做皮试，个别对一般常用药有过敏史病人也要做皮试；②防止利多卡因局麻时注入血管内，必须细心抽吸有无回血，文献报道少量的利多卡因误注入静脉，有引起心搏骤停的危险；③科室必须备有急救药品箱，抢救药品必须充足，定期检查药物使用有效期；④配备全套氧气设备，定期检查和更换。

五、复方利多卡因乳膏（凝胶）

目前国内临床应用的表面麻膏的种类非常多，主要以韩国、国内的麻膏为主，其中浓度也各异（从5%～9.6%～10.56%等）不同浓度都有。小容量从5～10克/支，大容量从450～500克/瓶不等，品质也参差不齐。

主要成分：丙胺卡因、利多卡因、乳化剂等其他医用辅料。

性状：乳白色膏状（常用于面部、躯干四肢）或透明凝胶状（常用于黏膜组织）。

适应证：表面局部麻醉群体，如：①局部穿刺、取血样或植入导管等局部皮表创面；②真皮浅层外科类手术，如激光赘生物（扁平疣、汗管瘤、粟丘疹、脂肪粒、痣等）祛除。也可以应用于局部浸润麻醉前的减少疼痛。

用法用量

皮肤表面：在皮肤表面涂抹少量且能覆盖的白色乳膏，加保鲜膜密封，敷涂时间通常为50～60分钟。在红外灯加热下通常只需敷涂25～30分钟即可。最长敷涂时间不超过1.2小时，大面积皮肤手术大约1.5小时。

口腔、生殖器黏膜：在黏膜涂本品只需5～10分钟即可，无须覆膜，即可开始手术。

不良反应：涂抹本品注意观察15分钟，如局部产生苍白、瘙痒性（红斑）、丘疹、水肿比较常见，这种现象通常反应比较轻微，无须过度紧张。但是在10～15分钟后产生烧灼性疼痛、奇痒难忍或快速过敏性扩散性丘疹，则必须停止敷涂。但是这类现象非常少见。对酰胺类局部麻醉药的过敏反应（最严重的反应为过敏性休克）极为罕见。但是大剂量丙胺卡因可以导致血中高铁血红蛋白的水平增加。

过敏处理：应当及时清洁敷涂部位，即刻进行冰敷镇静和局部抗敏治疗即可。持续2～3天自然恢复。

使用禁忌

（1）孕妇、儿童以及对酰胺类麻醉药物或对此类产品中其他成分严重过敏者，不建议使用。

（2）先天性或特发性高铁血红蛋白血症患者（或者）正在接受高铁血红蛋白诱发剂治疗患者，不建议使用。

（3）眶部使用要特别小心，勿入眼部，其成分可引起角膜刺激反应，让人疼痛难忍。一旦入眼必须即刻使用生理盐水冲洗1~2次。

（4）剥脱性损伤、严重过敏性皮肤、化妆品激素依赖性皮炎或严重痤疮类开放性创面患者，不建议使用。

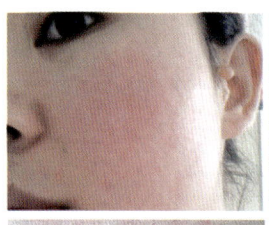
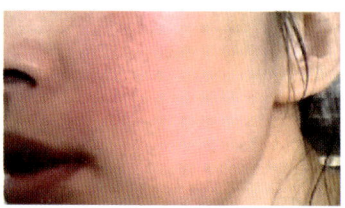
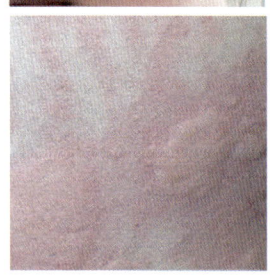

示意图3-2-3

六、盐酸利多卡因注射液

本品为局麻药及抗心律失常药。主要用于浸润麻醉、硬膜外麻醉、表面麻醉（包括在胸腔镜检查或腹腔手术时做黏膜麻醉用）及神经传导阻滞。本品可用于急性心肌梗死后室性早搏和室性心动过速，亦可用于洋地黄类中毒、心脏外科手术及心导管引起的室性心律失常。本品对室上性心律失常通常无效。

主要成分：盐酸利多卡因。

化学名称：N-(二氯二甲苯基)-2-(二乙氨基)乙酰胺盐酸盐一水合物

化学结构式：参考示意图

分子式：$C_{14}H_{22}N_{2}O \cdot HCl \cdot H_2O$

分子量：288.82

性状：透明液体。

示意图3-2-4

用法用量

（1）成人表面麻醉：2%溶液一次不超过100毫克。注射给药时一次量不超过3毫克/千克（不用肾上腺素）或每4.5毫克/千克（用1:200000浓度的肾上腺素）。

（2）骶管阻滞用于私密收紧或分娩镇痛：用1.0%溶液，以200毫克为限。

（3）浸润局部麻醉或静注区域阻滞：用1%溶液，1千克/3毫克计算。

（4）面部浸润麻醉推荐使用浓度：1%（成年人全脸剂量最大不超过100毫克）。

不良反应

（1）本品可作用于中枢神经系统，引起嗜睡、感觉异常、肌肉震颤、惊厥昏迷及呼吸抑制等不良反应。

（2）可引起低血压及心动过缓。血药浓度过高，可引起心房传导速度减慢、房室传导阻滞以及抑制心肌收缩力和心输出量下降。

使用禁忌

（1）对局部麻醉药过敏者禁用。

（2）阿-斯综合征（急性心源性脑缺血综合征）、预激综合征、严重心传导阻滞（包括窦房、房室及心室内传导阻滞）患者静脉禁用。

注意事项

（1）非静脉给药时，应防止误入血管，并注意局麻药中毒症状的诊治。

（2）用药期间应注意检查血压、监测心电图，并备有抢救设备；心电图P-R间期延长或QRS波增宽，出现其他心律失常或原有心律失常加重者应立即停药。

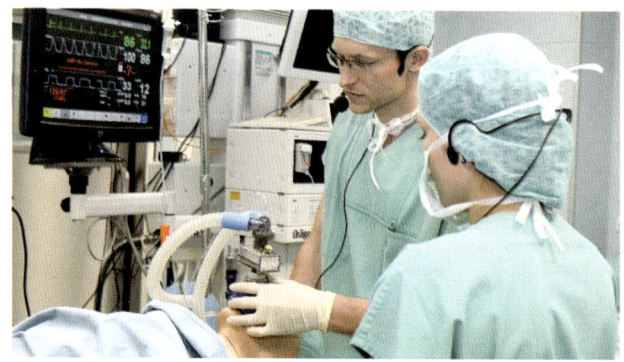

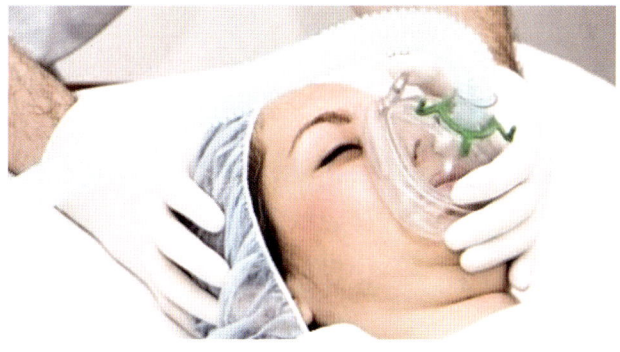

示意图3-2-5

埋线中常见的几种麻醉形态的图片（涂抹式、浸润式、阻滞式、吸入式等）采用麻醉乙醚进行吸入式麻醉，必须保证良好通风，少量使用。

七、小剂量利多卡因在埋线中的应用

1.表面涂抹麻醉：主要分为两种，一种是针对表面皮肤的麻醉，一种是针对黏膜组织的表面麻醉。

（1）主要应用：大面积范围的小线的操作（即29G-27G之间的线材）。无论是面部、胸部、臀部以及私密均可以采取表皮涂抹的麻醉方式。面部皮肤建议采取10.56%浓度的利多卡因（白麻或黄麻）均可,建议麻醉时间：50～60分钟。

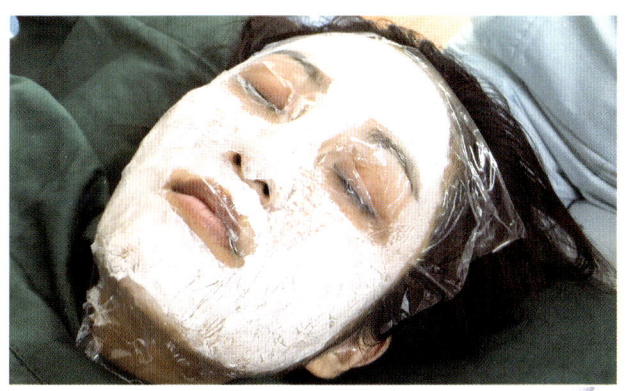

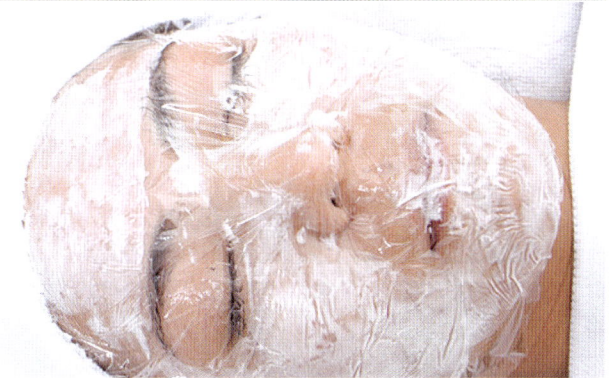

如需加速表面麻醉的时间和效果，建议采取红外灯进行烘烤。时间只需30～40分钟即可达到我们想要的麻醉效果。不仅可以有效地再麻醉，还可以缩短敷膏的时间。

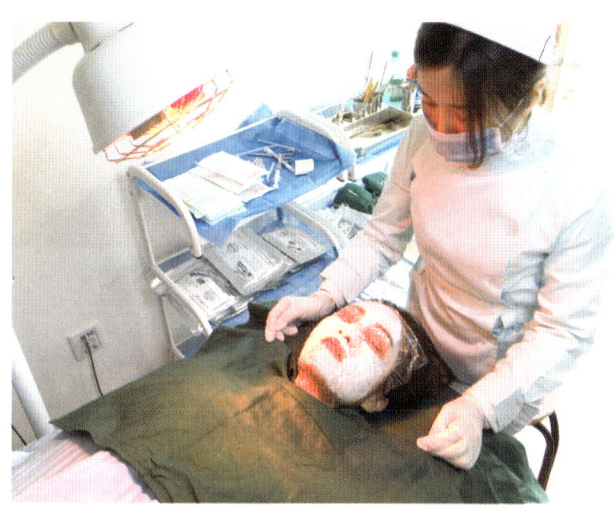

示意图3-2-7

但是任何药品和商品均有不同程度的弊端，那就是在敷膏后会有极少数人出现不同程度的过敏。整个比例约占2%的皮肤敏感的患者。特别是在接受很多剥脱类或腐蚀类漂白类祛斑的群体，一部分是因为祛痘激素使用后的后遗症患者也有不同程度的过敏现象。

敷膏标准：厚度在0.5毫米，能覆盖且能看到白色膏体，均匀覆盖麻醉区域。

加膜覆盖：包裹保鲜膜是为了防止膏体水分和药物成分的挥发，可以延长敷膏时间。

烤灯选择：红外烤灯，不建议红蓝光或氦氖激光。

麻膏麻醉有效时间：最佳效果50～60分钟，90分钟之后效果逐步减缓。黏膜组织给药5～10分钟即可。

使用麻膏后的搭配：操作前即刻采用局部冰敷减少瘀青和红肿的概率，减少术中的痛感以及术后的瘀青肿胀，也可以操作一个部位同时冰敷下一个部位。

示意图：3-2-6

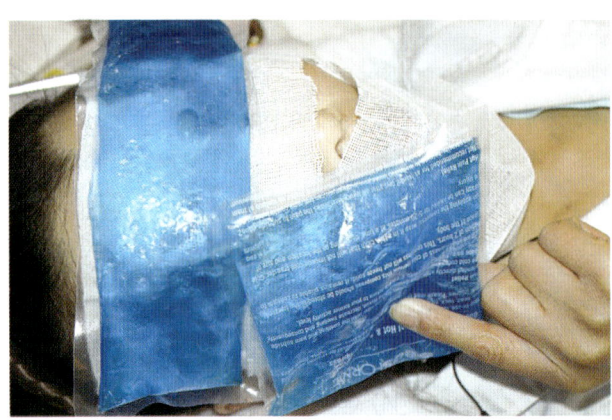

示意图3-2-8

（2）黏膜表面麻醉：主要是针对女性私密收紧操作前后所需要用到的辅助麻醉方式。正常采用"丁卡因凝胶""复方利多卡因凝胶"进行局部2～3厘米处的涂抹。时间为5～10分钟。不建议采用布鲁卡因或其他的局部涂抹膏。

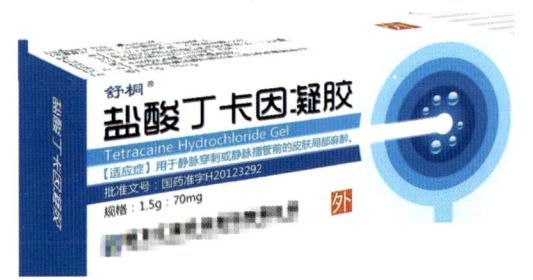

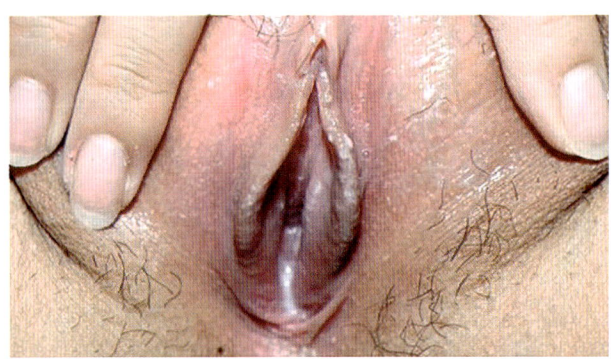

示意图3-2-9

2.局部浸润麻醉的应用：局部"浸润麻醉"也叫"局部麻醉"，在埋线的应用中较为常用。因为操作简单方便，而且相对剂量风险非常低，所以很多人在埋线的操作中非常喜欢采用的一种方式，即操作哪个部位就做哪个部位的皮下筋膜行线位的麻醉。既可以减少针对大血管损伤的概率，又能有效针对操作部位进行麻醉。

麻醉通常在设计线路和消毒之后，不建议在没有消毒和设计就进行盲目的麻醉。这样在操作的过程中可能会加大麻醉剂量以及影响客户感受。所以合理的设计线路不仅可以减少不必要的浪费，也可以减少不必要的风险（建议消毒区域必须覆盖能触及的部位，再配合适合的手术铺巾）。

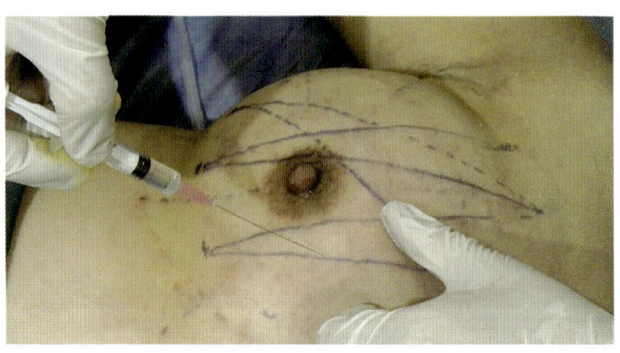

示意图3-2-10

局部浸润麻醉要求：

（1）注射前一定要求回抽，查看回血情况。

（2）把握好设计线路的剂量，宁少勿多。

（3）"肾上腺素"的配比，建议按照要求1∶2000000配比方案，切勿多加。

（4）必须排查过敏人群以及特殊疾病状态或特色体质群体。

（5）浸润麻醉层次要求：行针位层次，即筋膜与脂肪之间的层次，真皮以下，切务太深（小线行线位无须浸润麻醉，表面麻醉即可）。

（6）不太熟悉操作层次者可以适当将肌肤捏起来进行操作，退针给药。

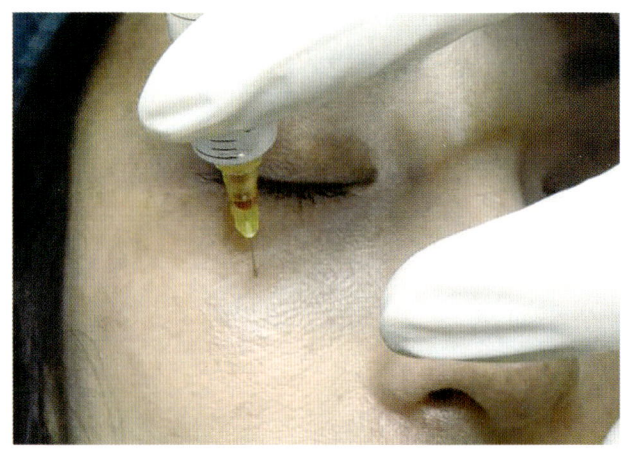

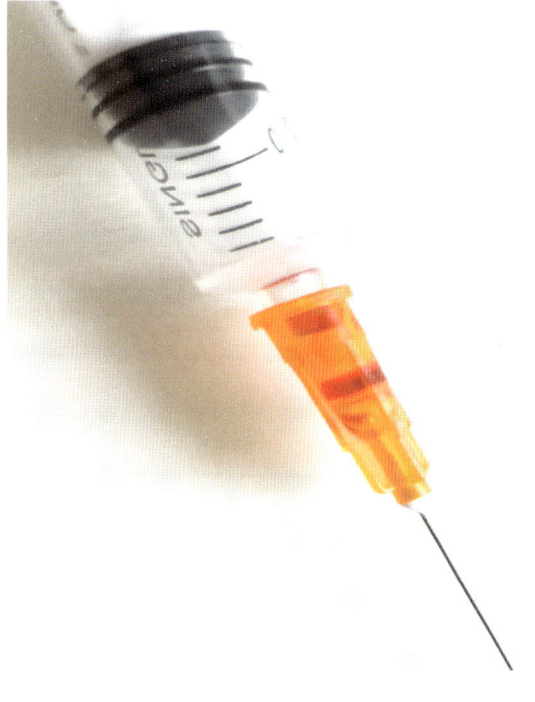

示意图3-2-11

3.局部阻滞麻醉的应用：阻滞麻醉的最大优势就是剂量低、安全性高、效果好，且能长时间对神经的传导有效阻滞。但是阻滞麻醉也有弊端，那就是在阻滞过程中部分人群的局部表情运动会不太受控制，且持续时间比较长，也有部分人群会有视觉重影表现。还有部分人群因为阻滞剂量相对肿胀比较明显，通常肿胀在2～4小时内自动消失。

在PPDO埋线的技术应用中，阻滞麻醉比较常用。最常用的部位是针对眶上以及眶下、下颌神经最为常见。而大线的操作主要是面神经位和腮腺神经丛是主要麻醉部位。针对固定点和耳颞支均可采取浸润和阻滞麻醉。

局部阻滞麻醉要求：

（1）必须精准对神经支干和主要神经分支分布非常了解。

（2）剂量单点通常以1%浓度利多卡因不超过2～3毫升。

（3）在进行阻滞麻醉时必须要回抽查看是否回血。

（4）眶部阻滞必须当心眼球，入针层次切勿太深。

（5）不能针对神经孔扎入太深，避免伤及神经。

4.麻醉方式参照表：见表3-2-1。

表3-2-1　麻醉方式参照表

分类说明	阻滞麻醉	浸润麻醉	肿胀麻醉	表面麻醉
适用范围	神经干和主分支	神经末梢	神经末梢	表浅神经末梢
对操作者的要求	必须清晰解剖结构	了解解剖结构	清晰组织层次	无须了解解剖结构
注射剂量	少量	较多	较大剂量	外用剂量大吸收量少
回抽与否	要求回抽	不要求回抽	不需要回抽	/
常用产品	1%利多卡因	1%利多卡因	0.5%利多卡因	5%～10.5%利多软膏
应用范围	全身范围适用	局部麻醉	局部抽脂	适用真皮浅层
不良现象	少见中毒	少见中毒	少见中毒	少见皮肤过敏
问题处理	停药应急处理	停药应急处理	停药应急处理	清洁后皮肤抗敏治疗
参照	详细处理方案参照利多卡因中毒处理治疗方案			停药、冰敷、抗敏

以上麻醉方式可以综合进行选择性的搭配应用，目的是减少手术者的痛感和心理恐惧。

5.结论：在适应埋线的麻醉应用中，我们要遵守宁少勿多、宁浅勿深的原则。在大面积范围的局部线雕的操作中建议首选局部利多卡因软膏进行表面麻醉，在耐受力差的情况下再选择局部浸润麻醉。特殊部位在非常熟悉神经位置的情况下选择阻滞麻醉，尽可能为患者减少痛苦。大面积则采用吸入式麻醉。

阻滞麻醉和局部浸润麻醉的过程中均建议采取回抽的方式，以做到以防万一的准备。所有在操作局部阻滞或浸润麻醉前必须做好急救药品准备。

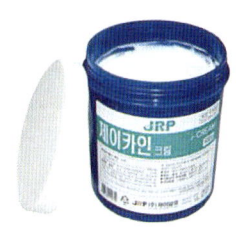 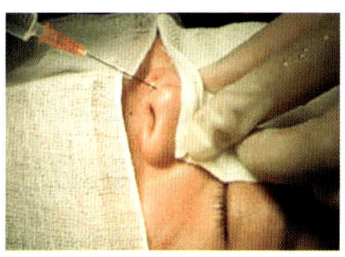

示意图3-2-12

第三节　面部阻滞麻醉在埋线中的应用

一、眶上神经阻滞

眶上神经的阻滞，通常围绕以额部抬头纹以及川字纹、提眉、眉型修正等治疗前进行的局部阻滞。

主要有眶上神经、滑车上神经、颧颞支上行神经分布于前头皮。（A1、A2、A3）

单点阻滞：2～3毫升/1.0%利多卡因（1：200000）

注意事项：回抽与入针深度防止误入血管与伤及眼球。

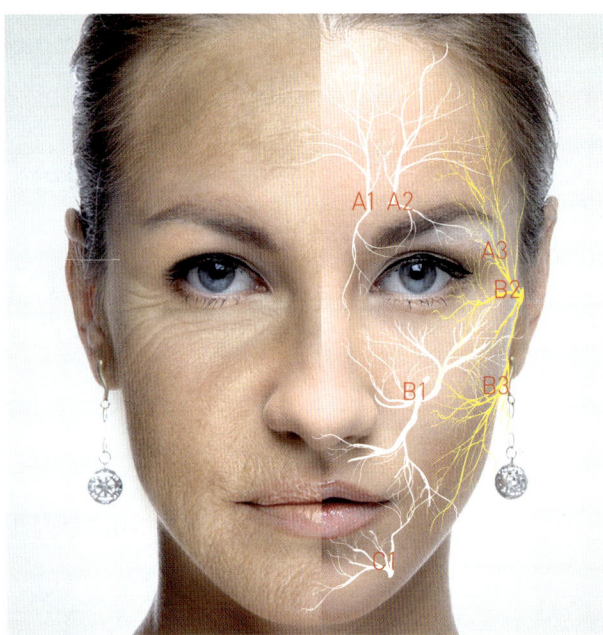

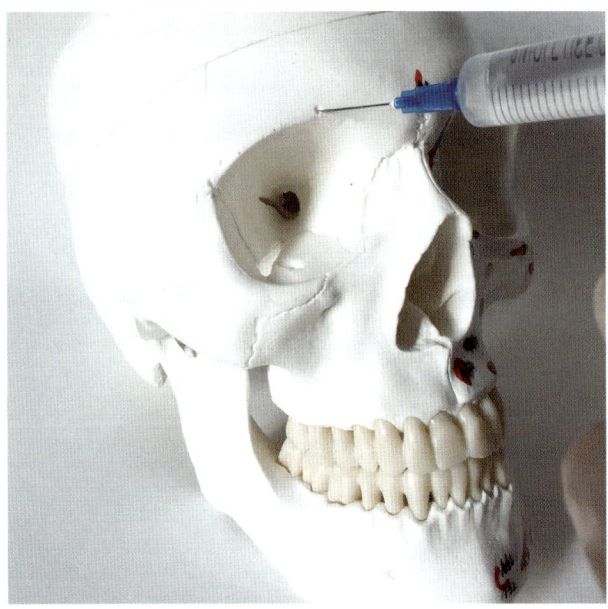

示意图3-3-1

额顶部皮肤局部阻滞：

眶上神经通常距离眉中2.7厘米左右处的眶上缘处出颅，有经验的医师可以通过以触摸的方式触及具体的点位。在按压时会有明显的肿胀和疼痛感。眶上神经横穿皱眉肌后分为内侧支（分布于头皮）和外侧支（分布于额角）。

滑车上神经距离眉中心点约1.7厘米处出颅细孔。分布在前额中间部向上，而滑车下神经则经出孔向下分布于眼睑内侧、眼内眦、鼻内侧皮肤、结膜和泪腺等。

局部阻滞眶上神经时需要触诊眶上缘，以防入针伤及眼球。可以采取中心点向两侧旁开或者直接针对神经出孔点进行阻滞（1%的利多卡因2～3毫升，配比1：200000肾上腺素）。

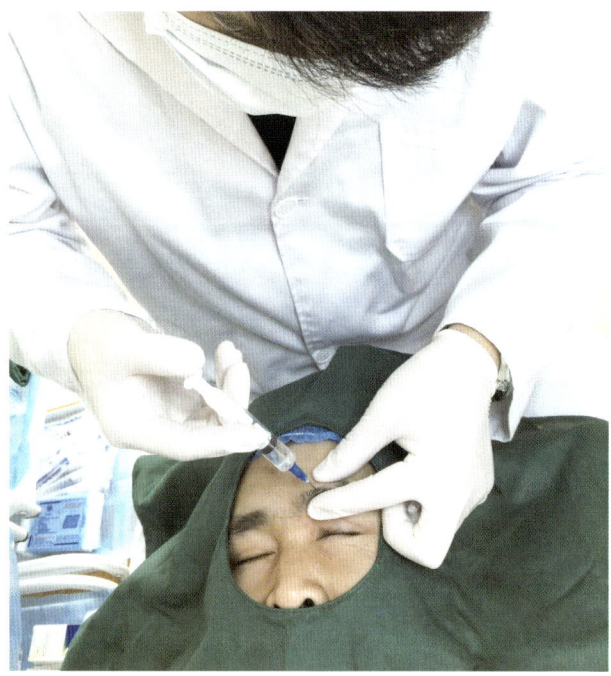

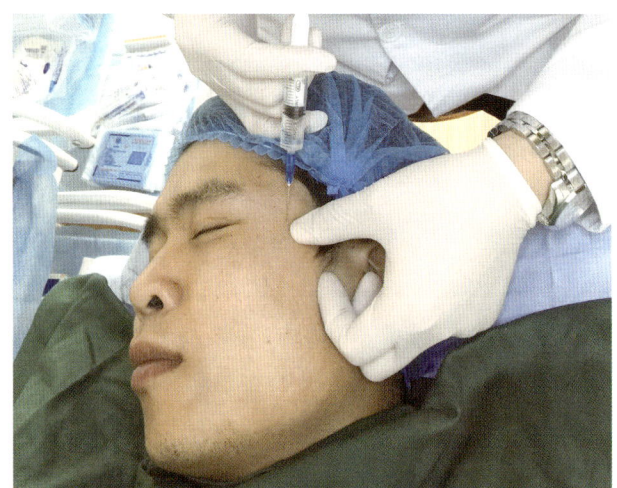

示意图3-3-2

二、眶下神经阻滞

眶下孔出颅的神经我们常称之为眶下神经，眶下出孔位于眶下缘0.5～0.8厘米，通常在瞳孔中线下，也可能因人有个体差异。同样也可以通过触诊找到出孔点。通常眶下神经支向下入上牙槽以及鼻外侧以及脸颊面部、下眼睑、上唇等处，所以在进行阻滞麻醉时偶尔出现牙龈与比外侧、上唇的麻醉。（B1、B2、B3）

眶下麻醉可以选择直接针对出孔局部阻滞，也可以采取口内通路进行眶下神经阻滞。在操作眶下阻滞麻醉同样需要手指必须抵触即眶下出孔处，避免入针太深或误入眶内注射。成功的眶下神经阻滞不需要一定得将针头插入孔内，而是只需要将足够的剂量将周围神经组织进行阻滞即可（1%的利多卡因2～3毫升，配比1∶200000肾上腺素）。

主要有眶下部神经、下眼睑、鼻外侧额、面颊、上唇。

单点阻滞：2～3毫升/1.0%利多卡因（1∶200000）。

注意事项：回抽与入针深度防止误入血管与伤及眼球。

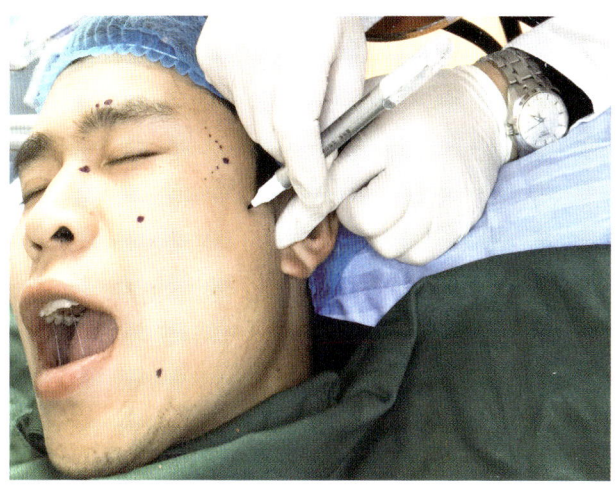

示意图3-3-3

三、鼻部神经阻滞

在操作鼻梁、鼻翼、鼻小柱等塑形和矫正时，鼻部的神经阻滞麻醉非常重要。

鼻部神经接受多个神经的支配，其中包括滑车上神经、滑车下神经、眶下神经，鼻睫筛主要有前神经支、鼻外支（鼻背神经）、上颌神经、鼻骨下神经等。

单点阻滞：1～2毫升/1.0%利多卡因（1∶200000）。

注意事项：回抽与入针深度防止误入腔内和血管内注射。（B1、B4、B5）

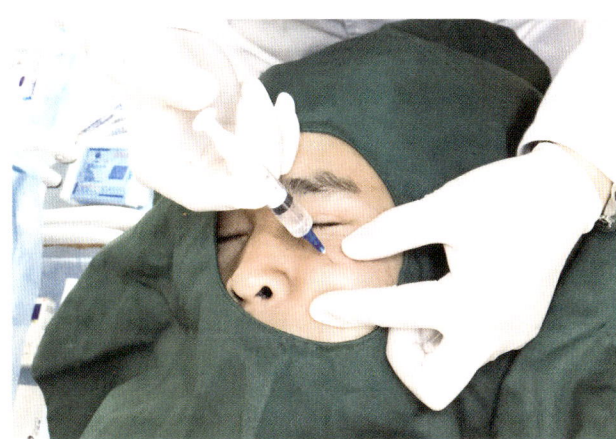

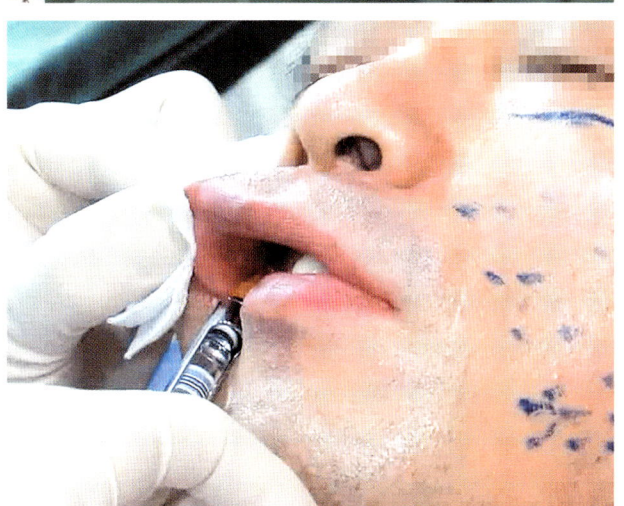

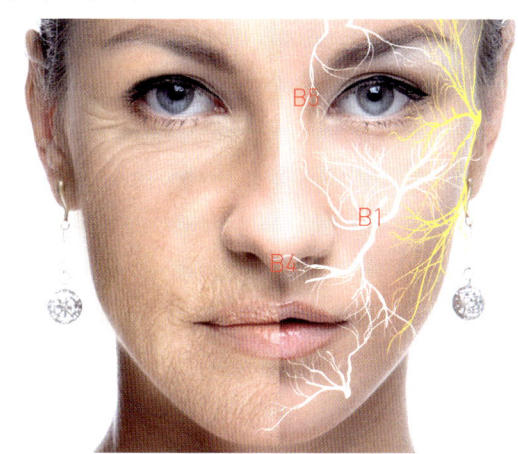

示意图3-3-4

在麻醉鼻外侧的皮肤后还需要对鼻中央部的皮肤进行麻醉。麻醉鼻背神经则需要在鼻骨下缘与鼻软骨交界处旁开两侧0.5～1厘米，鼻背神经（在鼻睫神经筛前分支）自下鼻甲骨软骨交界处（鼻骨末端）。

埋线在鼻部的应用是非常特色的项目之一，不仅能矫正鼻形而且能快速增高鼻小柱等。所以在局部阻滞麻醉的应用中非常常见。建议操作鼻部同时进行眶下神经、滑车神经、鼻背神经双侧阻滞。

其中也需要配合：上颌神经的阻滞（鼻中隔麻醉时需要在蝶骨鼻小柱底部注入局部麻药（1%的利多卡因2毫升，配比1：200000肾上腺素）阻滞蝶腭神经前支与后支。

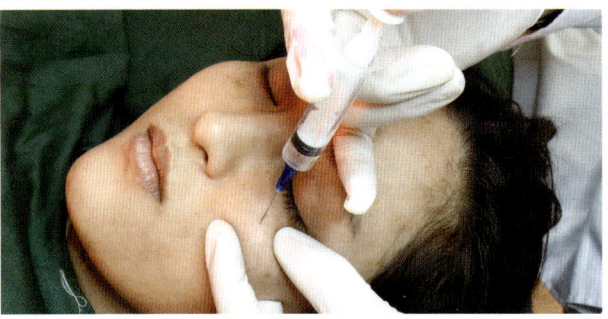
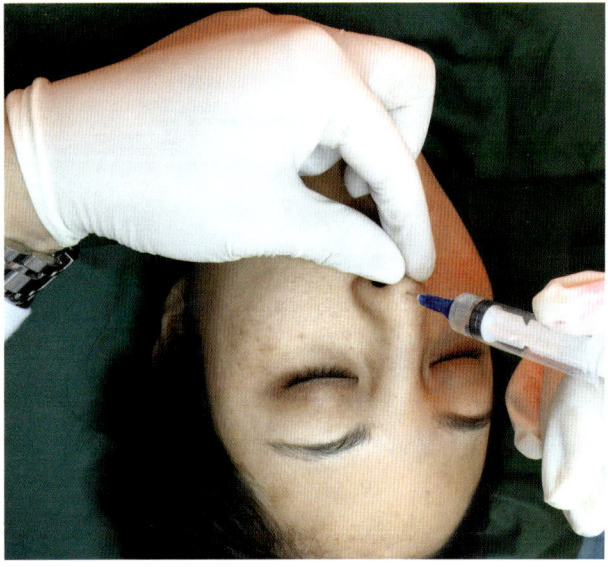
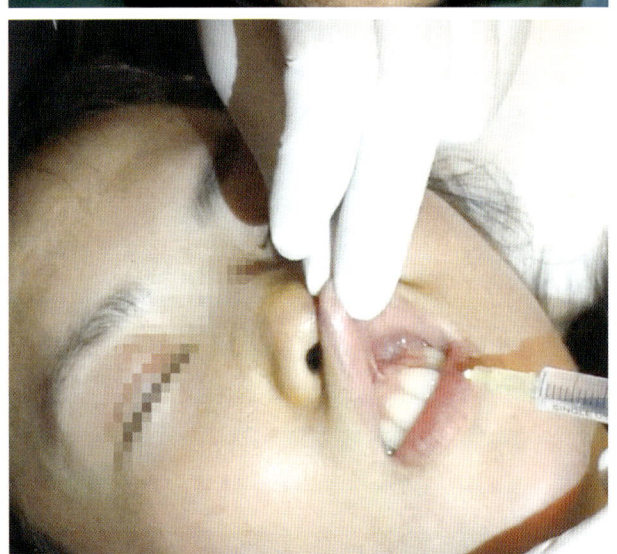

示意图3-3-5

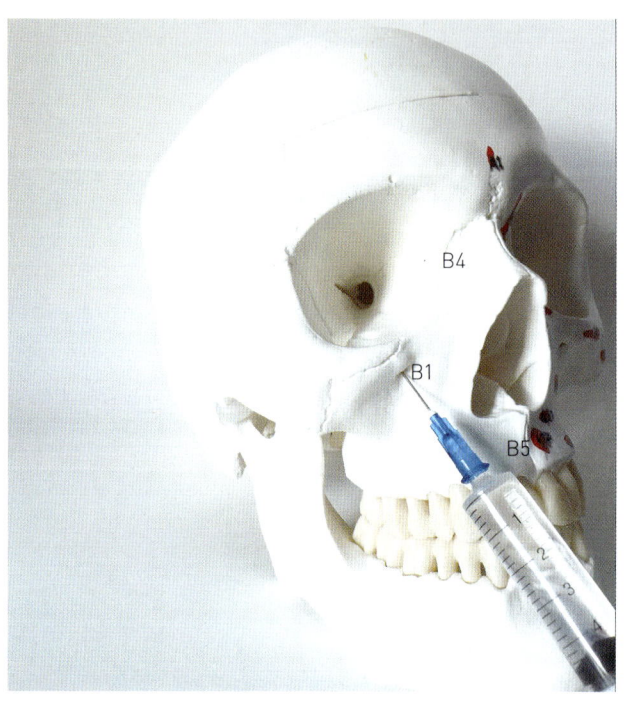

示意图3-3-6

四、颧颞神经阻滞

颧颞神经的阻滞主要是针对在操作双头线（提拉王）以及锯齿线（大V线），在提拉面部时经常采用的一种麻醉方式。而小线的操作比较少用到。（D1、D2、D3、D4、B1）

通常在面部神经的阻滞中这两个神经的分支往往容易被忽略。颧神经主要分为颧面神经、颧颞神经，通过颞窝前壁一个孔出颅，此孔位于颧骨后方眶外缘的后部，与外眼角大致平齐。颧颞神经的阻滞时，要在眶外缘凹陷处用13毫米/30克针头完全刺入。因此该技术操作非常简单。在操作之前可以先熟悉和了解头骨模型结构。

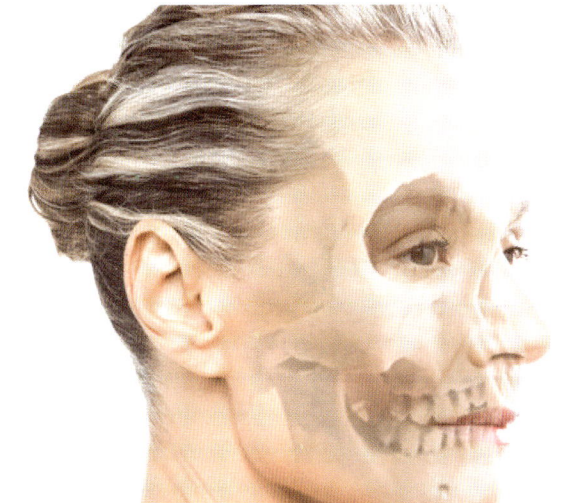

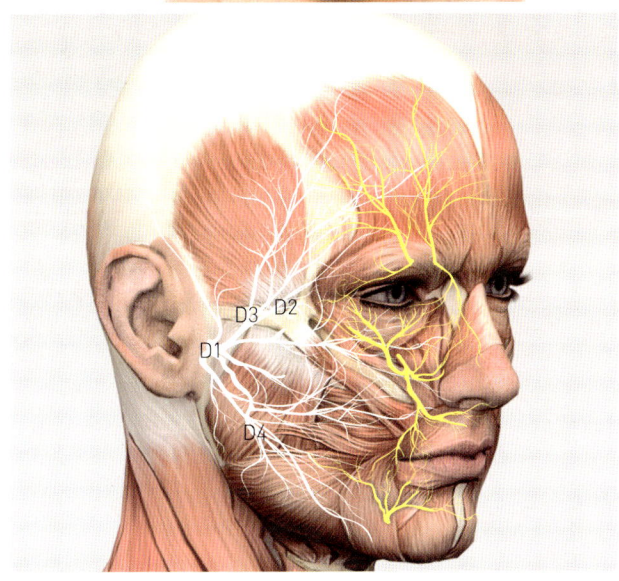

示意图3-3-7

温馨提示：麻醉前需要医生将手指触及颧缝眶外缘，将穿刺针体贴紧手指（从凹陷处由外向颧顶缝下方），穿针沿着凹陷壁向外眦的方向向下刺入。回抽无血注入（1%的利多卡因2～3毫升，配比1:200000肾上腺素）确保麻药能够在出孔处附近。阻滞区域为外眦、颧弓、颧骨以及此区域以下的皮肤范围。（C1、C2、C3）

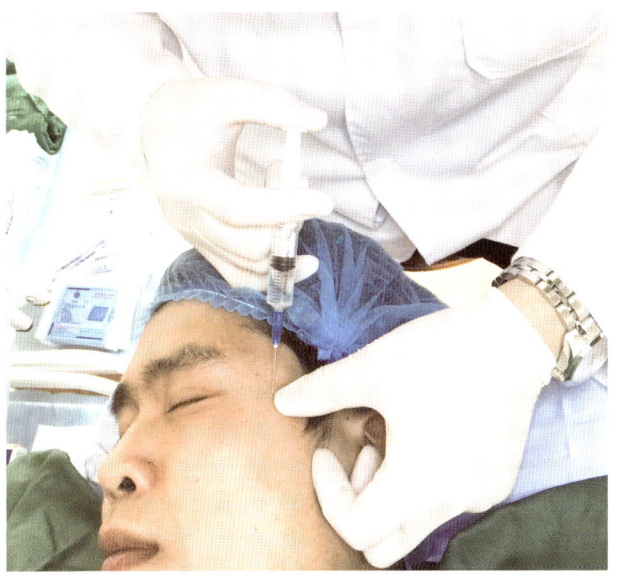

示意图3-3-8

颧神经在翼腭窝发出，经眶下裂入眶，在眶内分为两小支，即颧颞支和颧面支。颧颞支沿眶外侧壁的颧骨沟走行，穿颧骨小孔进入颞窝，在骨和颞肌之间上升，在颧弓上约2.5厘米处穿颞筋膜，被分配到同侧额部皮肤上。

颧部支沿眼眶的下外侧壁走行，经颧骨小孔到达面部，穿过眼轮匝肌，分布于面颊部皮肤。

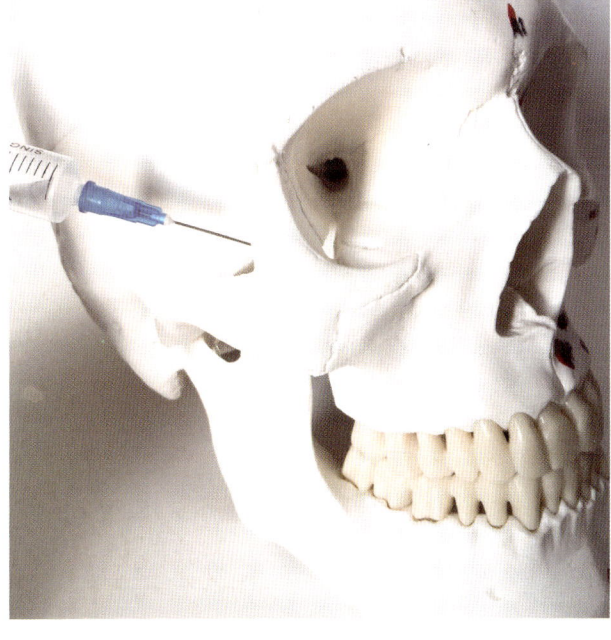

示意图3-3-9

五、口唇神经阻滞

埋线抗衰中的口唇神经阻滞也比较常见,而最多的是微创注射美容填充应用最多。埋线主要应用在口周的法令纹、木偶纹以及口周的皱纹以及口唇的矫正。

我们最常用的方式是采用眶下神经阻滞以及下颌神经阻滞,但是这两种双侧阻滞的方式也存在缺陷,就是给客户带来不适,且比较长时间客户运动表情没有知觉。甚至在埋线后由于麻醉剂量或注射位的差异,容易导致左右不对称或高低不平。但是这种现象为即时性现象,通常在2～4小时内自动恢复正常。

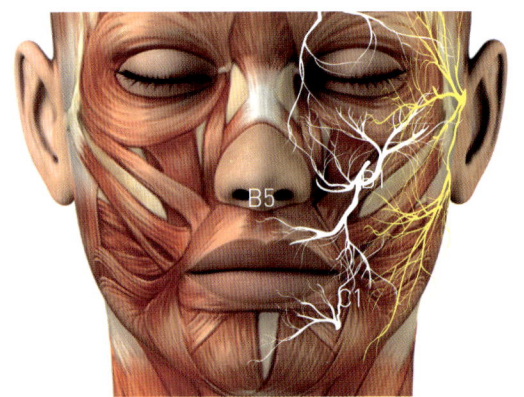

示意图3-3-10

如果在上颌骨和下颌骨前庭处注射(1%的利多卡因0.5毫升,配比1:200000肾上腺素)即可实现上下唇的麻醉效果。(C1、B5、B1)

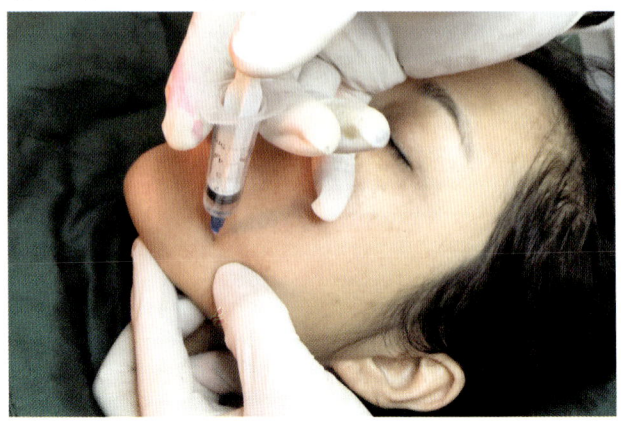

示意图3-3-11

六、耳前神经阻滞

这种阻滞方式在埋线的应用中非常常见,由于这个部位多数都处于埋线的行线位上,所以操作大线前都习惯性地进行耳前神经的阻滞(面神经)。

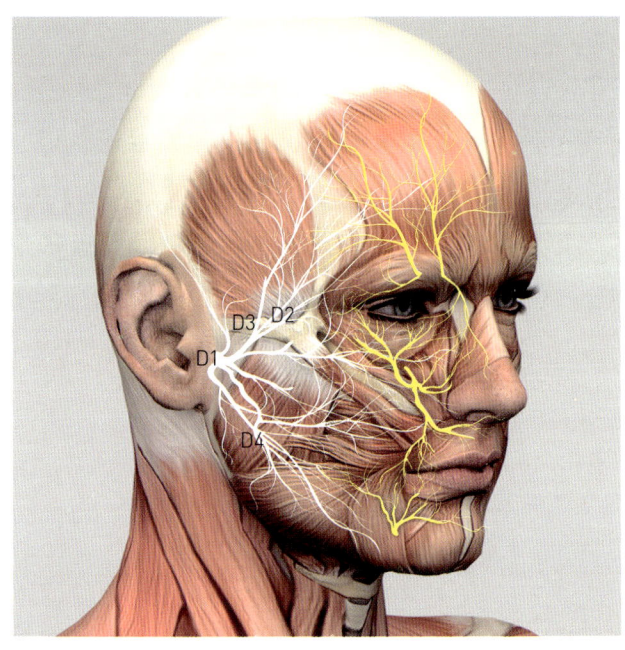

示意图3-3-12

耳前神经主要有耳大神经前支(分布于腮腺上)并在腮腺表面与神经相交通。而后支分布于乳突和耳郭后面的皮肤(其上部除外)有一细支穿过耳朵达到其侧表面,分布于外耳小叶及下部。后支与枕小神经、迷走神经的耳分支及面神经经耳后支相交通。(D1、D2、D3、D4)

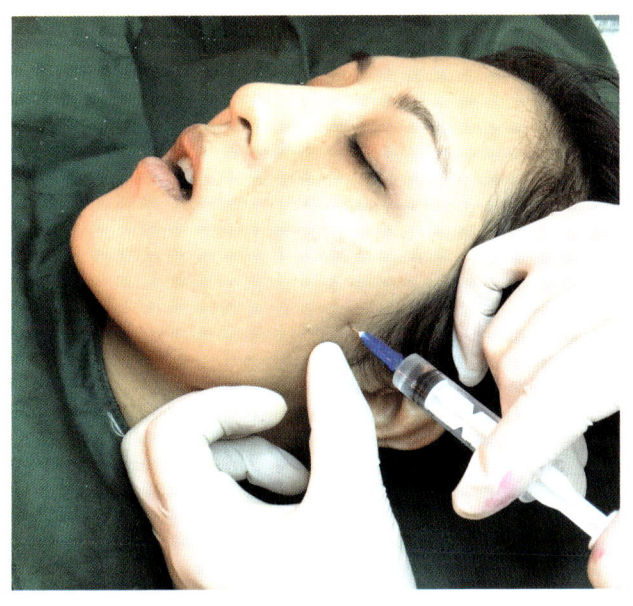

示意图3-3-13

耳部神经有4条神经分支支配耳部感觉，埋线的应用主要是前半部耳颞神经，位于下颌神经的分支；后半部为耳大神经和枕小神经，为颈丛神经的两条分支，外耳和外耳道则由迷走神经的听神经支支配，埋线几乎用不上阻滞。耳前局部神经的阻滞，一定要习惯性地回抽，防止注射入血管。（单侧1%的利多卡因2~3毫升，配比1：200000肾上腺素）

七、下颌神经阻滞

埋线引用下颌神经阻滞非常少用，通常采用局部浸润麻醉即可。但是在这里也作简单的介绍，以方便大家日后的埋线参考。

三叉神经的第三大分支：下颌神经分布于下颌骨、牙齿部、颞区、耳周、下嘴唇、口角之下的面部皮肤，同时支配咀嚼和舌部黏膜，包含运动和感觉神经。

下颌神经出孔于下颌孔与下牙槽动脉随行，分两条末支（下牙神经和颏神经）。颏神经在颏孔处分为3支（一支到颏部皮肤，另一支分布到下唇皮肤和黏膜，还有1分支颊神经支配颊部皮肤感觉）。

颏神经阻滞技术

颏神经自下颌骨上第二前磨牙基底部出颏孔（很多患者为了正畸而拔除前磨牙）。颏孔平均位于牙龈缘下11毫米，如椎间孔一样，颏孔也有变异。通常在牙龈缘下10毫米或第二前磨牙冠顶前15毫米处注射2~4毫升局部麻醉药，即可成功阻滞颏神经。在无牙的患者中，颏孔的位置往往较高，有时可以摸到，特别是佩戴假牙的患者。如前文所述，局麻药无须注入颏孔内，仅注射至颏孔附近区域即有效，牵拉口唇，将下颌向下拉，有时可透过薄薄的口唇黏膜看到颏神经的唇支，唇支分布至口唇和下颌。

颏神经麻醉区域为一侧唇缘向下支颏唇沟，但有时也会导致颏前部和面颊的麻木，这取决于患者神经解剖的个体差异。下牙槽神经有分支分布至颏垫，而下颌舌骨神经也可分布至此。为了扩大颏部局部麻醉的区域，可实施下牙槽神经（下颌牙阻滞）阻滞，代替或联合颏神经阻滞，此外也可辅以局部皮肤浸润麻醉。

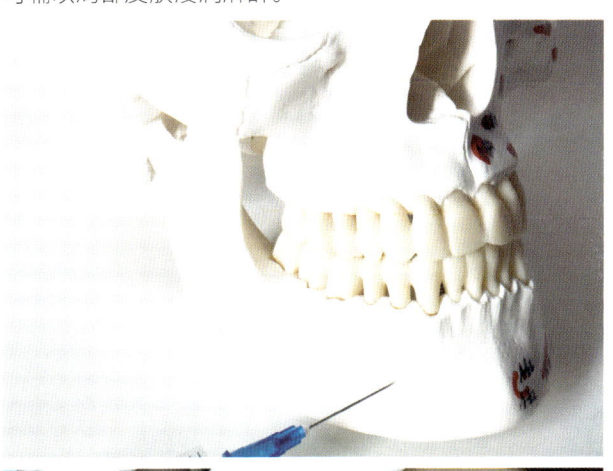

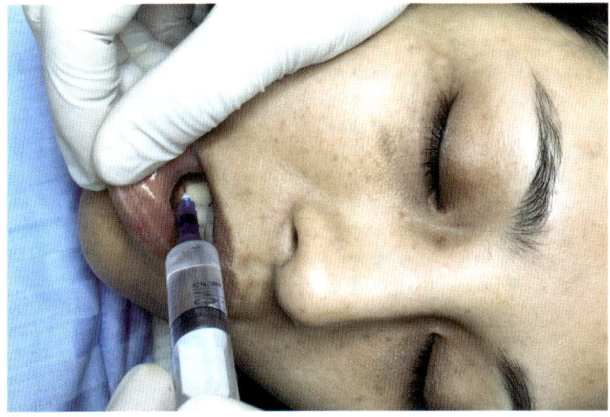

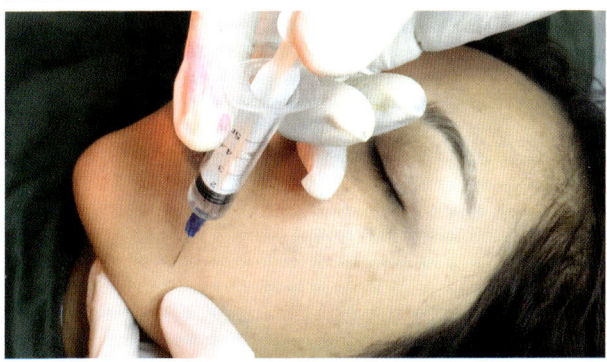

示意图3-3-14

思考：

1.成人麻醉最大的剂量标准如何核算？

2.浸润麻醉或阻滞麻醉后出现恶心、呕吐是否正常？

3.1%浓度的利多卡因与2%浓度的盐酸利多卡因在临床应用中患者的感受有什么不同？

第四节　适应埋线的麻醉技巧

埋线麻醉相对其他外科手术而言，更加简单易于操作。由于使用的麻醉方式和剂量的限制，相对来说风险系数极低。无论是表面麻醉还是局部浸润等都比较简单，在这里我们一起来分享一下。

一、心理麻醉（沟通安慰剂）

针对部分客户群体心理素质和身体素质相对较差，且为初次操作埋线的客户群体。出于对埋线的不了解或者是因为对针体的高度恐惧，往往很多患者还没有开始操作就已经放弃了治疗。这是非常常见的一种心理恐惧症。对于这种类型的群体往往麻醉的意义并不大，而是建议以心理沟通和辅导为主，配合表面麻膏长时间地敷涂。在沟通中，往往不知不觉进入操作的环节，减少了客户的心理恐惧和实际操作的疼痛。

我曾见过很多患者在看到那么多且长的针体时，还没有躺下就已经在慑慑发抖，更别提操作。所以在日后的操作中我们通常在整个操作的环节中尽量不让客户见到医疗器械和埋入的针体线体材料，甚至术后也尽量避免客户看到残留在垃圾桶内的针体。

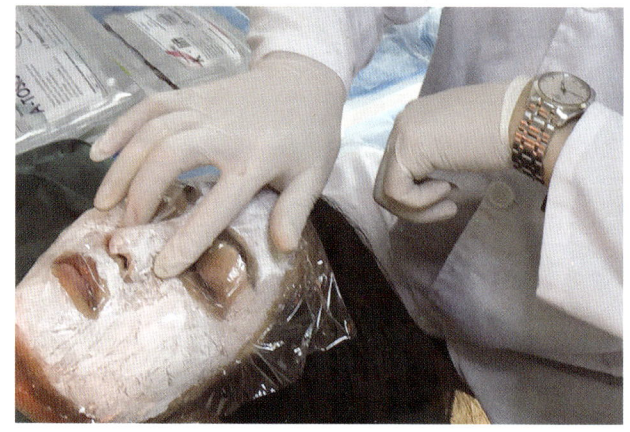

示意图3-4-1

二、埋线麻醉的综合应用

埋线麻醉的原则

（1）能够表面麻醉就不浸润麻醉。

（2）能够低剂量浸润麻醉绝不高剂量阻滞麻醉。

（3）以安全高效少剂量为基础原则，针对麻醉的方式和手法均可因人而异，无须生搬硬套。在药品的选择和应用上我们需要根据客户的情况来进行选择。

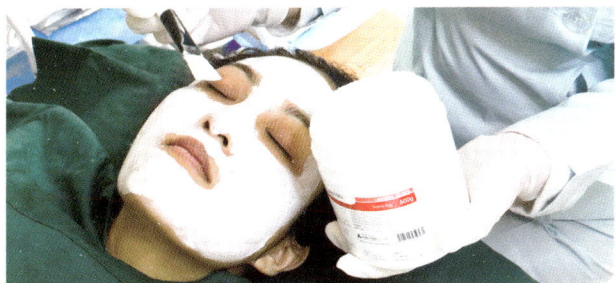
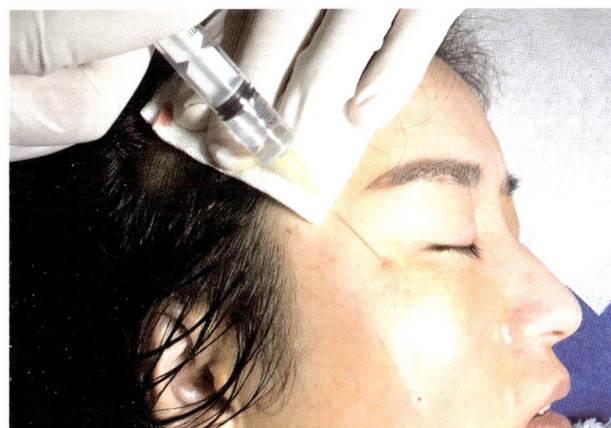
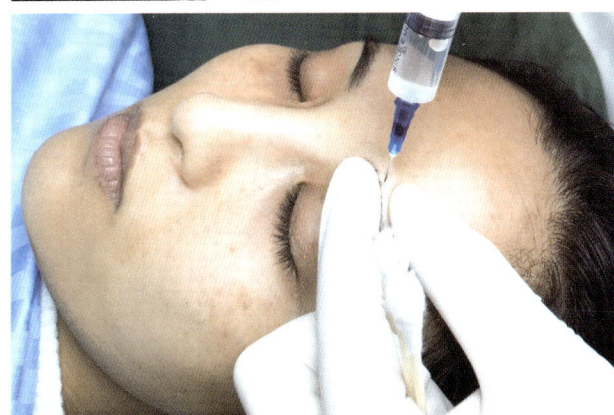
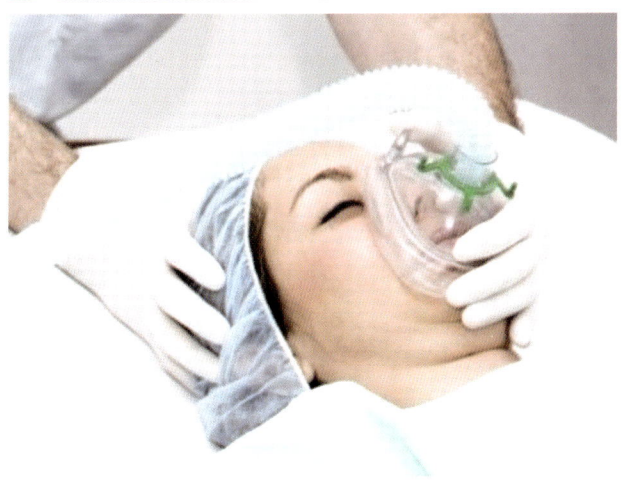

示意图3-4-2

埋线麻醉注意事项

1.表面麻醉：麻醉前15～20分钟一定要注意观察，特别是针对有过敏史的群体。在接受红外灯烘烤的时候要特别注意。在加热的过程中会加速麻膏药效的渗透，所以会出现轻度热辣、轻微痒的感觉，均是正常现象。

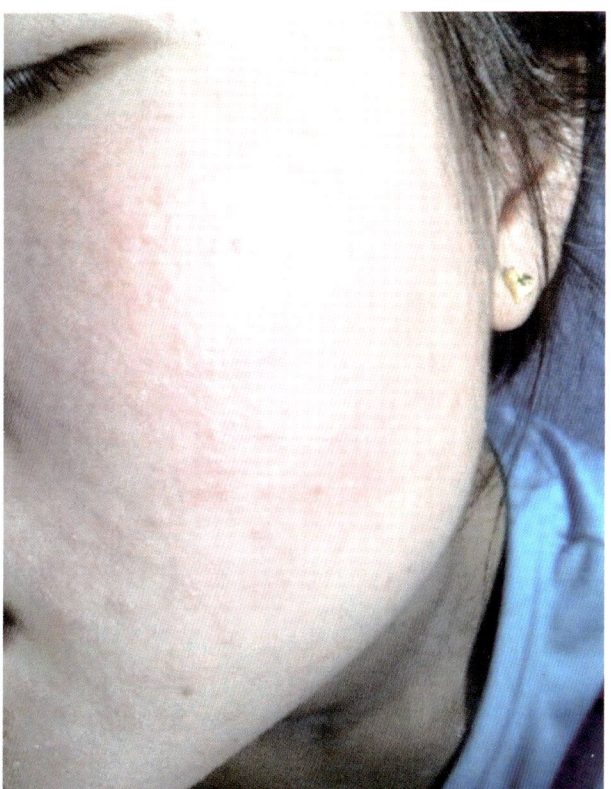

示意图3-4-3

温馨提示：红外灯烘烤可以减少麻膏敷涂的时间，大概需要20～30分钟即可。如在烘烤后25分钟再配合冰敷。操作小线基本感受不到疼痛。

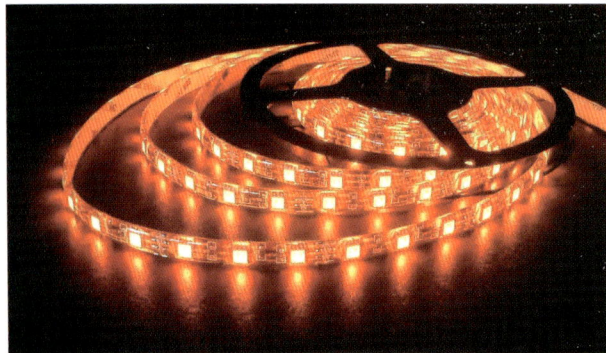

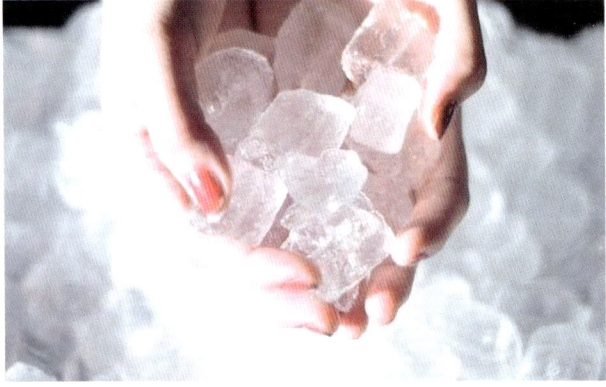

示意图3-4-4

注意事项：部分群体过敏通常在前5～10分钟就容易出现瘙痒或者火辣现象，一旦出现即可清洁表面麻膏。

2.局部浸润麻醉：建议针对疼痛敏感度进行分类（A.特别敏感的群体，在表面麻醉之后再进行局部浸润；B.疼痛不敏感者可以直接进行局部浸润麻醉）。通常局部浸润麻醉根据入线位和止线位、行线位来进行麻醉。

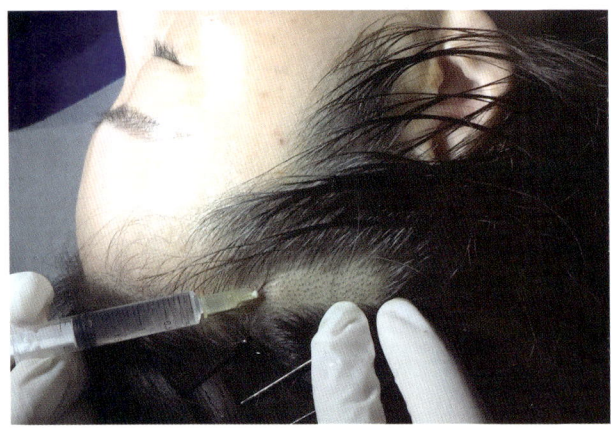

示意图3-4-5

温馨提示：很多人在局部浸润麻醉前1小时服用止痛片或镇静类药物，笔者不太建议这种方式。除非是特殊人群，在服用药物后必须交代具体服用药物的名称和剂量，避免重复或过度用药。

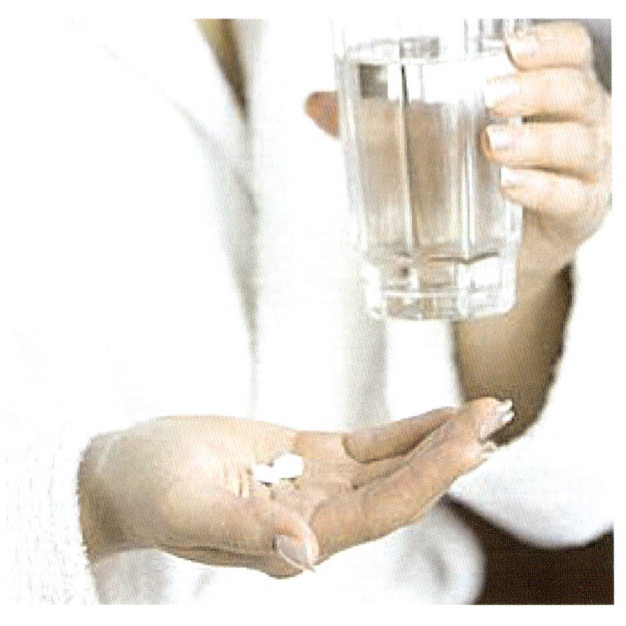

示意图3-4-6

3.阻滞麻醉：此方法有优势也有弊端，优势是阻滞效果好、剂量低、面积大，特别针对私密操作时的骶骨阻滞麻醉。而面部的阻滞麻醉的弊端是：容易出现局部短暂性、运动性表情障碍，也有部分需要追加口周、鼻周的浸润点，才能实现比较好的效果。

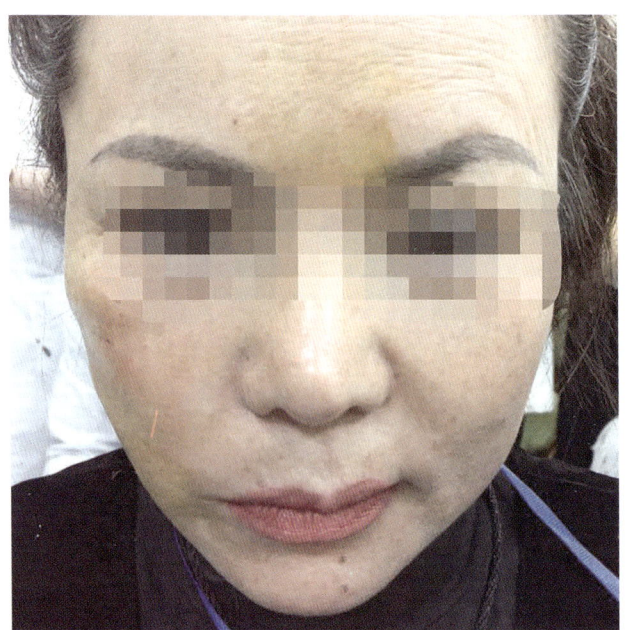

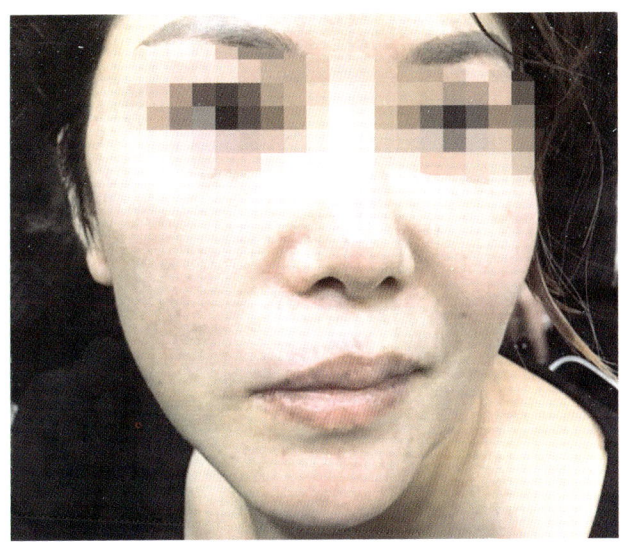

示意图3-4-7

温馨提示：针对胸部、腰腹、手臂、臀部等大面积的操作建议采取表皮局部涂抹麻醉，或配合局部浸润麻醉。不建议采用阻滞麻醉。

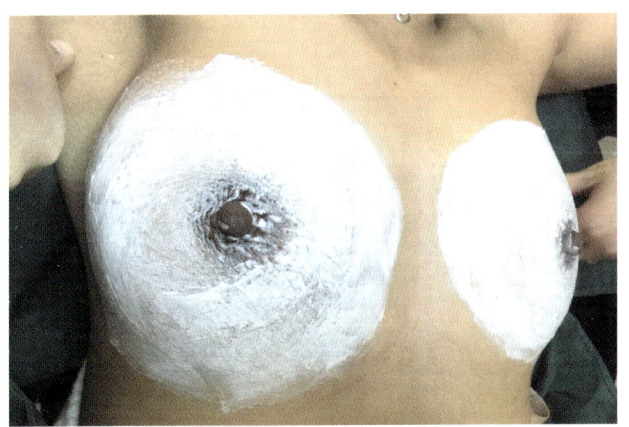

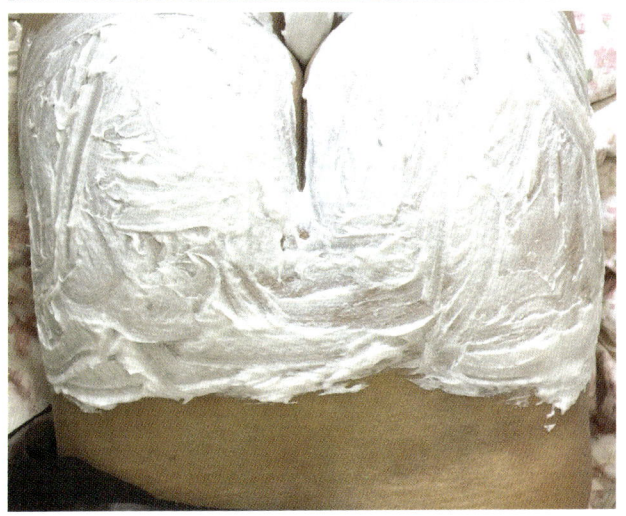

示意图3-4-8

第四章 埋线材料基础知识

第一节　常用埋线材料认识

第二节　PPDO生产程序与工艺

一、无菌生产车间（GMP和FDA药用级别通用标准）

二、生产程序与工艺

第三节　埋线线材规格参数

一、常用参数对照表

二、常用PPDO线材料

三、埋线材料部件说明

四、针体认识与改良应用

第四节　PPDO线材料的分类

一、平滑线

二、螺旋线

三、麻绳线

四、液态填充线

五、MISKO隆鼻线

六、锯齿线

1.小V线（双向）

2.大V线（双向）

3.单向锯齿线（单向）

4.锯齿螺旋线（单向）

5.四向锯齿线（四向）

七、双头线

八、溶脂线、美白线

九、常用线雕工具认识

第五节　PPDO线材特性说明

第六节　PPDO埋线适应群体与禁忌

第四章 埋线材料基础知识

第一节 常用埋线材料认识

在讲解有关埋线材质之前,我们先来了解一下市场上现在推广的几个词汇,我们很容易一眼就能判断这些材质的真实内涵以及它们之间的区别。

PDO(聚对二氧环己酮)聚二氧六环酮,聚二恶烷酮;

英文名: polydioxanone;

PPDO对二氧环己酮

聚对二氧环己酮及其共聚物PPDO、P(LA-PDO)

PPDO是一种脂肪族聚酯,其化学结构为

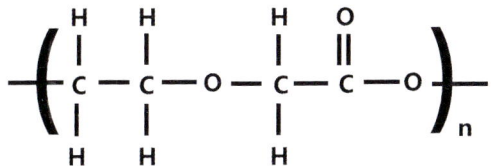

示意图4-1-1

PLA(聚乳酸)英文名: polylactic acid; 别名: polylactide;

PLLA(聚左旋乳酸)英文名: poly L lactic acid;

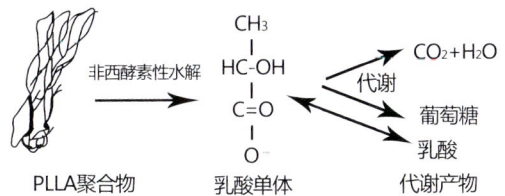

PLLA注射到组织之后会经过几个渐进性的过程
立即性作用模式:
与注射体积有关
与注射相关的水肿现象在数小时至数天后自然消除

示意图4-1-2

这两种材料系出同门,同属于脂肪聚酯类。但是这两种材料有着不同的优点、缺点,在临床应用上这两种材料亦有异曲同工之妙。我们一起来看一下:

1.第一类: PPDO(PDO)

英文为polydioxanone; 中文为聚二恶烷酮、聚二氧六环酮,又叫"聚对二甲基羟己酮"。由于这种材质在埋线抗衰的应用中能够刺激胶原蛋白的产生,所以又叫"蛋白线"。而并非在线体材质中含有蛋白质的成分。这种材质在人体内会逐步被吸收并促进蛋白的形成,与我们所见的手术缝合线非常接近(在本书中我们重点讲解应用的材料就是以PPDO材料为基础的)。

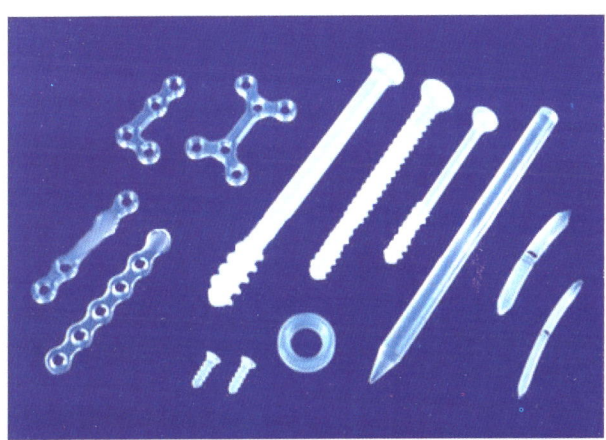

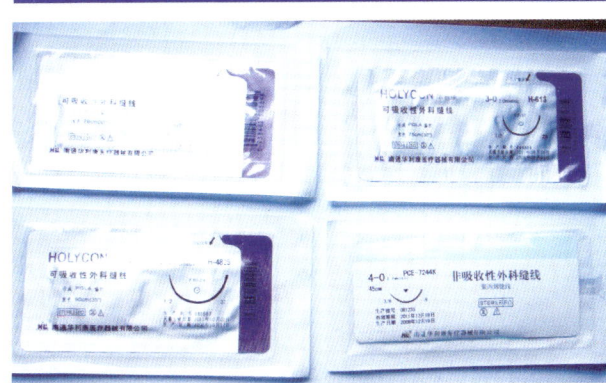

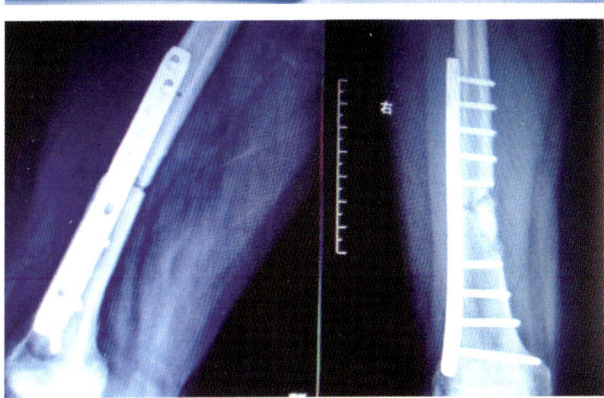

示意图4-1-3

PPDO线体植入因剂量、疗程的设置不同,其效果自然也不同。在PPDO埋线的治疗上其效果显而易见，非常迅速。与注射填充以及肉毒毒素完全不同，是无法替代的。由于其特殊的抗地心引力的锯齿提拉设计，不仅能有效地改变皮肤筋膜走向，还能快速改变神态的修正。这是注射填充剂和肉毒毒素所不能及的。但是PPDO埋线也有缺点，那就是吸收快、显效周期相对较短。所以在后续的治疗中我们通常采用以疗程设计满足3～5年甚至更久的持续效果。

目前，国内恒生与美思科已经获得国内部分批文，而产品在院线使用也比较普及。当然也有不少其他品牌正在办理批文当中。非常荣幸的是，我也应邀参与韩国某大型机构的埋线材料的新产品研发和设计，更加奠定了我对埋线材料的生产过程以及临床应用设计方案重要性的认知。

在PPDO线体应用品种中，最常见的主要有平滑线、螺旋线、麻绳线、液态填充线、双向锯齿线（大V、小V线）、隆鼻线、单向锯齿线、反向锯齿线、双头提拉线（悬吊线）等。在后面的章节中会有针对各个品种的详细介绍。

然而由于市场利益的驱动，很多的材料生产商也逐步根据市场的需求开始设计不同种类、不同成分含量的尝试性线体，比方说加入一些维生素C、消脱止、纤维素等其他多种适合市场应用的材料来改变其应用性能以及持续效果的周期。

2.第二类：PLA聚乳酸/poly L lactic acid/PLLA聚左乳酸

聚左乳酸也称为聚左旋乳酸或3D聚左旋乳酸。PLLA线体主要是采用聚左旋乳酸、骨胶原、纤维素、复合氨基酸等其他医用辅料加工成丝状或条索状线，通常大家都称之为童颜线（美国FDA批准的塑雅然，也叫童颜针）。与PPDO所不同的是，PLLA线体显效性相对来说比较缓慢，术后除了即时性的肿胀效果外基本不用考虑效果。而其显效性通常在4～6个月才逐步呈现其效果。但是相对于PPDO线来说其单次效果更加持久，单次治疗可达3～5年甚至更久。

聚左乳酸（PLLA）：广泛应用于生物组织代用品，具有高度的组织相容性，并可在皮肤内缓慢降解为乳酸和二氧化碳，并被人体完全代谢掉，无任何残留。PLLA可以有效地刺激皮肤新生成纤维细胞，分泌合成胶原、粘连蛋白、弹力纤维等细胞外基质。复合氨基酸：为新生成纤维细胞分泌合成胶原等物质，提供充足的原料供给。

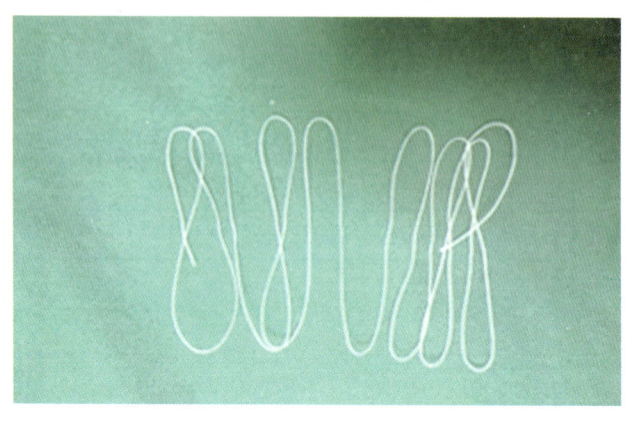

示意图4-1-4

技术操作：PLLA和PPDO操作的方法和方式也有所不一样。通常PLLA线体以较粗的空心导针引导操作的方式比较常见（其可以将一束童颜线整束植入），其效果可代替注射材料且安全性更好，效果也更加持久。同样也有采用针体将PLLA线体植入人体皮肤进行抗衰治疗，其生长有效时间长度更长，但是见效较PPDO慢，且在国内PLLA线材暂时无合法产品，所以在本书不作详细介绍和讲解。

埋线材料主要成分

PPDO线主要成分是由聚二恶烷酮、纤维素、维生素、复合氨基酸、骨胶原以及其他的辅助医用材料加工而成的。各个生产厂商根据市场需要调整不同的配方来满足市场需求。为了市场推广也有人在材料中加入消脱止等药用成分以实现部分实验性功能需求，如减肥线、美白线等。

埋线临床应用中最常见的一种材料就是PPDO线，通常在真皮或皮下筋膜以针与线的技术手法实现抗衰老治疗。通过不同种类规格的材料和线体的植入，经过分解、吸收、刺激胶原再生的一种方式，让皮肤以及腱膜系统更加紧致，改变皮肤皱纹走向。让凹陷坍塌细纹更加年轻态的一种治疗方案。在市场上我们把它叫"埋线抗衰老"。

温馨提示：韩国对PPDO材质已经在猪皮肤中进行了多年的活体实验，通过对不同部位猪的皮肤中植入不同规格的材质线体，并以相对应的区域予以编号，再通过不同时间阶段后对猪皮肤局部植入区域进行活检，并获得了大量的宝贵数据，为PPDO材质在人体皮肤中的应用提供了参照。

埋线组织学特征

(1) 埋入可被完全吸收且无肉芽肿增生，生物相容性较好，不易出现组织坏死或感染。

(2) 可有效促进胶原蛋白和弹力纤维的再生，让肌肤更加紧致呈年轻态。

(3) 可促进毛细血管的通透性，增加组织营养与血液循环。

(4) 可有效改善成纤维细胞的活性，促进皮内的胶原与蛋白的增加。

(5) 能够快速改变筋膜走向提拉肌肤，实现快速抗衰老治疗。

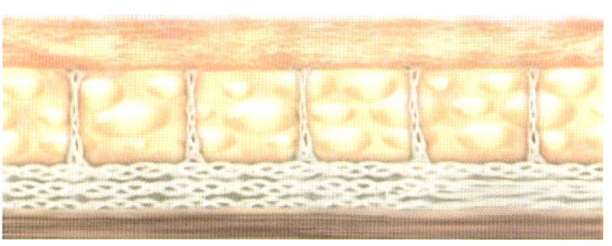

示意图4-1-6

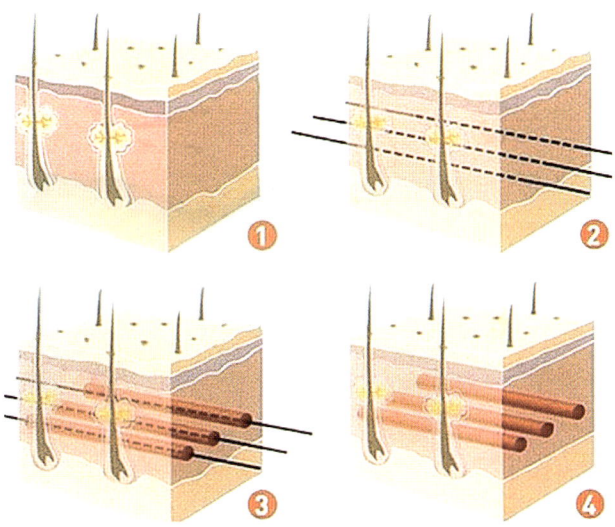

示意图4-1-5

埋线适用广泛：埋线在美容整形中的应用相当广泛，主要应用有抬头纹、川字纹、太阳穴、提眉、眉型修正、眼角细纹、眼角提升、法令纹、鼻背纹、木偶纹、颧部、颞部、口周细纹、脸颊收紧、下颌缘收紧、颈部细纹、胸部提拉收紧、蝴蝶袖、腰腹部、臀部、大腿、私密处等各个项目的应用，从25～65岁均可适用。埋线不仅可以改变肌肤胶原状态实现紧致，也能提亮肤色，改变纹理走向从而实现年轻态。

埋线抗衰优势：埋线抗衰老最大的优势是微创恢复快、见效快、可吸收降解、显效时间较长，且可以改变筋膜（SMAS）走向而提拉皮肤，故也称之为非手术小拉皮。

(1) 材质安全性高，几乎不用考虑过敏和排异率，也用于医用可吸收缝合材质。

(2) 恢复周期短：小线在3天左右，大线基本7～15天可恢复。

(3) 埋线部位可促进形成新生胶原蛋白带，与组织相互结合让皮肤更加紧致，改变皮肤轮廓与形状，让整体更加年轻化。

(4) 不仅能刺激胶原蛋白的产生，也能促进软组织的增加，让美感更加自然持久。

第二节　PPDO 生产程序与工艺

整个PPDO线体材质的生产非常严谨，无论是生产环境还是生产过程的要求非常之高。我也曾参与国内及韩国某大型生产机构新产品的设计，所以，对于整个PPDO线材质的生产，感触非常之深。在这里我们一起来看一下有关PPDO材质的生产以及简单的工艺介绍。这对我们的后续操作中材质的选择和判断提供参照，防患于未然。

一、无菌生产车间（GMP和FDA药用级别通用标准）

生产的环境、设备、管理程序决定了生产的品质，整个生产的环境、生产过程必须实现无菌操作，才能有效实现高品质的PPDO线体材质生产。严格意义来说，PPDO线的生产标准就是FDA和GMP标准的结合。

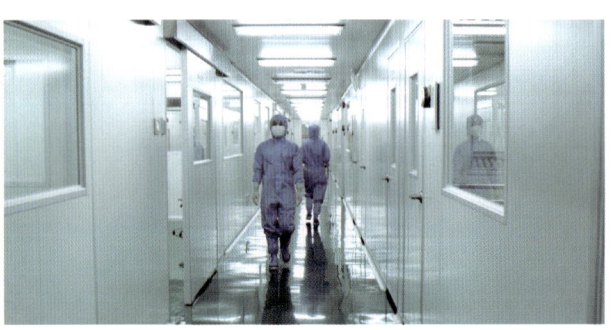

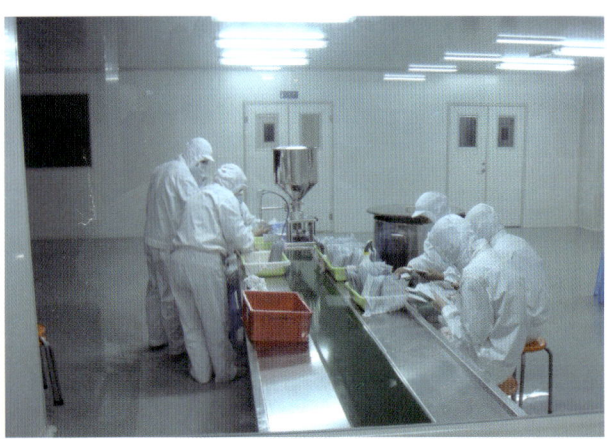

示意图4-2-1

试问大家如果您选择的是作坊式生产或加工的PPDO材料，你虽然获得的是市场产品超低的成本，但是给予患者的却是极高风险系数。试问一下，如果你埋入的是细菌、病毒携带产品，你纵使获得了高额的利润和有效的成本控制，但是你却埋下了祸根，危及他人生命与健康。这一点无论是社会还是法律均不能容忍。

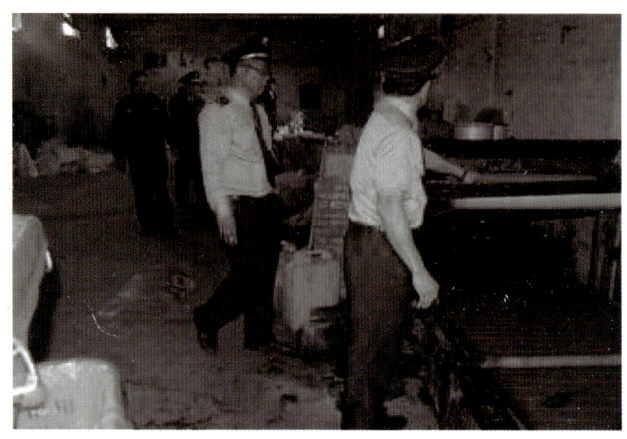

示意图4-2-2

二、生产程序与工艺

PPDO生产程序细节繁杂，据了解40多道生产程序和工艺，而我个人所了解的就有其中的十几道生产程序环节，由于牵涉到商业机密没有办法一一分享。在这里只给大家提供一般的生产程序仅供参照：

(1) 材质配方（根据需要选择不同浓度比例成分搭配）。

(2) 选材拉丝（根据不同生产工艺做成不同规格的丝线材质）。

(3) 锯齿切割（根据临床实际需要订好拉力数据以及齿向切开）。

(4) 拉力测试（切齿完毕后进行每根材质进行拉力测试，确保拉力参数符合要求标准）。

(5) 刀片切线（根据需求规格尺寸采用刀片切割）。

(6) 针体洗消（筛滤掉氧化或污染针体后，选择不同的针体规格进行洗消、除菌等）。

(7) 手工穿线（这道程序通常为手工方式操作无菌环境下进行）。

(8) 装透析袋（装铝塑袋-不封口）。

(9) 装箱灭菌（整齐装入灭菌箱进行灭菌处理：送环氧乙烷灭菌）。

(10) 真空密封（灭菌结束放入真空罐抽真空,并检测水分和环氧乙烷残留,真空每隔20分钟抽取1次,连续72小时,之后充入氮气并密封包装）。

(11) 密封包装（在无菌真空罐内完成铝塑袋封口）。

(12) 封口取出（封口完毕方可开启真空罐取出）。

(13) 送样抽检（每批做完必须留样送去检测环氧乙烷残留是否超标）。

(14) 确认出货（在检测确认完全达到标准后才能正式出货、贴标以及外包装出厂）。

从以上程序我们不难看出整个环节非常严谨,整个程序非常复杂,这不仅仅需要苛刻的生产环境与设备,还需要高素质的生产技术力量。所以造就了为什么有些商品价格昂贵,而有些产品价格低廉的情况下还保持着丰厚利润的主要原因。

在此我再次慎重地提醒大家,请选择高品质产品,杜绝人为的安全隐患,要想做到百分百的效果和安全离不开高品质的产品支撑。

第三节　埋线线材规格参数

对于埋线技术操作人员,必须了解每个埋入线体的规格以及具体使用中的参数,以便操作的灵活应用和针对性的应用范围。在没有常用规格材料时如何来选择代替的方案,这需要对PPDO线材质的深入了解。接下来我们详细了解一下有关常用美容PPDO材料的具体的参数（表4-3-1）。

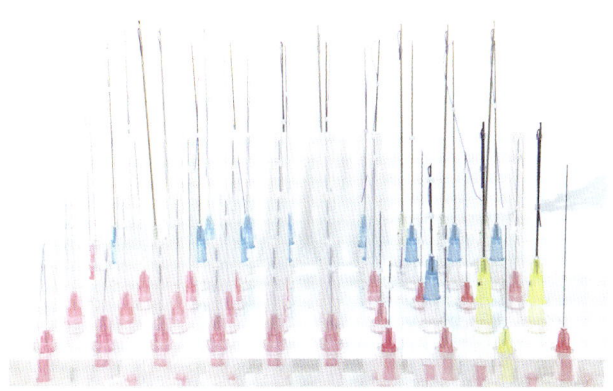

示意图4-3-1

一、常用参数对照表

1.PPDO线所使用的针体用"G"来表示针体粗细,G为伯明翰BWG线规规格,"G"越大,针反而越细。

表4-3-1　常用参数对照表

痛感较轻（创面微小）		痛感明显（创面较小）		痛感较强（创面稍大）	
29G	0.30毫米	25G	0.50毫米	21G	0.80毫米
28G	0.35毫米	24G	0.55毫米	20G	0.90毫米
27G	0.40毫米	23G	0.60毫米	19G	1.00毫米
26G	0.45毫米	22G	0.70毫米	18G	1.10毫米

针对在针体粗细的选择通常考虑三方面的因素

(1) 客户接受疼痛的程度:针越细痛感越轻,针越粗痛感越强。所以可以根据客户进行适当地选择合适规格的粗细。还有一点非常值得考虑的就是针体越粗,针对血管的损伤越明显,瘀青就越严重,术后疼痛感持续时间就越长。

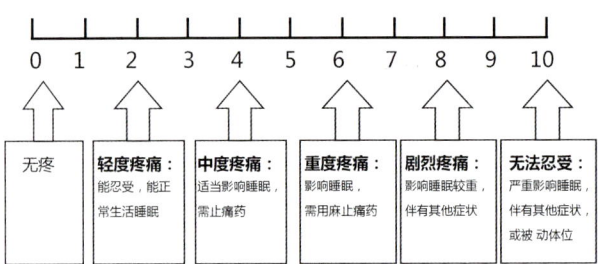

示意图4-3-2

（2）有效线体的粗细：针体越细线号越细，有效成分的含量也就越低。

（3）入针的长度与阻力：针越细越长相对越感觉柔软，偶尔也会出现折损。针越粗越强韧相对进入比较快速，而且不容易折损，越方便曲线进针的应用。

2.PPDO线体材料的粗细则用"7-0"表示，线号分别从：7-6-5-4-3-2-1-0号，线号越大，线体越细。在PPDO材质中，"7-0"号最细，"0-0"号最粗（表4-3-2）。

表4-3-2 PPDO线号表

NO	线号	线体粗细	实际线体
1	7-0		实际线体直径1.0dmm
2	6-0		实际线体直径2.0dmm
3	5-0		实际线体直径3.0dmm
4	4-0		实际线体直径4.0dmm
5	3-0		实际线体直径5.0dmm
6	2-0		实际线体直径6.0dmm
7	1-0		实际线体直径7.0dmm
8	0-0		实际线体直径8.0dmm

因为线体的粗细无法用厘米（cm）和毫米（mm）来表示，所以只能用更小的单位丝米（dmm）。由于真实使用的材质用量和针孔内径必须保持一定量的空间才能方便线体出入针孔。所以真实使用PPDO材质线相对来说会比标准线体规格来说更细。真实线体粗细实际每个生产厂家并无统一标准。而很少有操作者对于线体材质这么讲究。而对于专业PPDO埋线操作者来说，线体的线号直接决定了有效成分的含量（剂量），所以我们针对线体的选择是非常讲究的，特别是针对大面积范围使用的时候，如胸部、臀部、腹部、手臂、大腿等。线体粗细直接影响到了效果。

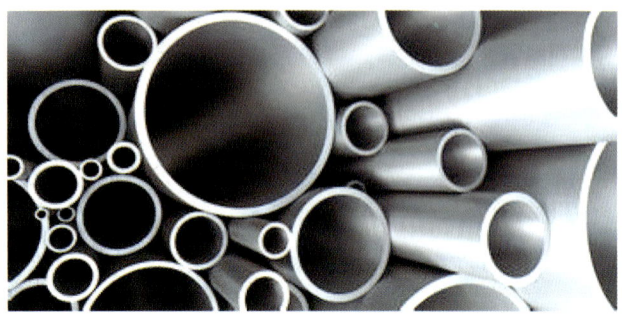

示意图4-3-3

（1）线号的生产参数和实际参数会有区别和差异，主要是其中包含"齿"与"曲线"尺寸，所以在线体设计上，很多都采用了比标准尺寸细的原则，方便线体入针。

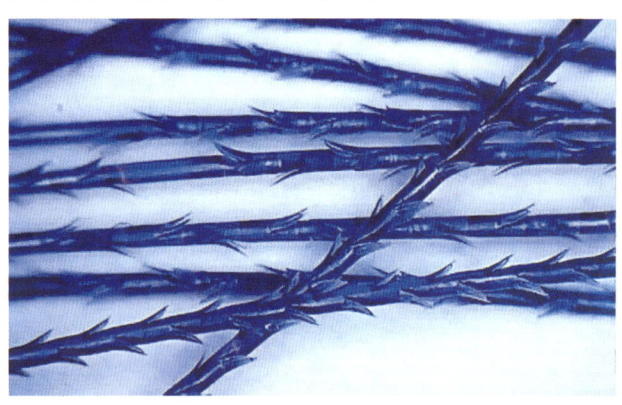

示意图4-3-4

（2）线号的粗细决定了药物剂量的多少，也决定了效果的好坏以及有效时长。

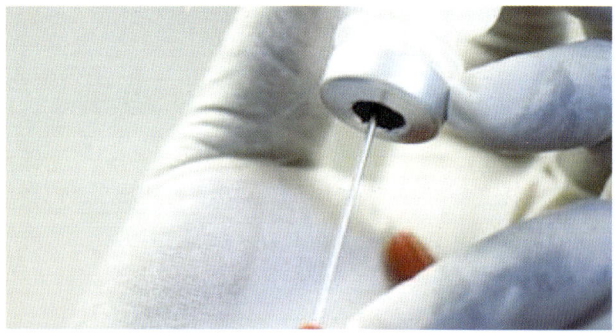

示意图4-3-5

（3）线号越粗的线相对于"齿"更好，线体更加强韧，提拉力量就更大，韧性就更加强。但是创面和疼痛感越强，而线体越细,创面越小,恢复越快,痛感越轻。

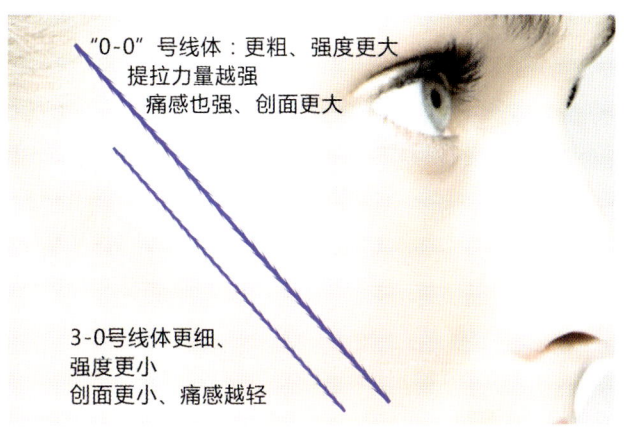

示意图4-3-6

3-0号和0-0号线的提拉(绳子负重标准)比较见示意图4-3-6。

3.针长和线长则用"毫米(mm)"表示即(毫米)。针体长度通常规格从25毫米到100毫米,而线体长度则从30毫米到160毫米,通常为平滑线、螺旋线、麻绳线、液态填充线、锯齿小V线等。我们通过图片简单地了解一下。

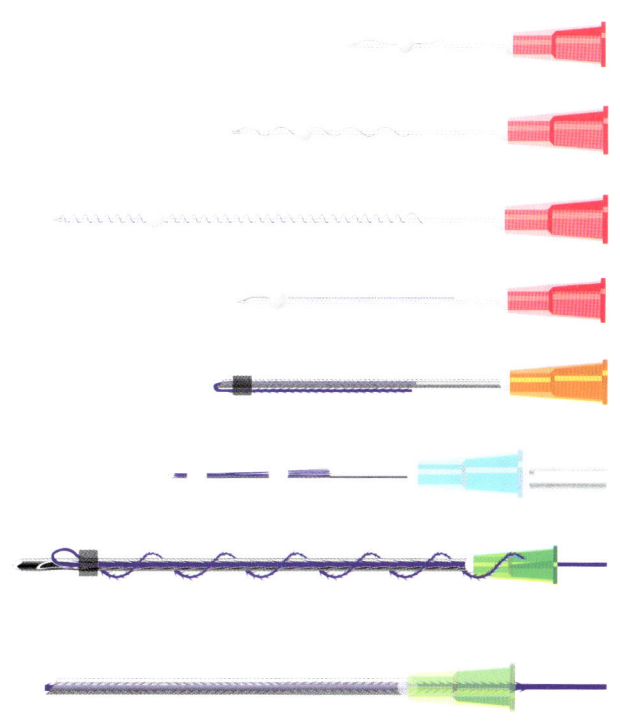

示意图4-3-7

(1)通常平滑线、螺旋线、麻绳线、液态填充线、小V线均呈内外折叠的方式,而大V线粗的线号通常在改良后只有局部折叠,或直接是以直线的方式出现。参考示意图对比。

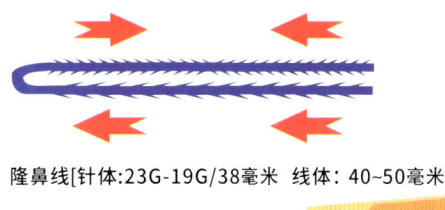

隆鼻线[针体:23G-19G/38毫米 线体:40~50毫米/2-0、1-0、0-0]

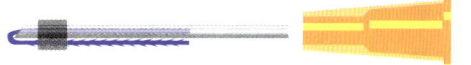

隆鼻线[针体:23G-19G/60毫米 线体:80毫米/2-0、1-0、0-0]

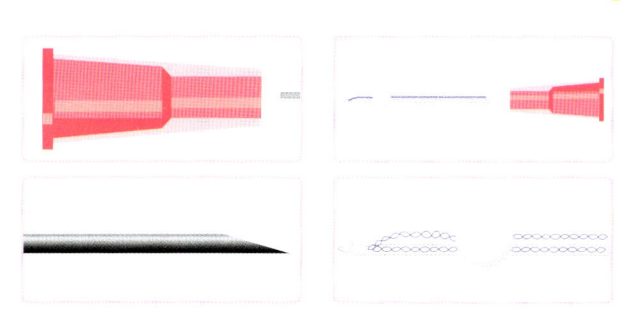

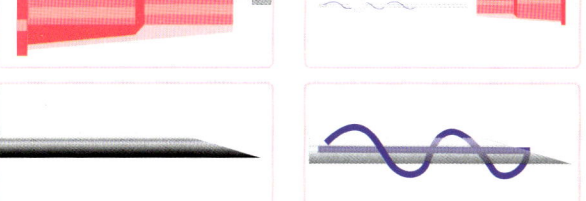

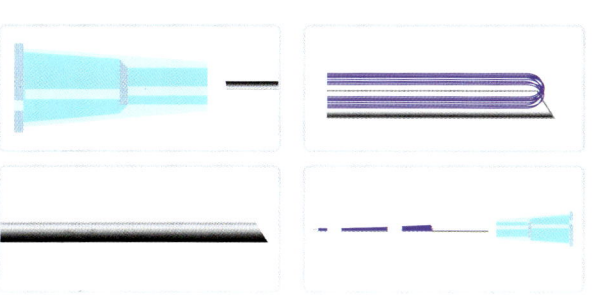

示意图4-3-8

(2)针体的长短直接决定了它内含线体长短(即有效剂量的多少和覆盖范围的长短),所以在大面积治疗的应用中长针是必不可少的规格,如23G/70毫米;3-0号/140毫米。

第四章 埋线材料基础知识

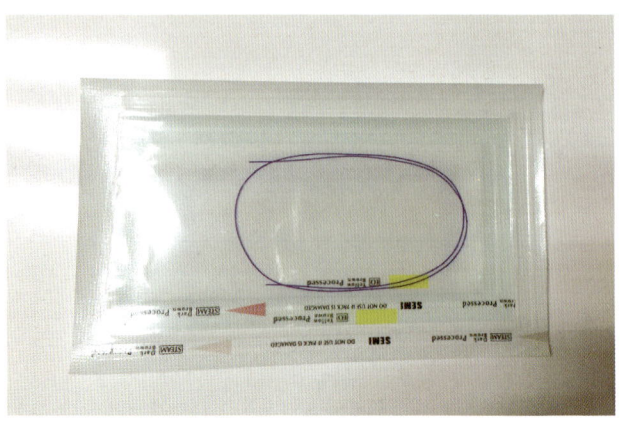

示意图4-3-9

（3）特制针体和线体则需要特殊的操作工具，在针体、线体规格之间我们发现了它神奇而不可替代的悬吊位、固定位、提拉位等。更加神奇的塑形校正轮廓非常受用。在接下来的应用中，我们会展开详细的应用说明。而大V线或提拉王类似的大长线，则是实际线体长度（即入线的实际有效长度）。线体规格从120～600毫米不等。

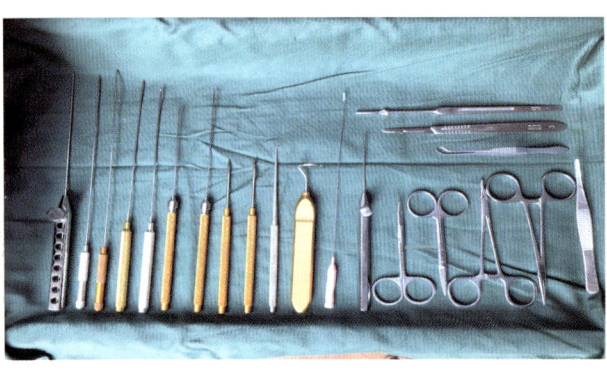

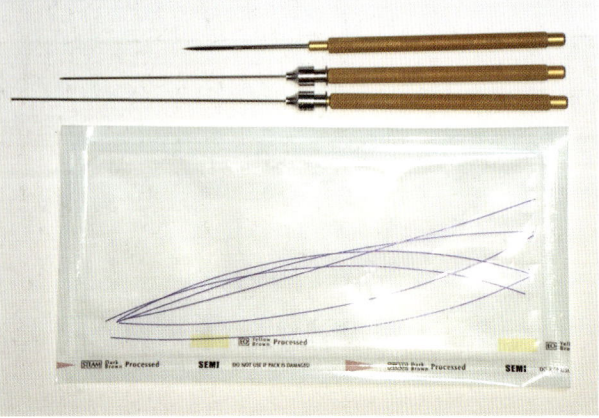

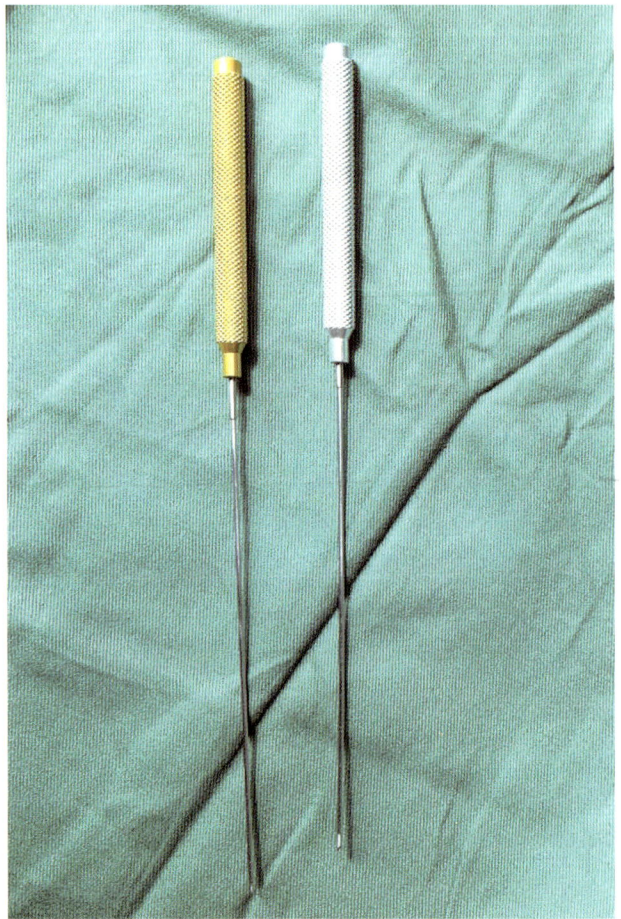

示意图4-3-10

二、常用PPDO线材料

No.	分类	针粗	针长(毫米)	线长(毫米)	线号	应用说明
1	平滑线类	29G	25	30	6-0	眶部、口唇部、鼻背部等小面积范围应用
2		29G	38	50	6-0	面颈部、手臂及其他部位
3		29G	60	90	5-0	面颈部、手臂、胸部、臀部、腰腹等
4		25G	90	150	4-0	大长线手臂、胸部、臀部、腰腹、大腿等部位
5	螺旋线	29G	25	30	6-0	眶部、口唇部、鼻背部等小面积范围应用
6		29G	38	60	6-0	面颈部、手臂及其他部位
7		27G	60	80	5-0	面颈部、手臂、胸部、臀部、腰腹等
8	麻绳线	27G	38	50	4-0	面颈部局部皱纹凹陷、手臂及其他部位
9		27G	60	100	4-0	面颈部、手臂、胸部、臀部、腰腹等
10		25G	90	160	3-0	手臂、胸部、臀部、腰腹、大腿等部位
11	液态	21G	38	50	6-0	面颈部凹陷坍塌以及私密
12	单向锯齿线	23G	60	160	3-0	提眉、提眼角、面颊收紧、局部提拉（锯齿螺旋）
13		23G	70	180	3-0	提眉、提眼角、面颊收紧、局部提拉（锯齿螺旋）
14		23G	80	200	3-0	提眉、提眼角、面颊收紧、局部提拉（锯齿螺旋）
15	大V线	21G	90	120	2-0	面颊提升、颈部、胸部等提拉紧致
16		19G	100	140	1-0	面颊提升、颈部、胸部等提拉紧致
17		18G	100	140	0-0	面颊提升、颈部、胸部等提拉紧致
18	长锯齿线	18G	165	400	1-0	面部、胸部、腰腹、臀部等悬吊提拉
19	隆鼻线	21G	50	500	3-0	鼻小柱增高、矫正
20		21G	60	80	3-0	鼻梁、鼻翼的修饰和矫正

详细的线体和针体认识参考第266、267页。

线材规格参照表，只是从我个人方面在应用的过程中建议采用的规格材料。这样通常能避免不必要的折损以及确保顺利进针，且方便不同身体部位的操作。

在针体和线体的改良上也是非常实用的一种方式，既可以游刃有余地改良，又不影响操作的速度和效果。客户的舒适性也将呈最佳的状态。

三、埋线材料部件说明

接下来我们认真地了解一下有关埋线材料的认知，在下图所示的图片中，我们必须清晰认识线材和针体的每个部件的功能作用和具体的名称。虽然针体和线体的粗细不一，但是针体的设计基本上相似，我们简单地做3款不同类型的线体介绍：1款是平滑线，1款是液态填充线，1款是大V线。

针体：通常细的针体我们称为"小针"，粗的针体我们称为"大针"。针体越细痛感越轻，针体越粗痛感越强。而且越细针体所承载的线也自然越细。而当针体比较长的时候则容易弯曲。

针柄：严格意义来说是通过针柄的颜色区别针体粗细，但是在这里我们无法用统一的标准判断，很多厂家都用各自的颜色标准，没有统一的概念。针柄的作用主要是针对不同类型需要填充注射的时候，所需要使用到的一种连接载体。

线体：通常分为两部分，一部分在针体里面，一部分露在线体外面。整个线体的长度称之为线长。线体的长短粗细由针体所决定。在下文中我们所说的有效剂量则和线体有关。

线体海绵栓：是固定线体，避免在操作时人为脱落或滑动。在操作时渗血则可以吸收部分血液让皮肤环境更加整洁干净。

针柄栓：主要是针对针管和入口进行保护，也方便管道注射使用。为防止针柄的污染针柄栓起到功不可没的作用。在大线的应用中，针柄栓起线体固定的作用。

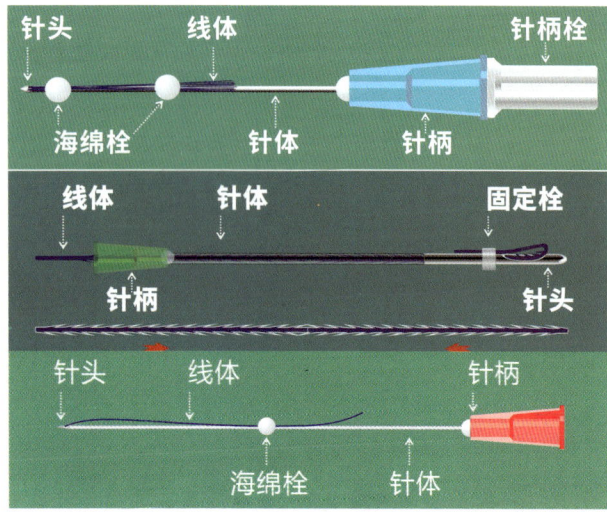

示意图4-3-11

【针头】【针体】【针柄】【线体】【海绵栓】【针柄栓】【固定栓】

针头：分为3类（锐针、半钝针、钝针），而钝针又分为两种（半开钝、圆头钝）。在下面的针体中有详细的讲解和介绍。

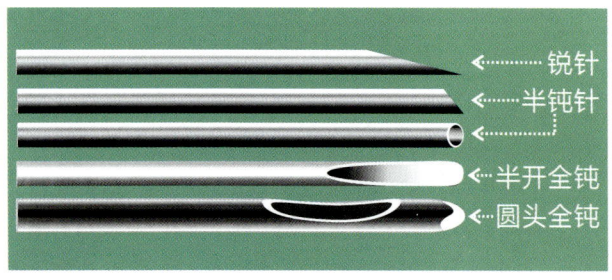

示意图4-3-12

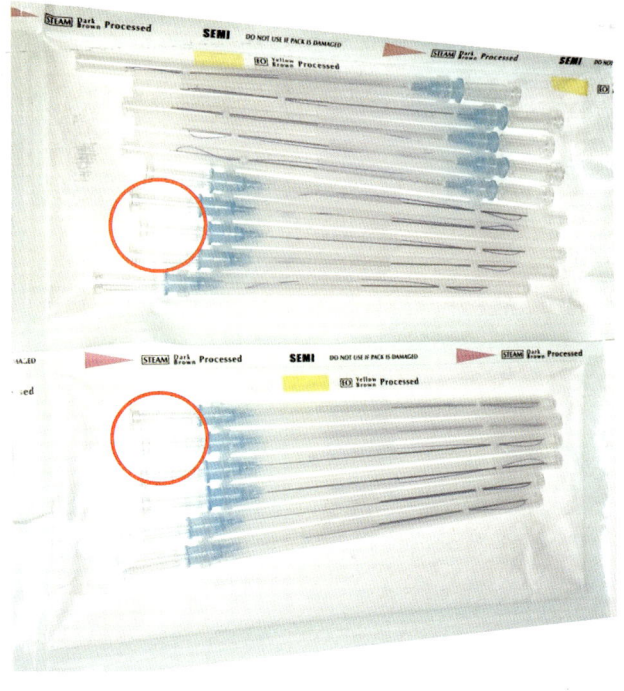

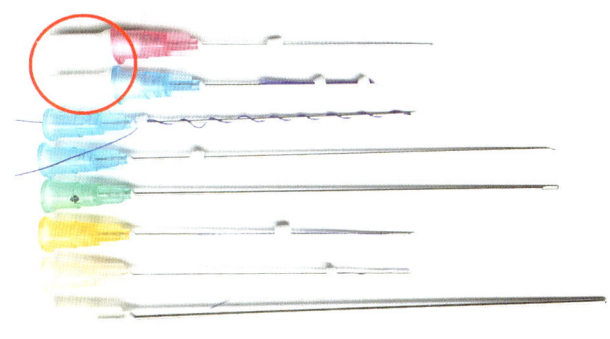

示意图4-3-13

四、针体认识与改良应用

我们在PPDO线的应用中,对针体的认识非常关键。通过不同的针体我们可以更加快速精准进行治疗。既可以有效减少瘀青,还能减少疼痛以及客户的恢复周期。同样也能增加客户的舒适性和接受程度。

适当的针体选择和改良可以让我们在操作中游刃有余,合理搭配。接下来我们认识一下不同针的类型。

针体

1.锐针

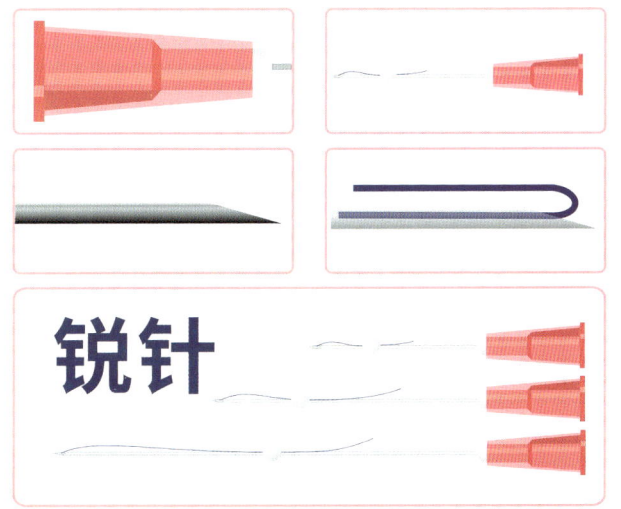

示意图4-3-14

优势:最大的优势是入针、破皮快,不需要工具介入。无论真皮还是皮下穿行均非常顺畅,可以调整进针方向和线路设计,甚至可以回抽且不带齿线扣筋膜。

劣势:容易划伤血管和神经,形成瘀青。部分群体疼痛时间周期比较长。

2.半钝针

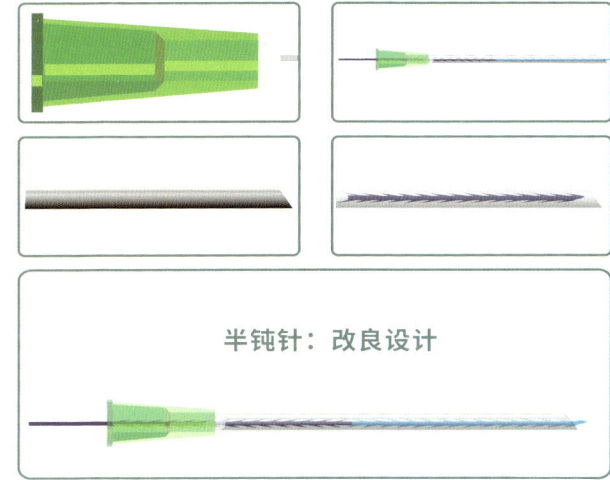

示意图4-3-15

优势:调整型改良设计,可以退针以及改变行针线路。同时无须破皮工具的介入,可以有效减少血管的损伤,减少瘀青,减少神经的损伤等。

劣势:操作需要进线退针,相对操作比常规线体难度大一些。

3.钝针

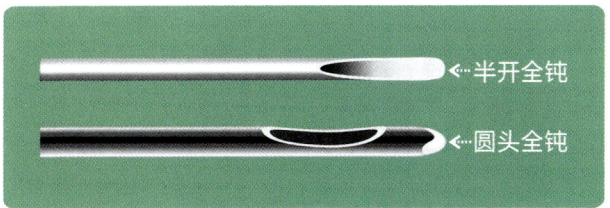

示意图:4-3-16

优势:可以有效减少血管损伤,减少瘀青,减少神经性损伤,减少疼痛周期。

劣势:小钝针入针力阻力较大,大针入针需要工具辅助。

改良应用

1.常见针体改良应用

(1)针头改良:锐针改良成钝针,通常在条件容许的情况下不太建议此种操作方式。但是在特定情况下是可以进行锐针改良成稍钝的针头，同样可以起到减少血管和神经的损伤。

准备无菌玻璃片1小块（针头向内侧曲压即可），主要针对大的针体，不适宜小针体。也可使用止血钳轻夹弯曲。

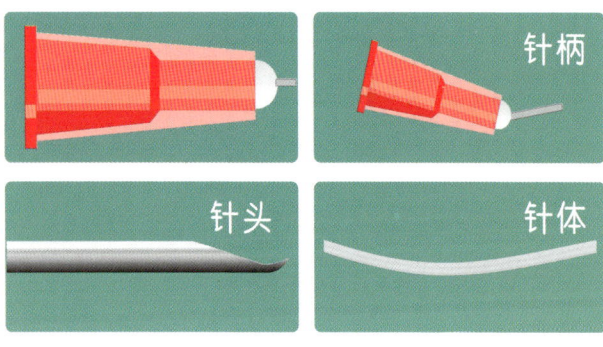

示意图4-3-17

（2）针体改良：针体改良通常有两种方式，一种是针对性的适应曲线进针避免人为压迫性组织损伤，如颧部大针改良（a.大角度弧形改良；b.小角度弧形改良），但是所有的改良原则是不影响线体的进出畅通。

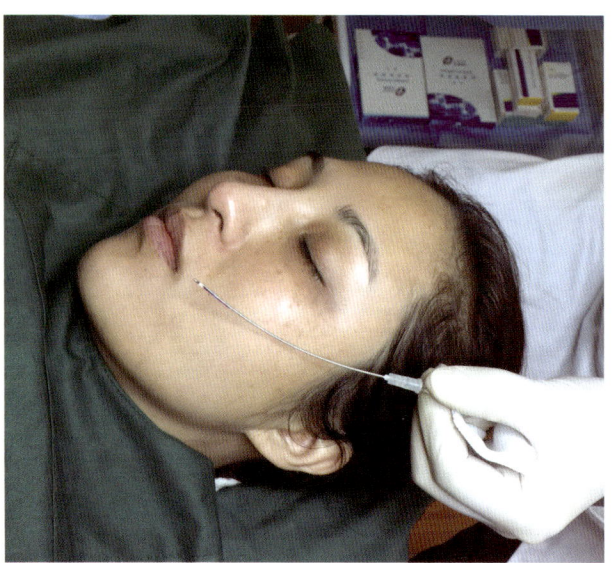

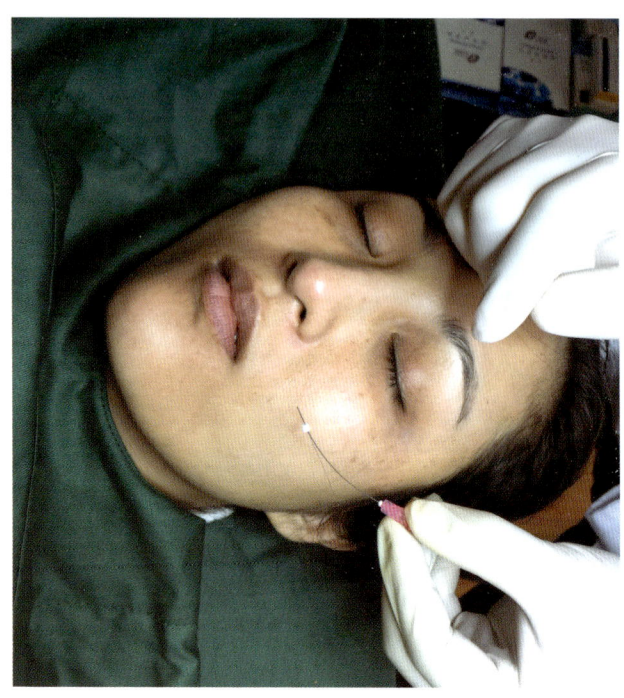

示意图4-3-18

（3）针柄改良：是为了更加适应操作部位的局限，如以下示意图，均为针柄在应用中的改良。这种操作方式最大的优势是随时根据实际情况进行适应性操作的改进。是非常常用的一种方式。特别是针对狭窄部位的操作尤为受用。

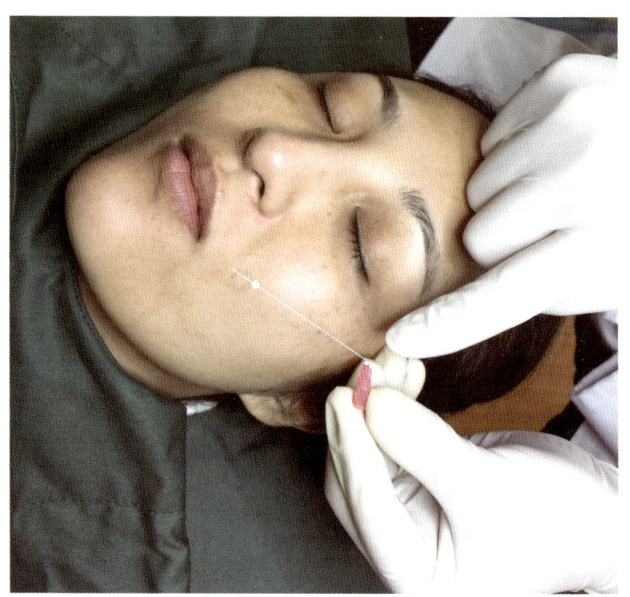

示意图4-3-19

（4）线头改良：指双向锯齿线（大V线中最常见的一种改良方式），由于大V线的针体比较粗，通常在19G-18G之间，加上针头的线体折叠基本上在17G左右的创面，这样客户的感受性非常差。所以为了减少创面降低痛苦，我们完全可以采取以下这样的方式来进行线头改良。

注意：如果线体和针体氧化，严禁操作。强行操作特别容易形成感染以及有破伤风隐患。

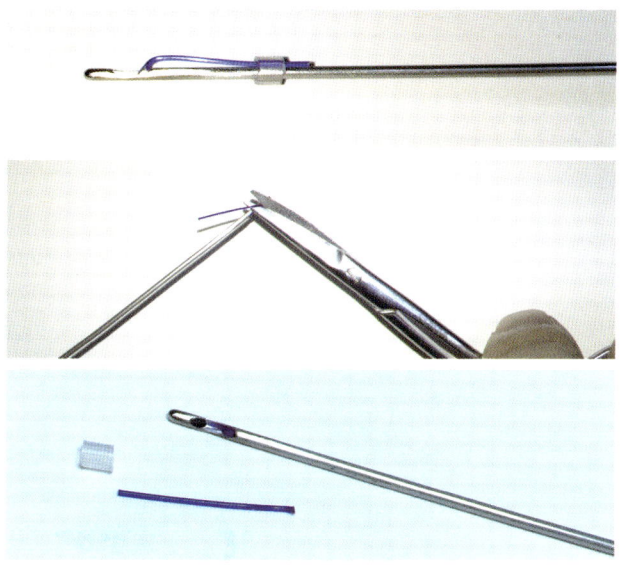

示意图4-3-20

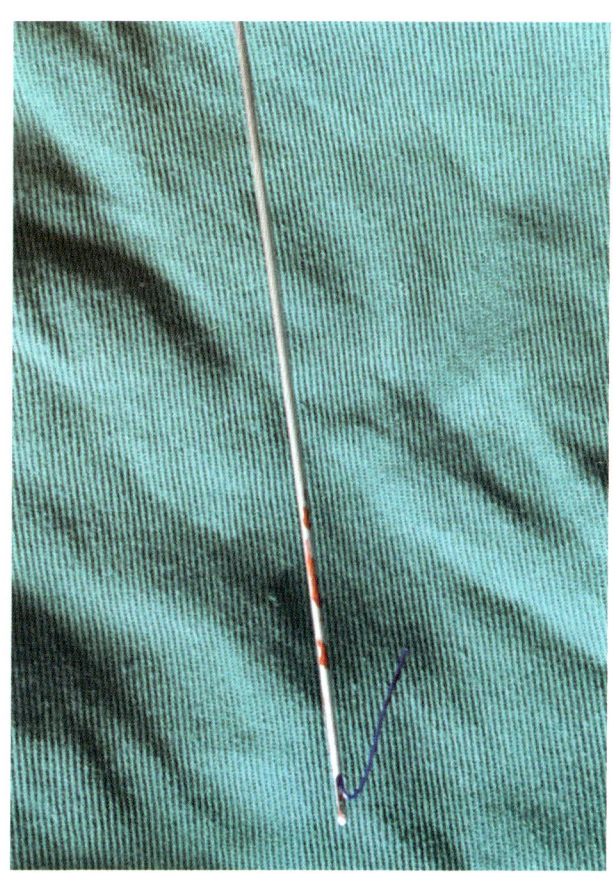

示意图4-3-22

（5）线体改良：这种改良方式最常用的是隆鼻线的改良，80%的鼻小柱线体顶出都与线体的材质没有经过改良有关系，造成压力不一致形成单独的线体顶出。所以建议所有的鼻小柱的线体必须经过改良修正检查才能正常使用。（温馨提示：所有的植入线体，必须进行事前改良和检查）

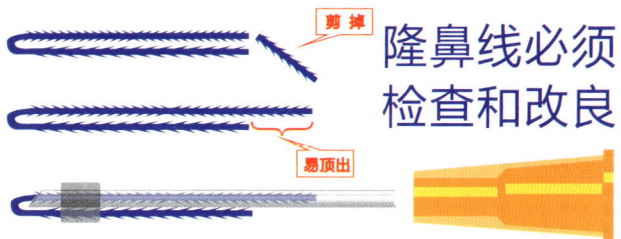

示意图4-3-21

2.常见针体应用检查：所有的PPDO线的操作必须进行检查，避免针体氧化形成针线堵塞，线体和针体要同进。

第四节　PPDO线材料的分类

PPDO线的材料非常多种多样，线材质的设计根据各个生产商的经营目的不同，所生产的品类也繁多。根据应用性能的不同我们大致分为以下几类（详细参考第266、267页）：

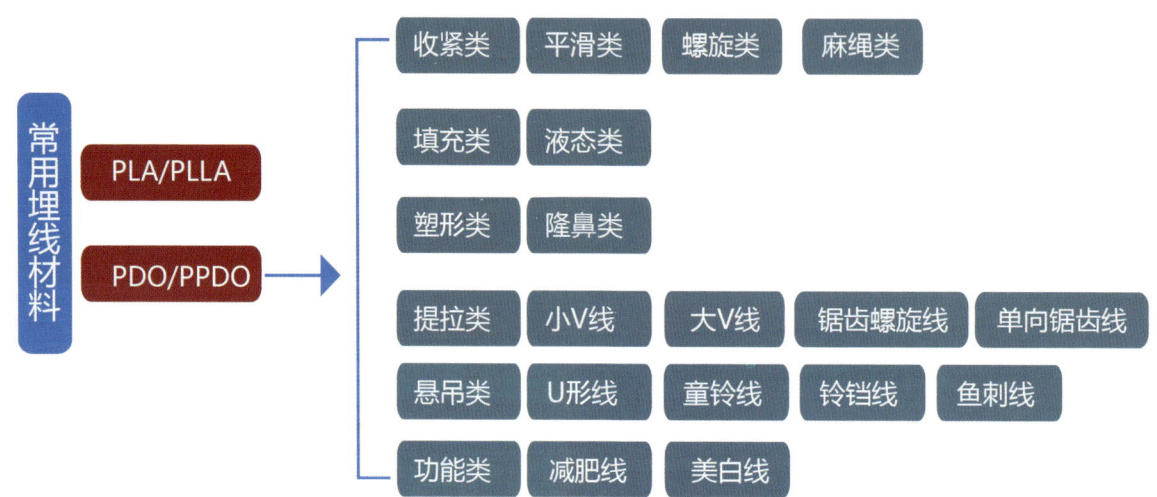

PPDO线材料衍生产品的品种非常多，应用也非常广泛。有用于骨骼、腱膜、脏腑器官的固定和缝合等多个领域。我们只针对在美容中的常用线材品种来进行简单的认识。常用的品种有以下几大类：平滑线、螺旋线、麻绳线、液态填充线、小V线、隆鼻线、大V线、大长线等。

一、平滑线

平滑线分为两种，一种是小规格平滑线，针体细、线体细、针体比较短（又叫小平滑线）。还有一种是大平滑线，针体比较粗，线体也比较粗，针体和线体都比较长。

小平滑：针体29G-27G；线号：7-5号。

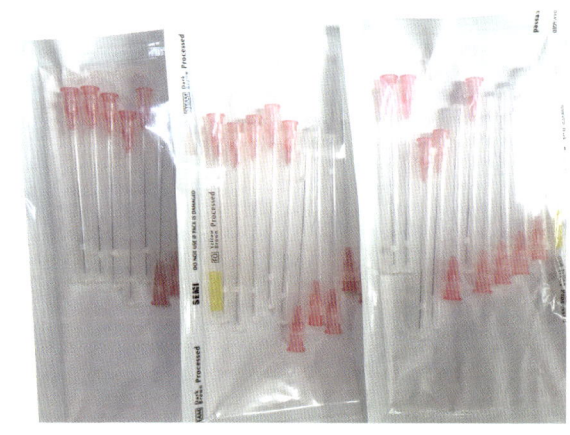

示意图4-4-1

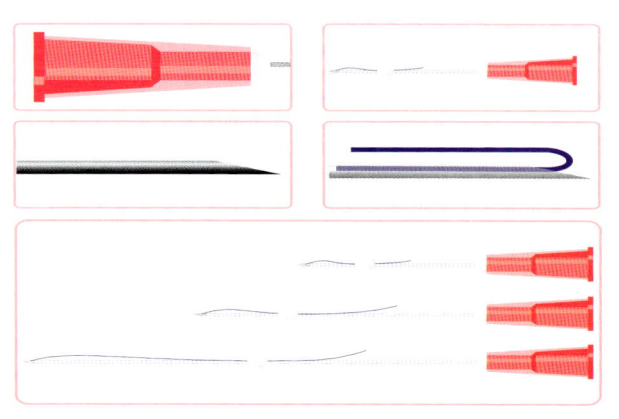

优势：a.针体和线体都非常细，入针痛感比较轻。通常通过简单的表皮麻醉均可以进行操作，且能耐受。b.操作简单，入针层次相对较浅，比较安全。c.三维设计的浅层网状结构首选平滑线。

劣势：a.由于针体粗细限制了线体的粗细，也就是限制了临床应用中的剂量。所以在使用时需要大量使用，如果少量使用效果不明显是因为剂量不够。b.针体通常适用较短规格，较长规格则格外柔软难以入针。

入针层次：通常入针选择在真皮层中底层，比较薄的皮肤在真皮底层（如眶部在真皮底层行针）。

应用范围：平滑线的应用范围非常广泛，通常所有的面部治疗均有平滑线的应用。如眼角纹、眶下纹、抬头纹、颈纹、脸颊收紧等几乎都可以应用得到。同时情况容许的情况下，身体大面积范围也比较常用。在第二次补针和修饰时基本上都采取小平滑进行修饰。

大平滑：针体26G-23G；线号：4-3号；适用于臀部和胸部腰腹以及身体各个部位。

优势：剂量大，效果好，维持时间长。

劣势：针体粗，痛感强，瘀青久，痛感持续时间比较长。

入针层次：真皮底层（或）筋膜层。

应用范围：主要针对大面积范围的应用，如胸部、臀部、腹部、手臂、大腿、腰部等应用。

二、螺旋线

螺旋线是一种特殊材质的线体，它特有的螺旋结构不仅可以有效地控制线体的位置，还能有效进行收线和藏线。针对粗细不一，细纹螺旋线是非常不错的材料。其中分为两种不同规格设计：单螺旋结构和双螺旋结构（即以螺旋线体的密度来区分）。我们大家都知道圆周率的换算标准：3.14左右。即线体缠绕的圈数越多，剂量越大，有效线体越长。我们来看以下示意图所示。

1.单螺旋：针体：29G-27G；线号：7-5号。

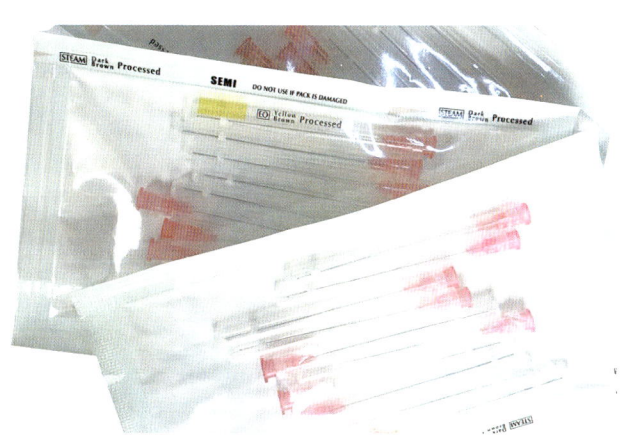

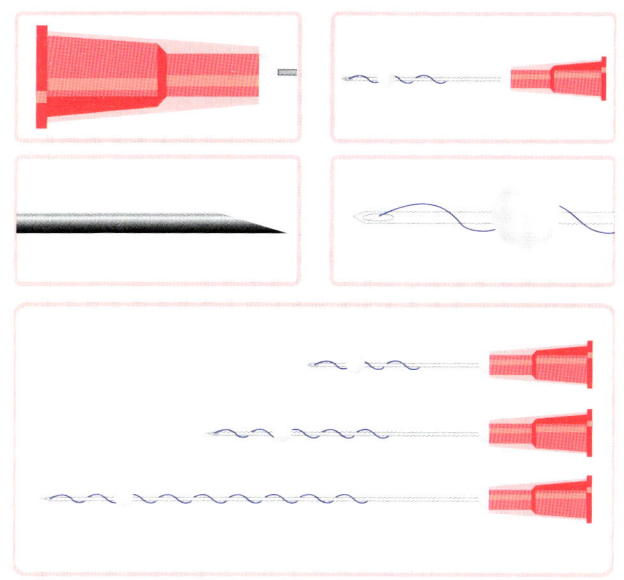

示意图4-4-2

优势：针体细，线体细，特有单螺旋结构，收紧的微调，可以调节收线聚集部位。痛感相对比较轻，麻膏后的操作均可接受。可以调节线体固定在某个位置的多少。

劣势：线体较细，剂量相对较少。同一部位使用的线体数量相对较多。

入针层次：真皮深层或真皮底层。

应用范围：鱼尾纹、小细纹、法令纹、木偶纹、眉型小修饰均可选用。

2.双螺旋：针体：29G-27G；线号：7-5号。

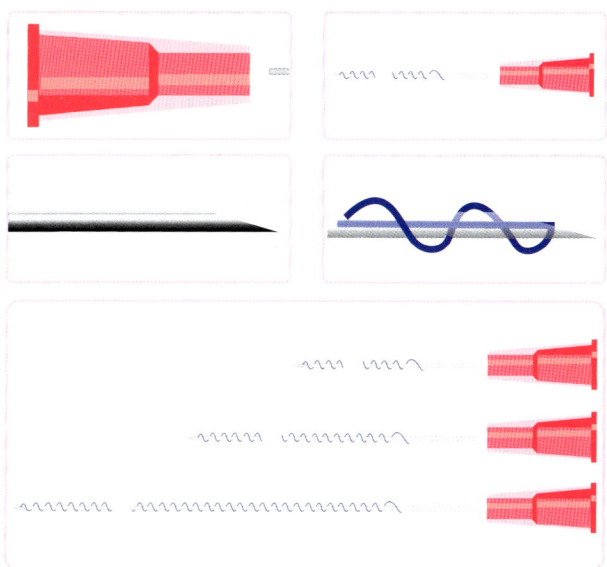

示意图4-4-3

优势：高强度螺旋结构剂量相对较大、使用量较少，且高密度螺旋可以有效针对局部收紧。效果明显交织编网，收紧力度大于平滑线和单螺旋线。

劣势：入针阻力较大，痛感较明显，部分群体需要浸润麻醉，相对瘀青比较常见。

入针层次：真皮底层（或）脂肪筋膜层。

应用范围：鱼尾纹、眶下纹、眼袋收紧、法令纹、木偶纹、小细纹、脸颊收紧、眉型提升均可适用。

三、麻绳线

相对平滑线和螺旋线来说，麻绳线是一种比较特殊的结构。它采用特殊2～3根线撮合而成一种小线体。通常为27G-25G左右。

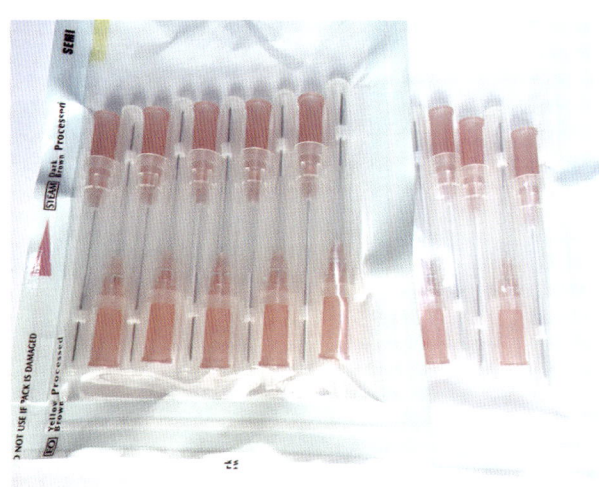

示意图4-4-4

优势：撮合而成的2～3股细线，可以更加快速地分解并被降解，其优势是效果快且剂量相对较大，适用部位比较多，面部、身体、私密、乳房等均可适用。

劣势：相对来说针体稍粗，痛感较强，通常需要浸润麻醉，规格比较单一。

入针层次：真皮深层（或）脂肪浅层。

应用范围：法令纹、川字纹、木偶纹比较深的，针对脸颊、双下巴、颈部、胸部、私密、腹部、腰部、臀部收紧者均可适用。

四、液态填充线

此线是一种特殊材质的线体，由比较多的细线体捆扎成一撮，通常由12～16根小线捆扎而成。针体、线体相对比较粗，同时剂量比较大。在实际临床的应用中，还是比较多见的，通常规格从25G-23G都有。

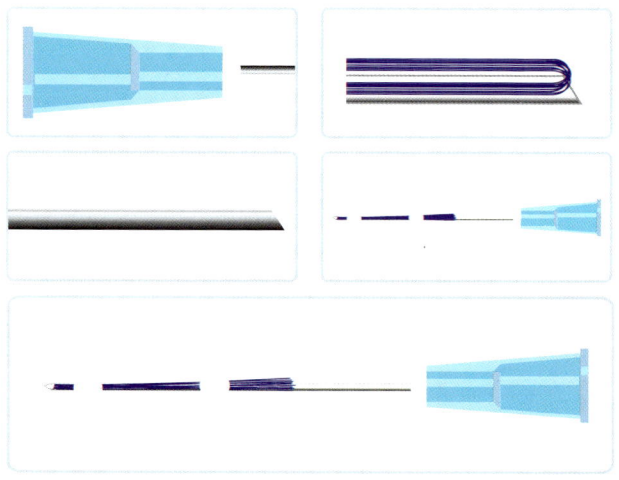

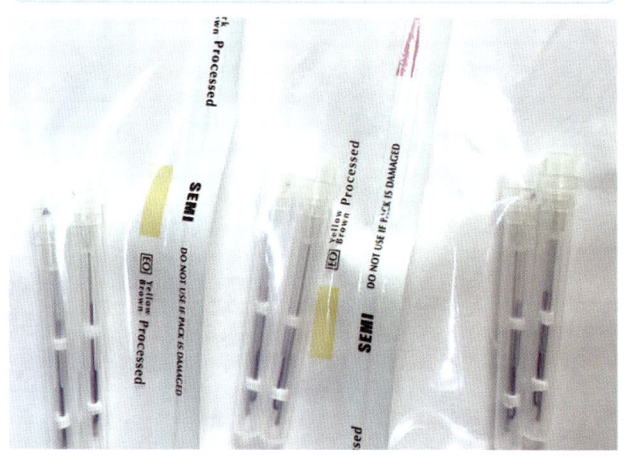

示意图4-4-5

优势：线体多，剂量大，维持时间比较长。针对凹陷坍塌断裂纹，效果比较明显，可用于局部填充使用。

劣势：入针阻力大，痛感强，需要浸润麻醉。同时部分群体肤质敏感者，后期容易发生有小范围小粉刺或单颗粒痤疮。

入针层次：建议垂直入针，在真皮层底部（或）脂肪层上部。忌：真皮层穿行。

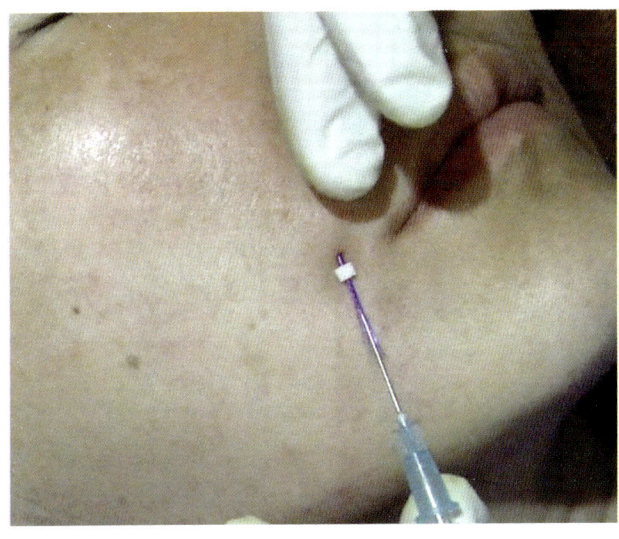

示意图4-4-6

适用范围：深的法令纹、川字纹、木偶纹、局部线条状断裂。也用于私密处阴道壁收紧。

五、MISKO隆鼻线

隆鼻线又称之为MISKO线（minimally lnvasive surgery：微创外科手术），KO是韩文鼻子的意思。每个公司的叫法不一样。但基本应用理论是，一样的材料一样的操作方式。隆鼻线不同的规格有不同的意义，治疗的效果也不一样。主要是针对针体和线体的粗细不一样，操作方式也不一样。我们简单地来区分一下，大致分为两种：一种是改良型，不需要助推器操作，另一种是未改良型，需要助推器操作。

改良型：针体23G-21G，线体：2-0，1-0，0-0三种。

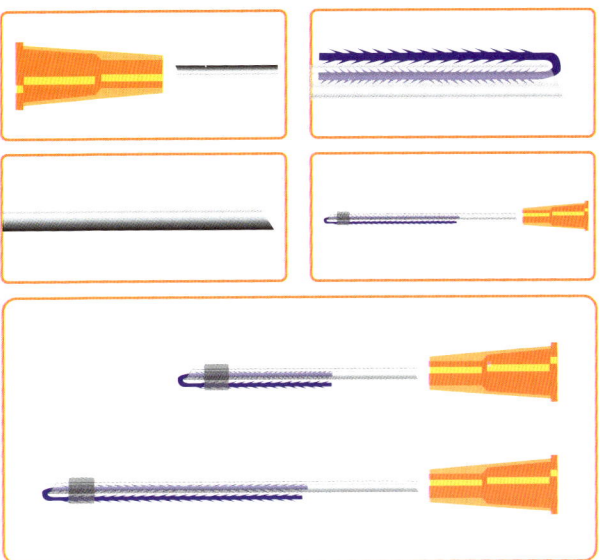

示意图4-4-7

优势：操作简单方便，立竿见影效果持久且玻尿酸无法代替。针对鼻小柱侧偏矫正、鼻小柱增高、驼峰修正效果明显。

劣势：根据线体粗细以及鼻型缺陷程度，鼻小柱存在一定概率的顶出风险。

入针层次：鼻小柱正中真皮下。

适用范围：鼻小柱增高、鼻小柱侧偏修正、鼻翼收紧修正、鼻梁塑形修正等。

六、锯齿线

锯齿线因其齿像玫瑰刺又叫玫瑰线，因其双向齿向内，在使用时有"V"形提拉，所以也称之为"V线"。为了更加清晰地表述，我在本书中把它叫"V线"。V线大致分为两种：一种是小V线，一种是大V线。接下来我们来了解一下两种不同线体。

1.小V线：针体23G-21G；线号：3-0, 2-0, 1-0等。

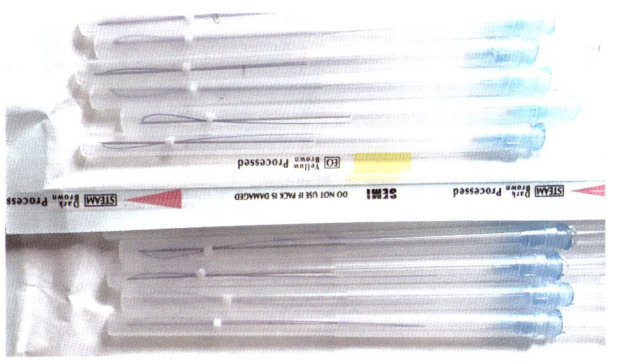

第四章　埋线材料基础知识

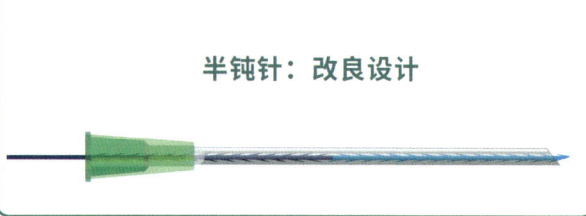

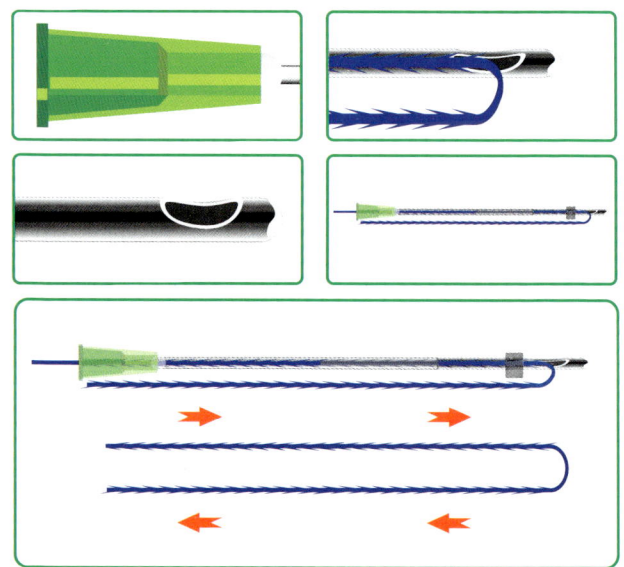

半钝针：改良设计

示意图4-4-8

优势：线体较短，提拉力度较大，双向内外齿结合效果更加具有可调整性和可塑性。

劣势：使用范围较窄，仅限于眶面部修饰和矫正，痛感也比较明显，需浸润麻醉。

入针层次：筋膜层。

适用群体：眉型、眼型、嘴型、脸颊等轮廓位的神态修饰和局部矫正。

2.大V线：针体21G-18G；线号：1-0，0-0，1号。

优势：线体粗且韧性强健，锯齿双向既可提拉又可固定，可以改变皮肤筋膜走向，使用范围比较广泛，提拉力度较大，有效时间周期也较长。

劣势：针体粗必须进行浸润麻醉或阻滞麻醉，易瘀青以及疼痛维持时间较长，对固定位的操作非常严格，否则部分操作效果不明显。

入针层次：浅筋膜、深筋膜、腱膜、韧带处等，根据实际操作的情况进行选择。

适应群体：抗衰、紧致、提拉、立竿见影均可适用。通常应用范围有面部轮廓、胸部、腹部、臀部、腰部、手臂、大腿等均可适用，是应用比较广泛的线种。

3.单向锯齿线（单向）：针体23G/60～80毫米；线号：3-0号/线长：80～120毫米。

示意图4-4-9

优势：比较细的单向锯齿线，可以将皮肤顶向某一个特定方向。

劣势：针体线体进入后即无法拔出，固定位非常特殊，使用的群体和生产商生产的数量也相对较少，很多人误以为被淘汰的线种。

入针层次：筋膜层，顶置固定位：贴骨膜。

适用群体：小范围局部矫正，身体和面部轮廓修正用。

4.锯齿螺旋线（单向）

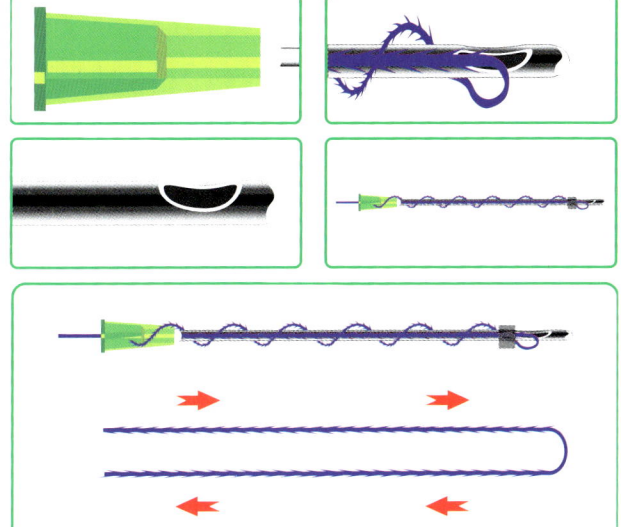

示意图4-4-10

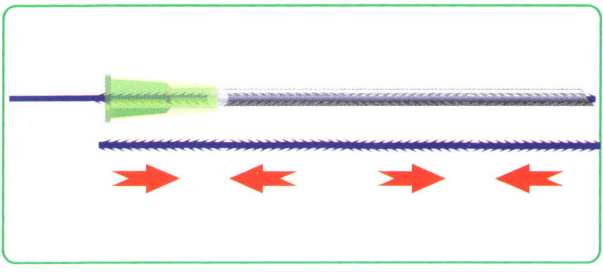

示意图4-4-11

优势：螺旋入线紧致效果好，可以将皮肤向某一个特定方向螺旋式收紧。

劣势：针体线体进入后即无法拔出，过度收紧拔出比较吃力，所以收紧效果相对较弱。

入针层次：筋膜层。

适用群体：颈部、面部以及身体其他部位。

5.四向锯齿线（四向）

优势：皮层固定效果好，入线即可固定，用于局部凹陷收紧。

劣势：针体无法提拉皮肤，只能做局部固定收紧，要求操作非常精细和对线体把握非常精准。

入针层次：筋膜层。

适用群体：面部、身体其他部位均可。

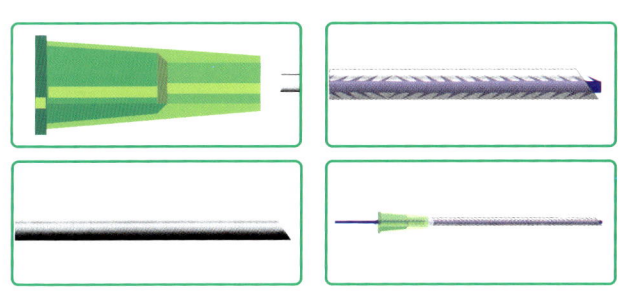

七、双头线

双头线也是我们线雕中比较喜欢的提拉线，也称之为"提拉王"。其天然固定位和提拉齿造就了提拉紧致效果。几乎可以代替小拉皮手术。根据面部轮廓的尺寸设计通常线体为400毫米、600毫米两种规格。双头线，必须要有专用的工具来辅助操作，单纯的依赖两根双头针就非常局限。

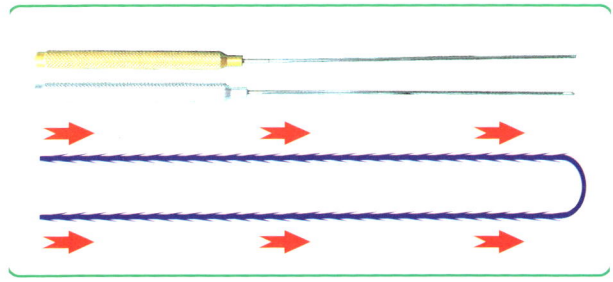

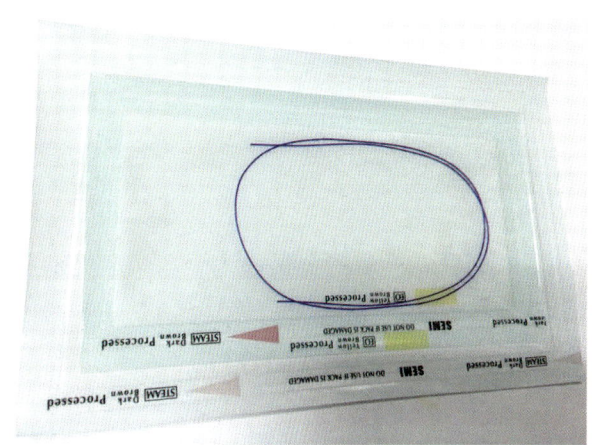

示意图4-4-12

优势：天然固定位，天然提拉齿完美结合，塑形提拉效果一流，线长足够，可适应范围非常广泛。同时线体较粗，拉力可达10千克，维持效果时间比较长：可长达2～3年，甚至更久。

劣势：针体和线体较粗，必须浸润麻醉。瘀青和疼痛时间较长，必须有专用的配套工具才能操作。

入针层次：浅筋膜、深筋膜、腱膜、骨膜等，根据实际的行针位置而定。

适用群体：极致抗衰，对松弛下垂比较严重的患者，可用于面部、胸部、臀部以及腰腹部等部位的操作。

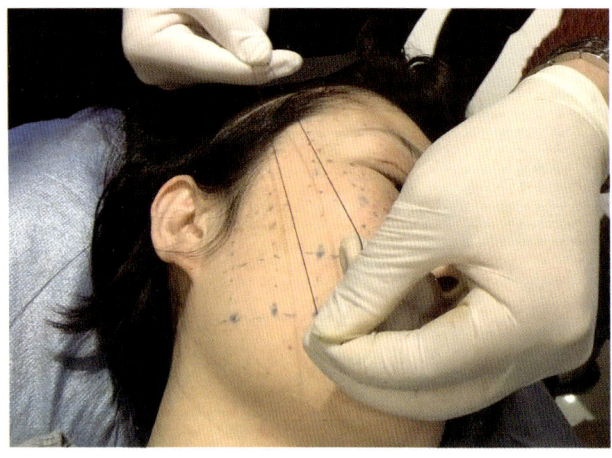

示意图4-4-13

综合概述：所有的线体均需要适应手术者的实际情况，可以适当根据受术者的条件进行修正和改良，让线体和针体以满足受术者的操作需求，切勿矫枉过正或无视规格操作。

无视PPDO规格操作的后果有：线头外漏、鼻小柱线体顶出、效果不佳、持久疼痛与瘀青等。

举例：线头外露、断线、凹陷等。

八、溶脂线、美白线

这两种线在临床上应用效果并不理想，逐步没有人用。所以我们把它称之为商业炒作手法中的"概念线"。理论和实际临床有很大的反差，笔者不建议大家使用这种类型的线体。一是效果不理想，二是增加客户的应用安全隐患。所以不建议应用，可以作为后期成熟后的一种参考备用方案。

九、常用线雕工具认识

"工欲善其事，必先利其器"，而PPDO埋线也同样需要合适的工具来配合。必须要有合适的"穿针"才能更好地"引线"。在这里我们简单地分析一下有关PPDO埋线最常用的一些工具进行讲解。

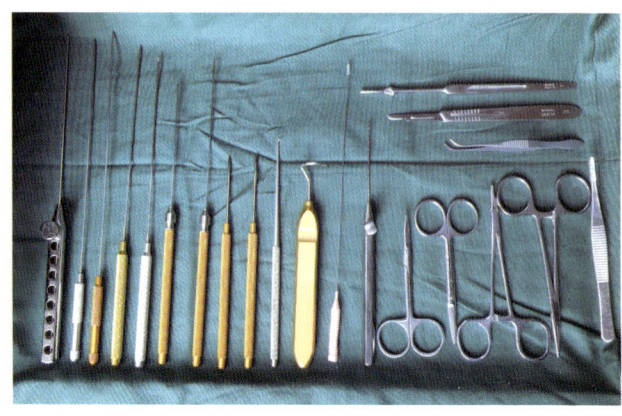

示意图4-4-14（全）

1.破皮针：胜于采用10毫升注射器或者其他破皮工具，最大的优势是专用破皮针损伤创面极少、恢复快，而且不会折损皮肤组织。采用特殊的锐钝结合针头，既不会损伤血管和神经，又有足够的硬度和韧度。

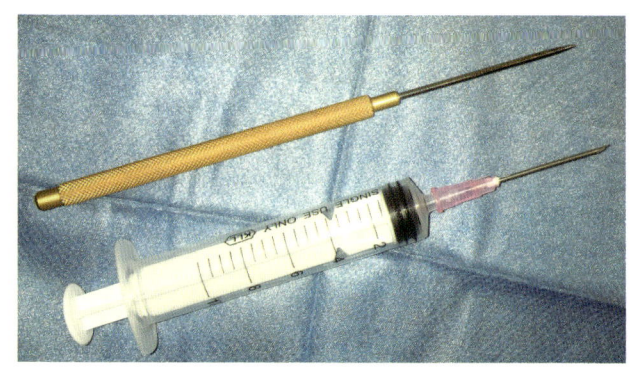

示意图4-4-15

2.金银穿针（锐钝双针）：采用"金银""空实"组合，"一钝""一锐"，且超长165毫米设计。可以使用超长线体导入提拉部位，足够满足面部、胸部、臀部、腹部、腰部等应用。

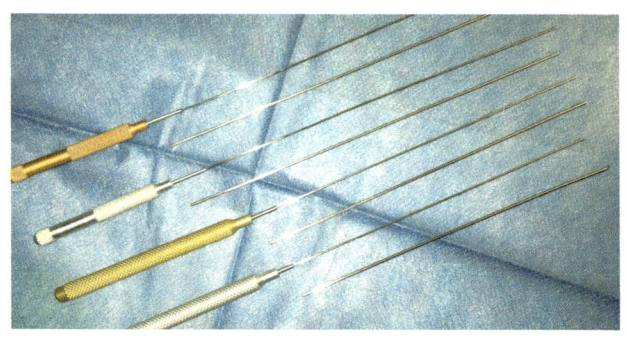

示意图4-4-16

3.小金钩导引针：主要采用粗线孔"0"号线孔设计，无须扣齿即可完全将线体导出。针体采用实心18号针头大小设计，创面小，入针快，可以成就天然腱膜的固定，让提拉的效果更加完美。

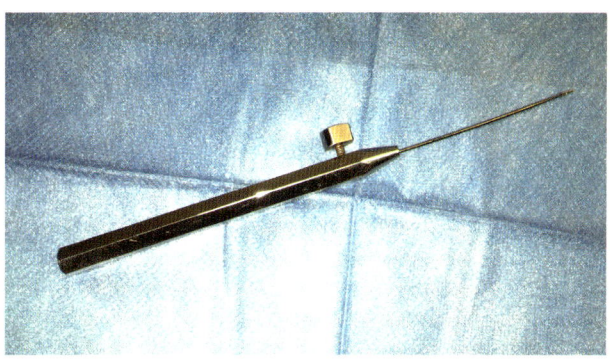

示意图4-4-18

5.手术刀：通常选用11号和15号刀片。7号刀柄比较常用。手术刀只用于针对局部顶出的修复才会使用到，最常见的是鼻小柱顶出、液态填充线体、大V线体顶出等，也有采用10号注射器，但是使用非常有限。

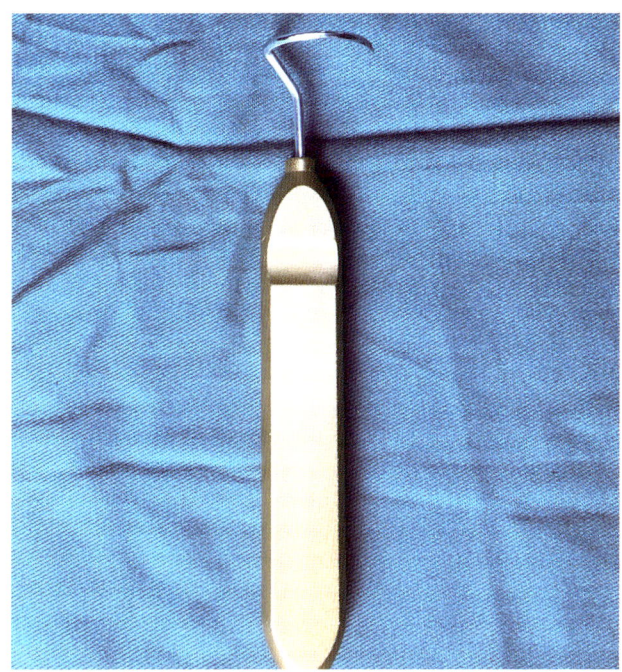

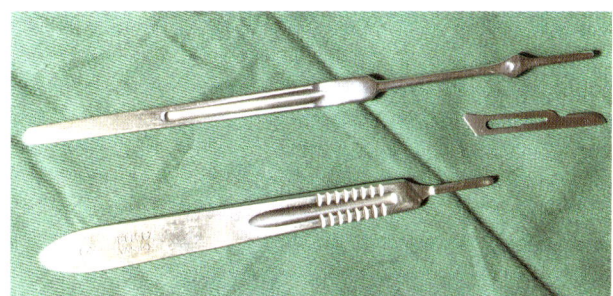

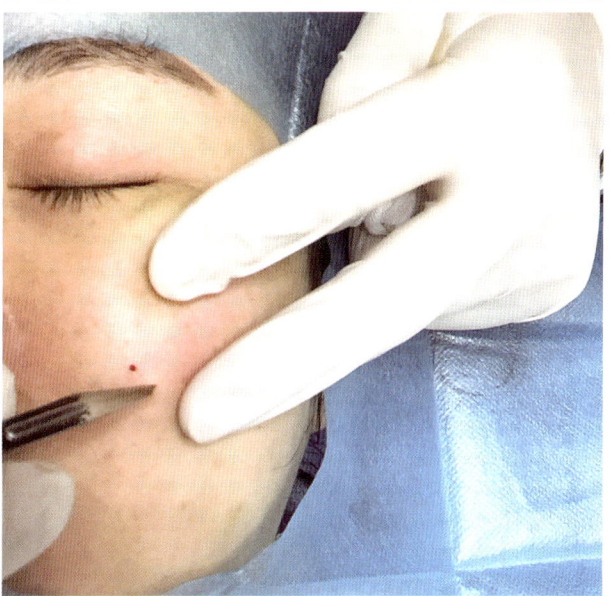

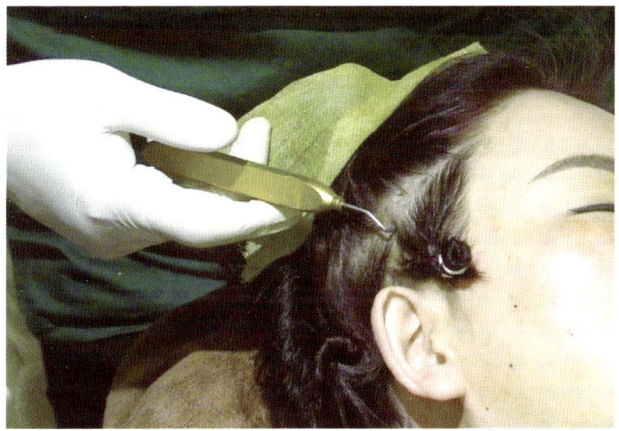

示意图4-4-17

4.长导引针：分粗细双针（即18G和17G针体双针），主要适用于比较长且无须回针，前期在悬韧带PLA童颜线的使用，而在PPDO线雕的应用中，长导引针是适用于入针松解、针对术后失败的修复最有效的工具。由于其钝头设计，可以规避血管和神经的损伤。

示意图4-4-19

6.细单凤钩针：是最常用的术后修复工具，简单方便的设计，针对顶出部位的切口，只需细单凤钩针就能精准找到顶出线体，简捷方便，速度极快，损伤极少。而且特殊的小钝头设计不会划伤血管和神经。该针主要针对线体顶出或鼻小柱线体取出使用。

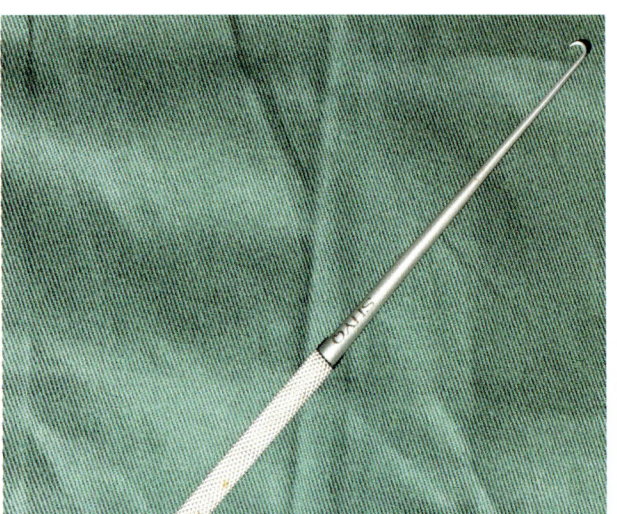

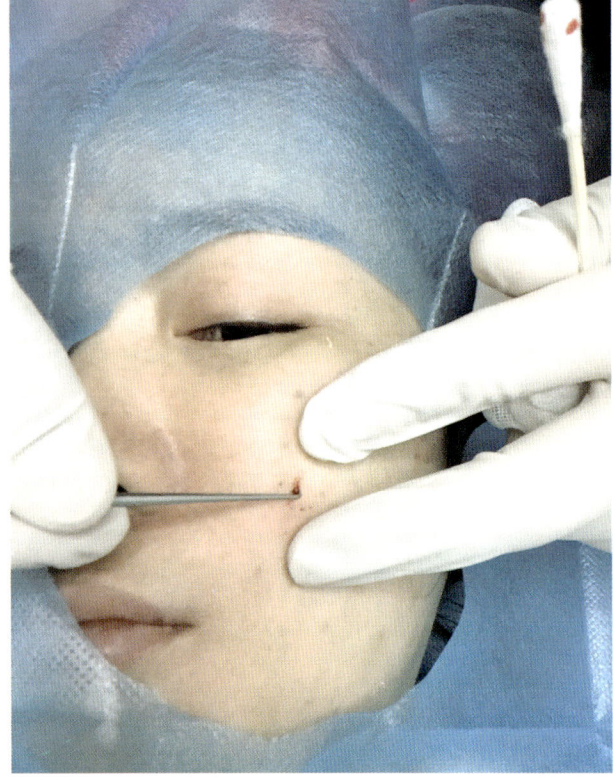

示意图4-4-20

7.其他常用工具：剪刀（直、弯两款），镊子（直、弯两款），止血钳（直、弯两款），6-0号缝合线等。这些工具平时必须准备2～3套，在操作时有足够的消毒时间。

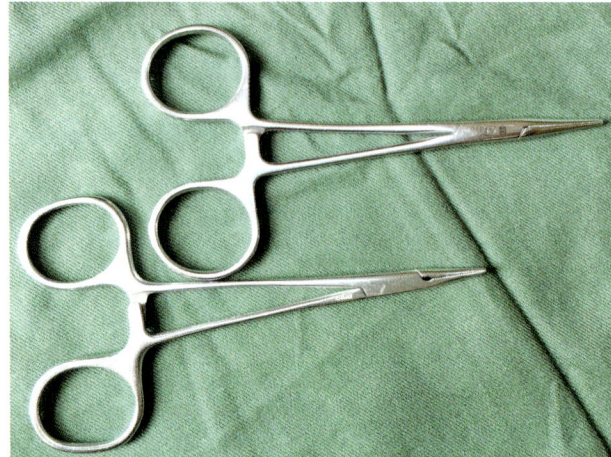

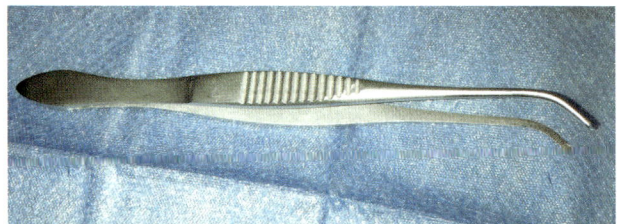

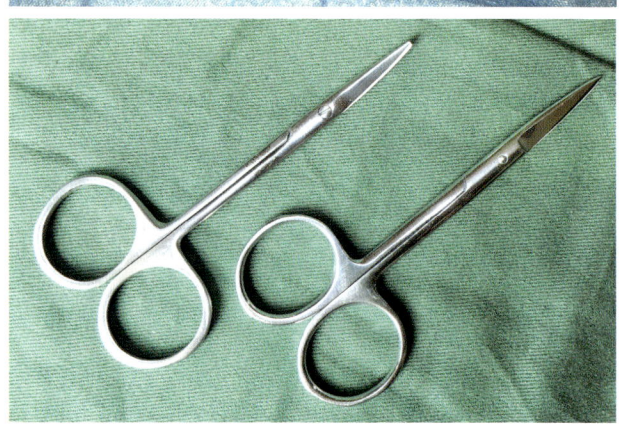

示意图4-4-21

8.金色套筒：长短两把（分锐和钝针两种），主要用于辅助双向锯齿线、四向锯齿线、单向锯齿线等材料的操作。但是由于消毒以及备用的数量要求较多，所以只有少数人在持续应用，但是这种工具临床应用非常方便。

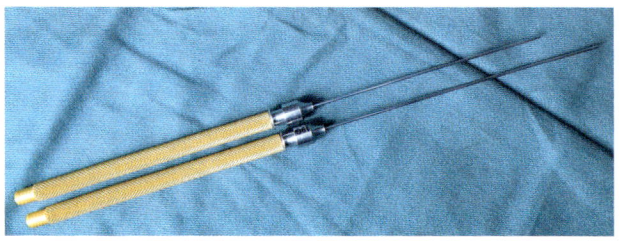

示意图4-4-22

9.专用清洁工具：当金银龙凤针和金色套筒在操作后的血液影响套筒的孔径而让内穿刺的针体无法正常进入时，这种工具尤为好用。1支可以清洁100次以上。原来用于抽脂溶脂的针孔清洁使用，后来引用到埋线抗衰老专用工具的清洁方面。

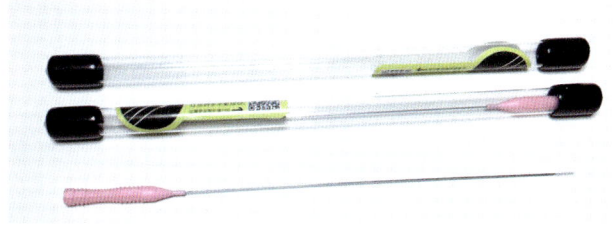

示意图4-4-23

第五节　PPDO线材特性说明

PPDO线材物理性能

密度：1.20～1.30 千克/升

熔点：155～185℃,

特性黏度IV：0.2～8 分升/克

玻璃化转变温度：60～65℃,

传热系数：0.025 λ[w/(m·k)]

PPDO线材力学性能

拉伸强度：40～60 兆帕

断裂伸长率：4%～10%

弹性模量：3000～4000 兆帕

弯曲模量：100～150 兆帕

Izod冲击强度（无缺口）：150～300 J/m

Izod冲击强度（有缺口）：20～60 J/m

Rockwell硬度：88

生物医药领域

生物医药行业是聚酯类产品最早开展应用的领域。聚酯类对人体有高度安全性并可被组织吸收，加之其优良的物理机械性能，还可应用在生物医药领域，如一次性输液工具、免拆型手术缝合线、药物缓解包装剂、人造骨折内固定材料、组织修复材料、人造皮肤等。高分子量的聚酯类有非常高的力学性能，在欧美等国已被用来替代不锈钢，作为新型的骨科内固定材料如骨钉、骨板而被大量使用，其可被人体吸收代谢的特性使病人免受了二次开刀之苦。其技术附加值高，是医疗行业具有发展前景的高分子材料。

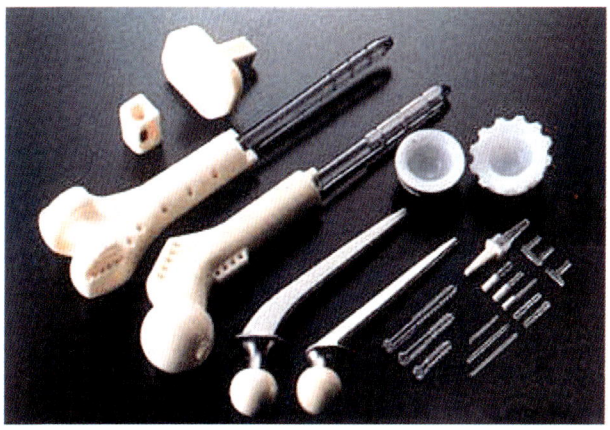

第四章 埋线材料基础知识

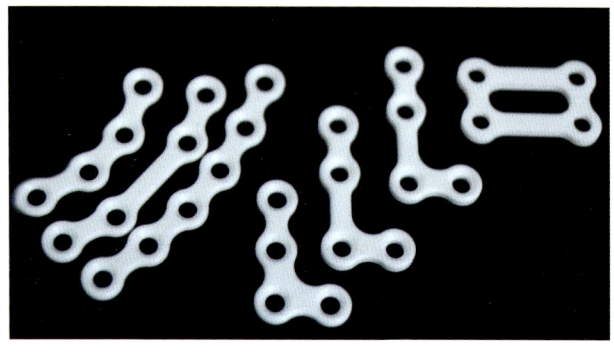

示意图4-5-1

埋线材料降解参照表（表4-5-1）

表4-5-1 埋线材料降解参照表

产品类型	降解时间	显效时间
plain catgut	~70天	3~7天
chromic catgut	~90天	3~7天
PGA	60~80天	7~15天
PGLA	80~120天	7~15天
PLA/PLLA	180~240天	90~120天
PDO/PPDO	180~240天	20~60天

目前PPDO线体材料通常分为以下几种生产工艺：

A.激光切割齿

B.3D打印齿

C.压缩成型齿

D.混合设计齿

因其工艺不一，产品物理特性也参差不齐。

> 思考：
> 1.锯齿线4:6锯齿好还是3:7的锯齿好？
> 2.大V锯齿线与双头提拉王哪种提拉效果更好？

第六节　PPDO埋线适应群体与禁忌

PPDO埋线适应的群体

（1）面部松弛、下垂、衰老、局部不规整需要修饰紧致类群体。

（2）胸部、臀部、腰部、腹部、手臂、腿部等比较松弛下垂，需要紧致的群体。

（3）面部眉型、嘴角、眼型、脸颊肥大有缺陷，需要筋膜和皮肤矫正的群体。

（4）面部轮廓提拉紧致，V脸塑造需求的群体。

（5）需要非手术类拉皮抗衰老类群体。

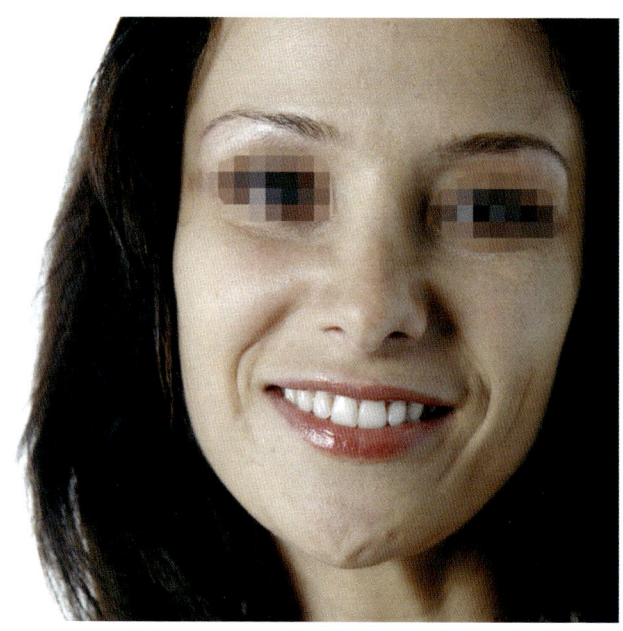

示意图4-6-1

PPDO埋线操作禁忌

（1）肌肉和皮肤松弛症患者。

（2）赘皮太多或不适宜操作的严重衰老症患者，建议手术治疗。

（3）患有严重心肾疾病且正在用药控制人群。

（4）严重糖尿病以及高血压患者。

（5）客户心理不稳定且对手术要求极高的群体。

（6）皮肤感染类患者（如痤疮、HPV、疱疹、湿疹）等群体。

（7）曾经注射大剂量的填充物硬化或正在炎症红肿热痛中的。

（8）正在生理周期以及妊娠期的群体。

（9）血液感染或凝血类疾病患者。

（10）其他疾病等不适宜操作的群体。

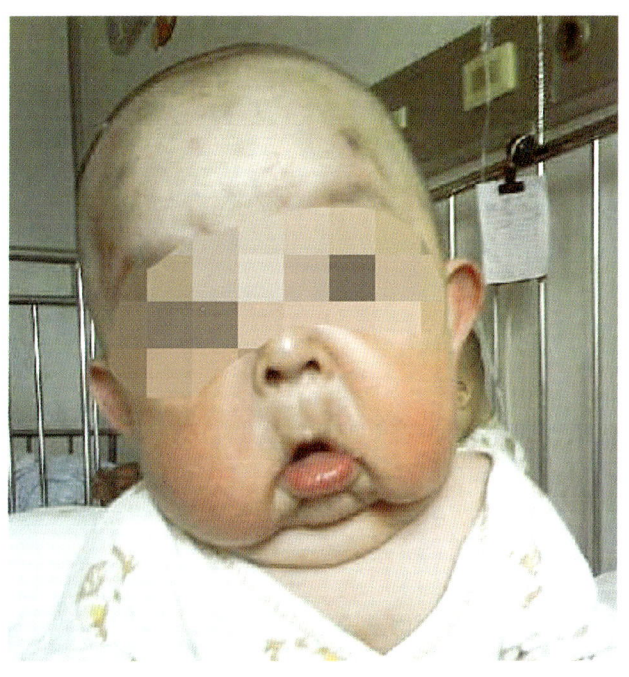

示意图4-6-2

第五章　PPDO埋线标准服务程序

第一节　客户咨询管理

一、客户需求咨询

二、效果评估预测

三、问题排查

第二节　档案记录管理

一、拍摄影记录

二、登记标准档案

三、埋线抗衰老客户档案表

第三节　术前操作准备

一、医助术前配置准备

二、埋线术前准备

三、埋线术前麻醉

四、操作前材料清点

第四节　埋线设计与操作

一、局部设计

二、医师材料配置核对

三、操作中的医助配合

第五节　埋线术后护理

一、清创与消炎修复

二、活血化瘀

三、短信提示

第六节　埋线术后随访跟进

一、壹叁柒零服务法则

二、随访存档管理

三、新项目铺垫推广

四、客户回访登记表

第五章　PPDO埋线标准服务程序

作为一名合格的医务工作者，服务态度是工作的最基本要求。标准的服务程序是为了规范医患双方的行为，保障双方的权益。

第一节　客户咨询管理

"客户咨询管理"，其目的是为了更好地规范医患之间的关系，保障双方的权益。所以在客户咨询管理上必须采用标准规范的运作程序，避免不必要的纠纷以及问题的产生。在这里我们简单地把每个程序和细节做了一些归纳和分类。

咨询即对客户诉求的了解，同时提前掌握患者有关详细的情况以及是否适合的手术方案。

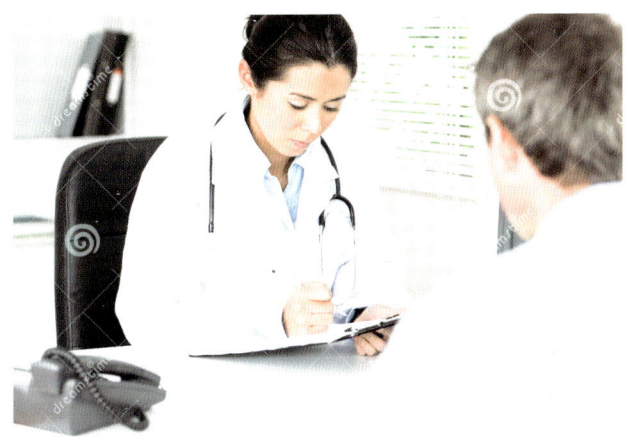

示意图5-1-1

一、客户需求咨询

很多爱美人士对消费后的期望值都非常的高，都希望花最少的钱一下子变成大明星。每个人都有美好的憧憬和愿望，然而事实是每个人受自身条件的限制，很多都在术后会大失所望，愤慨万分。其原因是对客户的诉求没有进行深入的了解，并且也没有给予很好的心理疏导和提前打压其期望值，提前做好防范工作。

1.客户基本需求

A.安全

B.功效

C.舒适

D.尊重

E.实惠

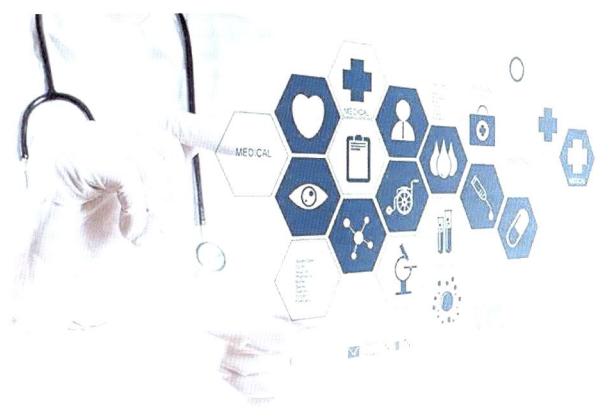

示意图5-1-2

2.客户自身条件

A.年龄：是否适合非手术方式还是其他治疗方案。

B.体质：健康状况是否合适，是否有其他慢性疾病等，药物是否适应。

C.习惯：运动、生活、起居、饮食、工作环境等必须了解是否适合操作。

D.消费：有没有足够的消费能力，没有条件也不建议操作。

E.观念：生活层次决定了对美容的观念，是过度要求还是只作为一种生活保养。

二、效果评估预测

效果评估预测是直接给予客户最真实的效果显照。我们通常采用的方式是，直接用手将现有客户的肌肤进行即时性地向上或理想位置的提拉，让客户直接看效果。

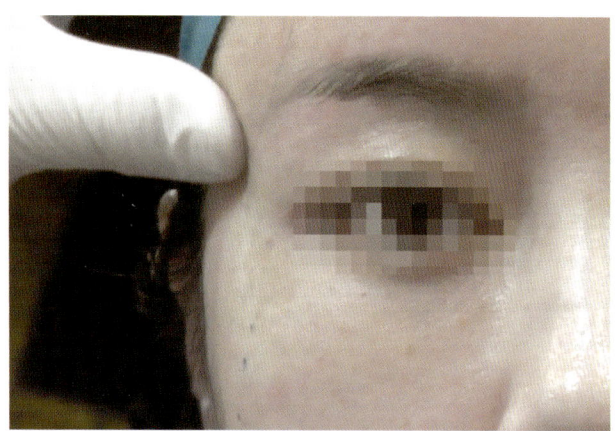

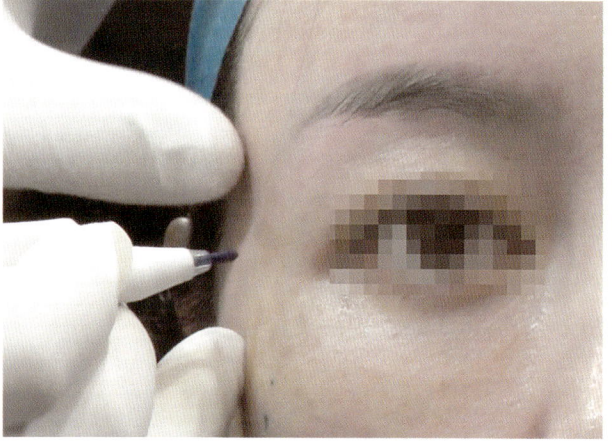

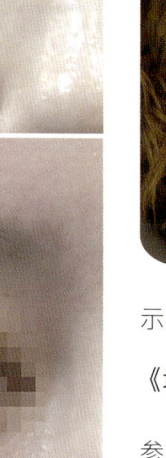

示意图5-1-3

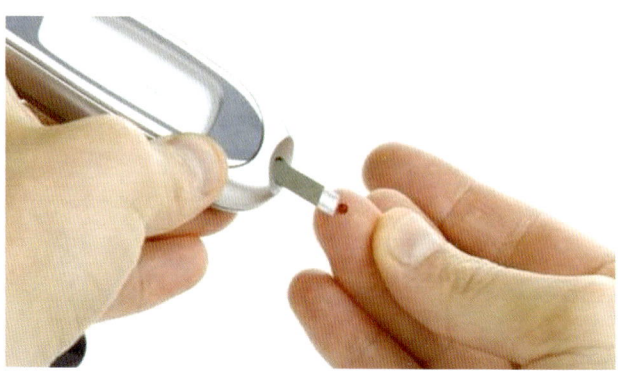

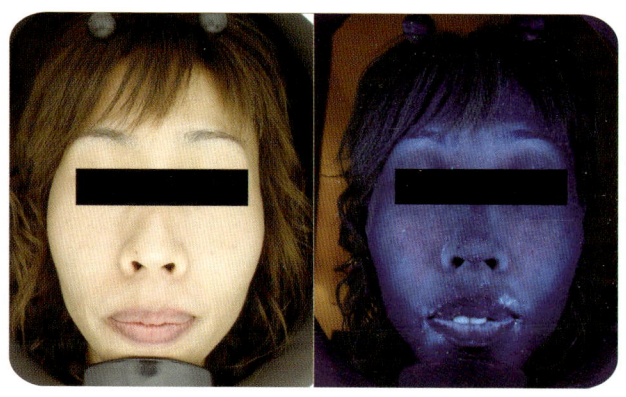

示意图5-1-4

《埋线抗衰老咨询登记表》参考第265页表格

参考第265页表格，目的是为了更加详细地记录有关操作客户的真实身体健康状况，同时也方便日后的随访工作，把握后期的售后服务工作。

三、问题排查

主要针对客户身体状况是否适应PPDO埋线的操作，是否适合进行阻滞或局部浸润麻醉，其中必须对客户健康状况做一个详细的了解，以防范不必要的风险。

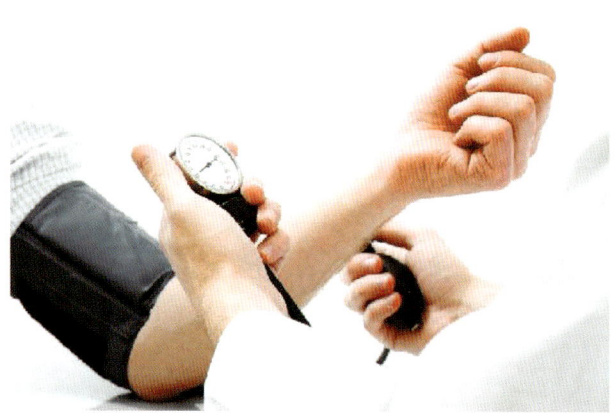

第二节 档案记录管理

在所有的客户操作中必须进行档案的记录和管理,以方便客户与医师查阅和校对,客户档案的记录管理必须遵照章程严格执行,做到每个客户在操作前,必须进行不同角度的拍照,术后不同角度的拍照,恢复后的1~2个月的随访以及不同角度的拍摄,客户心理动态以及效果评估均需要做详细的记录。

一、拍摄影记录

在客户确认操作时,首先要进行的是:正面3张(向上、向下、水平)拍照,侧面4张(左侧45°、90°各1张,右侧45°、90°各1张),存入电子档案以及打印版档案,如下参考示意图。

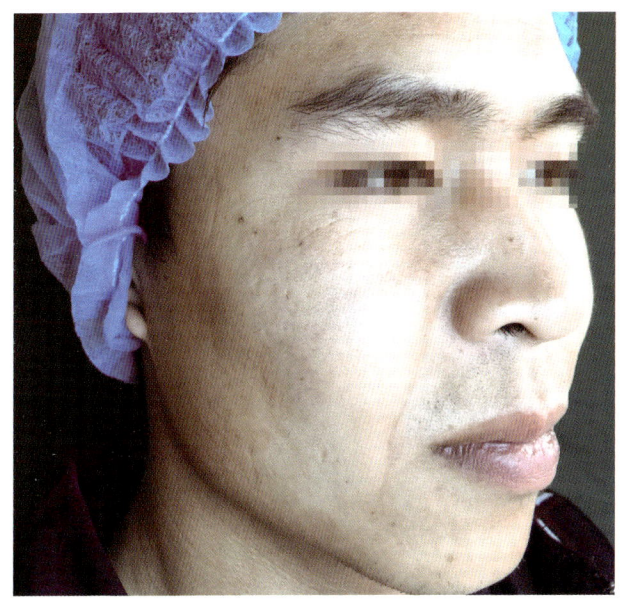
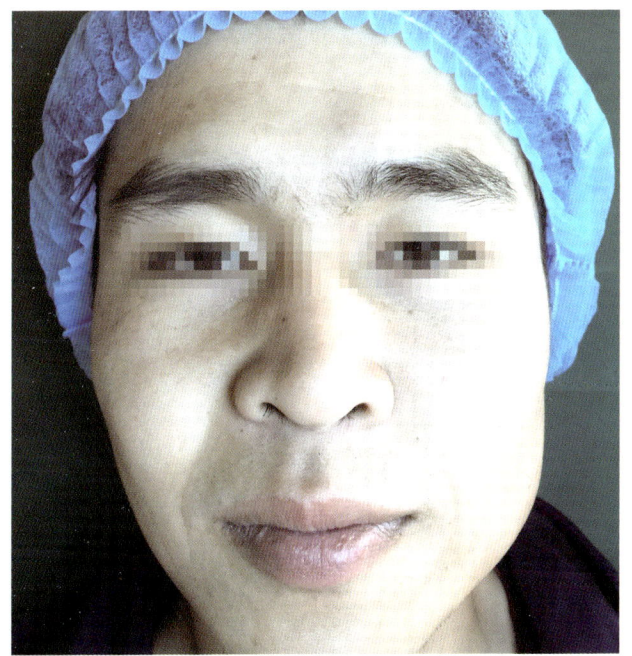
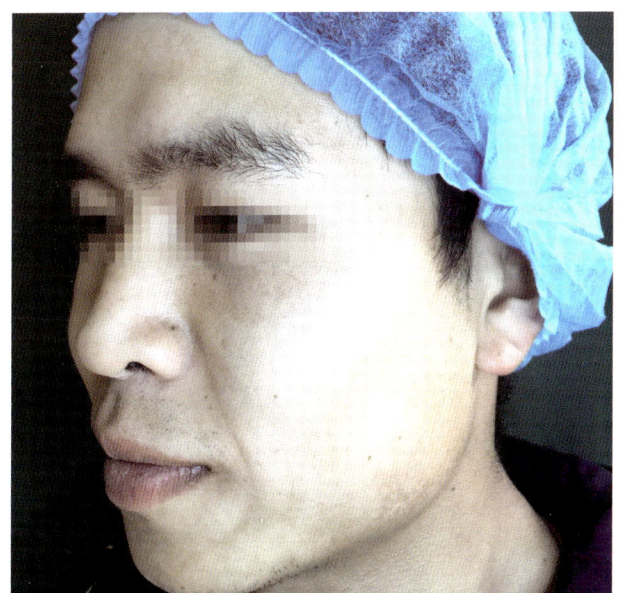
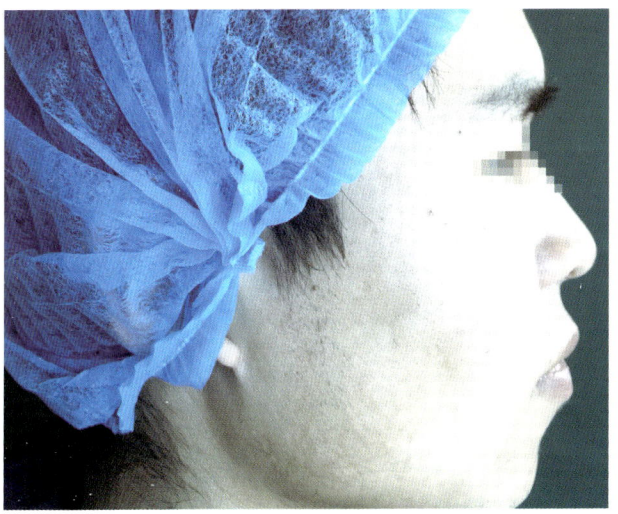
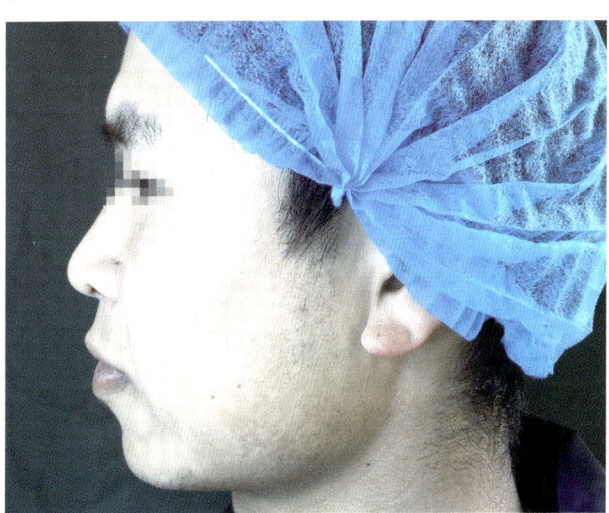

示意图5-2-1

拍照细节注意光线调节确保最佳效果，提前拍照目的是为了更好地避免部分客户效果纠纷，同时也为了积累客户有效的案例。在《埋线抗衰老知情同意书》参考第258页，提前获得客户的宣传推广的签字确认，整理成册以方便后续同类案例的展示和推广使用。

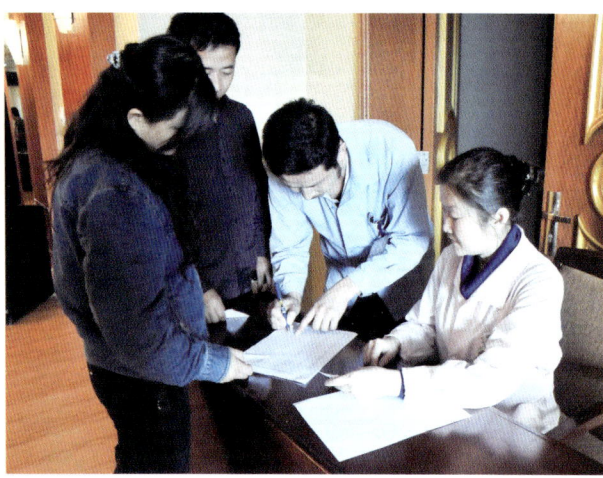

示意图5-2-2

二、登记标准档案

很多客户由于求美心切，往往会对健康状况以及用药进行一定的隐瞒，为了避免不必要的纠纷和问题的产生，我们必须提前对客户进行标准的档案设计。提前做好咨询登记，务必详细记录。档案正面大概分为客户通讯记录、健康状况记录、药物使用过敏记录、整形注射记录、客户皮肤状况记录、心理因素记录、建议治疗方案记录等，背面通常为《埋线抗衰老知情同意书》。

咨询师在登记客户档案的过程中，一定要登记客户家庭背景以及社会工作状况，务必做到详细，以备后续在推广项目和拓展新客源的时候进行精准推广。

三、埋线抗衰老客户档案表

参考第259页。

第三节　术前操作准备

术前操作准备工作的医务助理或助理医师，必须经过主治医师的在职岗位工作的培训和考核，只有熟悉主治医师的操作风格和具体的程序流程，才能非常默契娴熟地搭配。工作有要求、细节有标准，对于医务助理来说这项工作是非常细致而又专业的，不仅对材料规格要有详细清晰的认识，还要对工具的名称材料非常熟悉，懂得检查材质的好坏，还要懂得消毒严格程序。在长期的搭配合作的过程中，医助其实已经是一个非常专业的主治医师。接下来我们详细了解一下术前操作需要进行哪些准备。

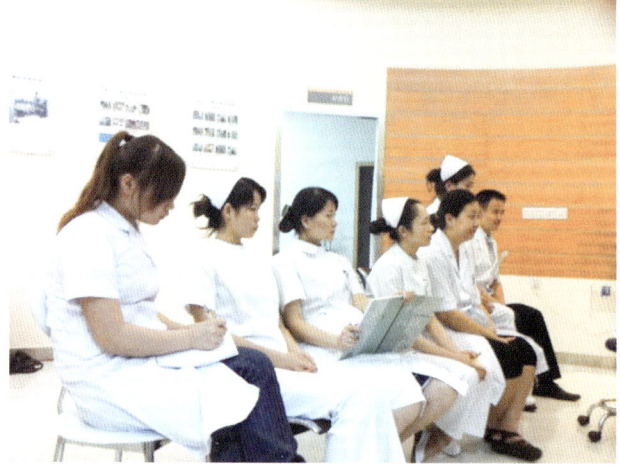

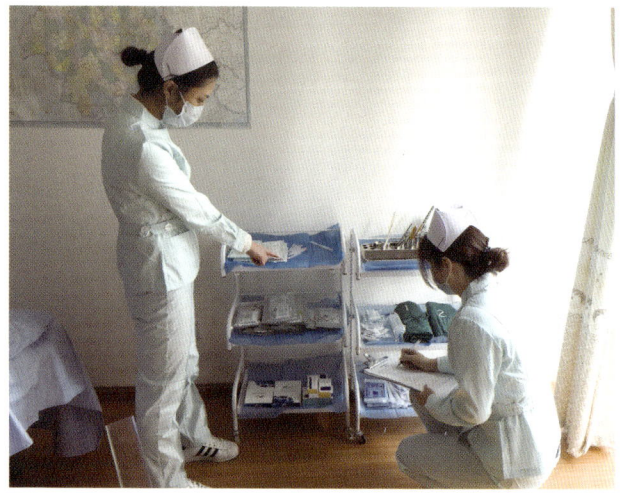

示意图5-3-1

一、医助术前配置准备

根据PPDO埋线技术操作要求，医助必须提前准备好主治医师要求标准的各种规格的PPDO线材、操作工具、消毒器械、一次性无菌用品（手套、口罩、帽子）、麻醉药品、注射器具、消毒用品、垃圾桶、LED照明灯、医用小推车、专用凳子等。分门别类按照要求进行摆放，避免在操作的过程中因为某些准备不齐而四处寻找。

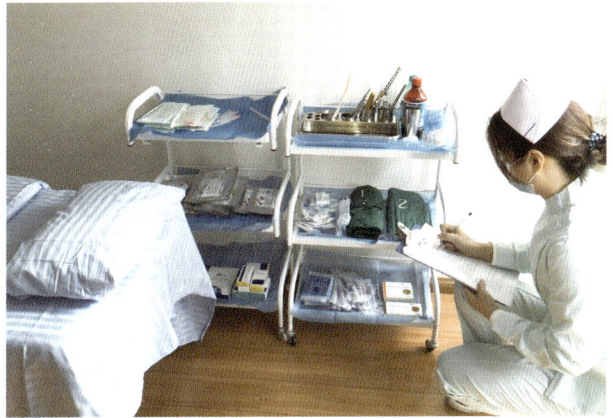

示意图5-3-2

1.PPDO线体检查，开封前检查所有的产品有效期。开封后重点针对针体和线体进行逐一清点、检查，尽量排查（线体松动、针体氧化、线材变质、针线折损等各种问题）。其原因是：即使是正规厂家的标准产品，随着时间和空间地域以及运输条件等，再好的产品，也会有少量质量问题。而这些问题必须在操作之前进行排查，PPDO线体在应用中非常讲究，一旦出现质量问题，操作后将面临很多售后和客户纠纷问题。

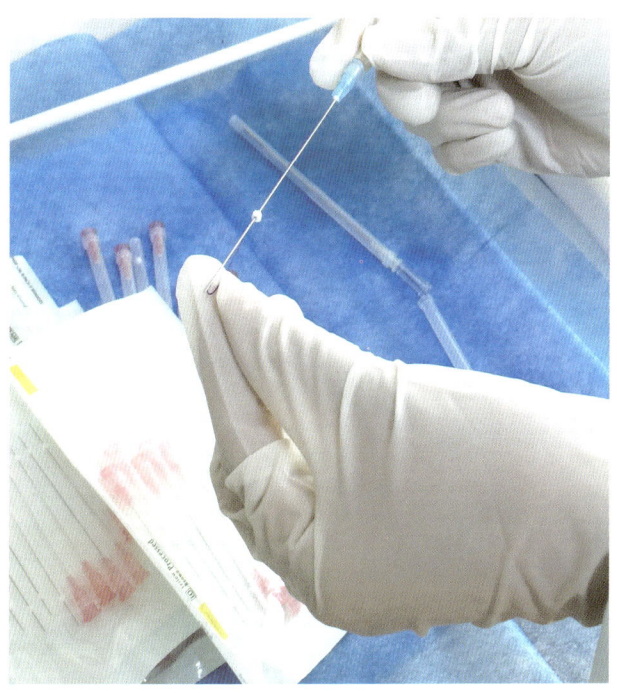

示意图5-3-3

2.器械消毒非常关键，特别是金银龙凤针、小金钩针等专用器械，由于特殊的管状结构和针体穿刺内外结合，如果消毒不当，必然引发不必要的感染。所以必须先用酒精提前进行反复内外浸泡，清洁干净后再用高温高压的消毒高压锅来进行消毒，建议消毒时间在原有基础上加多5分钟。

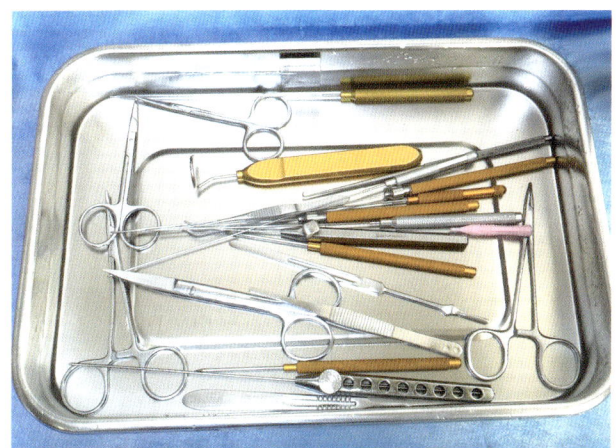

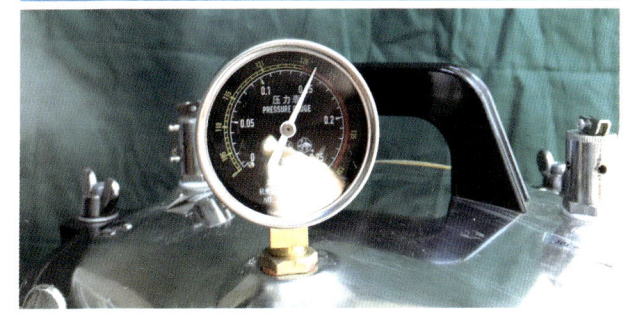

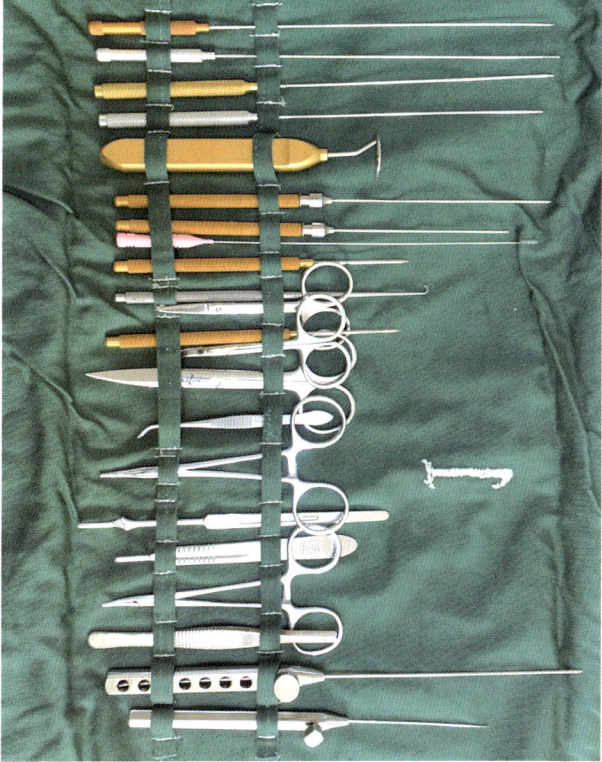

示意图5-3-4

3.消毒标准：一般下排气式高压灭菌器所需时间为：115℃需要30分钟、121℃需要15分钟、126℃需要10分钟。115℃常用于制药工业上的灭菌。在微生物实验室内，有些含糖培养基亦用115℃30分钟灭菌，因为在更高温度下糖会分解。121～126℃常用于医疗卫生和防疫工作中的灭菌。

以上所述的灭菌时间的概数，1次灭菌中具体使用多少时间，需要根据物品的种类、包装的大小、安放情况和灭菌器的性能来确定。

PPDO埋线操作工具必须严格执行消毒标准程序，可以延长5分钟消毒时间（注意：线体材质不可用于高温消毒）。

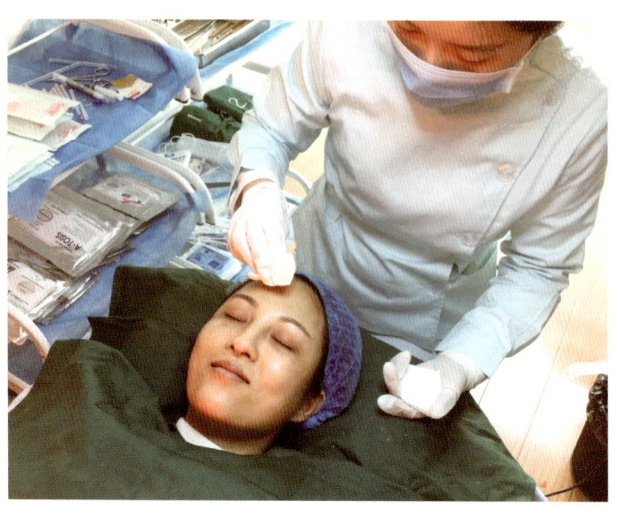

示意图5-3-6

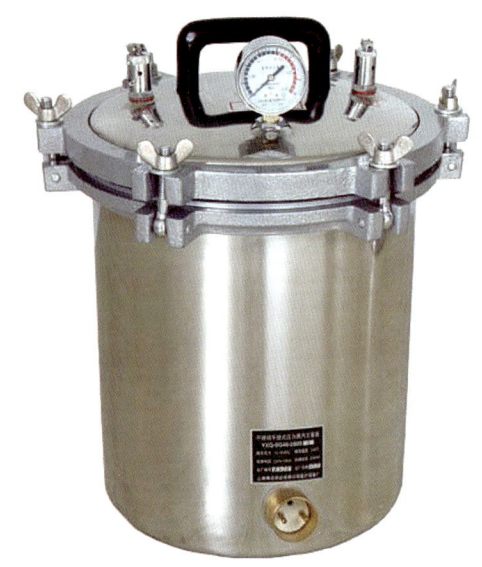

示意图5-3-5

二、埋线术前准备

PPDO埋线操作前必须做好客户沟通，提前铺垫好主治医师的简易操作程序，并安抚好客户心理，打消客户恐惧。

所以经常会听到医助说"这只是一个非常小的微创小手术，只是在局部浸润麻醉的时候有感觉，操作时根本就不会疼痛，而且时间也比较快，45分钟就可以找回10年前的青春光彩"。然后开始消毒……

三、埋线术前麻醉

在PPDO埋线的应用中，通常采取小线尽量外敷麻膏（锯齿线），大线可以采取浸润麻醉或阻滞麻醉。客户痛感比较强烈或者心理恐惧手术者，通常在麻醉之前可以采取局部冰敷减缓客户疼痛的传导，然后再进行麻醉，或者可以先用局部表面麻膏进行涂抹敷贴40～50分钟，再进行阻滞或浸润局部麻醉。

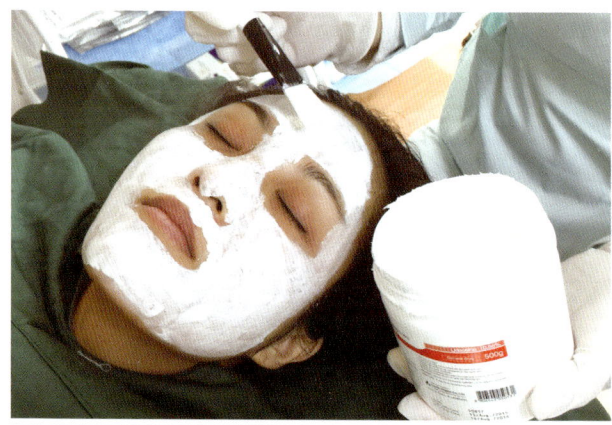

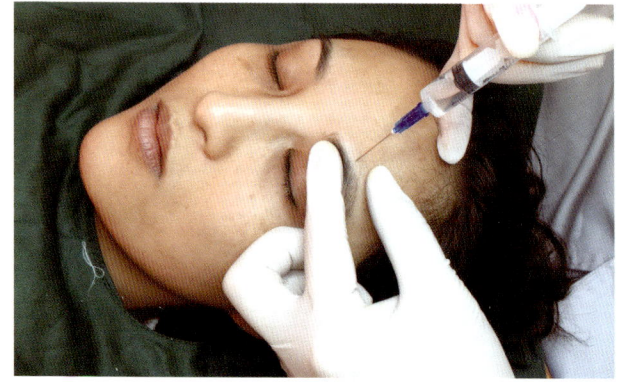

示意图5-3-7

温馨提示：部分群体在术前1小时前口服止痛片，也有使用芬必得或克感敏等。但是通常我不建议这种方式，必须要根据客户实际的情况来选择搭配。

如果单个客户又要做小线（平滑线、螺旋线、麻绳线）等小的线体，且网状布局者，可以提前敷贴50～60分钟表面麻膏。敷完后配合冰敷效果更好。其目的是让客户放松，表面麻膏可以有效地减缓小针的入针疼痛感。所以先做小线则先敷麻膏（提前口服止痛片是有效的，如果配合阻滞麻醉则不建议），同时配合阻滞麻醉，基本操作时间在60分钟内，客户的都是无痛感的。

温馨提示：术前服用止痛片，易增加血肿与瘀青时间。

四、操作前材料清点

主治医师在PPDO埋线的操作中，需要对操作的材料、工具、麻醉药品等所需用到的器械材料进行核对和检查，再次确认是否齐全，操作所需要用到的线材是否有经过检查，是否摆放在规定的位置，确认无误才可以开始进行PPDO埋线的操作。

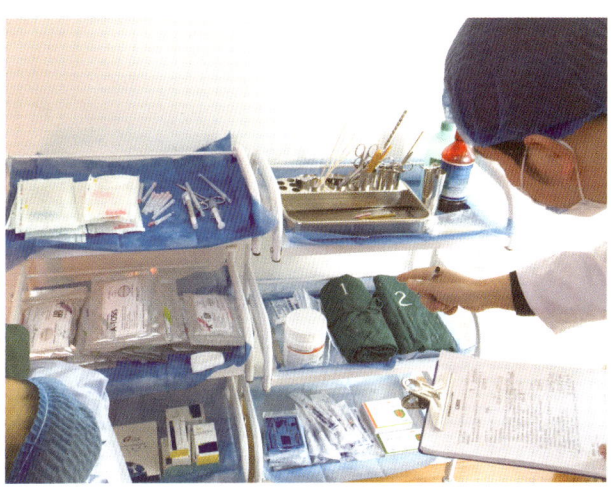

示意图5-3-9

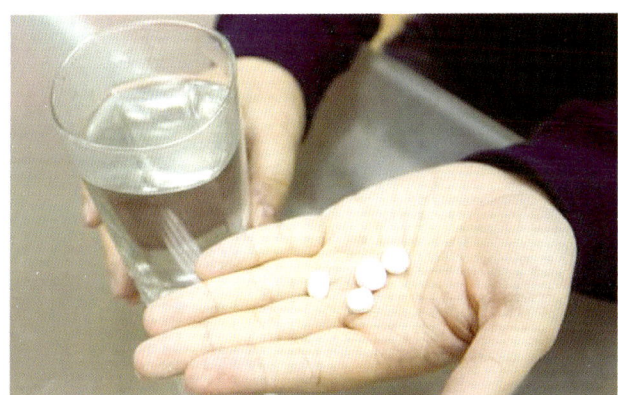

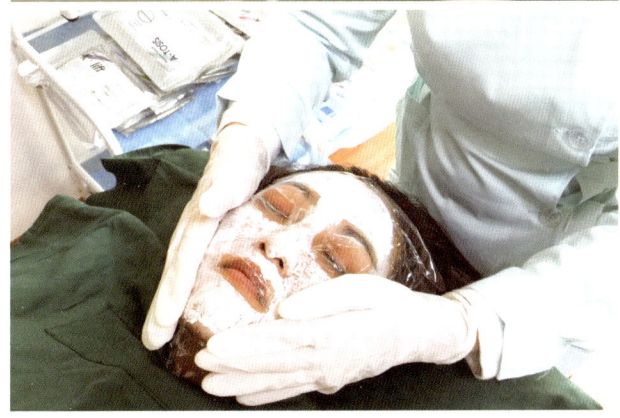

示意图5-3-8

思考：

1.材料中的锯齿线初次使用为什么要抽出两根来检查？

2.不同类型齿与比例结构对临床应用的要求有何不同？

第四节　埋线设计与操作

PPDO埋线的效果好与坏，第一步取决于主治医师的设计。设计师必须根据客户实际的情况来选择设计、修正、矫正的方案，不能一概而论地根据客户的表达去随意改变设计方案以及设计初衷。设计的目的是为了让客户整体看上去更加完美，更加自然。

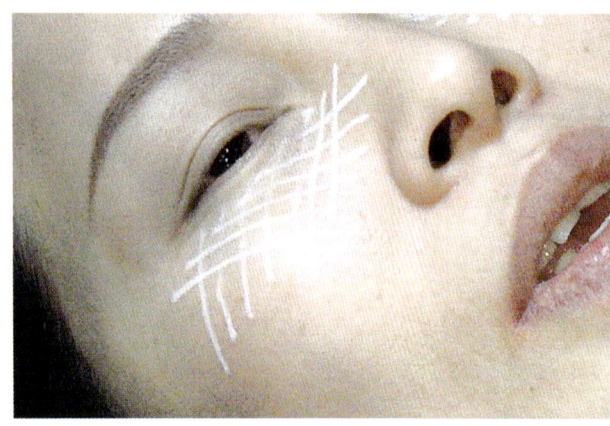

示意图5-4-1

术前告知（参考《埋线抗衰老知情同意书》，第258页）

设计时需反复强调（客户真实的不对称以及缺陷部位），目的是让客户再次在医助告知的情况下加强客户对自身缺陷的认识，几乎没有人是完全对称的，因为生活习惯包括咀嚼习惯、睡眠习惯、工作习惯、运动习惯等，一定会造就不对称的轮廓和体型。但是在这个过程中主治医师必须再次明确地强调，避免客户术前对自己观察不细致，术后却反复观察发现各种问题的时候而误认为是医师的操作失误，一旦出现这种情况医师就百口莫辩了。

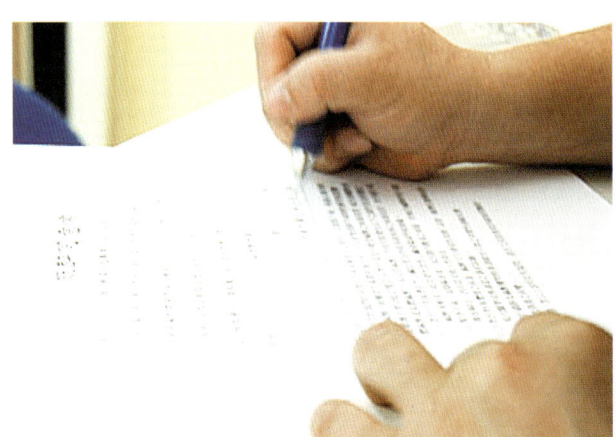

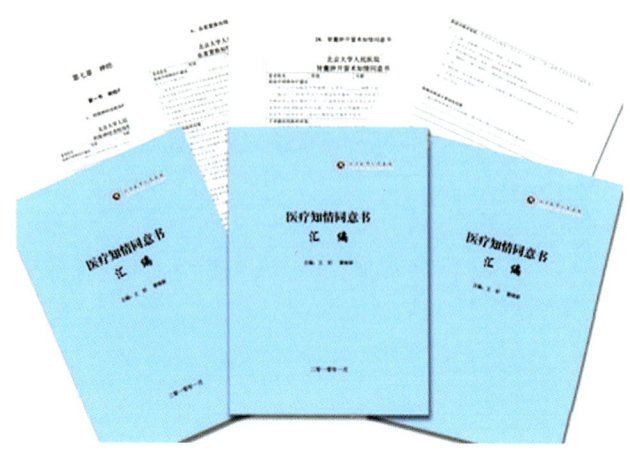

示意图5-4-2

设计要求

所有的设计要考虑三方面的因素：

1.设计布线的合理性：收紧位、提拉位和固定位必须要在设计前就思考清楚，尽量避免杂乱无章的设计。

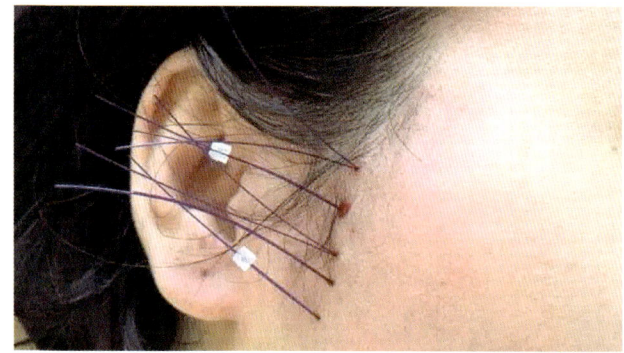

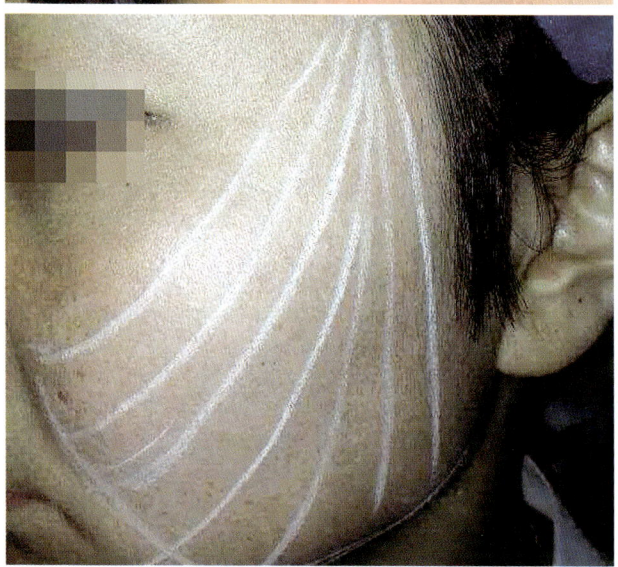

示意图5-4-3

温馨提示：部分群体在术前1小时前口服止痛片，也有使用芬必得或克感敏等。但是通常我不建议这种方式，必须要根据客户实际的情况来选择搭配。

如果单个客户又要做小线（平滑线、螺旋线、麻绳线）等小的线体，且网状布局者，可以提前敷贴50～60分钟表面麻膏。敷完后配合冰敷效果更好。其目的是让客户放松，表面麻膏可以有效地减缓小针的入针疼痛感。所以先做小线则先敷麻膏（提前口服止痛片是有效的，如果配合阻滞麻醉则不建议），同时配合阻滞麻醉，基本操作时间在60分钟内，客户的都是无痛感的。

温馨提示：术前服用止痛片，易增加血肿与瘀青时间。

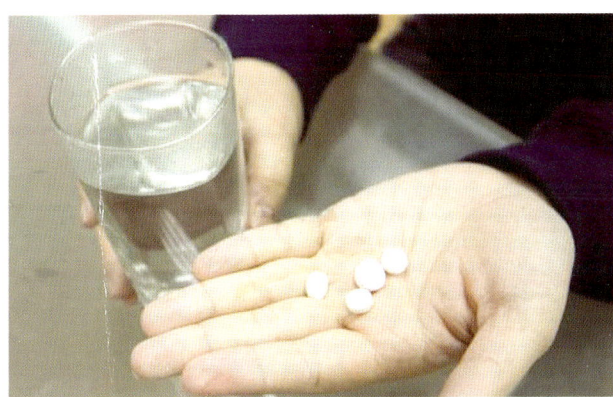

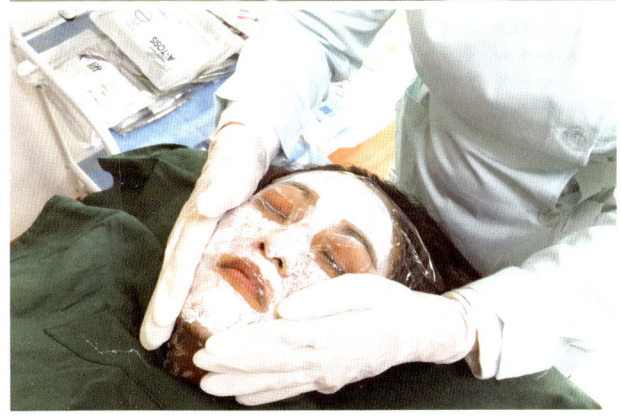

示意图5-3-8

四、操作前材料清点

主治医师在PPDO埋线的操作中，需要对操作的材料、工具、麻醉药品等所需用到的器械材料进行核对和检查，再次确认是否齐全，操作所需要用到的线材是否有经过检查，是否摆放在规定的位置，确认无误才可以开始进行PPDO埋线的操作。

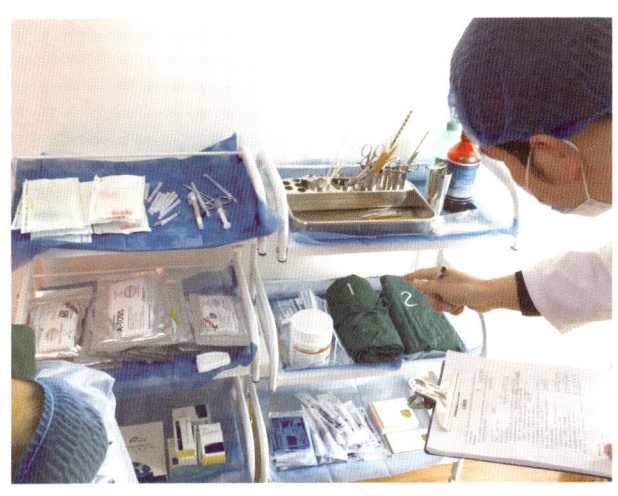

示意图5-3-9

思考：

1.材料中的锯齿线初次使用为什么要抽出两根来检查？

2.不同类型齿与比例结构对临床应用的要求有何不同？

第四节　埋线设计与操作

PPDO埋线的效果好与坏，第一步取决于主治医师的设计。设计师必须根据客户实际的情况来选择设计、修正、矫正的方案，不能一概而论地根据客户的表达去随意改变设计方案以及设计初衷。设计的目的是为了让客户整体看上去更加完美，更加自然。

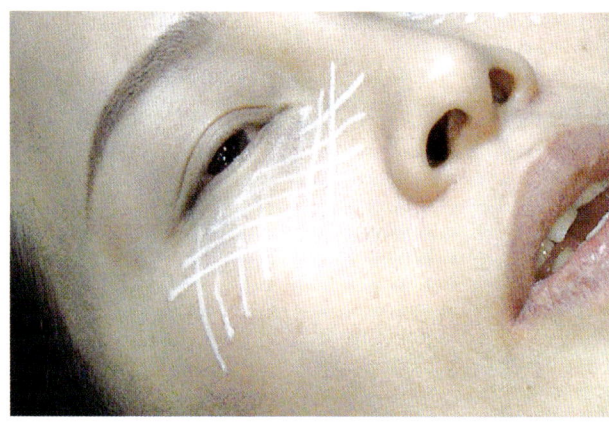

示意图5-4-1

术前告知（参考《埋线抗衰老知情同意书》，第258页）

设计时需反复强调（客户真实的不对称以及缺陷部位），目的是让客户再次在医助告知的情况下加强客户对自身缺陷的认识，几乎没有人是完全对称的，因为生活习惯包括咀嚼习惯、睡眠习惯、工作习惯、运动习惯等，一定会造就不对称的轮廓和体型。但是在这个过程中主治医师必须再次明确地强调，避免客户术前对自己观察不细致，术后却反复观察发现各种问题的时候而误认为是医师的操作失误，一旦出现这种情况医师就百口莫辩了。

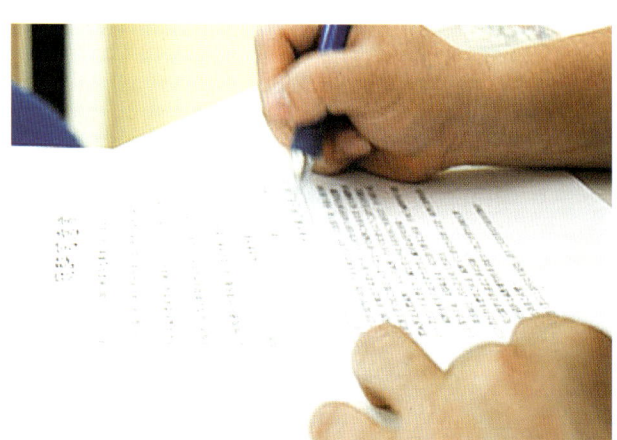

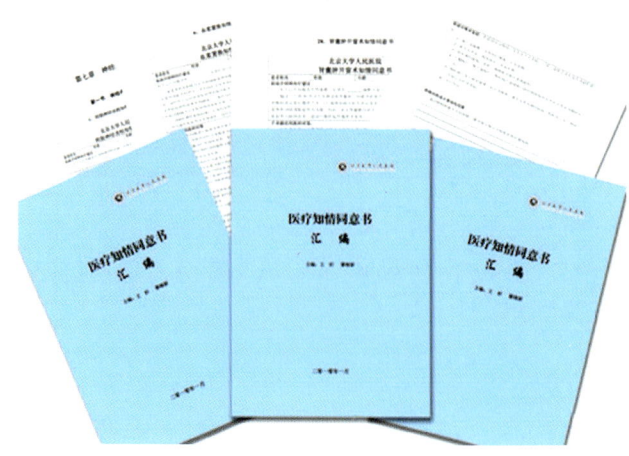

示意图5-4-2

设计要求

所有的设计要考虑三方面的因素：

1.设计布线的合理性：收紧位、提拉位和固定位必须要在设计前就思考清楚，尽量避免杂乱无章的设计。

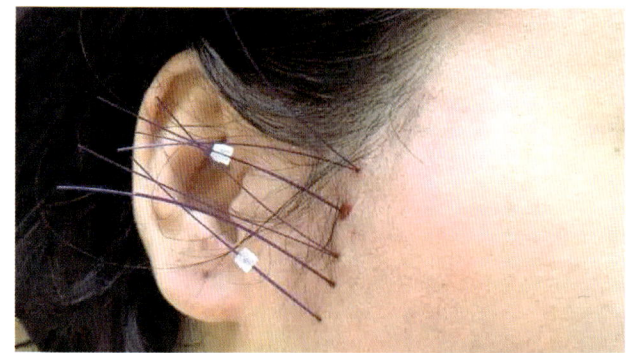

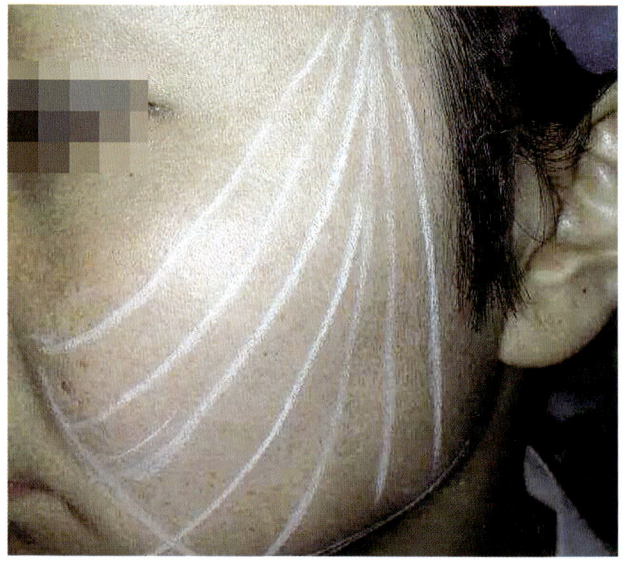

示意图5-4-3

2.设计线路的局限性:针对凹凸不平的部位,如颧部突出、脸颊凹陷、法令纹凹陷、腮腺肥大等,在设计时的入线位和止线位、曲线位等必须考虑清楚,操作时候是否方便等。

3.设计笔是否方便清洁:通常笔者的建议是采取以点的方式来进行设计,连成线,整片成面。特别不建议没有设计笔用紫药水和牙签设计绘画。有时设计不当会使很多患者需要5~7天才能淡化洁净面部的设计线,这样是非常恐怖的,患者心里也是绝对接受不了的。

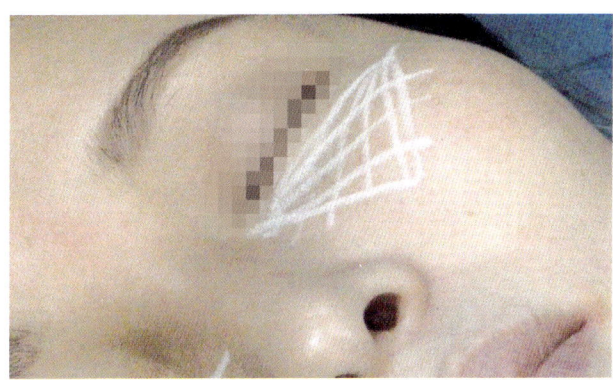

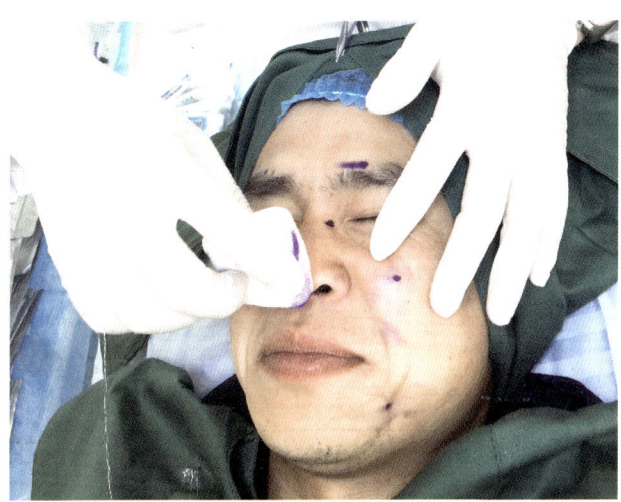

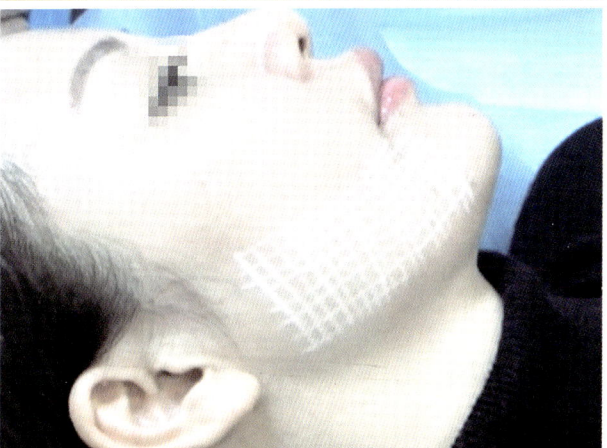

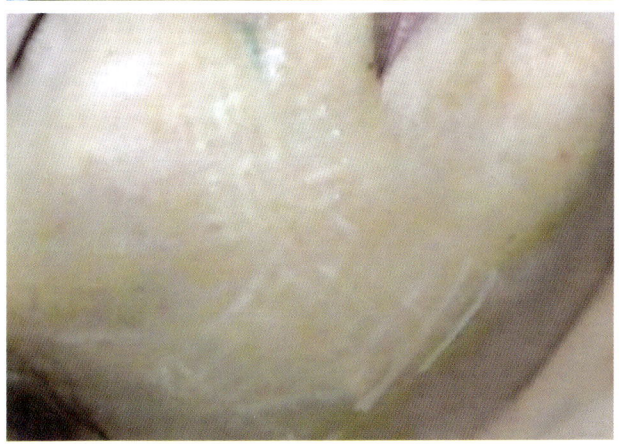

示意图5-4-4

一、局部设计

建议采取专用手术无菌设计笔。

参照日常设计的一些基础方案有面部、胸部、手臂、大腿、臀部、腰部、腹部。

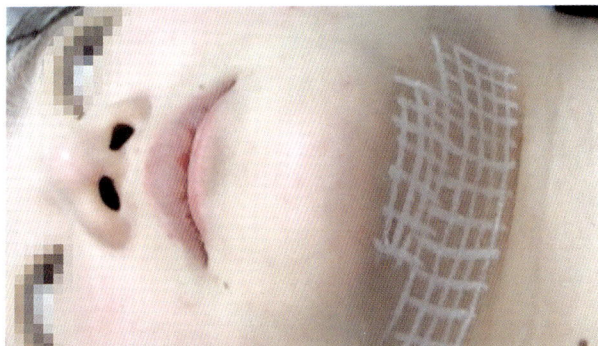

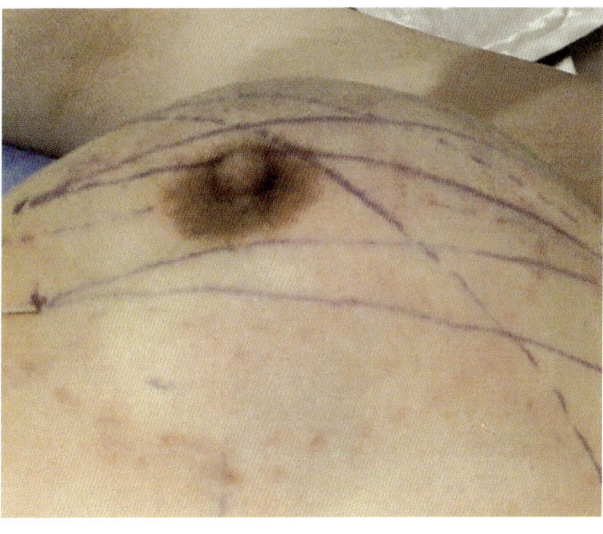

示意图5-4-5

二、医师材料配置核对

操作医师再次核对所有操作中所需要的PPDO材料和药品，检查核对是否存在过期以及品质问题的产品，再次核对完毕开始正式操作。特别是针对比较大的线体（锯齿线），部分氧化后的线体容易出现断裂，或者针体氧化后直接拔不出来线。

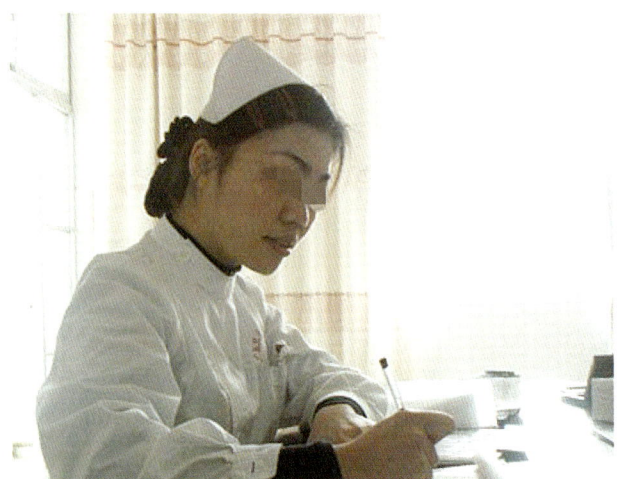

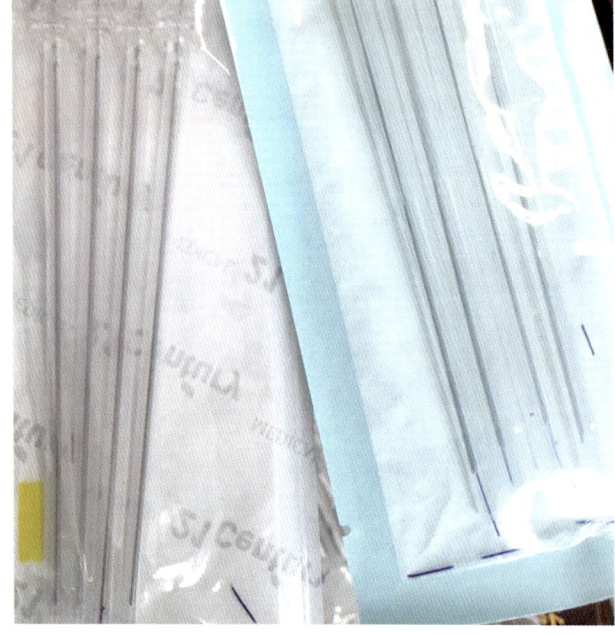

示意图5-4-6

三、操作中的医助配合

医助配合主要是在操作过程中PPDO线体与工具的呈递，应迅速将针体和针管松开以方便医生取用和操作。在不同的情况下选用不同的规格的材料，如果整个过程中所需要用到肉毒毒素和填充用的玻尿酸，则需在术前准备的时候提前配好并置放在明显方便医生取用的位置。

医助应根据医生操作进程，随时呈递所需的剪刀、镊子、手术刀以及金银龙凤针等。

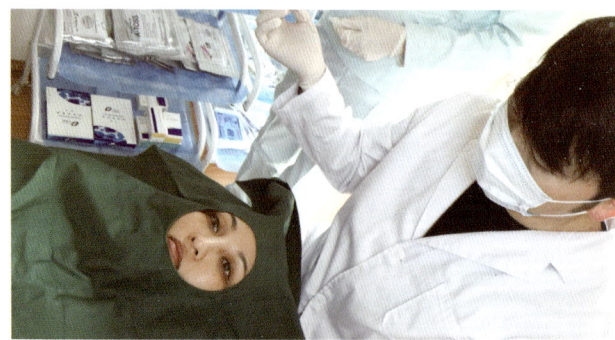

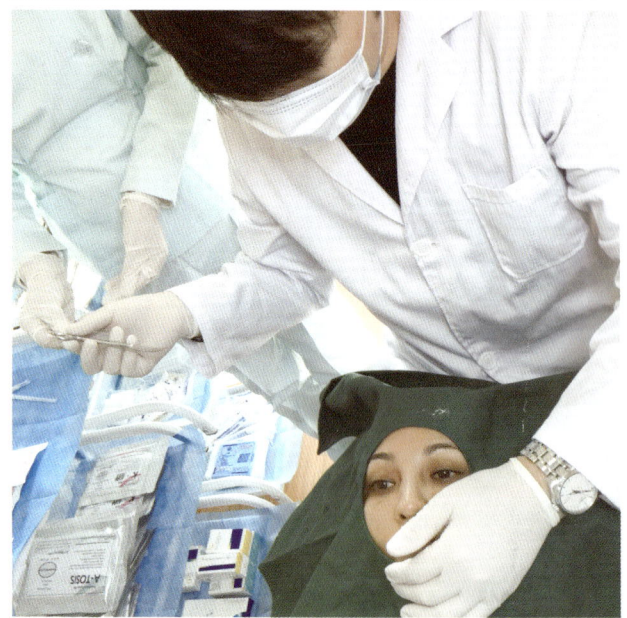

示意图5-4-7

在操作完毕后医助及时配合清理客户创面，对创面进行消毒、术后上药以及术后护理等相关事宜，并交代好客户在术后的详细注意事项。

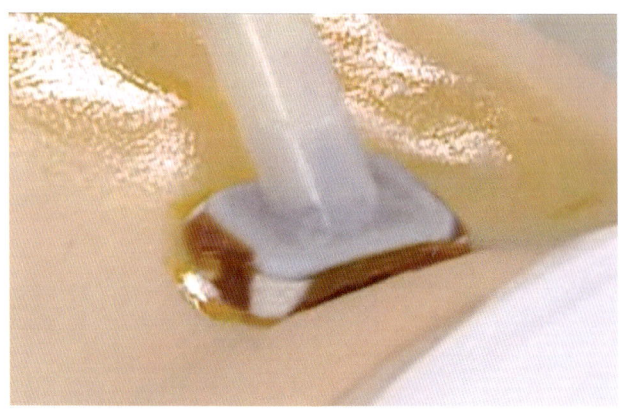

示意图5-4-8

第五节　埋线术后护理

埋线术后护理非常关键，它能有效地减少感染概率，减少瘀青以及术后的疼痛，加速修复的速度，并且能有效地排查线体外漏等各种问题。良好的术后修复可以让整个埋线更加完美，就是做了埋线也让人难以看到瘀青和肿胀。

一、清创与消炎修复

1.清创：术后最关键的是清创，要让客户在术后有焕然一新的感觉，能够马上感受这种提拉紧致年轻化的效果，所以清创要求必须彻底。

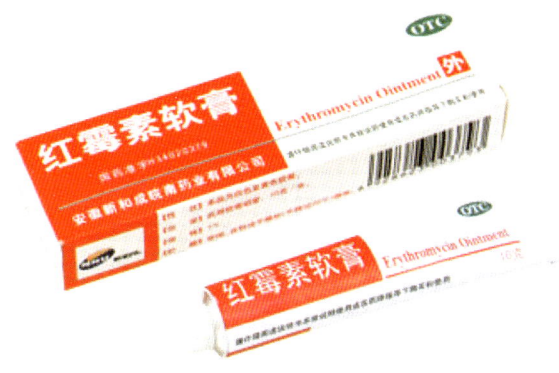

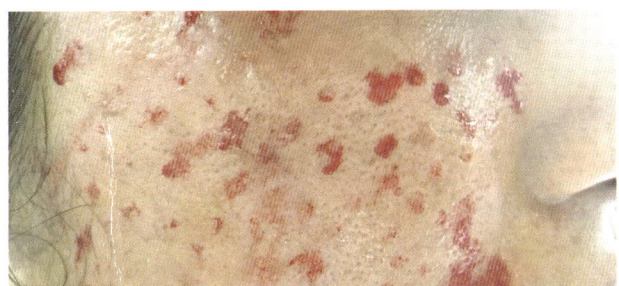

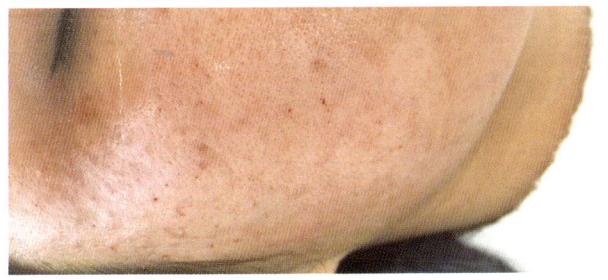

示意图5-5-1

2.消炎修复：常用的药品比较多。

A.通常收口时，可直接采用云南白药粉进行止血和收口，24小时后即可恢复，且创面不易留色素印。

B.采用红霉素软膏进行创面局部少量涂抹，连续2天早晚各1次即可。

C.消炎敷贴：通常采用创福康和华桑葆骊等各类无菌消炎面膜贴，针对水光注射后使用效果较好，埋线不建议先使用消炎敷贴。

D.用药：根据客户的情况，可以适当地配合止痛片以及消肿化瘀的药物，3～5天剂量。特别针对腰腹、手臂、大腿、臀部、胸部等面积比较大且瘀青比较明显的客户群体。

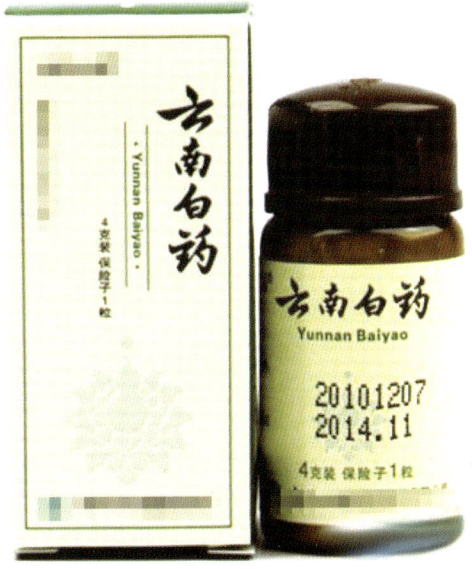

示意图5-5-2

3.塑形带压迫止血（冰敷镇静）：通常好的压迫止血塑形带固定，不仅能巩固埋线效果，还能更加有效地减少局部肿胀与瘀青的形成。

第一步：用无盐无菌冰袋冰敷局部压迫持续30～40分钟，操作后即刻冰敷，建议早晚各1次即可。

第二步：无菌纱布加厚按压部位（操作时肿胀部位或容易渗血部位）。

第三步：塑形带固定塑形（将皮肤向上收紧局部抚平后再固定），持续使用7天最佳。

操作后填写《埋线抗衰老操作记录》，参考第265页

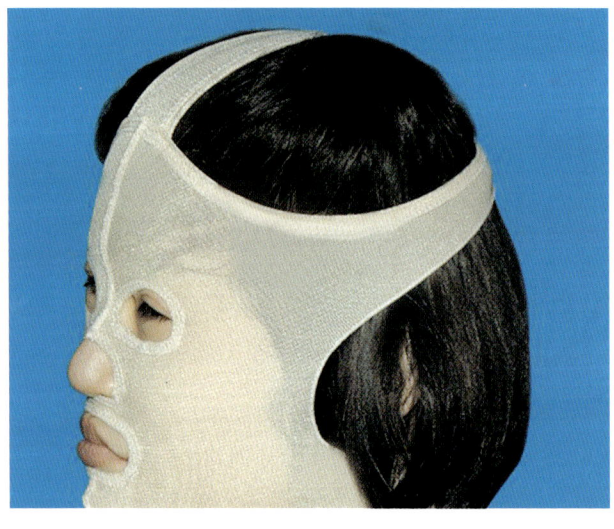

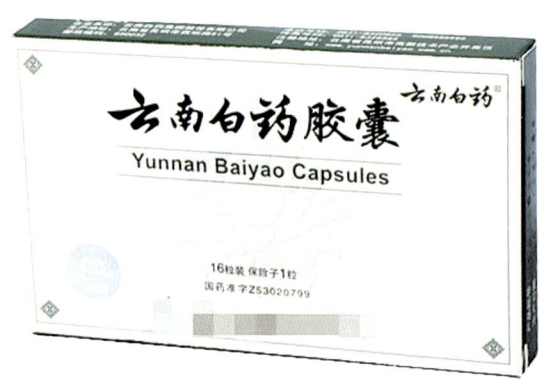

示意图5-5-4

三、短信提示

在客户手术后,根据档案,售后服务人员需要按照要求标准,将受术者的恢复过程、术后注意事项和禁忌发送到客户手中,以便避免客户的疑虑以及遗忘有关注意事项,并且提示客户随时注意查阅信息(参考第263页)。

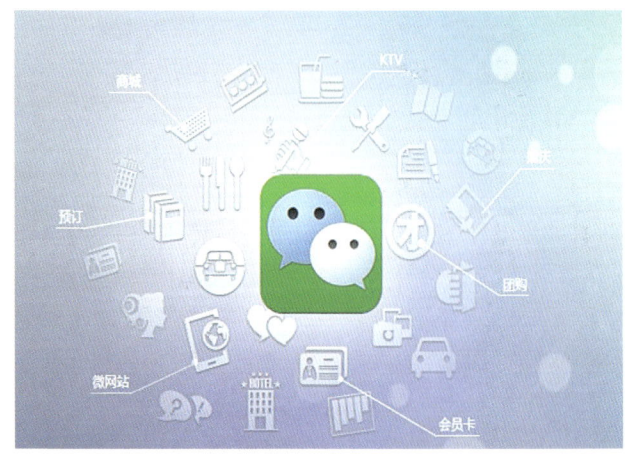

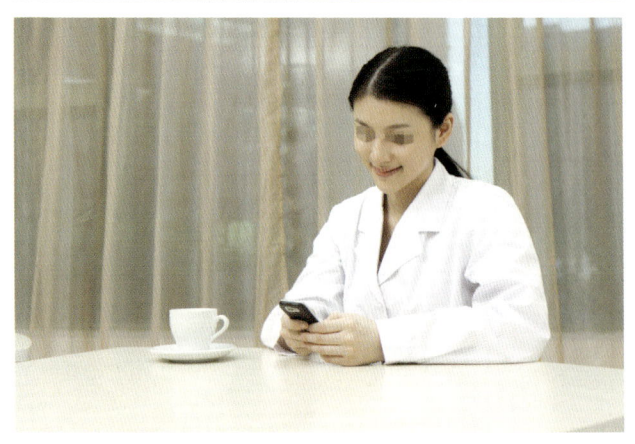

示意图5-5-5

示意图5-5-3

二、活血化瘀

针对部分使用比较大规格的针体,如:针体在25G-18G或麻醉后损伤血管类形成肿胀者,操作完后容易产生长时间的瘀青以及肿胀,部分群体也容易产生疼痛。

术后:建议即刻采取冰敷、按压局部20~30分钟,可以有效消除肿痛,减少瘀青的形成。

用药:部分特别瘀青的群体,建议口服云南白药3~5天。

术后注意事项:参考《埋线抗衰老术后注意事项》,第262页。

第六节 埋线术后随访跟进

PPDO埋线术后修复的跟进非常关键,一是可以有效地减少客户心理压力,二是客户在操作后必然会有疼痛以及疑问。与其让客户打电话来咨询,还不如主动设置好对客户的回访跟进工作,既可以体现专业,又可以了解有关客户的恢复状况,提醒客户的预防以及恢复过程。

一、壹叁柒零服务法则

《埋线抗衰老服务记录表》参考第261页。

根据实际的操作情况,我们通常建议采取1-3-7-0法则进行跟进,即第1天、第3天、第7天、第20天准时主动地给客户打电话进行回访。

第1天:无论大小线体植入后,第1天是疼痛感最强烈也是最明显的一天,很多瘀青以及疼痛恐惧的客户在这个时间段会主动来电。在术后第1天医生必须主动给予客服电话,告知客户第1天的瘀青和疼痛现象为正常现象,而且在第2天和第3天同样会持续疼痛,病痛在第3天左右会基本消失,瘀青也在5~7天逐渐散去。并交代客户必须严格按照要求忌口、用药、禁止沾水、禁止熏蒸桑拿等注意事项。

第3天:询问客户是否肿胀,疼痛是否减轻,瘀青是否逐步好转,是否有不良的现象等。主要目的是预防有局部感染的可能,如果出现客户不按照要求清洁感染者通常第3天是非常好的预防节点。要求客户随时保持微信畅通,获取3天后的恢复状况,这样就能防患于未然。如果肿胀或局部感染,也可以马上进行有效的处理。

第7天:最主要的目的是为了了解客户的心理,为后续的项目推进作好铺垫,一是展示我们的服务意识和态度,二是展示我们的服务专业。通过3次电话或多次短信的跟进,基本确定客户心理状况是稳定而又良好的状态。术后恢复基本没有感染的可能了。

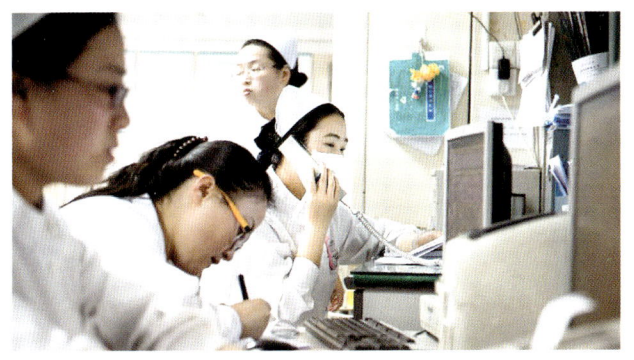

示意图5-6-1

二、随访存档管理

对于每一次客户回访和记录,客户提出的问题,我们都务必小心翼翼地将记录保存在档案回访记录的表格中,如有不详细之处可以明确在空白处进行详细记录。当数据和档案比较多的时候,建议采取电子档案表来进行管理,这样就会更加详细,而且通过云盘存储基本上所有的信息都不会丢失,如果有需要随时可以调取,随时可以更新和打印,打印版的档案建议采取医院档案管理的模式进行,直接采用电子档案管理系统,既准确又详细。

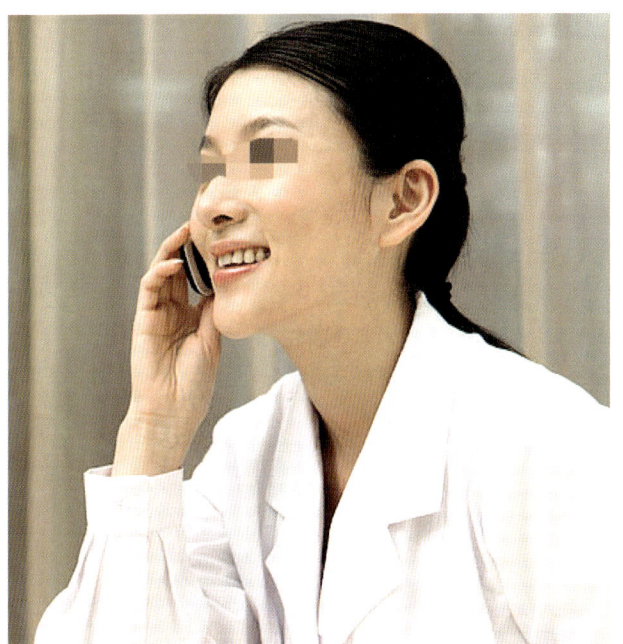

示意图5-6-2

三、新项目铺垫推广

在客户操作第一个项目的时候,通常我们的咨询顾问会将其所需要操作的部位一并记录,列明先后治疗次序,并详细在操作前同时进行问题部位的铺垫,那么在后续的服务过程中,我们就可以非常准确地进行客户治疗项目铺垫的定位,通过短信息以及微信等各种渠道通知客户不同期间的活动优惠政策。

1.以客拓客:针对现有老客户以感恩回馈的方式来操作,只要老客户带其他新客户来进行操作者,通常我们采取特别优惠或者额外赠送部位的方式来吸引客户协助,成交概率非常高,而且客户几乎是零投诉,这种以客拓客的方式延续性非常长久,但是客户档案必须详细。

参考方案：带1名给予20%左右的优惠，到2名给予成本价半价操作，到3～5位可以免费操作一个项目部位（小项目）。

2.以项惠项：是一种最常用的营销推广方式，目的是为了感谢老客户对项目的选择。通常的操作方式是这样的，客户在选择某个项目后，同时对其他的项目也感兴趣者，可以预交1000元特惠项目金，可以同时享受优惠，还可以抵扣双倍现金使用的方式。这样可以收揽一部分图实惠而又犹豫不决的客户群体，这种方式可使客户一旦缴纳了订金通常都会选择再做第二个项目。

3.微信营销：几乎成了跨时代的产物，是营销最方便快捷的工具，通过关注、分享、点赞，附近圈子的营销着实有效，通过一个圈子不断好的分享的方式，通过不断建立客户分享群和疑难问题解决群，这个时候客户的累积速度相当之快。当同时建立起好几百个500人的微信群体的时候，几乎不用营销也能实现销售，无论是微整形的项目还是附带的附属产品，推广非常精准。覆盖范围之大，成交之快，影响之大毋庸置疑，是目前当下最有效的营销方式。

四、客户回访登记表

制定客户回访登记表一是为了规范客服人员的工作程序，二是为了更加深入地了解客户每个阶段的恢复状况，同时也是营销铺垫的一种手段。所以客户回访登记表建议随时进行抽查。以下为客户回访登记表参考表格，具体可以根据自己的情况将参照表进行修正以适应自己的应用。

参考表格《埋线抗衰老服务记录表》，第261页。

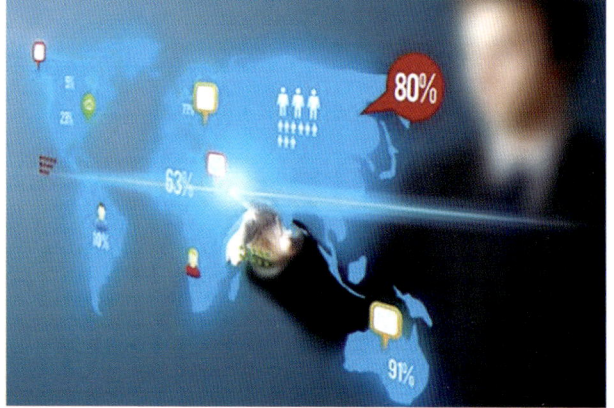

示意图5-6-3

第六章　PPDO埋线操作与布线方案

第一节　PPDO埋线专用词汇认识

一、入线位

二、止线位

三、行线位

四、曲线位

五、固定位

六、提拉位

七、紧致区

八、桥节点

九、扇节点

十、越位操作

十一、禁行区

十二、松解

第二节　PPDO埋线基本操作方式

一、埋线进针方式

二、埋线退针方式

三、埋线减少瘀青与肿胀方式

四、埋线操作原则

第三节　PPDO埋线布线规律说明

一、收紧布线模型设计

二、填充布线模型设计

三、提拉布线模型设计

四、塑形布线模型设计

五、布线桥接模型设计

第四节　PPDO埋线材料改良

一、PPDO线小针改良应用

二、PPDO线大针改良应用

三、PPDO隆鼻线改良应用

第五节　PPDO埋线技术操作规范

一、PPDO埋线操作禁忌

二、埋线操作使用技巧

1. 曲线进针法

2. 平衡提拉法

3. 扇形提拉法

4. 垂直提拉法

5. 定点提拉法

6. 骨感塑形法

7. 提拉链接法

8. 双扇提拉法

9. 藏线法(入线-术后)

10. 伞柄固定法(大线固定)

第六节　各种线材布局方案

一、平滑线的基本应用和布局

二、螺旋线的基本应用和布局

三、麻绳线的基本应用和布局

四、液态填充线的基本应用

五、大V线的基本应用与布线

六、MISKO线设计应用

七、大长线（提拉王）基本应用

八、不常用线种

第六章　PPDO埋线操作与布线方案

当书写到这一段的时候，难免有些小兴奋，那种按捺不住的快乐由感而生。这多么年来一直潜心研究技术、沉淀，无论是技术操作还是术后修复，我们医务人员都如履薄冰，小心翼翼。唯恐有一例不良案例，而砸了自己多年来的修行。而今天终于有机会将我的这些积累多年的经验向业内的专业人士进行接力式地传递，我感到非常荣幸。

这种感觉犹如能量的"释放"。释放是一种快乐，释放是一种成就，释放也是我们技术人员生命存在的意义和价值。

第一节　PPDO埋线专用词汇认识

在正式讲解有关PPDO技术操作之前，我们必须先认识一下有关PPDO埋线操作中最常用的词汇，以方便我们更加快速清晰、了解PPDO线的操作认识。

一、入线位

针体和线体进入的位置叫入线位，小线的入线位没有太多的讲究，而大线的入线位非常讲究，要考虑线体的固定，提拉的效果，还有组织结构等多方面的因素。即针体线体进入的位置叫入线位。

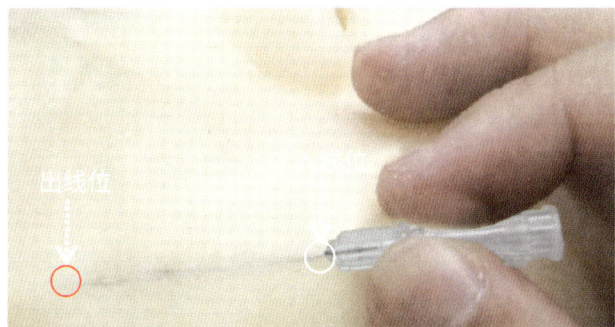

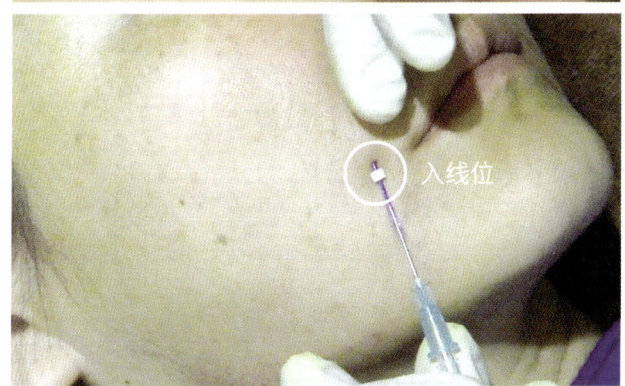

示意图6-1-1

入线位标准

A.小线：包括平滑线、螺旋线等。必须考虑创面的多少以及辐射的范围，还有止线位、行线位以及桥接等因素，同时要考虑入线的方便与否以及层次的深浅。

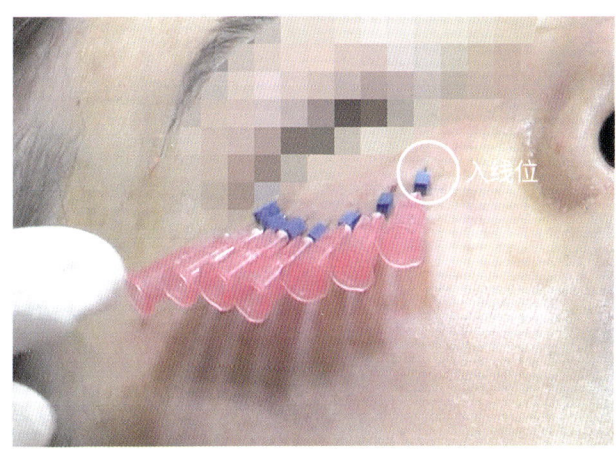

示意图6-1-2

B.大线：包括锯齿线（大V线、小V线、提拉王）等，必须考虑固定位、提拉位、行线位、曲线位等因素。这些因素决定有效与否以及有效时间长短，也涉及是否能够减少局部损伤和疼痛等。大V线和小V线必须考虑入线位是否适合固定，是否适合有效的固定齿长度，是否跨越禁行区。

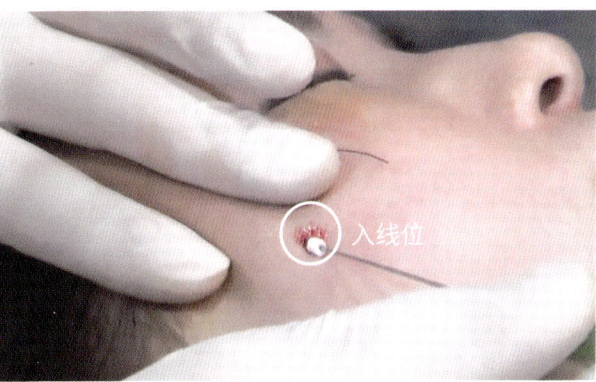

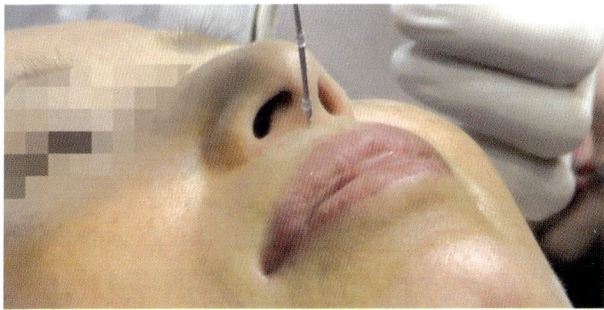

第六章 PPDO埋线操作与布线方案

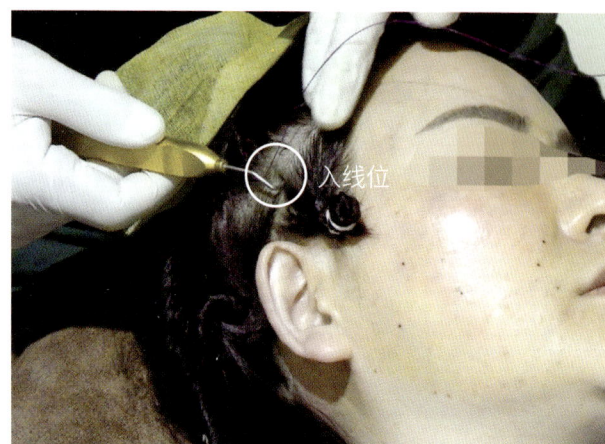

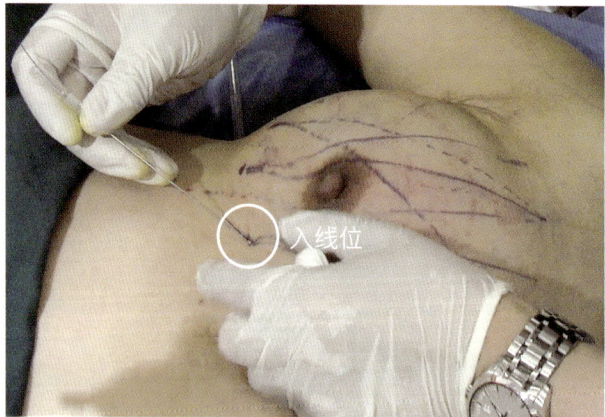

示意图6-1-3

二、止线位

针体和线体停止的位置,我们叫止线位,也就是针体和线体不能再继续向前推进的位置。一旦再向前推进会直接影响效果,可能加深原有皱纹的位置,即入线必须在此位置停止的叫止线位。

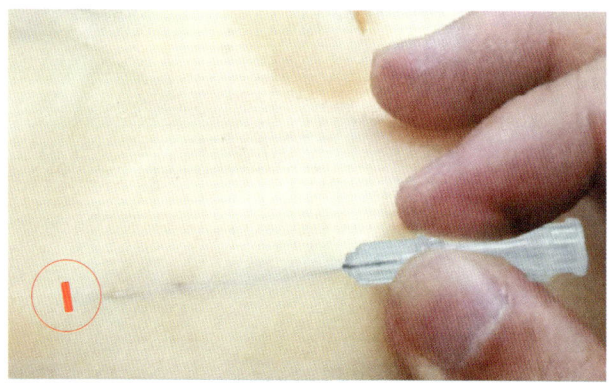

示意图6-1-4

不考虑止线位的后果是:严重线体外漏、反效果更加严重(如法令纹加深、凹陷加深、局部不对称等多种问题)。

止线位标准:A.距离法令纹凹凸位10毫米以上;B.木偶纹凹陷位10毫米以上。

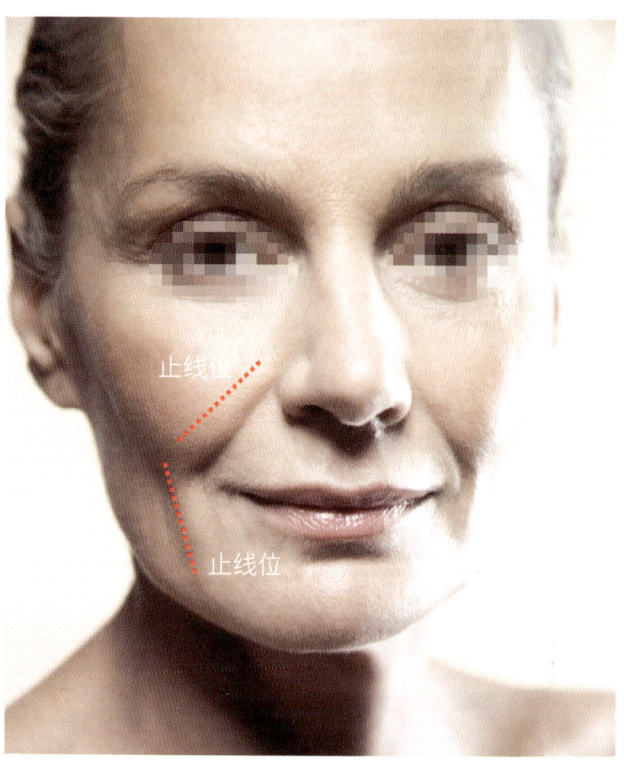

示意图6-1-5

三、行线位

从入线位到止线位整个穿行的线路叫行线位,行线位考虑的因素比较多,必须要考虑骨骼和肌肉的分布、凹凸不平的设计、皱纹的走向等,好的行线位的设计是为了更加有效地防止问题加重,或以针体改良来满足不同的入线方位等。

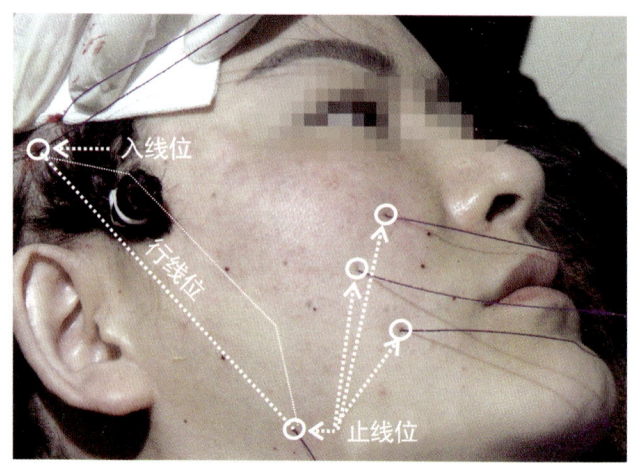

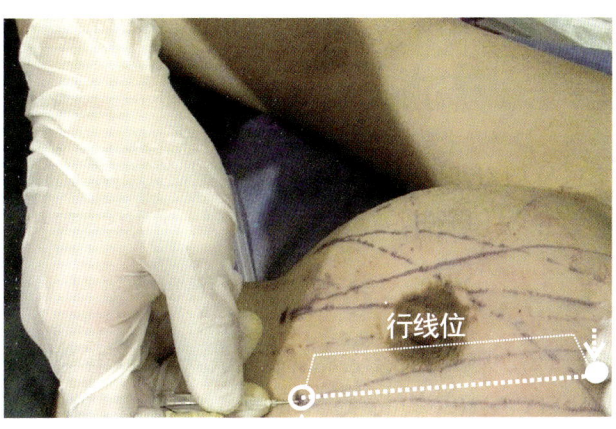

示意图6-1-6

行线位标准：禁止进入肌肉区域、禁止进入腮腺、禁止直接在神经和血管粗孔位处穿越等，如穿越肌肉则容易出现运动性疼痛，穿越神经则容易出现持久性疼痛，如穿越较大的血管则容易出现长期肿胀和瘀青鼓包，如果穿越腮腺则容易造成炎症增加感染概率。

小线行线位：没有明确限制，只要行线在真皮的中层或底层均无大碍。

大线行线位：有明确的要求，必须考虑提拉和凹陷修正以及连带提拉收紧等，如提拉王行线位的设计可以同时提眉提眼角、提拉面部肌肤等。

四、曲线位

由于面部轮廓均不处于同一平面，肌肉骨骼的凹凸不平，在面部就会有不同的曲线。为了让针线体适应部位的操作，我们通过曲线改良针体来满足不同弯度曲线，我们叫"曲线位"。图6-1-7示意：A.骨骼肌肉皮肤；B.颧部曲线位；C.面颊曲线位。

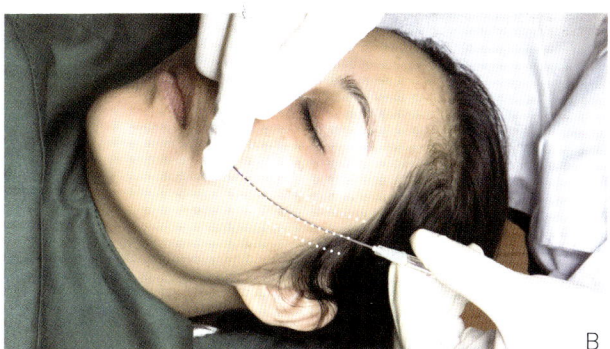

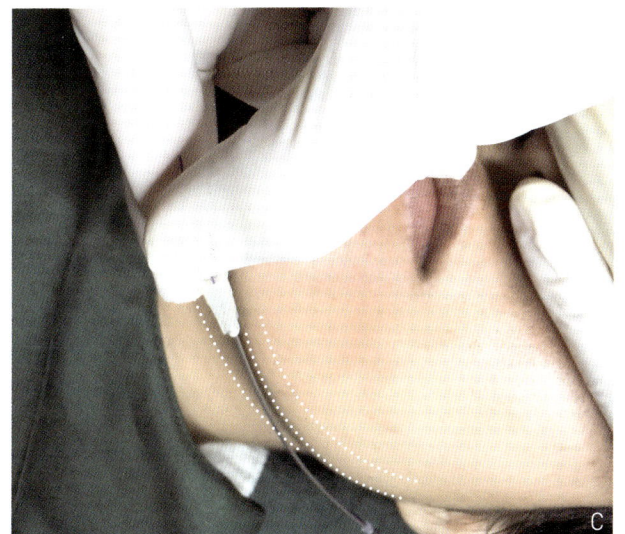

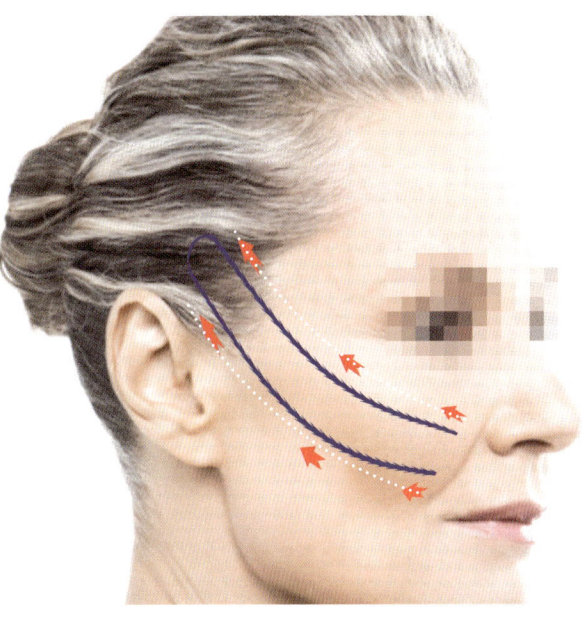

示意图6-1-7

曲线位标准

A.通过将针体改良成曲线后绕行的曲线操作（分为两种：体外改良针体曲线和皮内改良针体曲线）。

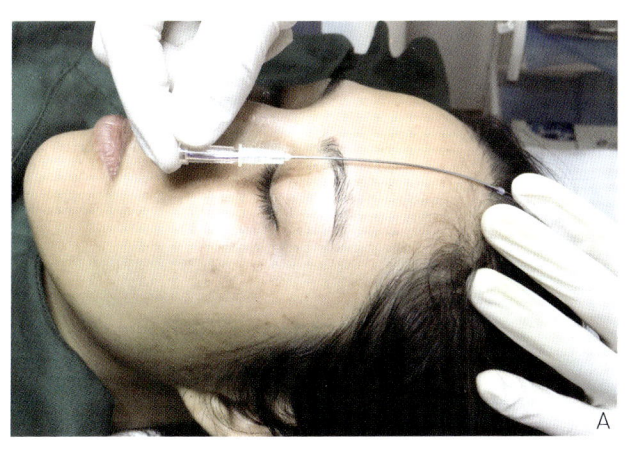

B.通过曲线行针的方式（钩形曲线位，Z形曲线位）。

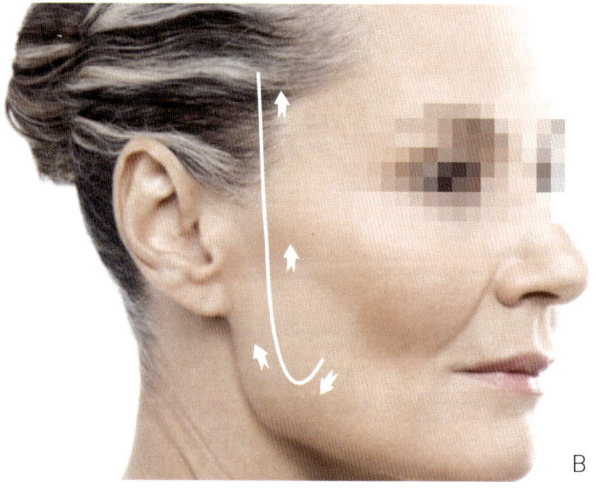

示意图6-1-8

C.曲线藏针法（优点是可以藏线不用剪线，但是也容易褶皱）。建议谨慎使用。小线非常受用。

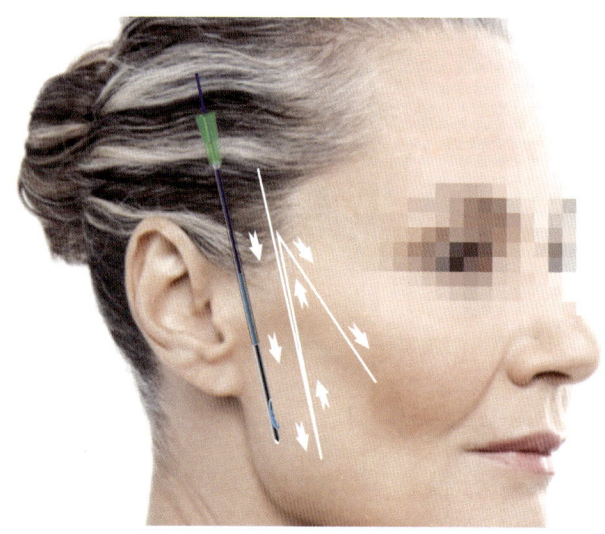

示意图6-1-9

五、固定位

在提拉向上的时候需要一个支点或者一条线带的支点来进行固定，而不让皮肤松弛向下的位置我们叫固定位。固定位有两种形态：一种是节点固定（如肌肉腱膜区域），一种是筋膜带固定（即一片筋膜密集的地方固定的力量大于重力下垂皮肤组织提拉的力量）。

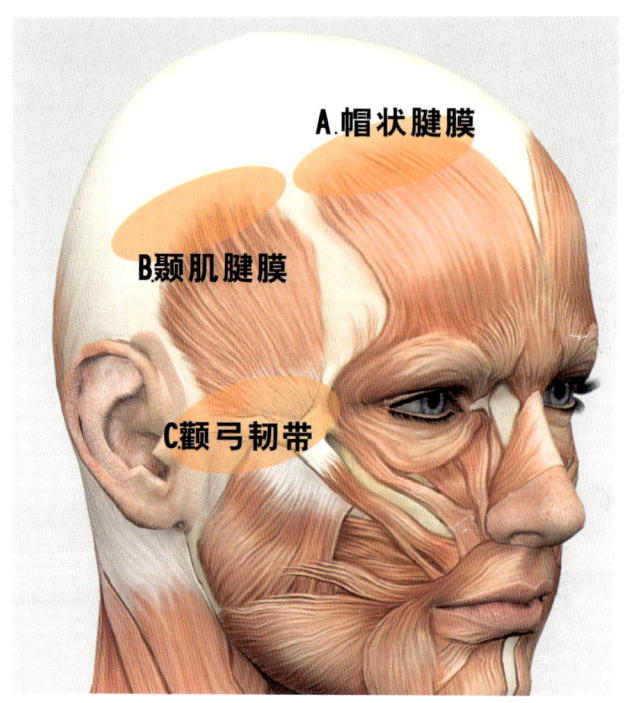

示意图6-1-10

固定位标准：分为3种固定方式：一种是天然固定位，一种是多齿固定位，还有一种是节点腱膜固定位。

天然固定位（提拉王）：通常位于颞肌腱膜位置即可，可以通过张合嘴来确认位置。

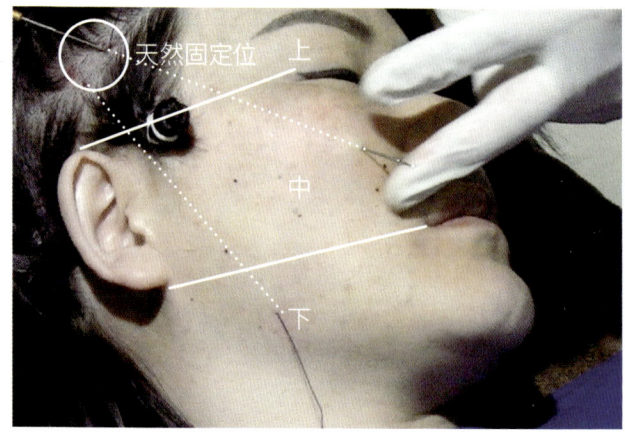

示意图6-1-11

多齿固定位（大V或小V线）：在没有固定节点或者丰富的腱膜时，固定齿的数量必须是提拉齿的两倍，也就是2/3为固定齿，而只有1/3是提拉齿。

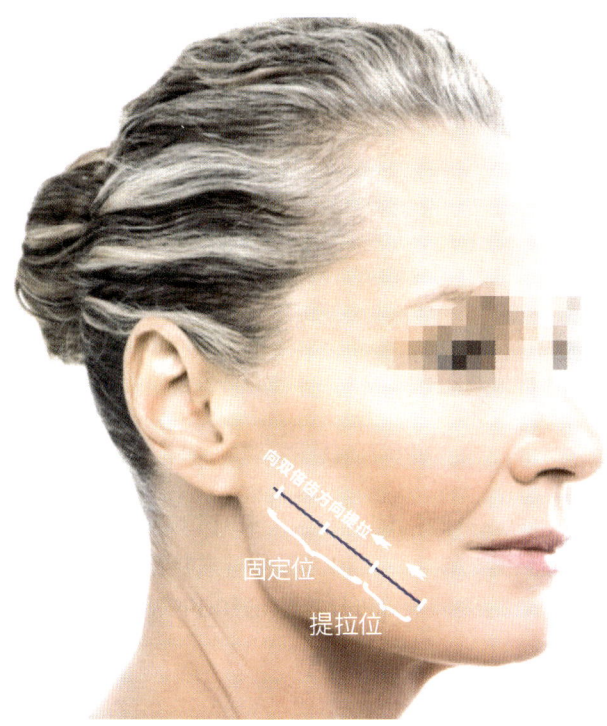

示意图6-1-12

节点腱膜固定位：利用腱膜比较丰富密集的地方进行固定。通常面部固定点见以下示意图。

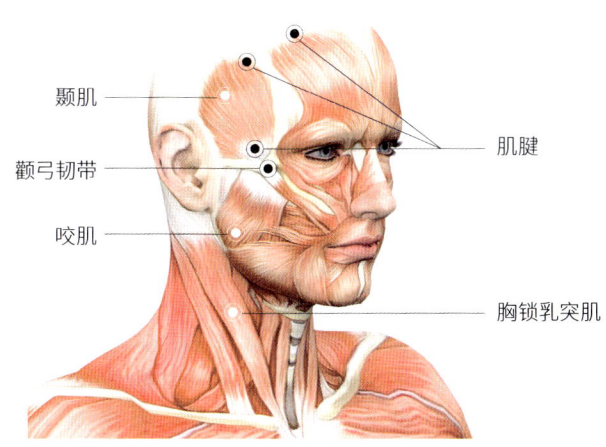

示意图6-1-13

六、提拉位

通常指需要提拉向上、提拉收紧、提拉改变皮肤纹理和方向的位置，我们叫提拉位。通俗地说是需要紧致提拉的位置就叫提拉位。

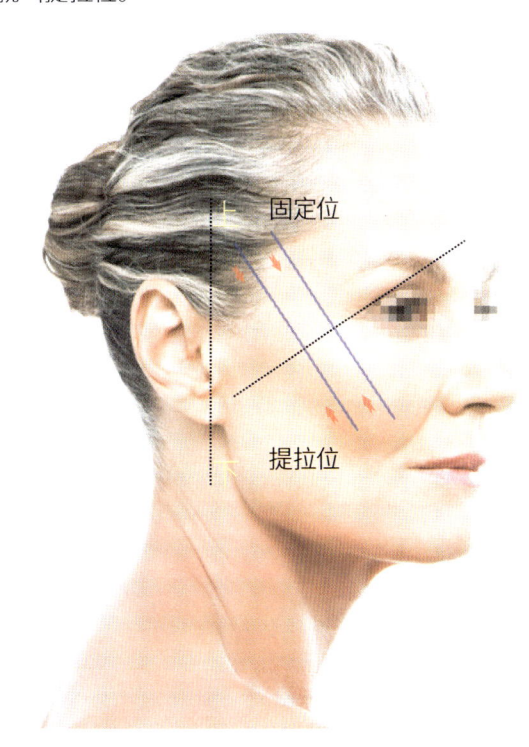

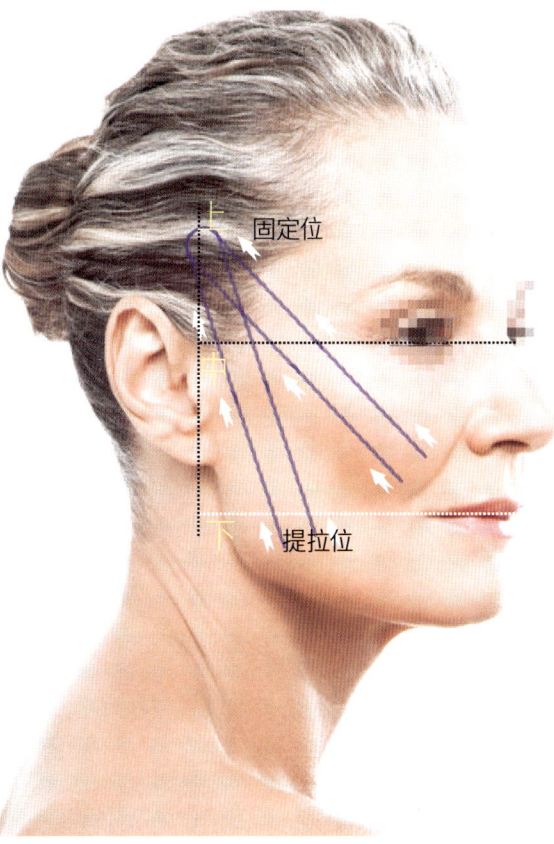

示意图6-1-14

提拉位标准

提拉齿设定提拉位：这种提拉位设置通常入线位置比较讲究，从需要提拉的局部进行入线以便于有更多的固定齿能藏于腱膜区方便固定，而修剪往往是提拉齿。确保提拉齿是固定齿的1/2。

提拉位没有明确的限定，可以是眉部，也可以是眼角、嘴角、面颊、颧部等，均可以设定为提拉位，提拉位的设置是为了有效提拉和针对局部矫正。

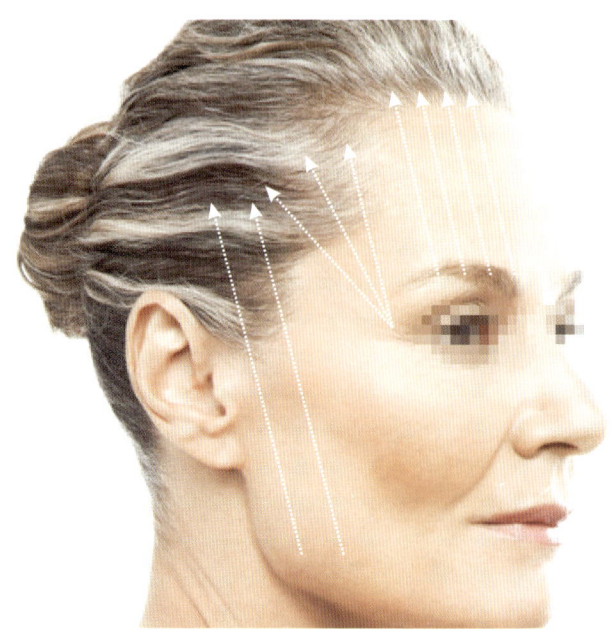

示意图6-1-16

七、紧致区

皮肤突出需要进行收紧的区域我们通常叫紧致区。紧致区相对来说通常指脸颊的收紧、下巴的收紧、腰腹、臀部等，即需要紧致的区域称之为紧致区。

紧致区标准：非骨骼突出部位或肌肉发达的区域，通常为脂肪比较丰厚且皮肤比较松弛的位置。

八、桥接点

线与线之间的连接点我们称之为桥接点，线与线之间的桥接与否直接决定了效果的好坏以及提拉的好坏有效与否，局部修正就必须有非常完美的桥接（参考绿色点）。

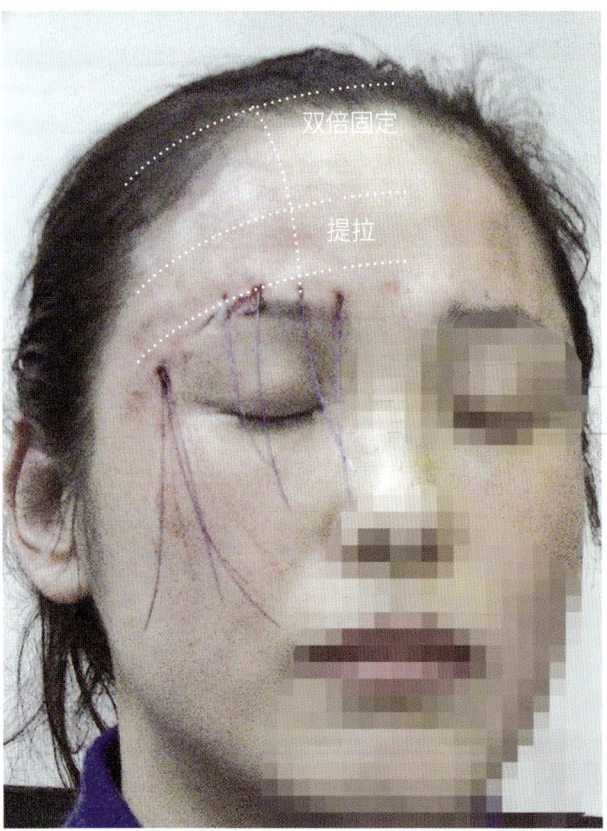

示意图6-1-15

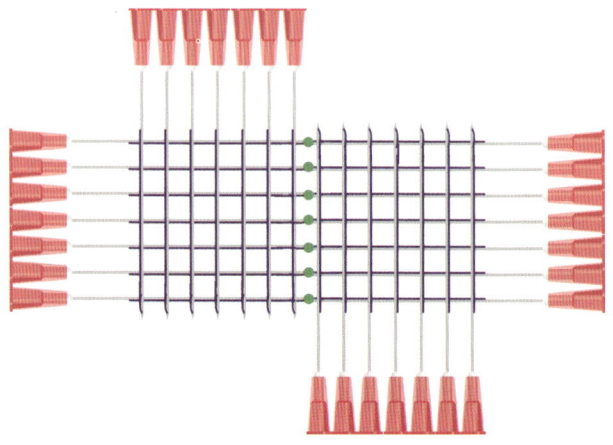

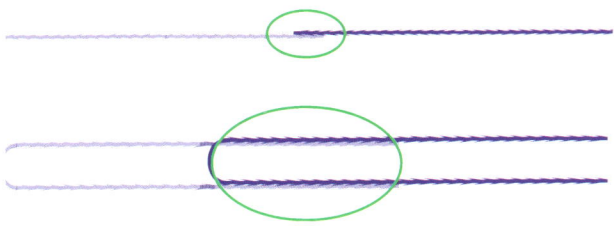

示意图6-1-17

桥接点标准：线与线之间必须有链接，井字格布线就像织布一样不能断裂。小线需要建立丰富的桥接点，大线则需要有合理的桥接搭配。

温馨提示：特别是针对乳房以及臀部、腰腹必须有桥接覆盖。

九、扇节点

当线体和线体交叉的时候会有一个节点，而多条线体交叉的时候会形成双扇结构，而这种交叉的节点，我们称之为扇节点。这种操作多数为小线的操作方式，用于局部突出采用的一种方式。

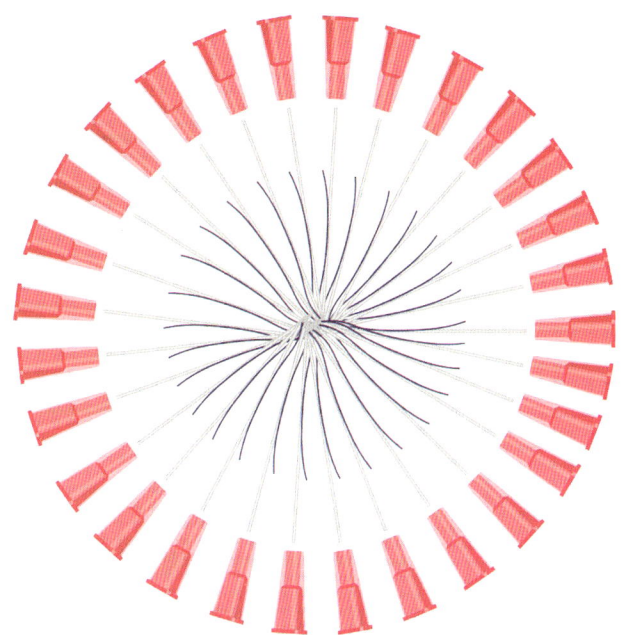

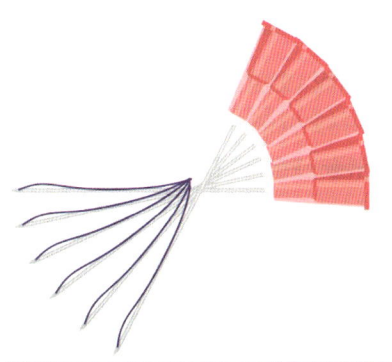

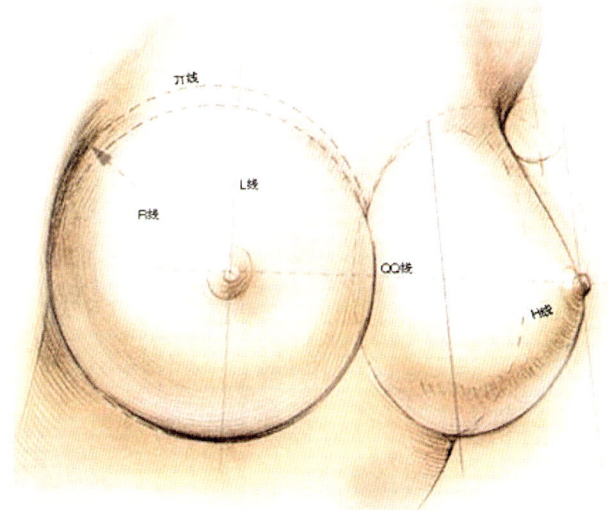

示意图6-1-18

扇节点标准：通常用于颧部、胸部、臀部圆形部位的设计所采用的一种方式。

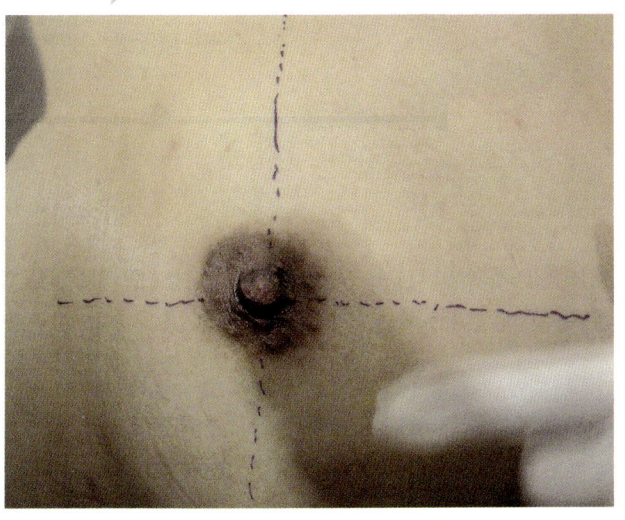

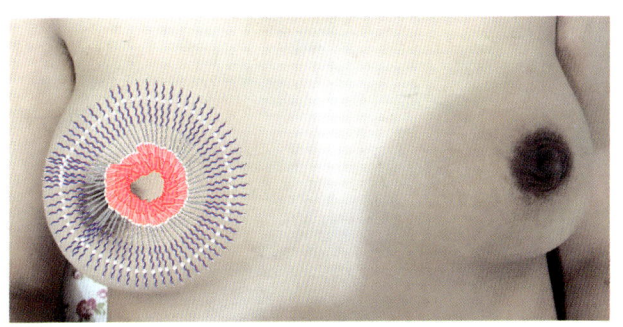

示意图6-1-19

十、越位操作

越位操作通常指当针体和线体超越了法令纹、木偶纹、较大的皱纹凹陷处时，我们通常把它叫越位操作。这种越位操作通常换来的是皱纹加深加重，或者效果不明显，甚至有顶出线体的危险。

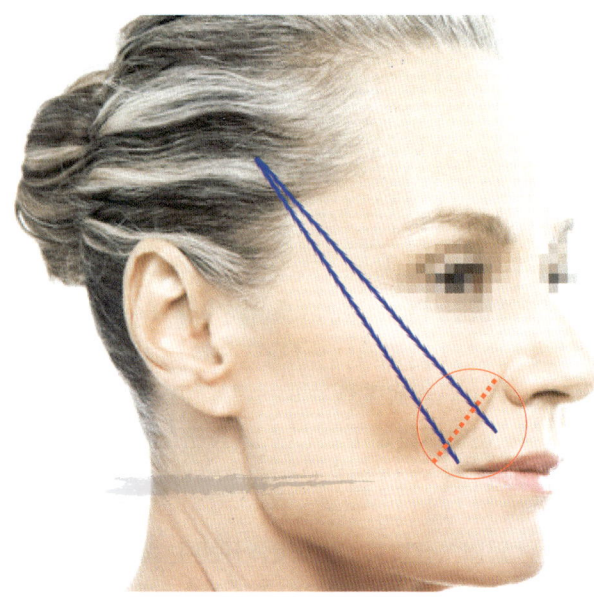

示意图6-1-20

越位操作标准：A.线体越过凹凸处中心点；B.线体越过提拉位的操作。

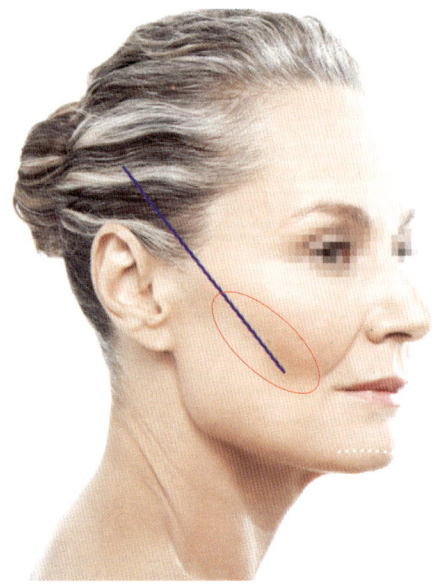

示意图6-1-21

十一、禁行区

线体禁止穿行的区域叫禁行区。禁止行线的区域可以有效避免不必要的问题产生，也可以有效减少术后的矫正修复概率。

禁行区标准：如腮腺行线容易引发炎症和感染；大血管位行线容易引发肿胀、鼓包、血肿现象产生；神经节点行线容易引发长期的疼痛症状；肌肉内行线容易引发运动性的疼痛或表情疼痛等。

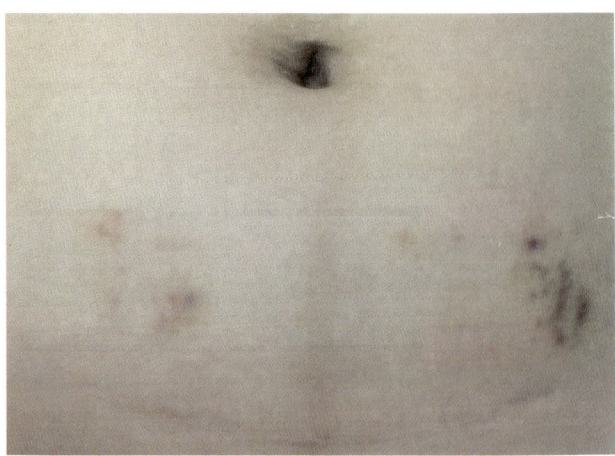

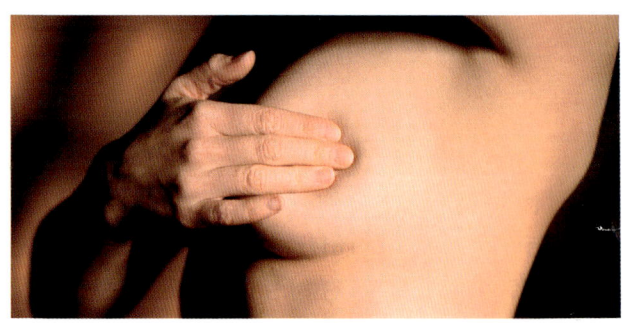

示意图6-1-22

十二、松解

线体在提拉过度形成的凹陷或坍塌时，松解尤为重要。学会善用工具以及手工操作来进行不同部位的松解。在通过松解后可以有效地抚平凹凸不平或矫枉过正的局部组织，即刻让固定位或提拉位的齿进行松脱1～2颗的方式我们叫松解。松解的最佳时期为2～8天以内，为松解黄金周期，松解后一定要将局部凹陷反向凸起揉捏促进其还原位置，超出15天以上的松解通常凹陷时间需要维持几天。

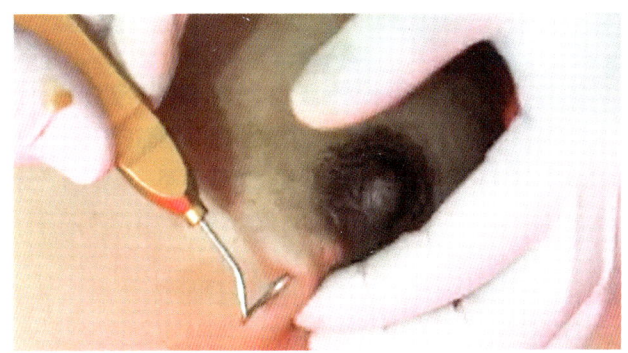

示意图6-1-23

松解方式分类

1.一类针对线体强制放松的一种方式,分为工具松解和手工松解。

2.还有一种方式是专门针对肌肉的放松方式,我们通常采用肉毒毒素来减少肌肉运动,放松肌肉在本书中也称为"肌肉松解"。

第二节　PPDO埋线基本操作方式

PPDO埋线的操作方式虽然是不起眼的小细节,很多人可以忽略,但是不能忽视它的价值和临床中的应用。好的操作方式和习惯可以避免很多不必要的问题的产生,如漏线、凹凸不平、局部太浅角化等,所以规范操作细节,可以有效防范不必要的问题产生。

一、埋线进针方式

1.小针的进针方式:小针(针体29G-24G)通常有平滑线、螺旋线、麻绳线。

建议采取45°锐角进针,斜口向上的方式进针,这种进针的方式能有效地防止针体深浅不一的穿透,防止线体的外漏以及浅表的角化,同时入线时手指跟着针体前行避免漏线。

优势:这种行针的方式更加方便针体穿行,能保持非常平稳的姿态,且方便把握入针层次。

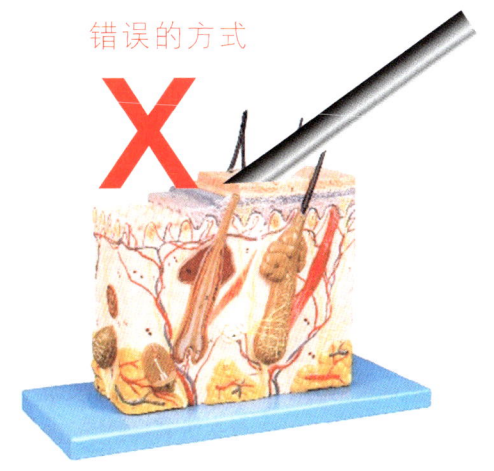

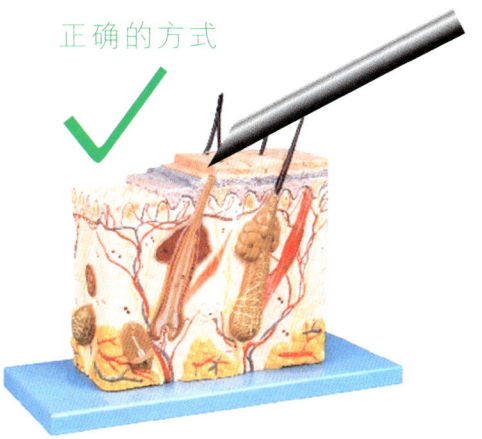

示意图6-2-1

2.大针的进针方式：大针（针体23G-18G）通常有液态线、锯齿线、双头线等。

建议采取垂直进针的方式，可以有效避免针体或线体在真皮内的穿行或滞留形成的局部角化、炎性反应等。包括需要导引针来进行固定针体和线体，均建议采用同样的方式。

优势：这种进针的方式是完全可以避免线体在真皮的滞留，也方便真皮深层层次的掌握。

缘了。而且在一定的时间之后入针的层次就可以通过阻力与感受来直接掌握每个层次的应用，也可以通过手指的配合调节入针深浅。

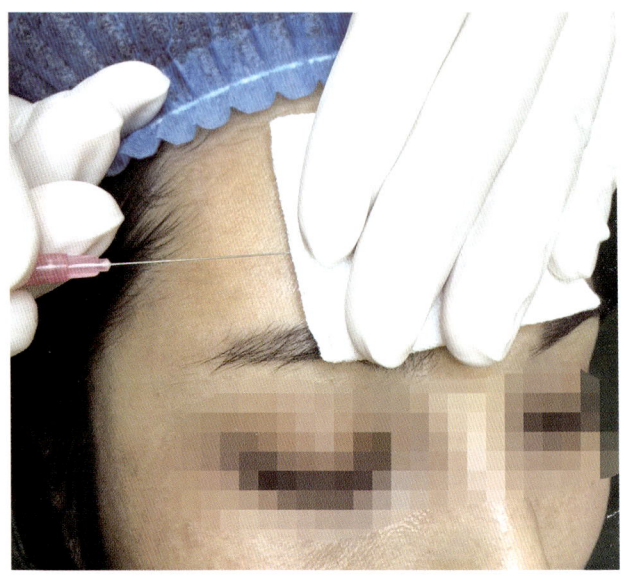

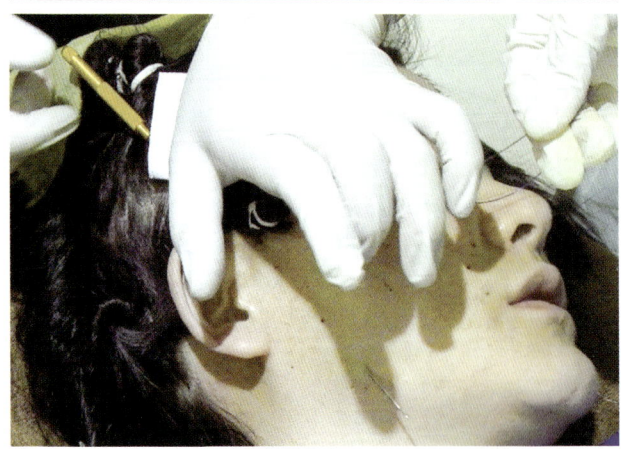

示意图6-2-3

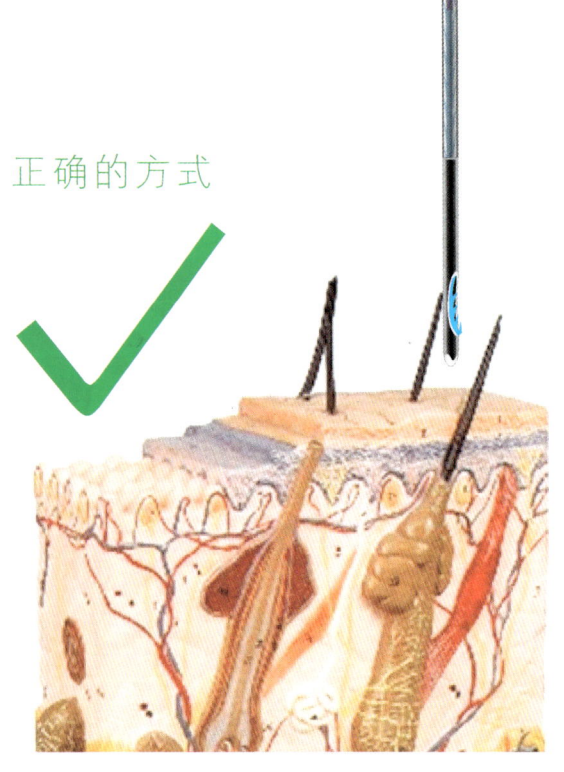

示意图6-2-2

3.进针触感培养：无论是小线还是大线，建议初学者一定要培养进针触摸的习惯，让手指的敏感度增强，顺着针体的走向，感觉并把握入针的层次，这点非常关键，虽然进针缓慢，但是一旦培养了这种感觉以后，就与线体外漏无

二、埋线退针方式

"退针"感觉是多么简单的事情，然而好的PPDO埋线技术操作人员针对退针手法非常讲究，且能解决很多不同的问题，我们来详细看一下。

平滑线、螺旋线、麻绳线：

1.螺旋退针法：通常小线退针的时候都会采取的一种习惯，这种退针比较简单，目的是让线体在我们操作部位能够固定，而不至于拔出针体时带出线体。

主要有平滑线、单螺旋、麻绳线、单向锯齿线、锯齿螺旋线等，需要螺旋退针，其他的要根据情况使用螺旋退针法。

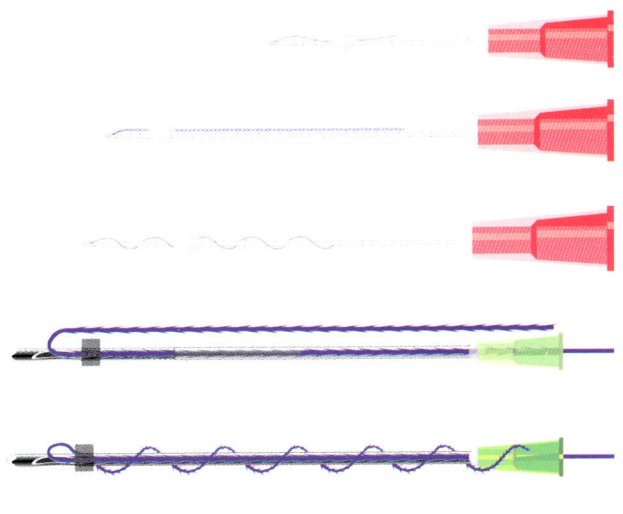

示意图6-2-4

操作方式：只需要在退针之前旋转2~3圈按压即可退针，让退针时候一定要有一点固定感，但是不能转得圈数太多，旋转的圈数太多很多人都会感觉拉不出来针体，这就是旋转过度，应该松半圈再退针，这种退针的方式可以有效收紧局部皮肤，掌握得当可以有效地聚线。

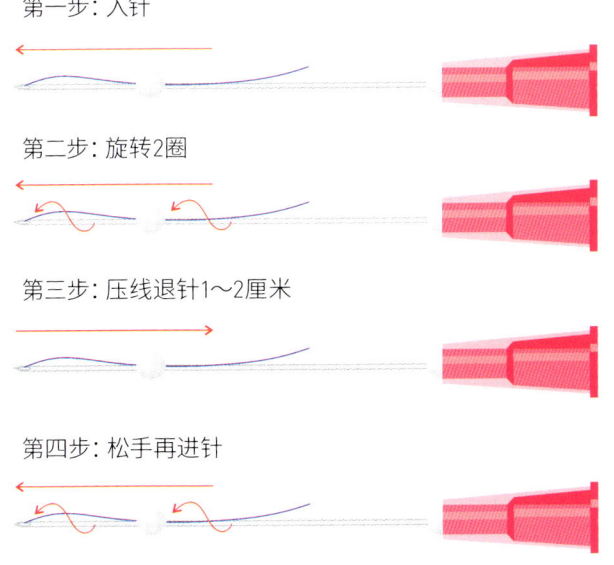

示意图6-2-5

2.藏线退针法：当针体和线体长于我们要操作的部位时最常用的一种方式。这种方式是为了将多余的线体藏入皮下而不至于修剪或让线体外漏。

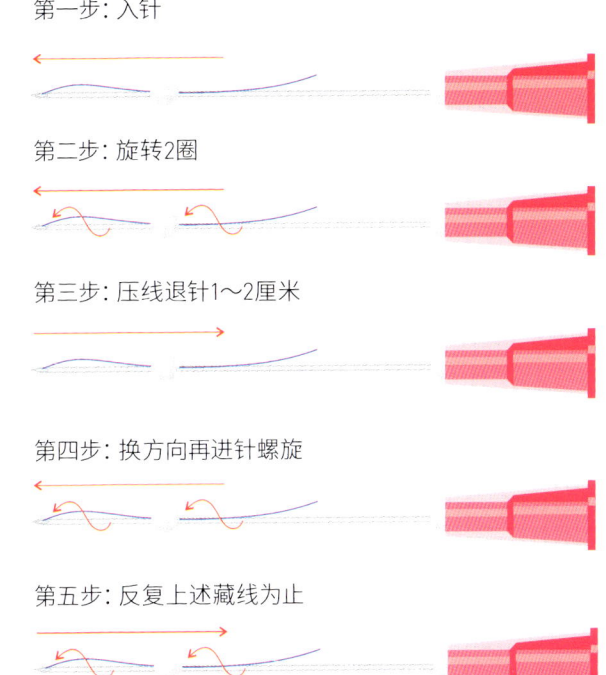

示意图6-2-6

操作方式：入针后旋转3~4圈后明显发现线体旋转进入一小部分，退针10~20毫米，然后再旋转3~4圈，再向同一方向或稍偏一点方向再次进针，进针后再次旋转2~3圈，按压后再退针的这样一个反复过程，就能非常有效地将线体藏于皮肤之下，不再漏出线体，大家可以多练习和多试几次就能掌握，非常简单、有效。

3.定向退针法：定向退针的方式是应用于不规则的小细纹最常见的，通常用于眼角，如示意图6-2-7，在宽窄不一的线条上，我们需要将线体推向比较宽的位置确保宽的位置获得较多的PPDO线，而窄的位置获得比较少的线体的一种应用方式。

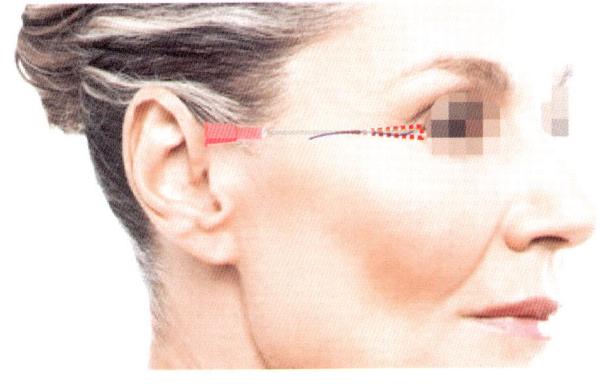

第六章　PPDO埋线操作与布线方案

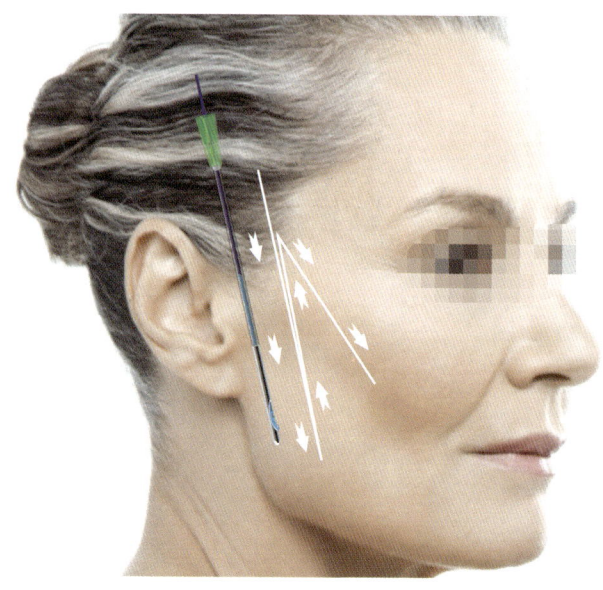

示意图6-2-7

操作方式：入针到止线位后，开始旋转2～3圈，按压退针10～15毫米后，调整方向1～2°再进针（在比较宽的位置），到止线位再旋转2～3圈，反复操作几次直到满足较宽部位的线体全部进入。记得用手触摸和按压，退针时记得按压，进针时稍稍松开。

4.扣拨退针法：主要针对锯齿线，在退针的时候为了更加有效地扣拉住更多的深筋膜所采取的一种操作方式，这种方式能非常有效地加强提拉和固定的效果。

操作方式：针对固定位针头进针往筋膜或腱膜区固定后，退针10毫米左右再分别向左向右来回抽插5毫米，反复2～3个阶梯，切记不能太浅，否则线体容易藏入皮肤下无法提拉和固定，目的是让线体的齿可以更加宽松扣拨更多的筋膜进行固定。

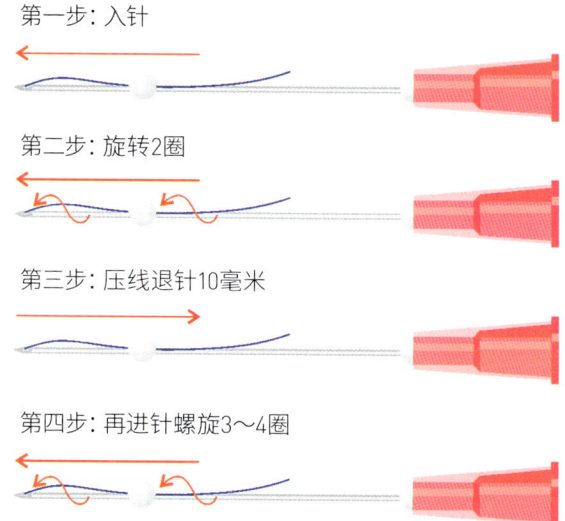

示意图6-2-8

温馨提示：扣拨退针，必须针对深筋膜且用手进行按压扣拨后再退针的一种方式。

5.紧致退针法：主要针对小线（平滑线、螺旋线、麻绳线）的操作，为了局部收紧采取的最常用的一种方式。

操作方法：一边螺旋2～3圈紧致后退针10毫米左右再螺旋3～4圈，收紧后再退再螺旋，直到将这根线体完全螺旋收紧，这种方式我们叫紧致退针。

第一步：入针

第二步：旋转2圈

第三步：压线退针10毫米

第四步：再进针螺旋3～4圈

示意图6-2-9

6.入线退针法：主要针对改良型的半钝针头，这种针头最大的优势是可以矫正针体行针的路线，但是这种针体也有局限，就是在线体的固定上需要采取特殊的退针方式，包括部分全钝针头也都采取类似的退针方式。

操作方式：在针体达到止线位时，需要先将针柄固定栓松开，将线体推到最顶端推不进去时，按压住针头位置，一边推线一边退针。当确定线体齿已经固定在筋膜后，按压住线体抽针的一种方式，叫入线退针，但是现在很多针体和线体改良后基本上很少再用这种方式。

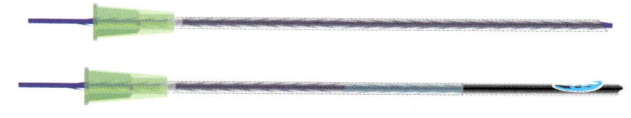

示意图6-2-10

温馨提示：改良型针头的操作优势是可以调整方向，但是劣势是入线退针的齿必须够强韧。

三、埋线减少瘀青与肿胀方式

在PPDO埋线的操作中,由于针体和线体必须在真皮以及真皮以下的筋膜和脂肪层中进行穿梭,就一定会有渗血和瘀青的现象,不可避免,但是适当的操作和止血方式,可以有效地防止瘀青及血管、神经的损伤。

1.善用钝头针:钝针的应用能有效地减少血管损伤的概率,特别是速度较慢的情况下基本上不存在有瘀青的现象。

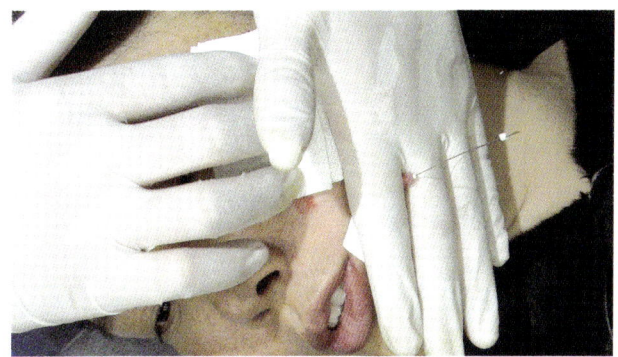

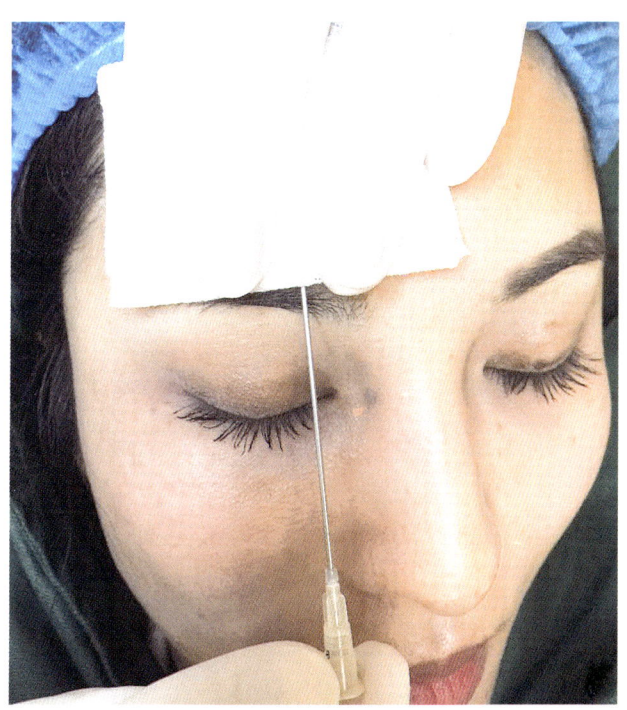

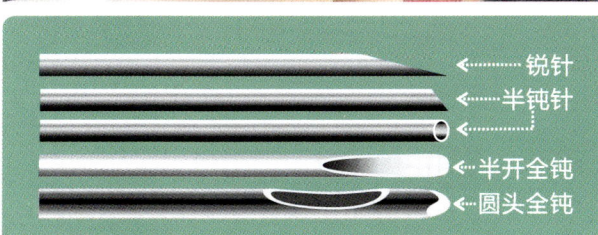

示意图6-2-11

2.退针按压止血:在退针时采取用纱布按压再抽针,抽针后持续按压数秒,也能有效地减少瘀青。小血管损伤建议按压10~20秒,较大的血管建议按压2分钟以上,术后可用纱布和塑形带按压,也可采用肾上腺素纱布按压局部。

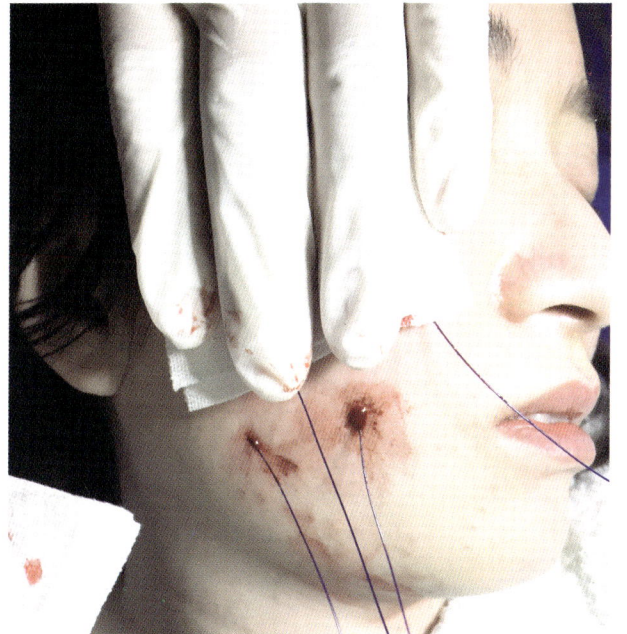

示意图6-2-12

3.术前后冰敷:也能减少血管的肿胀和瘀青的产生,通常术后采取冰敷30分钟,持续2~3次能非常有效地止血,减少瘀青的方式(建议选用无盐冰袋)。

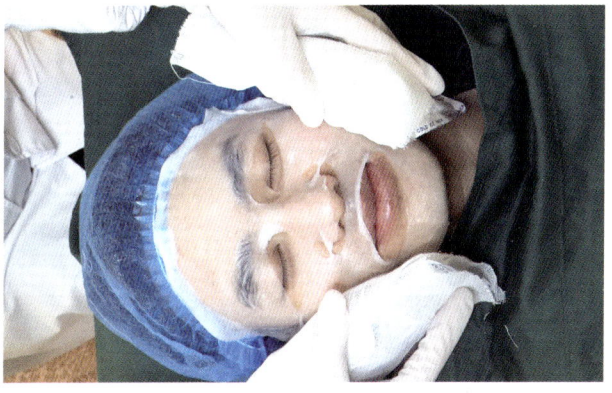

示意图6-2-13

4. 术后压迫塑形：针对面部操作的塑形带的收紧，建议坚持3～7天的塑形带包裹，进行局部的塑形和固定，让其效果更加显著。

5. 阻滞麻醉配合肾上腺素：合适比例的肾上腺素应用1:200000比例，可以有效地收缩血管，减少渗血和瘀青的形成，延长麻醉效果和时间。

四、埋线操作原则

1. 安全是首要法则：术前（在操作前）必须对客户的心理和生理健康状况、用药情况做详细的了解和登记，排查确保百分百安全的基础上再来给客户操作。术后应清洁创面，做好消毒和修复工作，交代医嘱做好感染的防范工作。

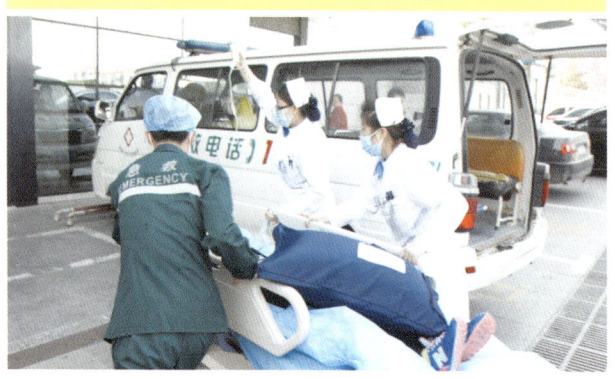

示意图6-2-14

2. 舒适度与美观：术中采用合理的麻醉方式，让客户在操作过程中尽量做到最舒适，减少痛苦和心理压力。术后（操作前后）尽最大努力减少客户的创面，减少瘀青和肿胀的形成。清理干净设计笔留下的痕迹，在操作后可以让客户立竿见影地看到美观效果、改善的效果。

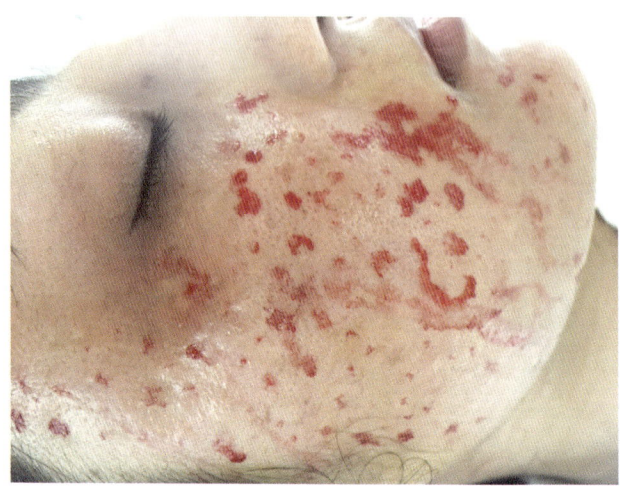

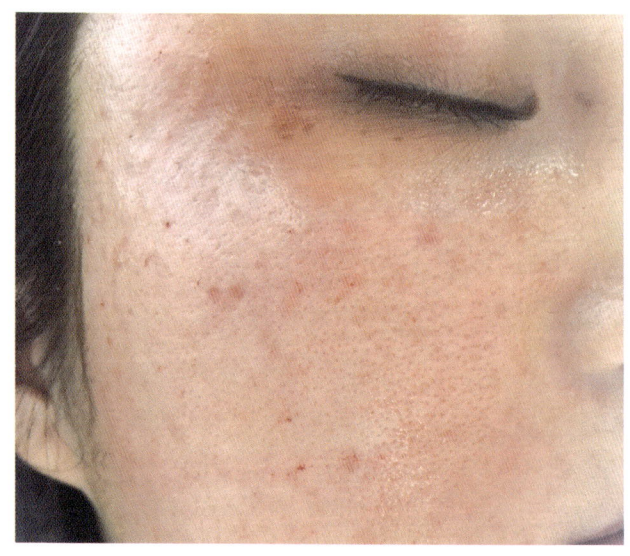

示意图6-2-15

温馨提示：以少创面或者看不到创面为准则，术后不瘀青不肿胀为准则。

3. 绝对认可的效果：即时效果（在操作后要让客户立竿见影地看到最直白的反差改善，这样客户会更加认可，减少纠纷，哪怕是在麻醉后的肿胀或者是没有完全恢复也要有直观的改善）。长期效果（在剂量上和设计上确保客户在消肿后能维持2～3年以上的改善，而这种改善效果会获得客户长期的认同）。

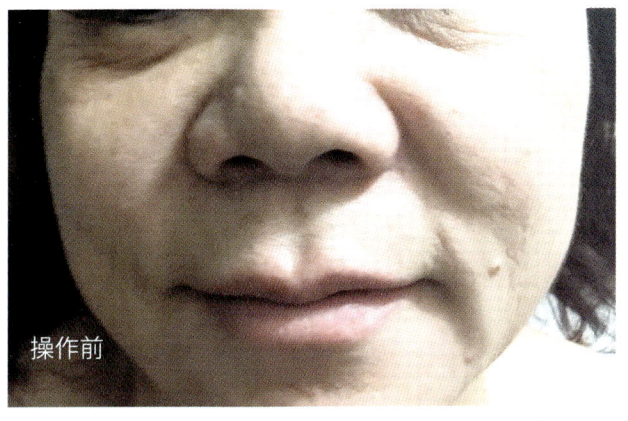

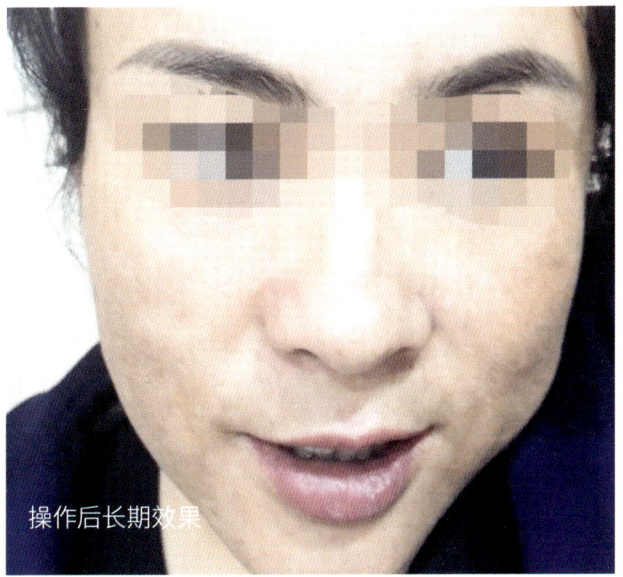

示意图6-2-16

温馨提示：提前预告客户在3～6个月进行一次修正，加强PPDO埋线的操作效果。

第三节　PPDO埋线布线规律说明

在PPDO埋线抗衰美容的操作中，不同的布线方式和层次会有着不同的效果和时间规律，我们今天就针对PPDO布线的不同规律进行总结，以方便大家在日常应用中加快学习的进度和时间。

一、收紧布线模型设计

规律1：稀疏向密集收紧（通常应用与面颈部和身体大面积范围）原理：皮肤在PPDO材质的作用下刺激胶原的产生，越密集的PPDO线所刺激产生的胶原越多，而比较少PPDO材质的分布所刺激产生的越少，少剂量逐步向多剂量进行收紧和靠拢。

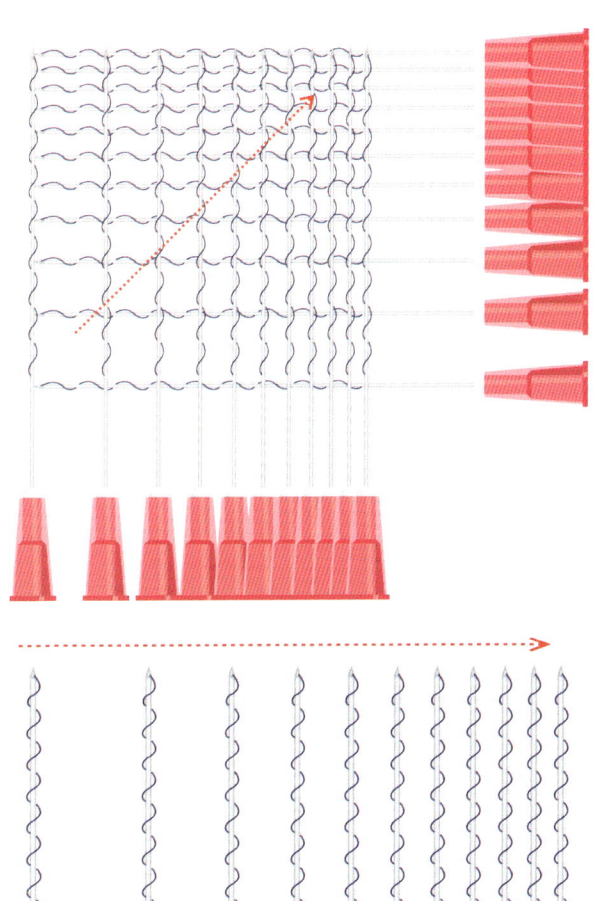

示意图6-3-1

规律2：单线向交叉线收紧（通常用于手臂和腿部的收紧以及马甲线的设计）。

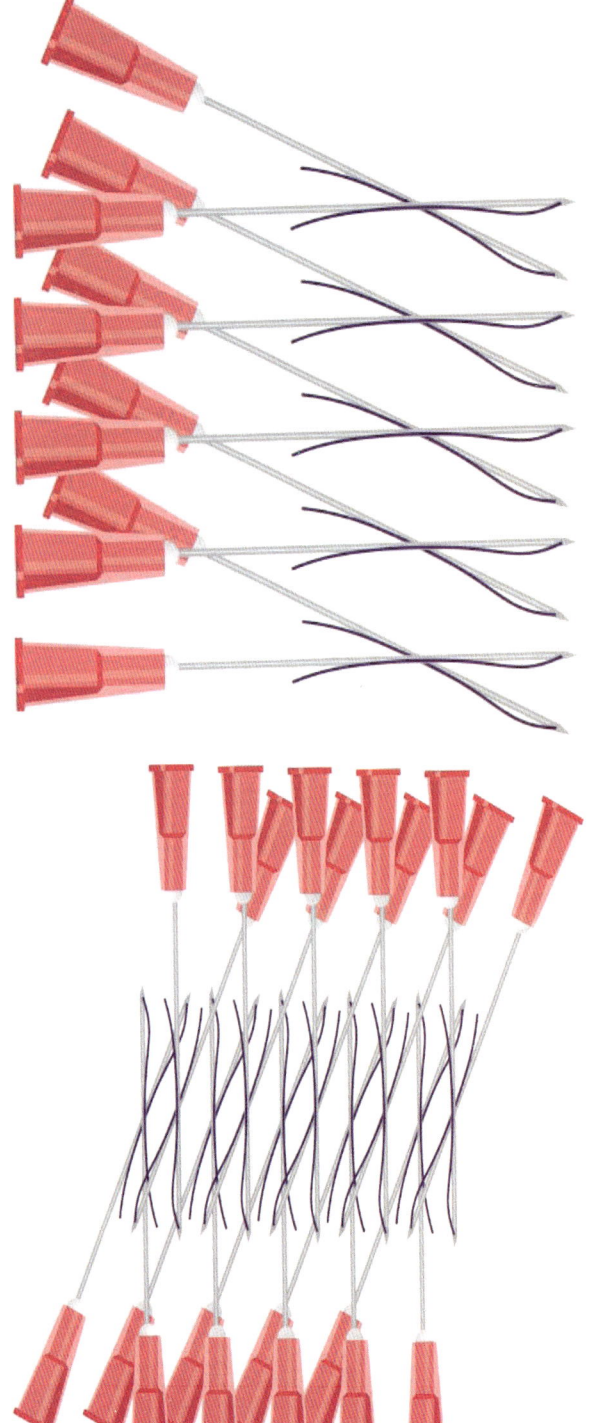

示意图6-3-2

规律3：单层次向多层次收紧（针对紧致提拉以及脂肪较厚的层次），参考三维结构示意图。

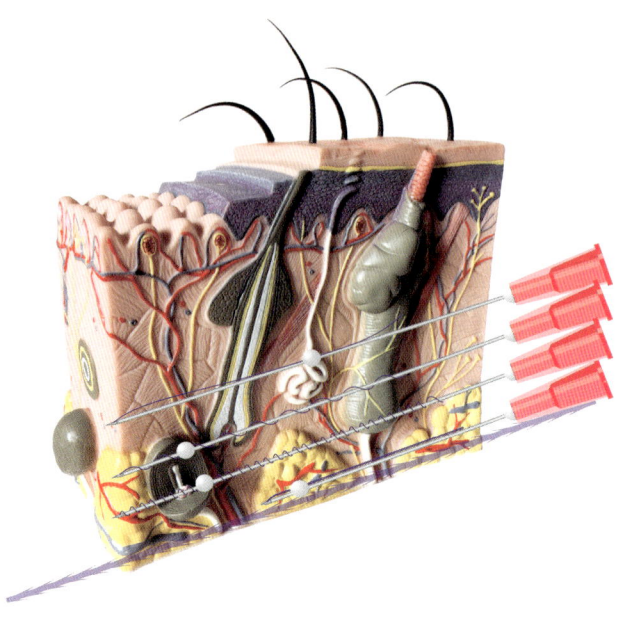

示意图6-3-3

示意图是为了更好地让大家明白有关收紧的规律，不同的布线规律就有不同的收紧方向，就有不同的收紧效果和收紧的时间差，而所有的布线设计收紧走向均由刺激产生的胶原蛋白的密度所决定。

二、填充布线模型设计

主要针对凹陷坍塌的布线设计方案，目的是为了更加有效地填充凹陷位，从而让视觉感官更加饱满、更加平整的一种设计方式，这种设计方案通常分为即时效果和长期效果。而在中间的1～3个月中已然会感觉填充效果并不明显，期间是因为肿胀消失后PPDO材质还没有来得及分解以及吸收，此期间没有足够多的新生胶原产生，故而前3个月的填充效果并不明显。

规律1：鱼尾交叉织网布线（通常应用在法令纹、木偶纹和川字纹等）同一入线位可以同时入线多根，一次鱼尾交叉设计可以填充数十根均可。

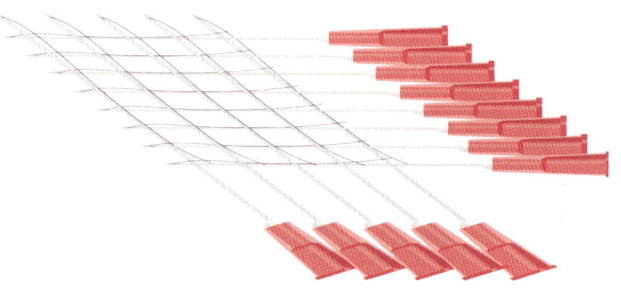

示意图6-3-4

规律2：三维层次布线填充（腰腹、胸部、臀部最常用）分真皮中层、深层、筋膜浅层、深层多维结构进行布线设计的一种填充方案，这种多数采用小线进行设计，也可以在底部进行液态填充线的填充设计。

三、提拉布线模型设计

提拉布线分为两种方式，一种是垂直的提拉布线，一种是向某个方位定向提拉布线。两种布线方式均为抗地心引力（向上或向左上或右上方来进行提拉，改变皮肤方位的各种布线设计方案）。

A.垂直提拉布线（提拉王）：天然的固定位，提拉紧致效果非常好，无论向左还是向右的提拉，或是局部轮廓的矫正，几乎是为轮廓矫正的量身定制。

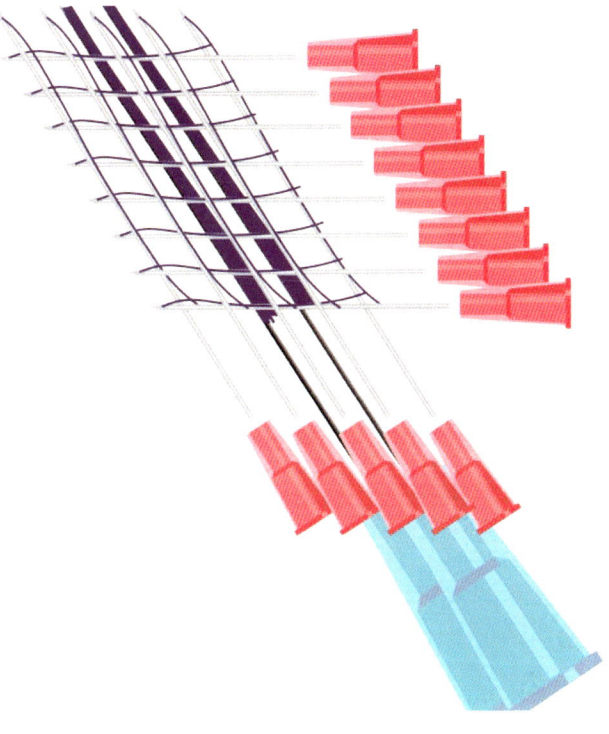

示意图6-3-5

规律3：单纯折叠布线（川字纹、法令纹、木偶纹等），这种布线方式多数是针对简单的几根液态填充线或麻绳线的填充应用，属于直线条立体结构的填充。

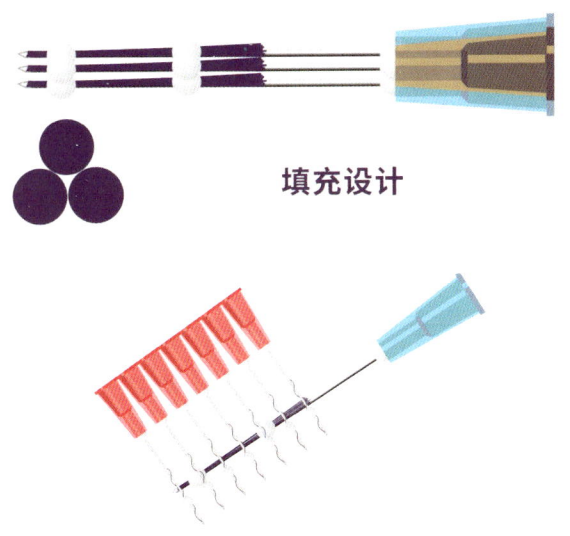

示意图6-3-6

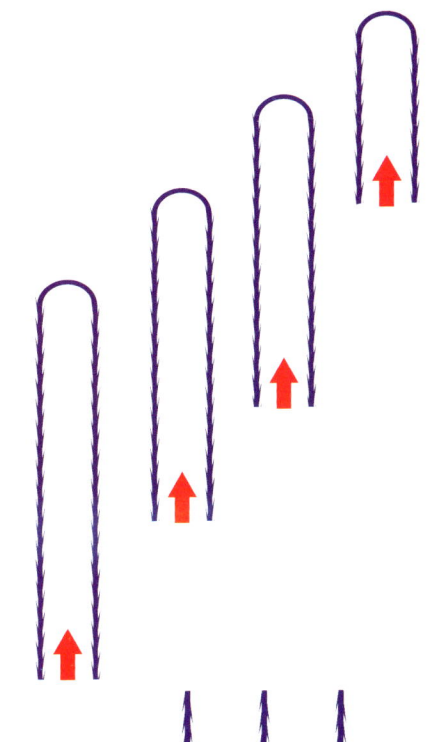

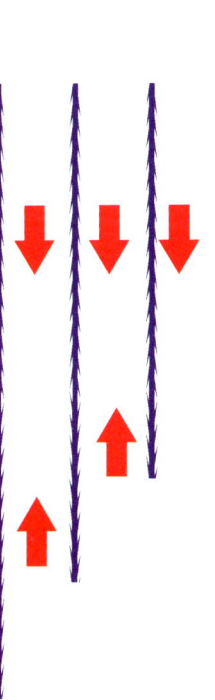

示意图6-3-7

提拉王的优势：分为三段提拉，即上段眶上部即眉部、眼尾；中段眶下部即颧面部、鼻周部；下段：脸颊部以及下颌上缘部（唇周部）。

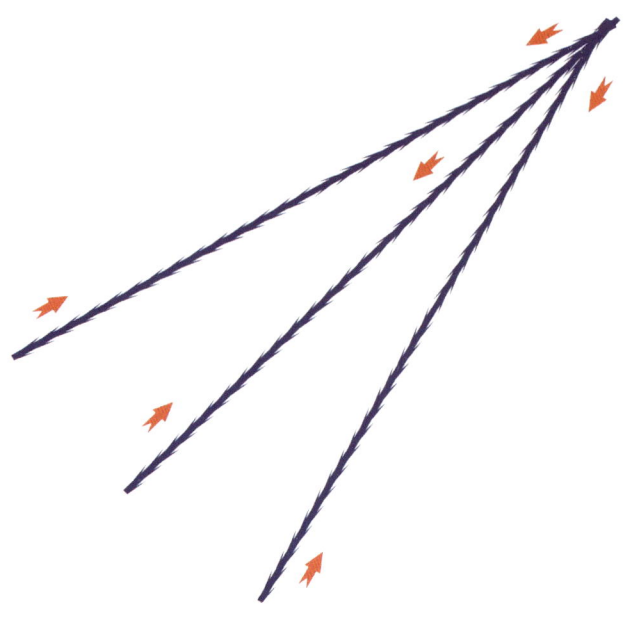

示意图6-3-9

四、塑形布线模型设计

塑形布线：通常就是指面部轮廓（如眼型、眉型、嘴型、胸型等形状不太对称以及不和谐的地方进行修正）的塑造，也包括骨感以及马甲线等塑造，应用非常广泛。

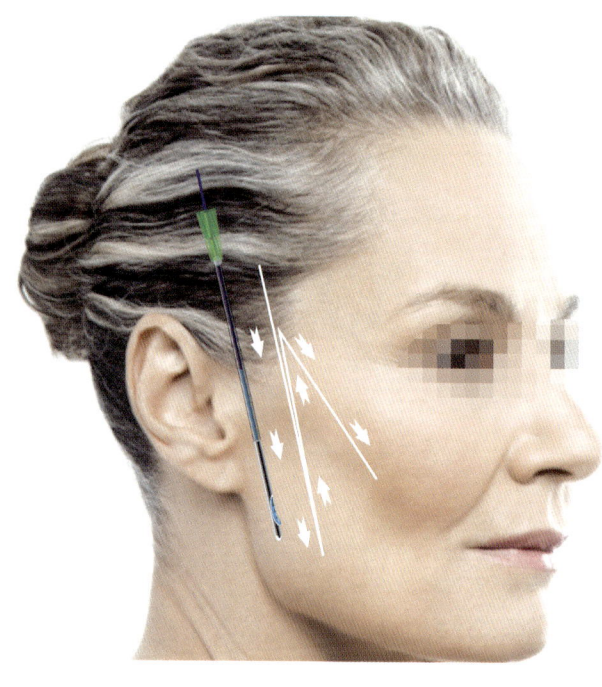

示意图6-3-8

B.方位提拉布线：主要针对法令纹、木偶纹、胸部等需要向特定的方向进行提拉收紧的布线设计方案，通常向某个特定的方向改善法令纹或木偶纹等皱纹状态。

A.轮廓塑形布线：让轮廓感更加明显，如颧部苹果肌、胸部、臀部等，更加圆润、突出，更加紧实、更加饱满的一种设计方案。这种方案的设计通常围绕以操作前后更加紧实、更加富有弹性为设计初衷，切勿用此方式做丰胸、丰太阳穴、丰下巴等，效果均不会太理想且耗费材料较多，非常浪费。

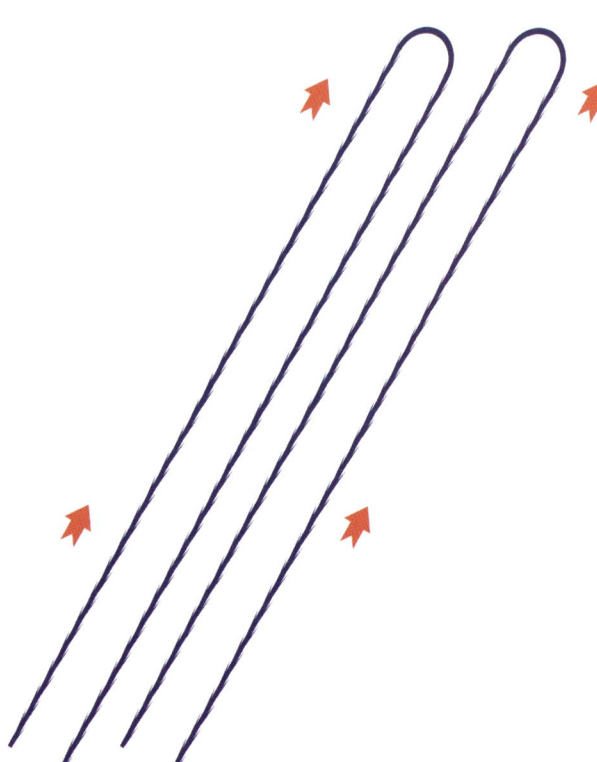

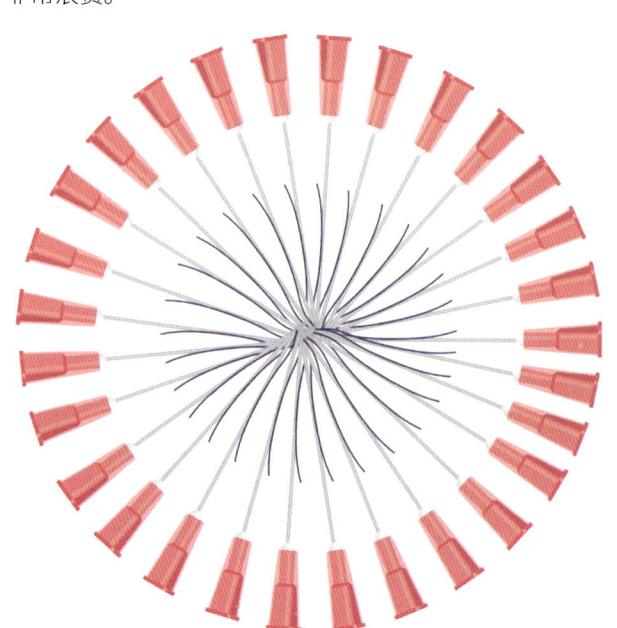

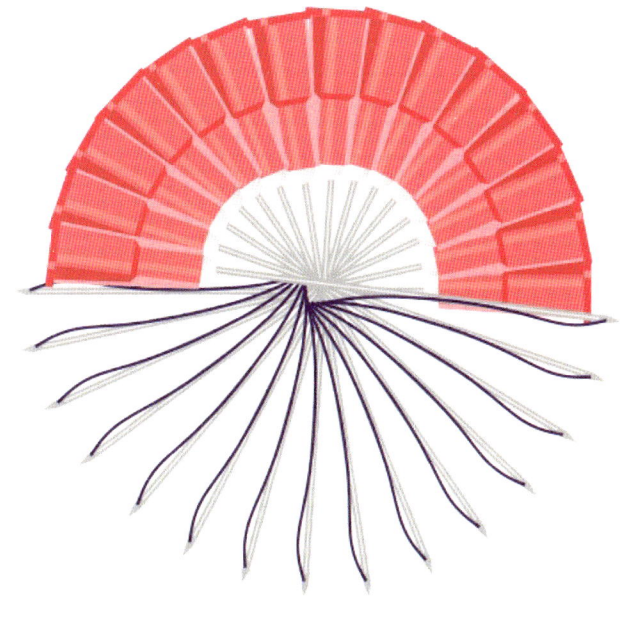

示意图6-3-10

B.局部矫正塑形:眼型、眉型、嘴型、面颊等出现不同程度的不对称的矫正方案,通常这种修正为单方向的修正,从而获得双边的对称美。

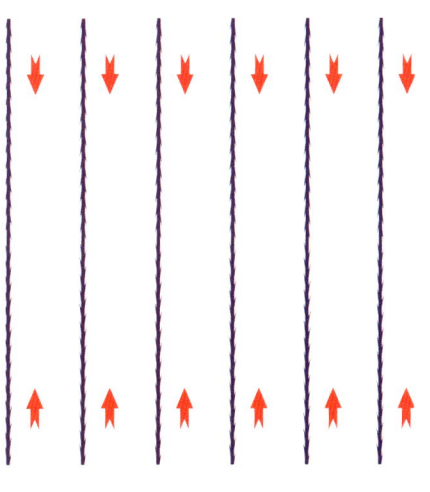

示意图6-3-11

五、布线桥接模型设计

在PPDO线的操作中,不同的布线方式有着不同的要求,针对大面积范围或是小针体的应用必须在线与线之间形成链接,以确保操作的效果更加持久,而这种链接的点我们叫桥接点,在下面我们一起看一下桥接的模型。

大V锯齿线的桥接:桥接是为了将提拉部位的皮肤更加自然舒展且增加提拉的效果。

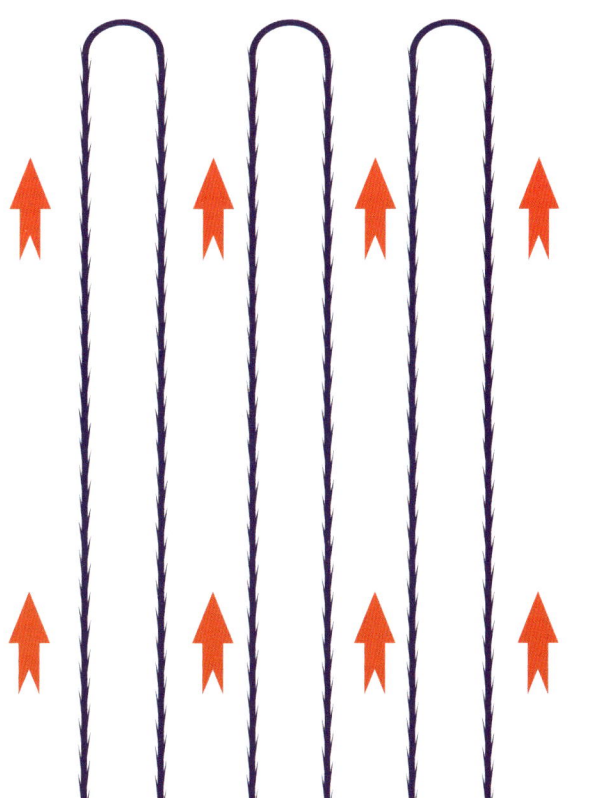

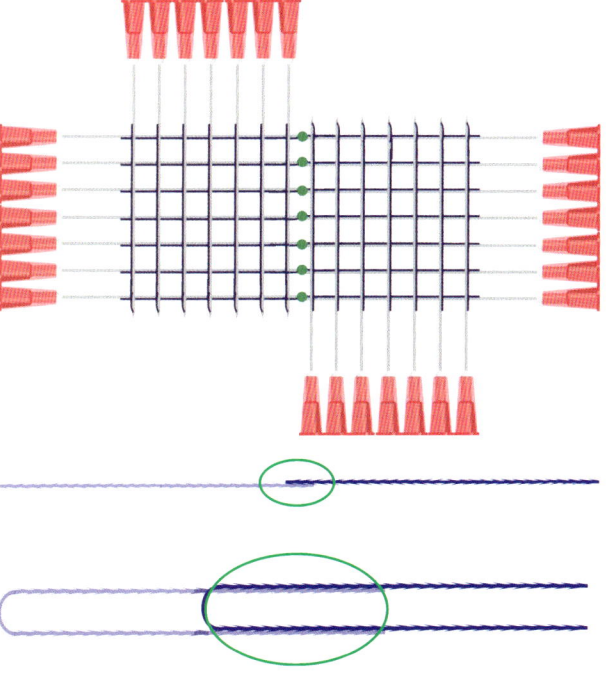

示意图6-3-12

小线大面积桥接：简单的形容是织网与织网之间的覆盖链接。

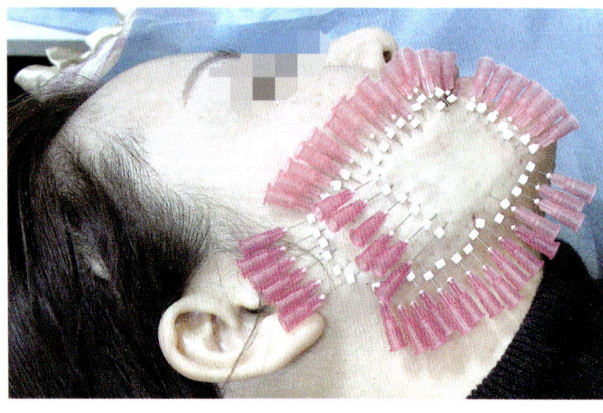

示意图6-3-13

第四节　PPDO线体材料改良

无论是针体还是线体的改良，都是迫不得已的操作方式，其目的都是为了让针体和线体更加适应在局部的应用，以减少对组织的损伤为前提的一种操作方式。特别针对局部条件的局限而采取针头、针体、针柄、线体改良，适应当下部位应用的一种方式。

一、PPDO线小针改良应用

小线（平滑线、麻绳线、螺旋线，30G-27G针体）改良通常是针头、针体、针柄的改良比较多用，主要在眶面部比较狭窄的区域，如鼻翼、鼻梁、眼角、川字纹、嘴角、颈部等比较局限的位置上需要改良。

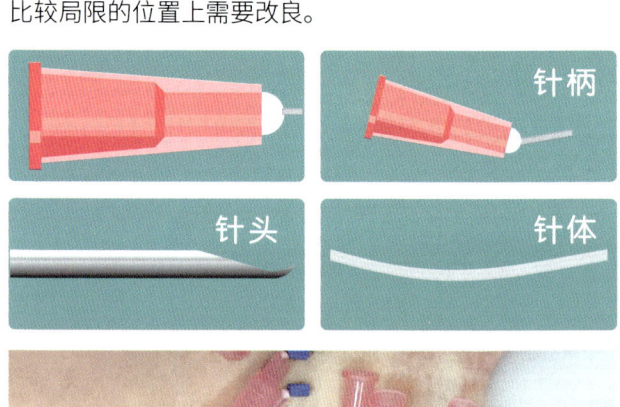

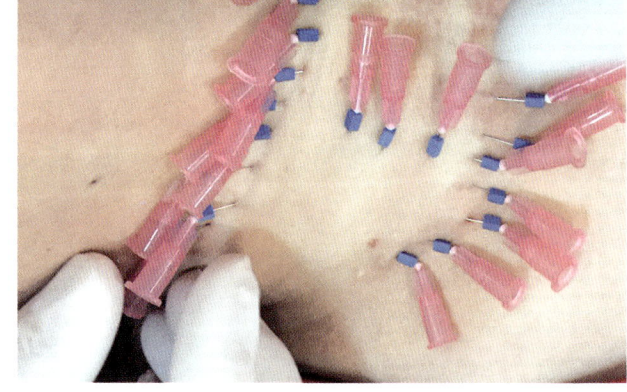

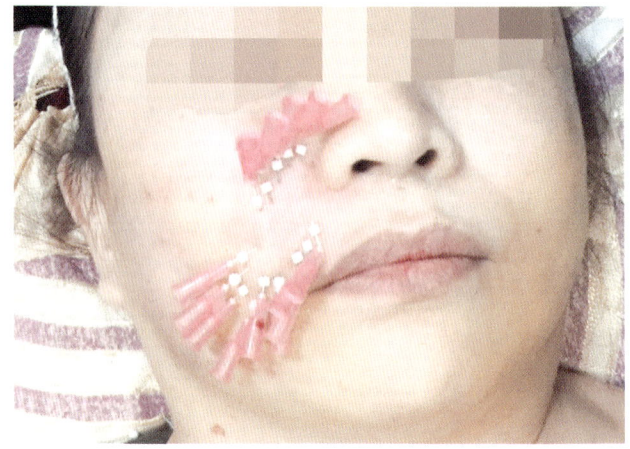

示意图6-4-1

二、PPDO线大针改良应用

大线（大V线、小V线）的改良最为常见，改良通常针体最多，是为了在曲线部位的进针而不损伤压迫组织，如颧部绕行、脸颊侧弯等都是属于针体改良的结果，非常实用。

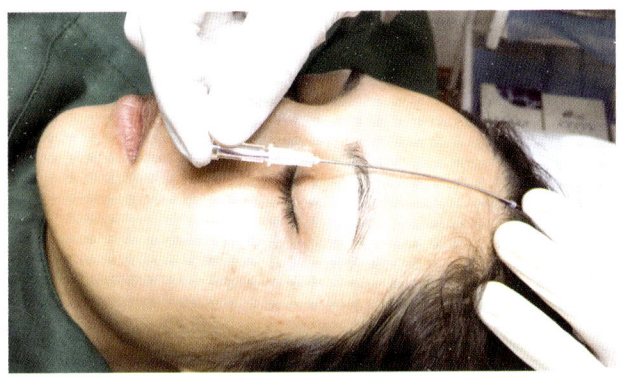

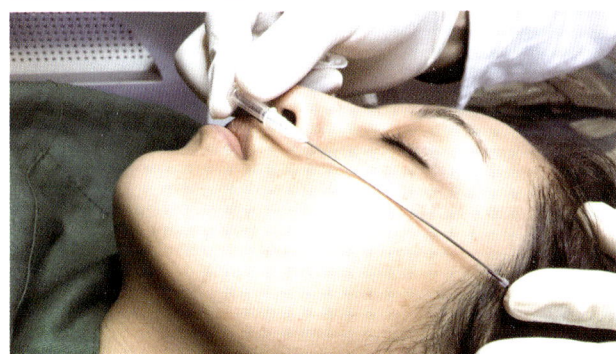

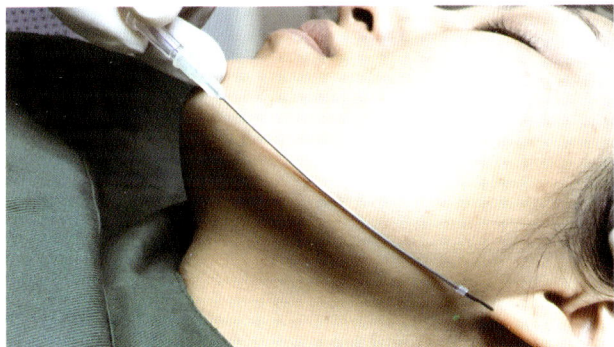

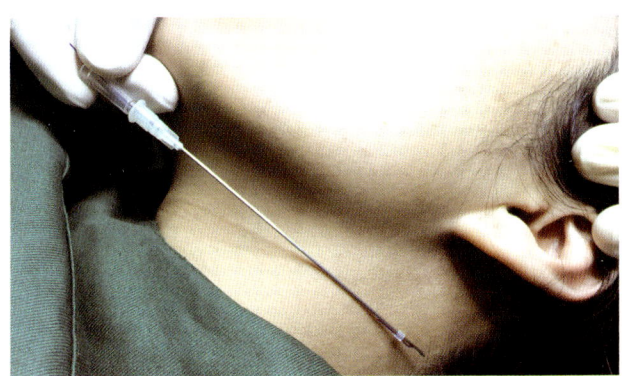

示意图6-4-2

三、PPDO隆鼻线改良应用

PPDO隆鼻线的改良非常多见，通常指线体远远超出自身鼻小柱和鼻梁、鼻翼的比例时，必须根据实际情况进行度量，再进行多余的修剪，避免线体过长而产生的顶出，特别针对线号较粗的线体，如"0-0"号线、"1-0"号线等。

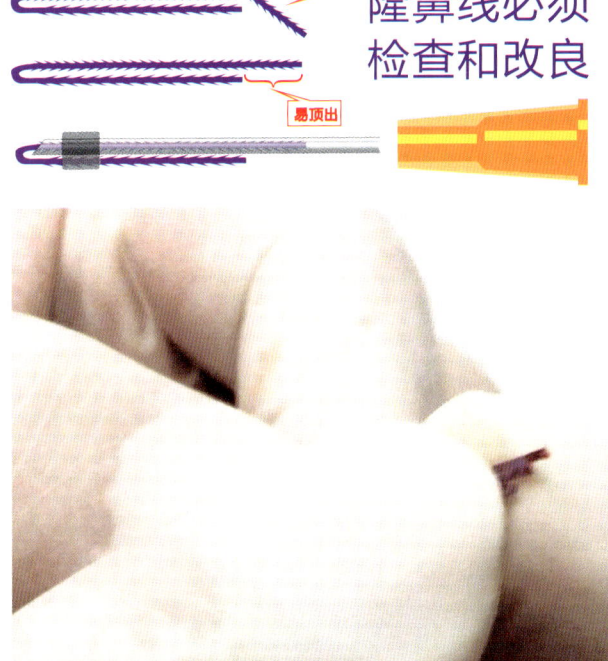

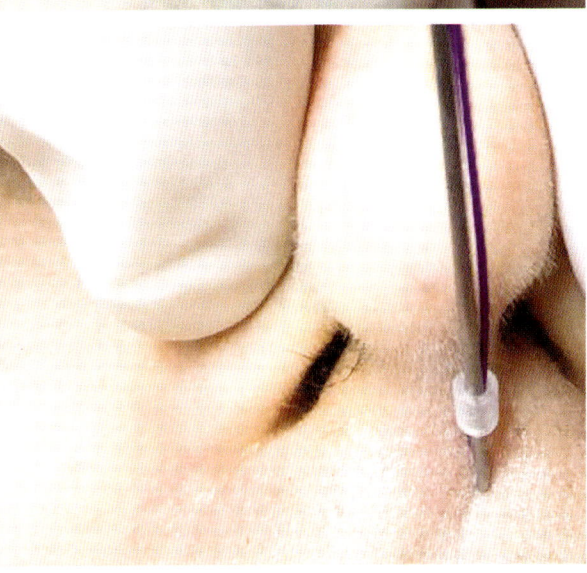

示意图6-4-3

温馨提示：所有的针体无论是小线还是大线，改良后必须保持比较缓慢的进针速度，避免对组织的穿透造成的损伤。

第五节　PPDO埋线技术操作规范

在提及PPDO埋线技术操作规范之前，我觉得更重要的是职业道德规范，也是从业人员最重要的基本素养，它胜过技术操作应用技能。如果一个连最基本的道德底线都没有的人是不适合操作线雕的。

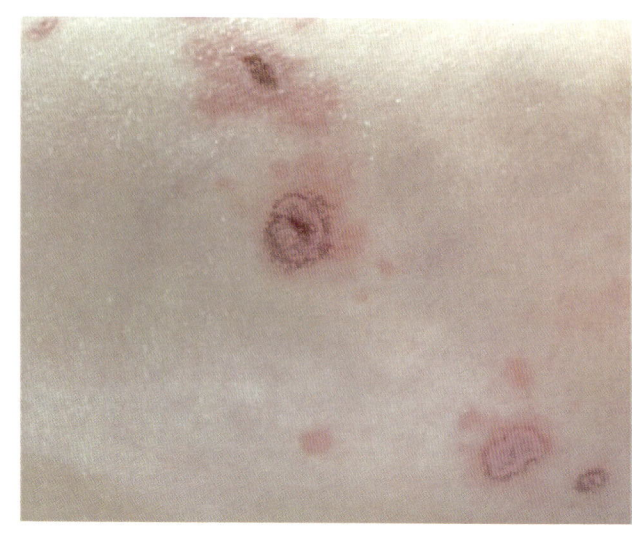

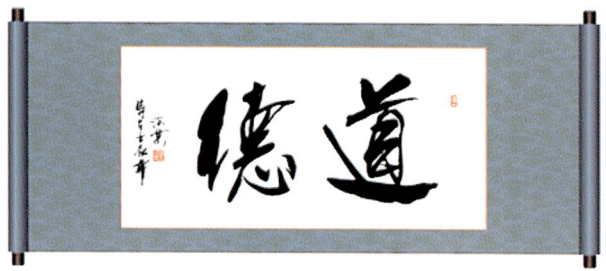

示意图6-5-1

一、PPDO埋线操作禁忌

1.禁忌操作的人群：皮肤感染类群体（如痤疮、疱疹、HPV等感染、血液感染、凝血障碍、严重糖尿病类疾病患者）、严重心肾及免疫疾病血液疾病等患者，对美的期望值过高、要求过高且心理素质较差的群体，均不适宜操作，可参考《埋线抗衰老客户档案》，第259页。

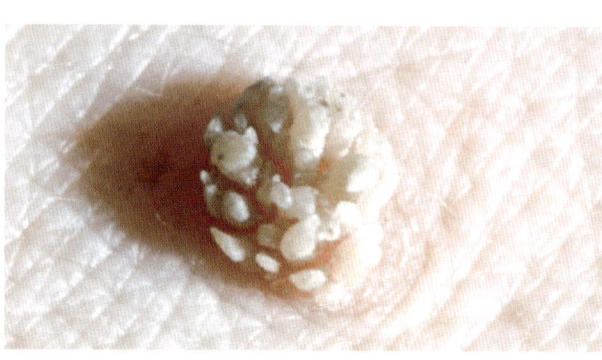

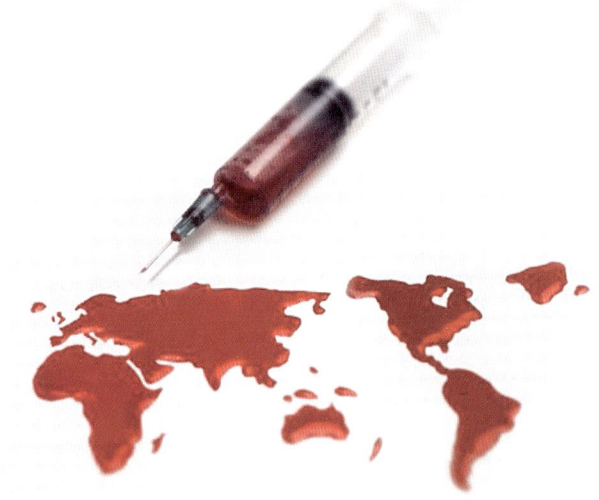

示意图6-5-2

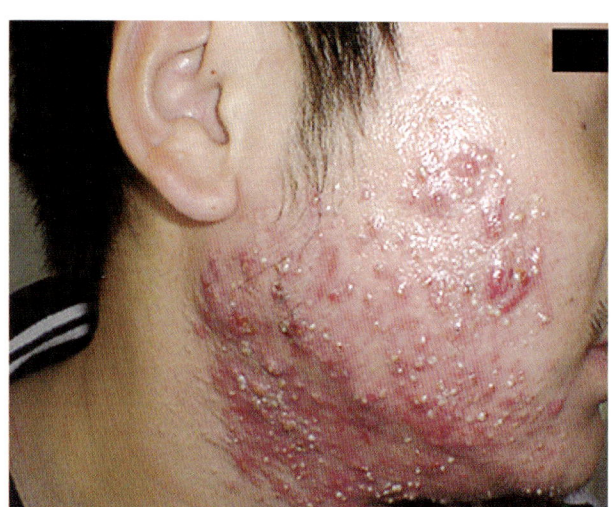

2.忌行针快速：无论是大线还是小线，无论是锐针还是钝针，均忌讳行针太快。一快就容易把握不准入针层次，同时也容易损伤血管和神经，增加瘀青以及组织的损伤，引发疼痛时间延长。

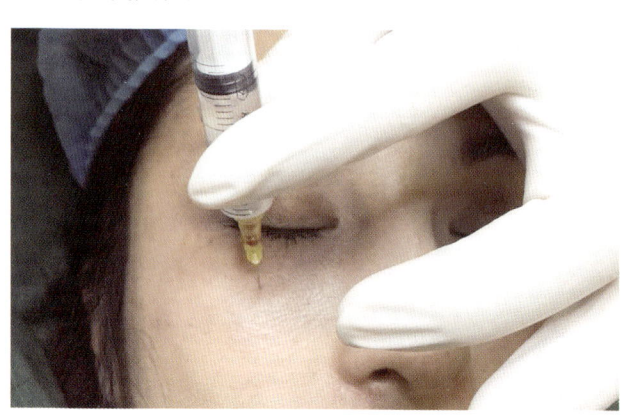

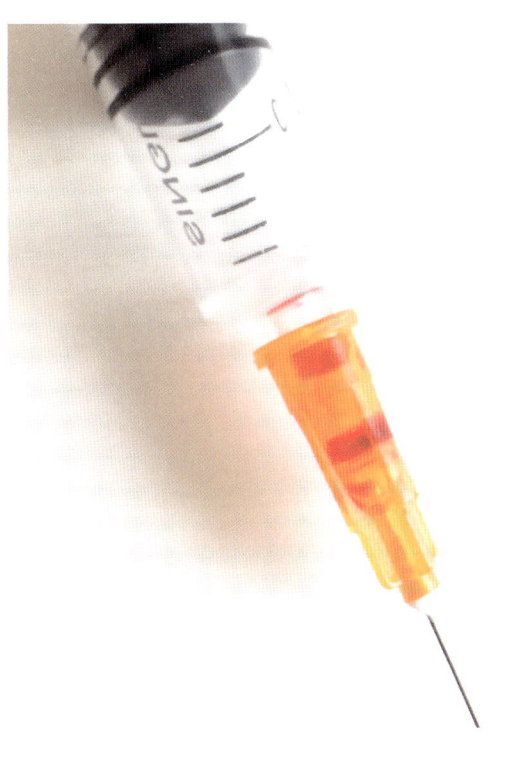

示意图6-5-3

3.忌行针太浅或太深：每种规格的针体和线体都有相对应的层次要求标准，太浅在真皮浅层或表皮深层则容易角化，使线体外漏。太深进入肌肉同样也不太适合，会引起运动性的疼痛，还容易引起不必要的肿胀，而且操作在肌肉上无论是大线还是小线均没有任何的意义，只有针对肌肉的治疗才对肌肉进行植入线体。

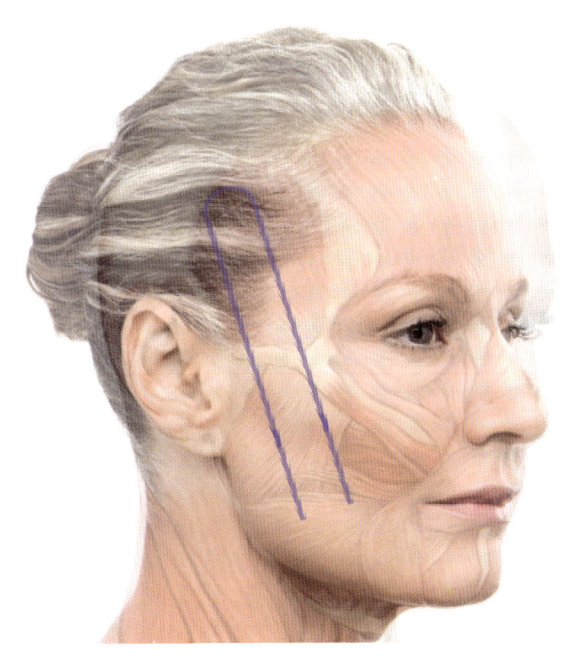

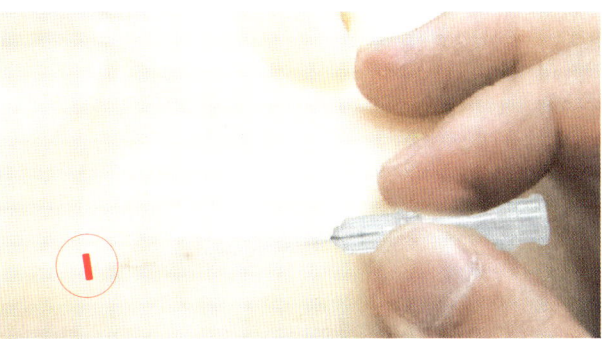

示意图6-5-4

4.忌非专业操作：在不熟悉面部解剖，不懂皮肤、筋膜、脂肪、肌肉、血管、神经、腺体组织结构的层次分布者，就直接开始进行操作，这犹如闭着眼睛开车，非常危险。客户既得不到想要的效果，而且还要承受不必要的痛苦。

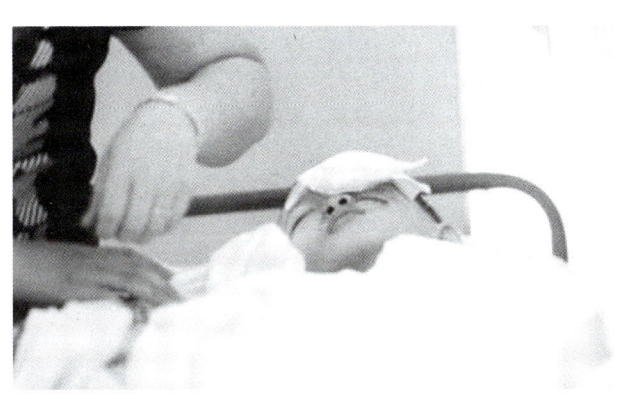

示意图6-5-5

二、埋线操作使用技巧

PPDO埋线的操作有很多种方法和方式，这些方法方式都从实践应用中来，然后再回到实践应用中去，这些方法有利有弊，不一定非要按照这种方式来操作。只要方便应用，更加有效就是好技巧，接下来我们简单来分享一下有关各种应用的小技巧。

1.曲线进针法

应用最多的是针对颧部、下颌部的曲线凹凸位的适应，采用的方式是让针体弯曲成大弧形，或是小角度弧形。原则是，必须确保线体在出入针体时的畅通，不能卡线，目的是为了退针时候能将线体扣拉住筋膜组织，主要曲线进针法有三种方式，具体方式如下：

A.U形曲线进针：主要针对大V线，入线位采取向反方向进针再迂回目标提拉固定位，目的是让入线位更多地扣拉筋膜进行提拉或固定。应用在面颊非常常见，自下向上行针，但弊端是，由于扣拨提拉的筋膜较多且呈U形角度，所以松解更加费劲。

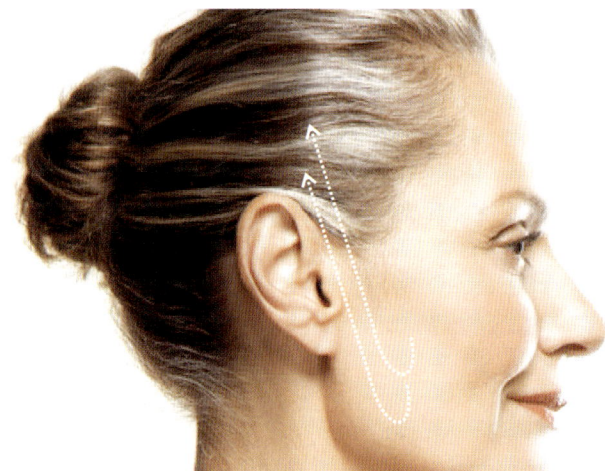

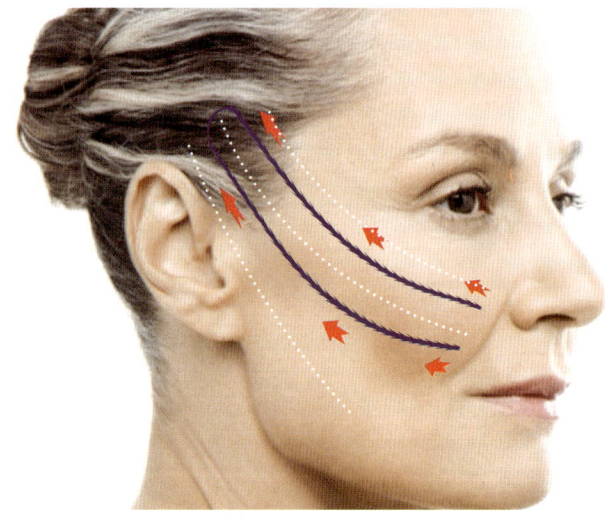

示意图6-5-6

B.弧形曲线进针：主要也是针对大V线，提前将针体根据行线位的凹凸弧度进行针体改良后，在入针达到突出点（或弧形点）后，翻转行针即可，轻松简单，不压迫组织。

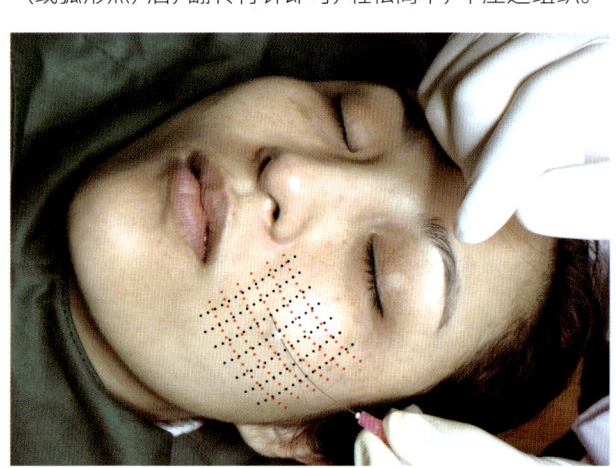

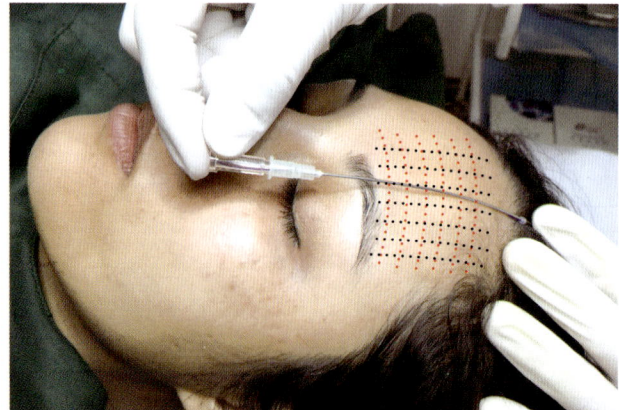

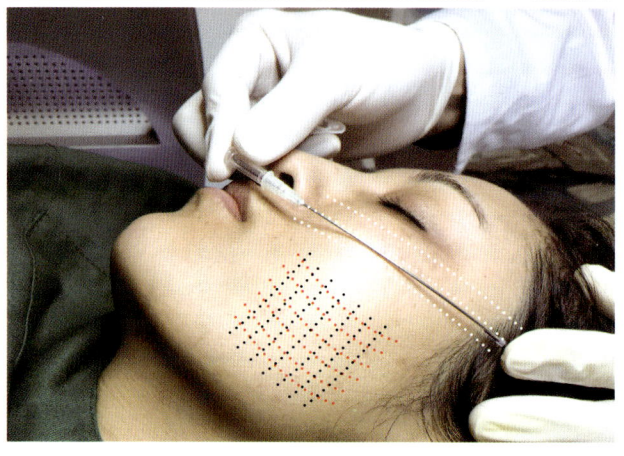

示意图6-5-7

C.Z形曲线进针：主要是为了让大V的锯齿获得更多的筋膜扣拨而采取的"Z"字形进针方式，这种进针方式不仅可以有效地让锯齿张开，而且能有效扣拉更多的筋膜组织，所以无论是固定还是提拉，效果都会更加有效。

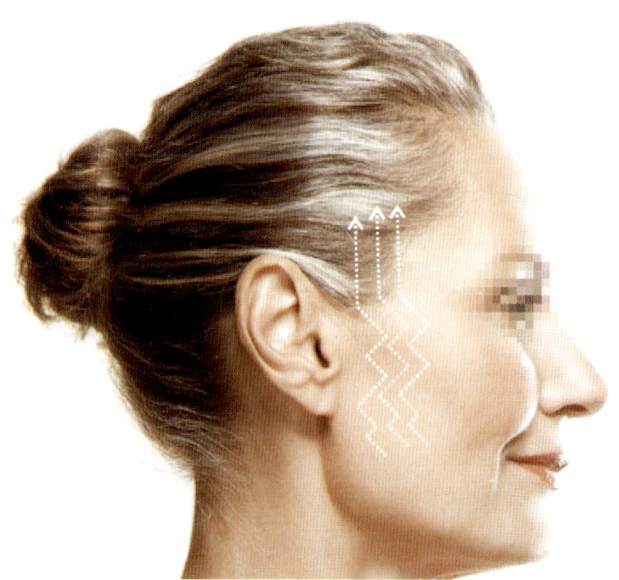

示意图6-5-8

2.平衡提拉法

平衡提拉法是为了均匀提拉,这种应用非常广泛。不仅适用于额部、眉部、面颊部,也适用于颈部、胸部、腹部,平衡提拉法是想让肤质更加均匀地提拉,而不会产生不对称和皱纹。

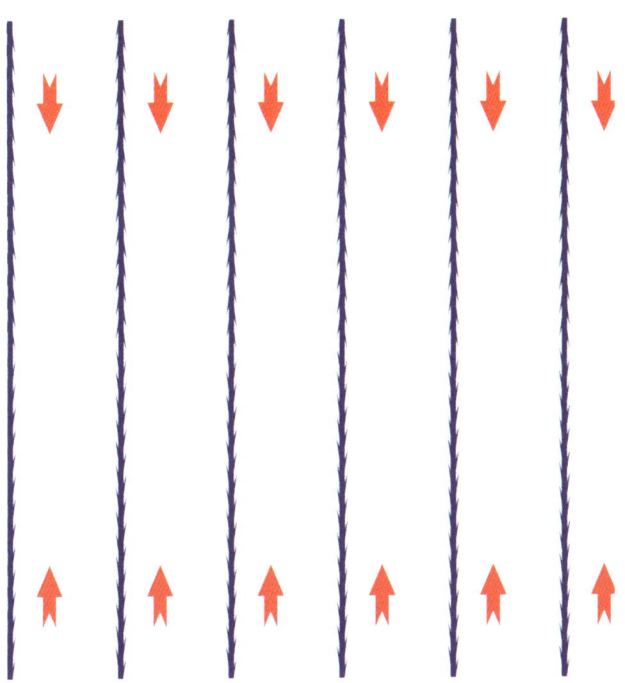

示意图6-5-9

3.扇形提拉法

扇形提拉法主要用于扇区提拉,入线位可以根据线体来设计,也可以根据止线位来进行设计,但是目的是为了适应固定位的固定。

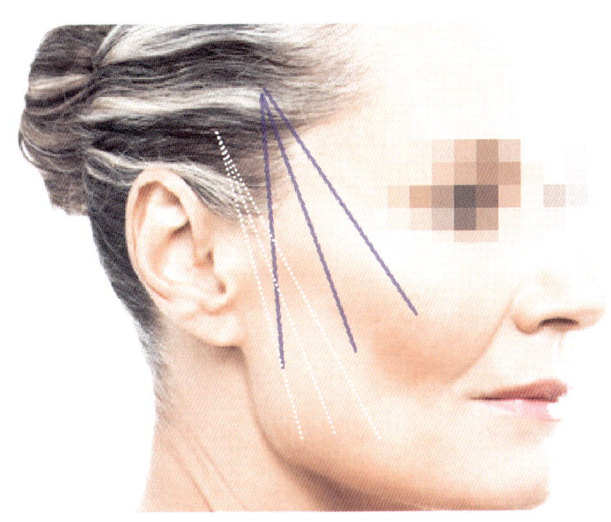

示意图6-5-10

4.垂直提拉法

眉型向上垂直提拉(也称之为悬吊)、胸部向上垂直提拉均可用垂直提拉法,简单直接,入线位和止线位的选择非常关键。

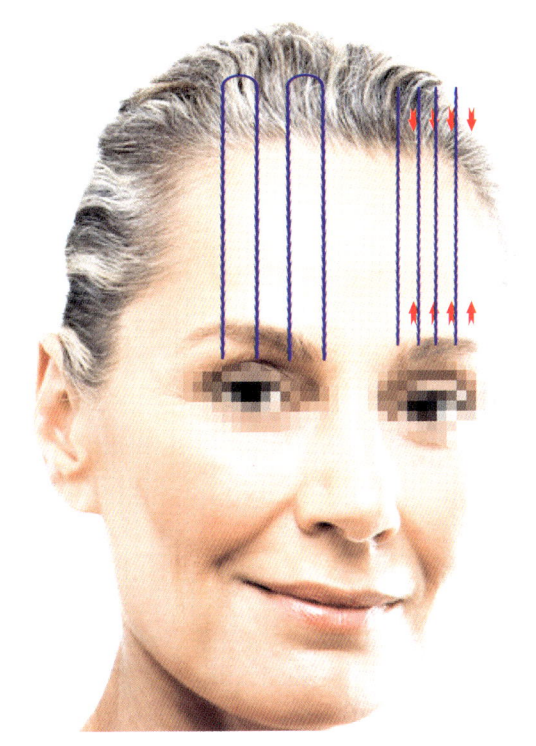

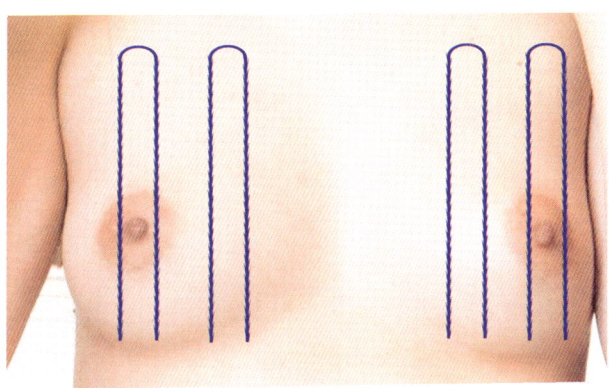

示意图6-5-11

5.定点提拉法

定位提拉法通常是需要提拉某一个点的设计方案,主要针对眉弓、眼尾、眼角、阴蒂头等向指定的点来进行提拉的一种常见设计方案。

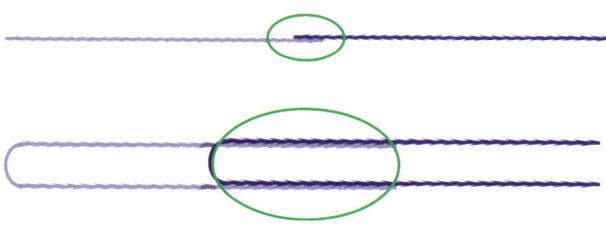

示意图6-5-14

8.双扇提拉法

双扇提拉法就是利用扇节点进行转折,交叉形成双扇结构。这是针对胸部提拉紧致唯一行之有效的提拉方案,所采取的针体和线体必须足够长才能实现双扇提拉。但是这种方式有局限性,只限于胸部提拉,其他部位基本用不上,这种提拉方式是目前提拉胸部非常有效的一种设计方案。

示意图6-5-12

6.骨感塑形法

该法是一次偶然提拉过度后形成的凹陷坍塌,外表给人更加消瘦的感觉。正是因为这种设计成就了骨感美的设计方案,即双轨提拉设计,这种应用非常多,如下颌轮廓骨感、马甲线肌肉曲线感、面颊凹陷感等,我们称之为"骨感"塑形。

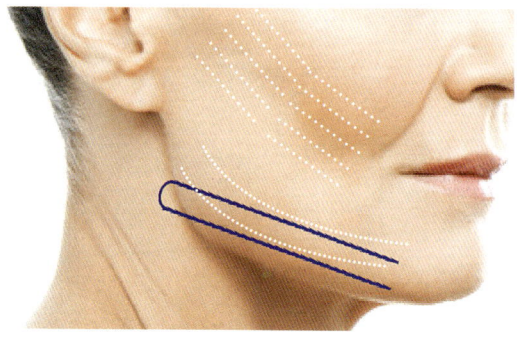

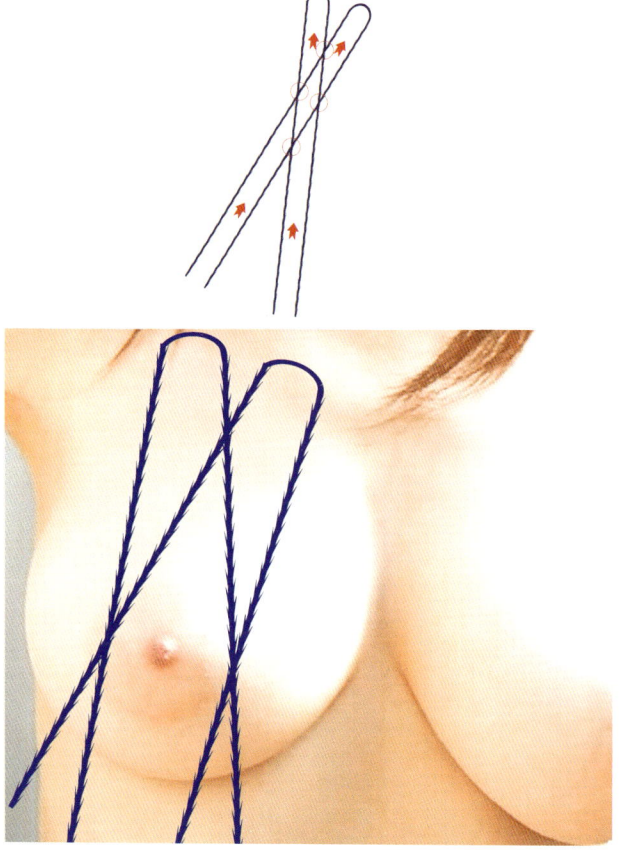

示意图6-5-13

7.提拉链接法

提拉链接是指在操作大V锯齿线的时候,为了让固定位更加固定而采取的一种方式。即在提拉线的固定位再多加几根大V线向更深的筋膜进行固定,从而形成交叉链接,增加固定提拉的效果。

示意图6-5-15

9.藏线法(入线-术后)

藏线法分为两种类型:A.针体入线退针时藏线;B.退针牵拉藏线。目的是为了更好地让线体埋入皮下而不至于外漏形成漏线,这种操作方式很多人都在应用,也非常简单有效,不仅可以避免线体取出的浪费,还能避免线体外漏。

第一步：入针

第二步：旋转2圈

第三步：压线退针1~2厘米

第四步：换方向再进针螺旋

第五步：反复上述藏线为止

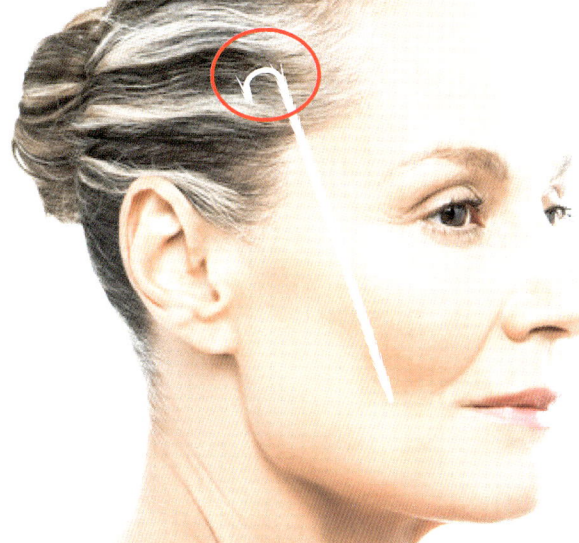

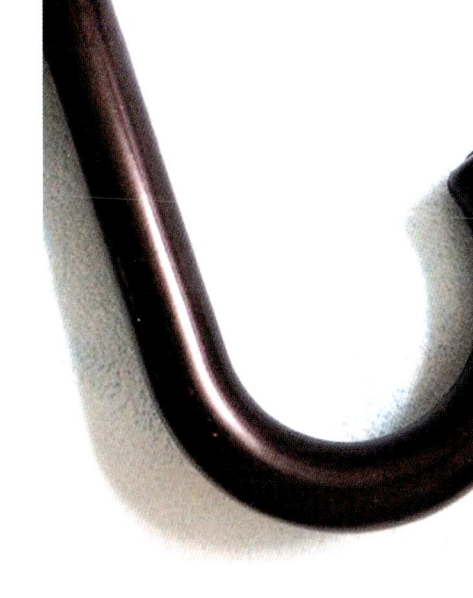

示意图6-5-17

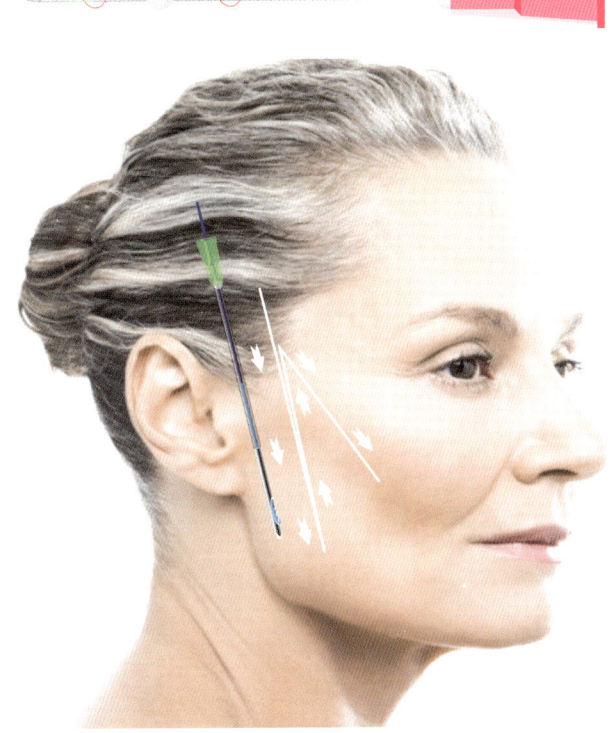

示意图6-5-16

10.伞柄固定法（大线固定）

由于大V线或小V线材质的天然固定位的缺失，而采用的倒挂伞柄固定的一种方式，这种方式需要采用配合工具（小金钩）来进行操作。

思考：

1.抗衰老提拉中（固定位）的重要性有哪些？

2.在较柔软的部位如何固定？

第六节 各种线材布局方案

一、平滑线的基本应用和布局

平滑线是用得最多、也应用最广泛的一种线体，这种线体的布局非常规整，针对局部小范围的收紧，促进胶原再生，这种收紧由于剂量限制通常比较局限，建议采取以下几种方式进行布线，也可以采取多线种搭配进行应用。

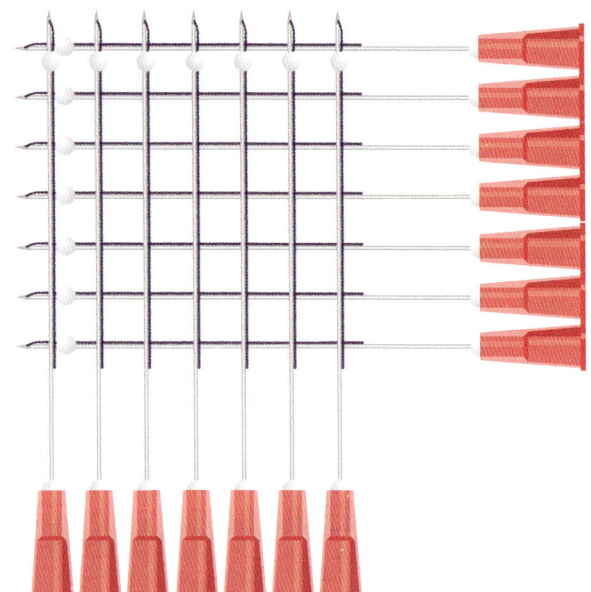

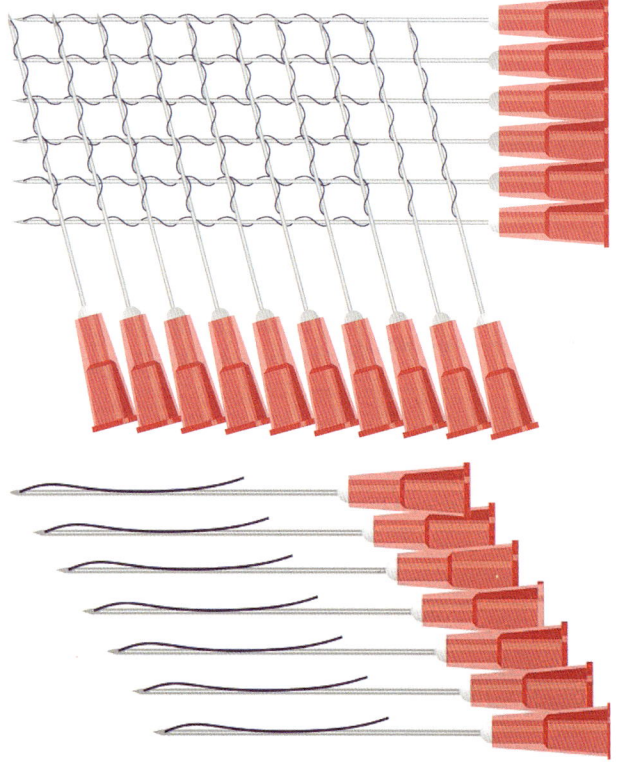

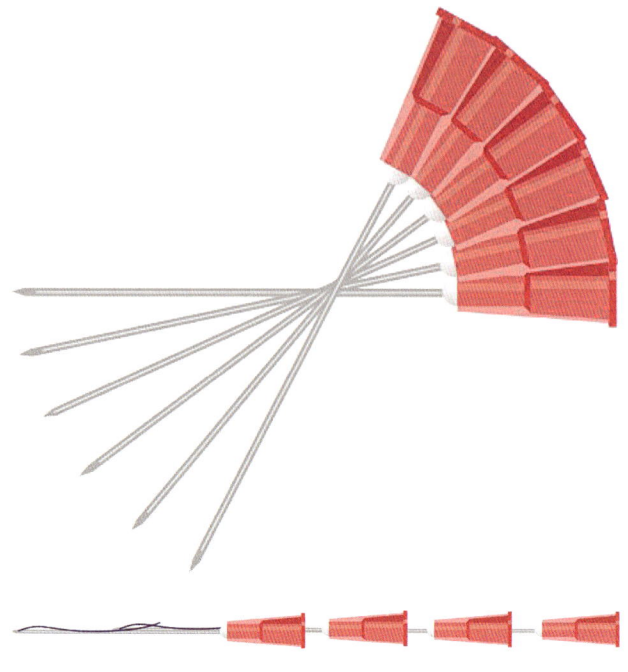

示意图6-6-1 平滑线

布线间距：3毫米左右，立体交叉双层结构为宜。由于针柄通常宽度在4毫米左右，所以两个针柄间距应该是在8毫米左右，为了实现3毫米间距可以采用以下方式。

操作层次：筋膜浅层—真皮底层—真皮中层。

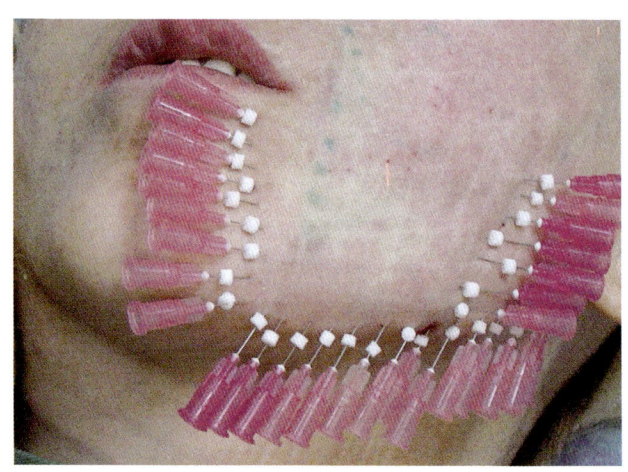

示意图6-6-2

应用范围：小短线（针体29G/27G,25～60毫米,线体："7-5"号）面部、颈部的紧致。

大长线：（针体26G/23G,70～120毫米,线体："4-3"号）手臂、腿部、腰腹、胸部、臀部的紧致。

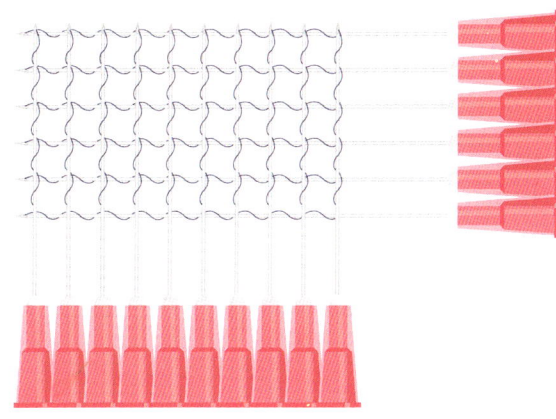

示意图6-6-3　井字交叉布线

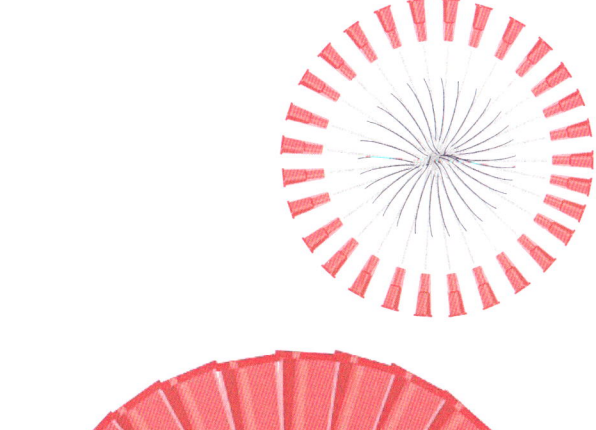

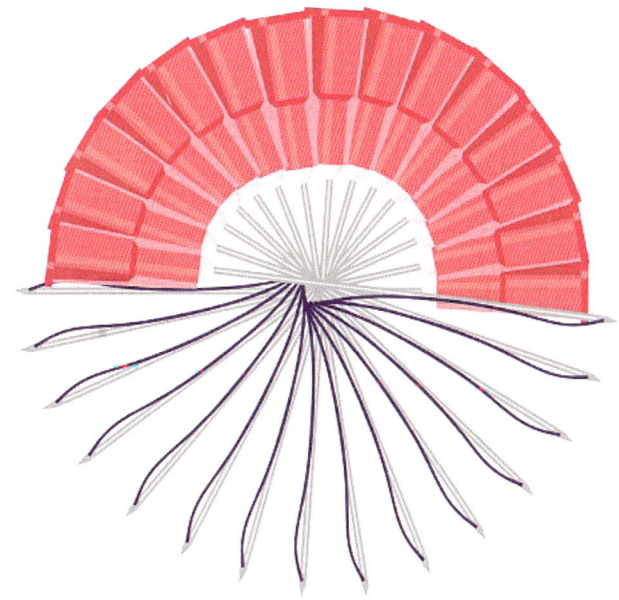

示意图6-6-4　放射交叉布线

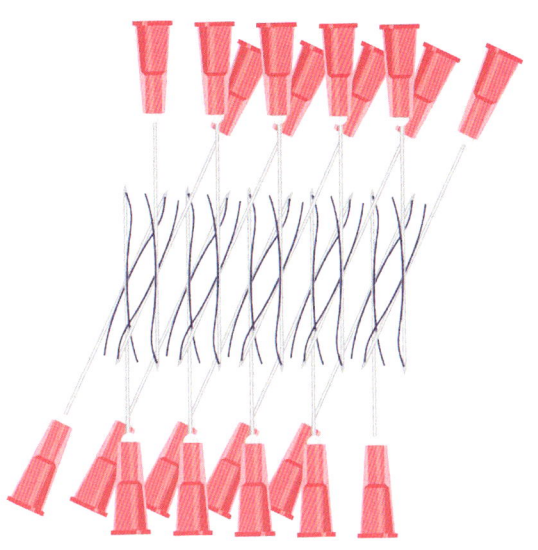

示意图6-6-5　X形交叉布线（采用大长线）

二、螺旋线的基本应用和布局

螺旋线的机构就是让其PPDO的含量增加，通常同规格的平滑线和螺旋线相比，基本是1:2.5～4.5左右含量（单螺旋在1:2.5；双螺旋在1:4.5左右）。由于特殊螺旋状结构让这种线体有着独特的优势，就是控线，它可以通过螺旋结构控制线体植入皮层进行收紧，效果相对平滑线来说，无论是收紧效果还是矫正都要强。

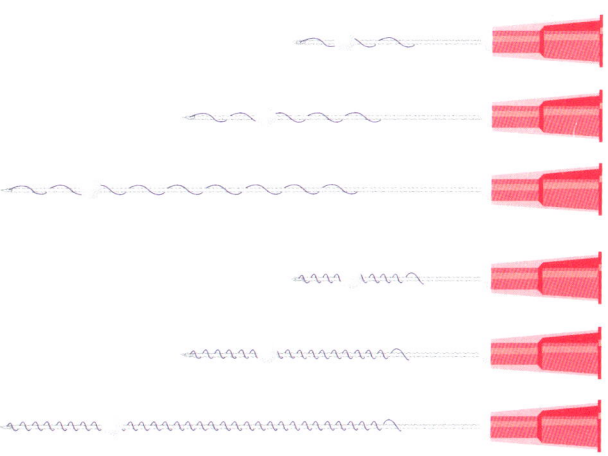

示意图6-6-6　螺旋线

布线间距：3～5毫米，立体交叉双层结构为宜。

操作层次：真皮底层—筋膜浅层。

应用范围：局部加强型的收紧（面部、颈部应用比较多），这种线体通常只有小规格，没有大规格。

A.平衡布线：作用是单向收紧微调效果非常好。

B.同样可以参考平滑线布线方式。

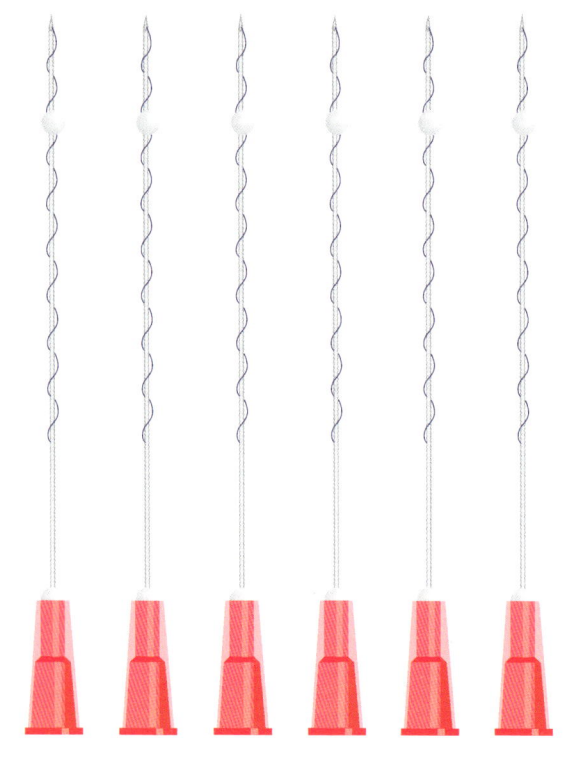

示意图6-6-7　提拉王

三、麻绳线的基本应用和布局

麻绳线是由2~3根细小的类似平滑线的小线撮合而成的，剂量较螺旋线和平滑线更大，所以在使用的过程中效果更好，独特的撮合设计降解吸收比较好。

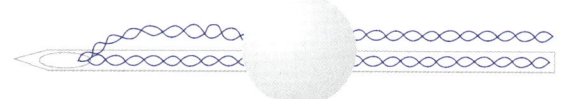

示意图6-6-8　麻绳线

布线间距：3毫米左右，局部可以采取单层次的操作。

操作层次：真皮底层－筋膜浅层。

应用范围：面部、颈部、躯干、胸部、臀部、私密处均可适用。

应用布局可参考平滑线和螺旋线结构布局，只有在私密处收紧的应用需要参考一下方案设计。

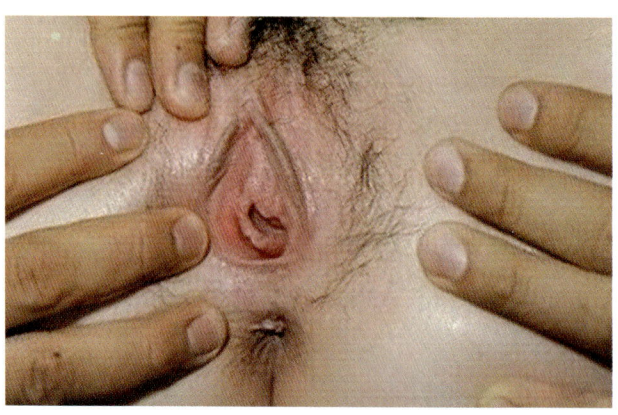

示意图6-6-9

四、液态填充线的基本应用

这是比较少见的一种线型，由于其剂量较大，所以在应用中也比较少用。这种线体采用12~16根小线拧成一股绳，用双海绵栓进行固定，针体和线体的规格都比较大（规格通常在23G针体，线号：3-0号左右）。

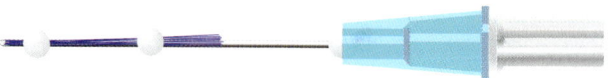

示意图6-6-10　液态填充线

布线间距：局部可以采取1~2根并排或交叉填充即可（不可过密或者过量）。根据指针方向每个点位均匀布线，也可以一点2~3根。

操作层次：真皮底层－深浅筋膜层。

应用范围：面部（川字纹、法令纹、木偶纹）、私密处收紧均可适用。

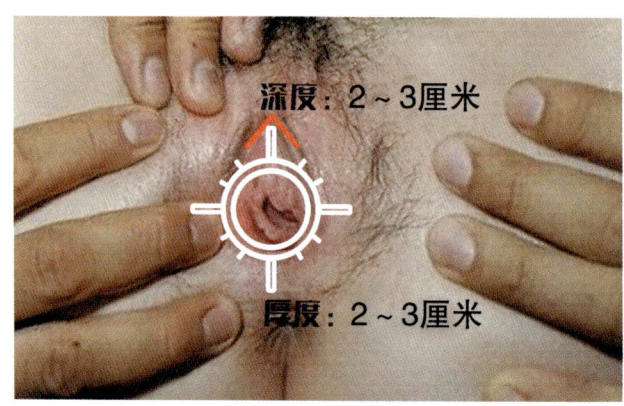

示意图6-6-11　钟表布线

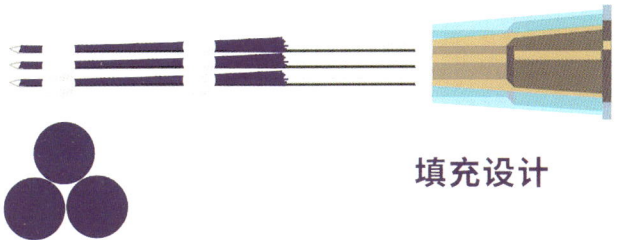

示意图6-6-12 填充布线

五、大V线的基本应用与布线

大V线事实上是锯齿线的一种简称,分为小V线和大V线两种不同类型的线体,但是因其双向的锯齿结构,可以有效地进行固定和提拉,能够有效地打造V脸视觉,所以也称之为"V"线。

小V线:针体23G-21G/60~70毫米;线体80~120毫米/3-0、2-0号;这几种规格居多(提拉齿40%,固定齿60%);齿分为360°齿、单侧双向齿两种、单向齿三种。

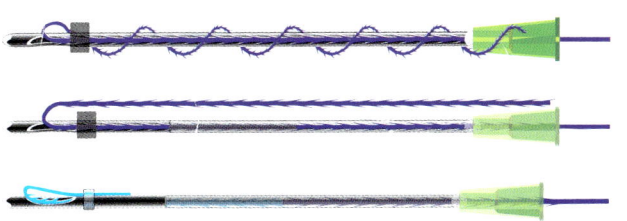

示意图6-6-13

大V线:针体21G-18G/90~100毫米;线体120~150毫米/2-0、1-0、0-0号;这几种规格居多(提拉齿40%,固定齿60%);齿分为360°齿、单侧齿两种。

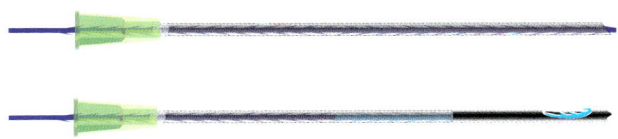

示意图6-6-14

布线间距:建议提拉位15~20毫米间距为宜,面部单侧建议5~8根V线。

操作层次:浅筋膜层与深层行线位,固定位在骨膜或肌肉腱膜上。

应用范围:小V线用于眉型的修正、眼角的修正、嘴型的修正、面颊的修正等。大V线则用于:法令纹、木偶纹、脸颊赘肉、颈部、胸部、臀部的提拉紧致。

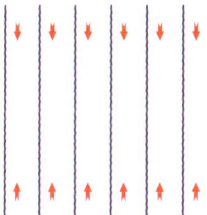

示意图6-6-15

六、MISKO线设计应用

这种规格的线体相对来说比较粗,规格比较固定。通常采用:针体23G/18G,38~60毫米;线体:25~40毫米/3-0以及1-0号两种,比较少用到0-0号线体。主要原因是线号越粗越强韧,越容易引发顶出风险。

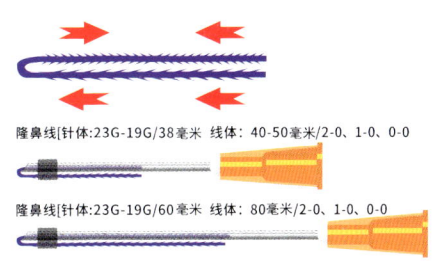

隆鼻线[针体:23G-19G/38毫米 线体:40-50毫米/2-0、1-0、0-0]
隆鼻线[针体:23G-19G/60毫米 线体:80毫米/2-0、1-0、0-0]

示意图6-6-16

布线间距:建议同位入线进行局部折叠,鼻小柱3~5根,鼻梁4~5根,鼻翼单侧3~4根。

操作层次:A.鼻小柱:真皮下大翼软骨正中(底部到上颌骨鼻前棘);B.鼻梁:真皮下鼻软骨上方;C.鼻翼:真皮下鼻软骨上。

应用范围:鼻型的修正主要有鼻小柱增高、鼻翼修正、鼻梁修正。

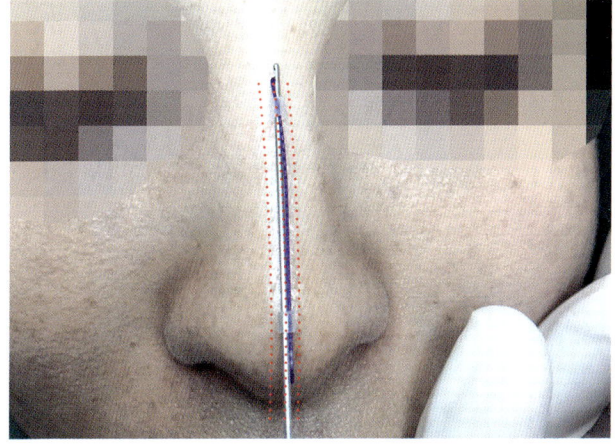

操作层次：浅筋膜层与深筋膜层为行线位，固定位在骨膜或肌肉腱膜上。

应用范围：面部轮廓不周正的矫正，包括凹陷、坍塌、赘肉。也用于法令纹、木偶纹、脸颊下垂等各种衰老的治疗，同时也应用于胸部、臀部的紧致提拉。

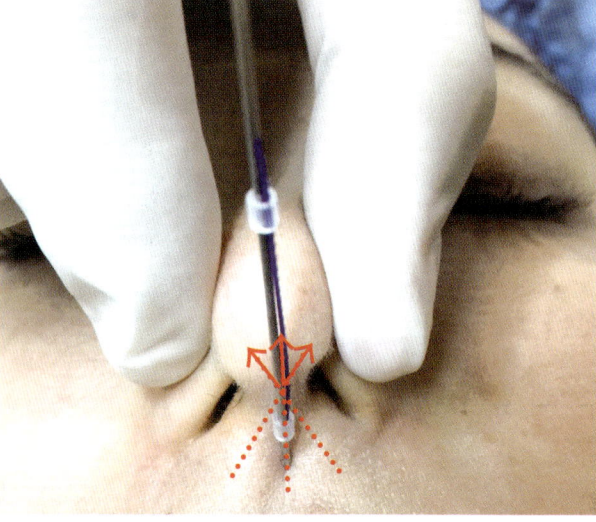

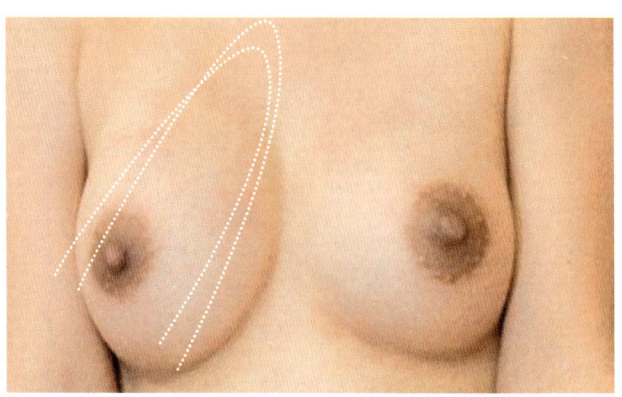

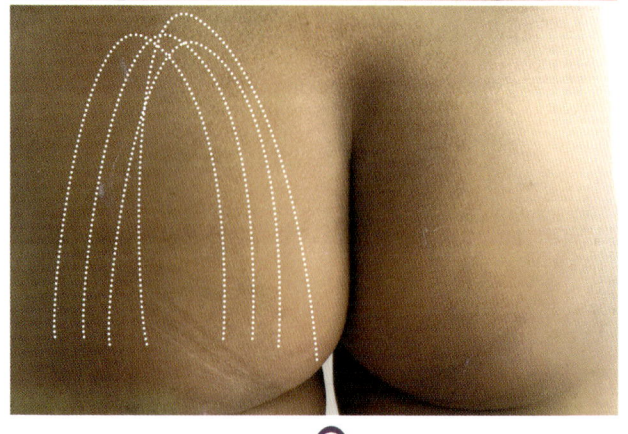

示意图6-6-17

七、大长线（提拉王）基本应用

这是一种加长的线种，由于其独特的提拉齿和天然固定位，造就了在面部抗衰中的广泛应用，同时也应用于各种面部轮廓不对称的矫正。通常这类线体分为两种规格：400毫米和600毫米，这类线体需要专用的工具来进行操作。

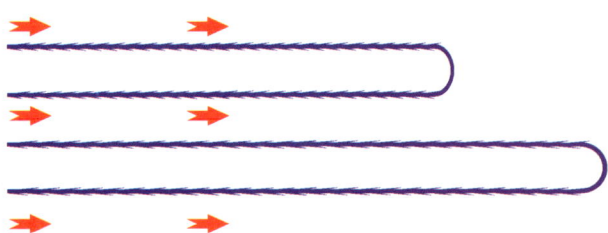

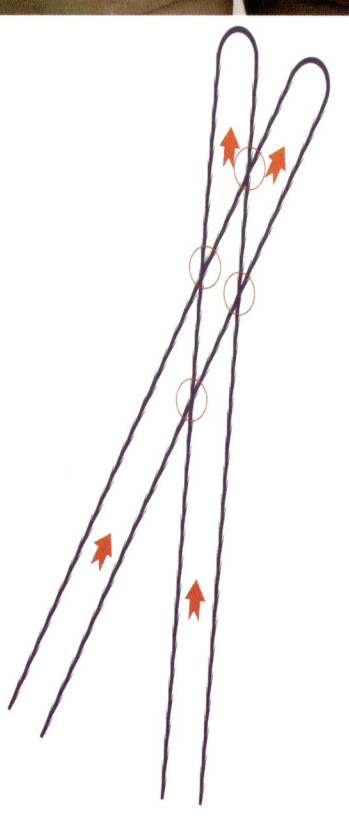

示意图6-6-18

布线间距：建议20～30毫米间距为宜，面部单侧建议2～3根即可。

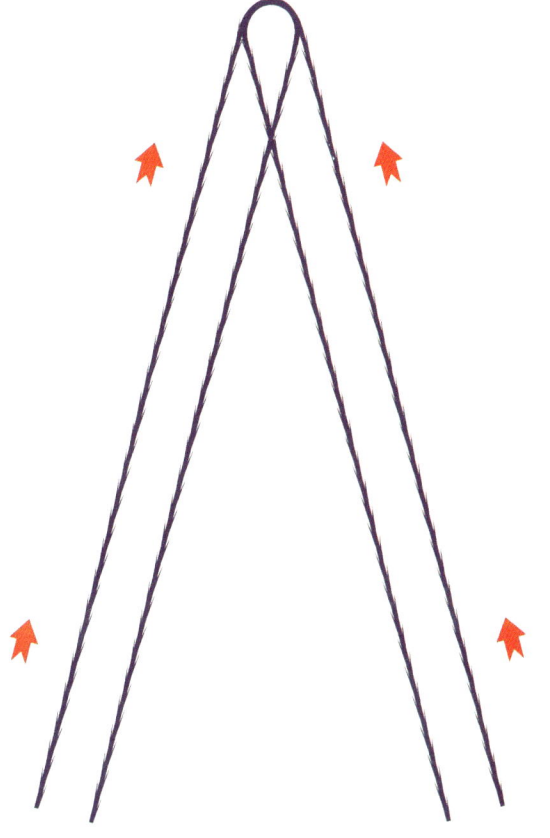

示意图6-6-19

温馨提示：提拉王单条线可以同时实现多个层次位置的提拉，同样松解提拉王时也非常讲究，需要分段松解。

八、不常用线种

严格来说，这些线种是属于设计过渡产品，在应用过程中存在某种缺陷而导致效果不太理想而成为淘汰产品。其分为单向锯齿线、多向锯齿线。

示意图6-6-20

温馨提示：目前有一部分厂家已经在使用这些材质，建议这种材质检查后慎用，属于淘汰产品。

单向锯齿线：由于缺失天然的固定位或者提拉位，无法进行固定或者进行提拉，尽管部分采取针体内外进行单向齿设计均很难达到我们想要的提拉和固定效果，所以逐步被淘汰。

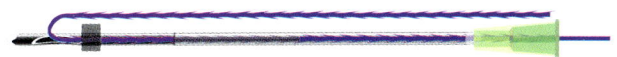

示意图6-6-21

多向锯齿线：通常是间接性的设计参考示意图，这种设计由于是分段设计、分段双向齿，所以在不同部位的应用上筋膜位的提拉非常有限，但是固定非常不错。所以进入皮层就出不来了，只能依赖线体降解来刺激胶原再生。

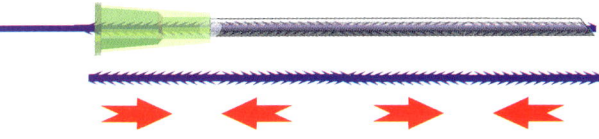

示意图6-6-22

反向锯齿线：采取顶置的双头设计，通常鼻小柱应用这种方式。但是在应用初期也有这种线体应用于面部，这种线体是为了加长面部或支撑面部为目的，所以相对应用比较少，如鼻翼增宽线设计。

示意图6-6-23

童铃线：由于其形状像铃铛，故名童铃线，其市场价格高昂而较少人使用。但因操作中的效果与可调节性，市场部分高端客户也在使用。

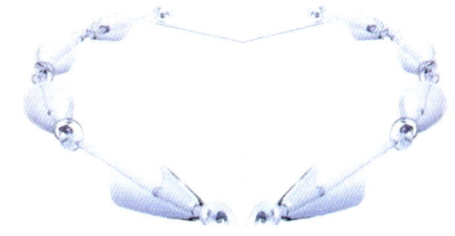

示意图6-6-24

第七章　埋线临床治疗方案

第一节　面部抗衰治疗方案

一、抬头纹

二、川字纹

三、鱼尾纹

四、眼眶纹（分眶上与眶下）

五、泪沟纹

六、法令纹

七、鼻背纹

八、木偶纹

九、颈部纹

十、面部小细纹

十一、面部松弛下垂

第二节　面部艺术形态塑造

一、眉型修正（整体修正和局部修正）

二、鼻型塑造（鼻小柱、鼻梁、鼻翼）

三、眼角提拉

四、眶上赘皮修正

五、脸型塑造

六、骨感塑造

七、收紧双下巴

八、太阳穴

九、颧部（苹果肌）

第三节　体型艺术形态雕塑

一、乳房埋线提升术

二、艺术马甲线塑造

三、手臂收紧术

四、腿部收紧术

五、臀部塑形术

六、私密处收紧术

第七章 埋线临床治疗方案

PPDO线的应用非常广泛,这一章节我们只针对人体抗衰老术中的应用作一些临床操作的方案讲解和介绍。

第一节 面部抗衰治疗方案

面部衰老主要表现是面部轮廓各个部位出现的松、垂、垮、细纹、皱纹、凹陷、坍塌等。面部抗衰治疗中,PPDO线是不错的选择方案,不仅见效快,而且持效久。加上特有的微创技术,恢复极快,安全性极高,客户接受认可度也非常高,通常这种治疗方案我们会根据情况进行肉毒毒素的综合搭配,其效果显得更加自然持久。

一、抬头纹

1.概述:抬头纹的形成通常是额肌运动的结果,导致筋膜牵拉真皮形成挤压式的凹陷或胶原断裂形成轻微或严重的皱纹。由于额部脂肪层非常的薄,真皮之下几乎就是肌肉。

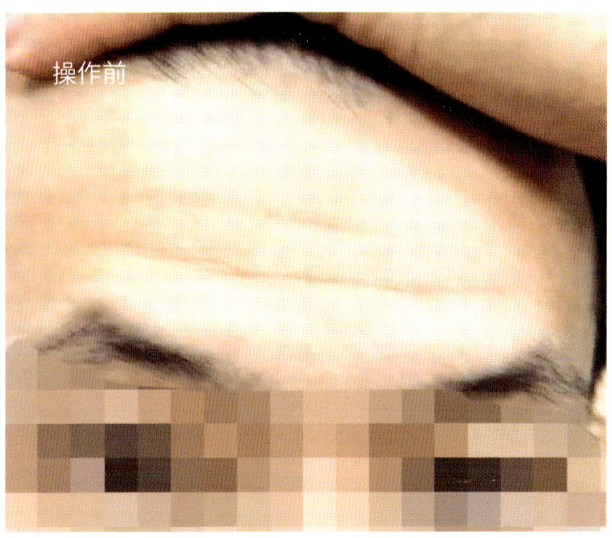

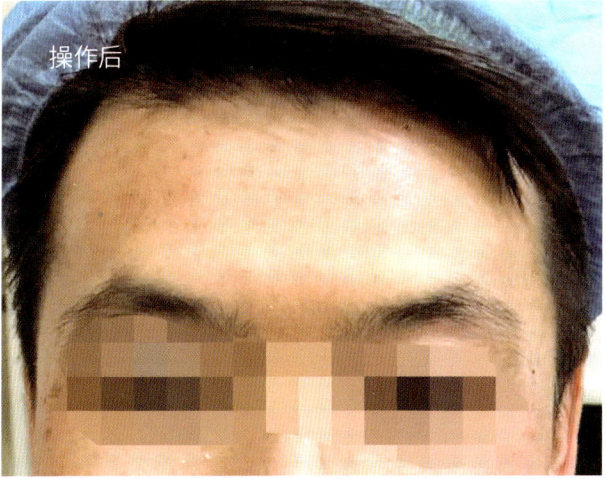

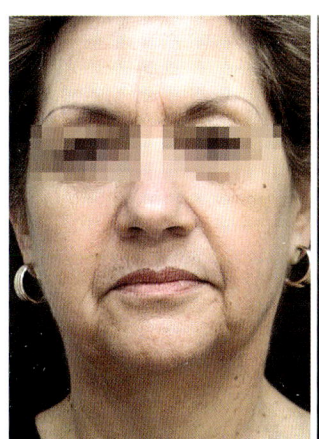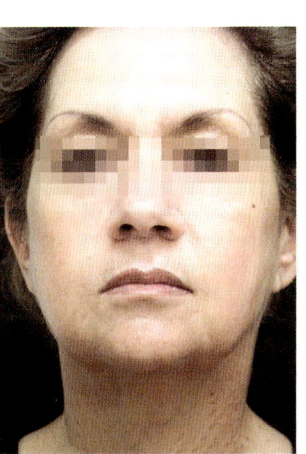
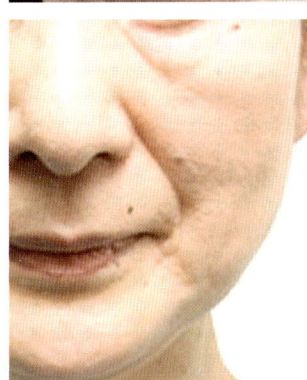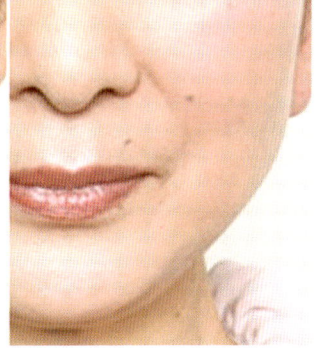
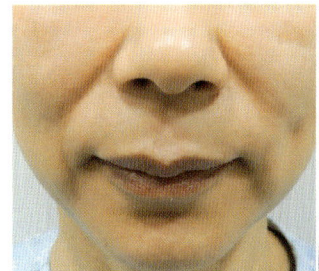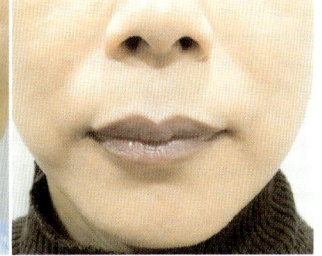

示意图7-1-1

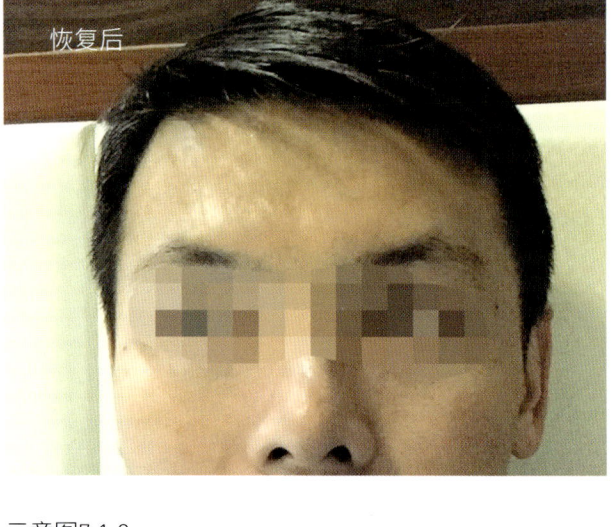

示意图7-1-2

2.治疗方案

使用材料:平滑线、螺旋线、麻绳线(特别凹陷处)。

入针层次:真皮深层。

剂量标准:(平滑线、螺旋线:29G/38毫米;密度3毫米×3毫米)横竖搭配使用。

布线方案:井字布线(或)交叉结网。

搭配治疗:针对运动型皱纹。

A.产品名称:A型肉毒毒素(常用A型肉毒毒素,也可使用B型肉毒毒素)。

B.使用剂量:根据情况可以使用10~20个单位(单点0.5~1个单位)。

C.注射层次:额肌浅层。

D.注射方法:垂直或斜角注射均可,建议采用30G/4毫米小针头,可以手捏起局部皮肤回抽无血后进行注射。

第一步:填充方案

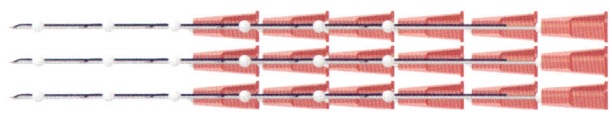

第二步:收紧方案

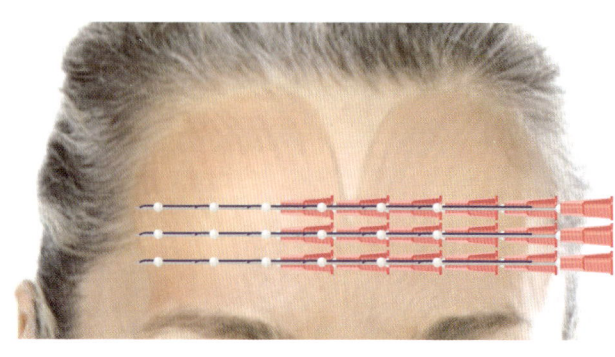

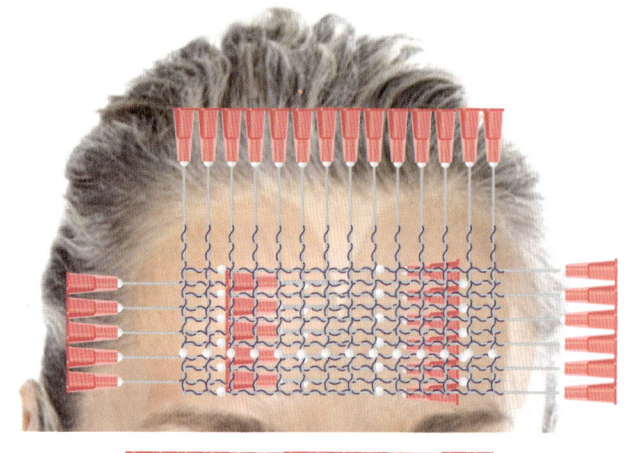

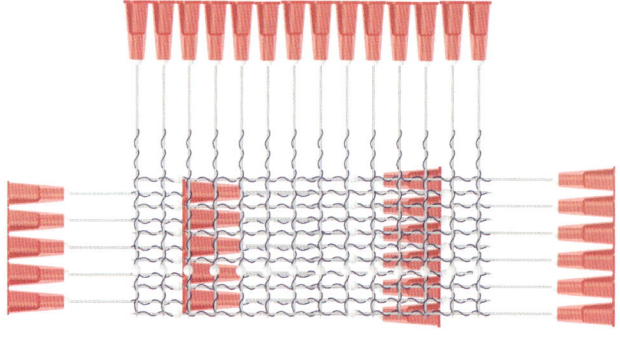

示意图7-1-3

3.注意事项

A.PPDO线入针层次不宜太深,否则容易造成额肌运动形成疼痛。

B.肉毒毒素注射必须保持与眉毛的距离在20毫米以上。

C.先操作PPDO线,后操作肉毒毒素注射。

优势:搭配埋线可有效预防眶上皮肤因注射肉毒毒素下垂。

第三步：肌肉松解方案

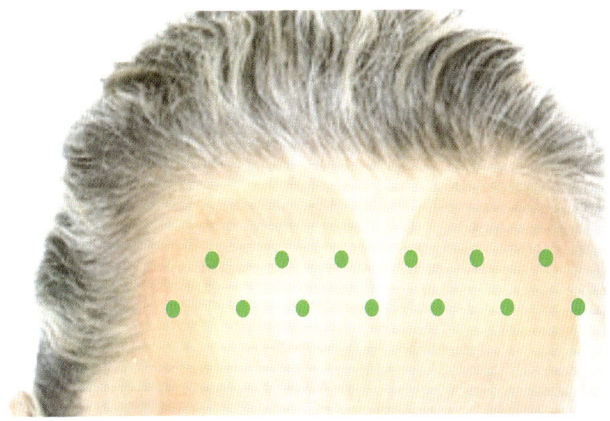

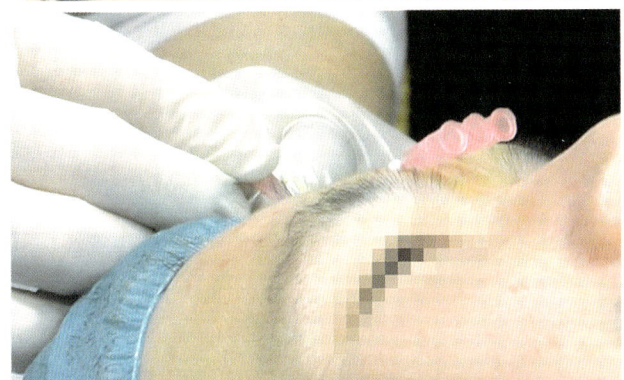

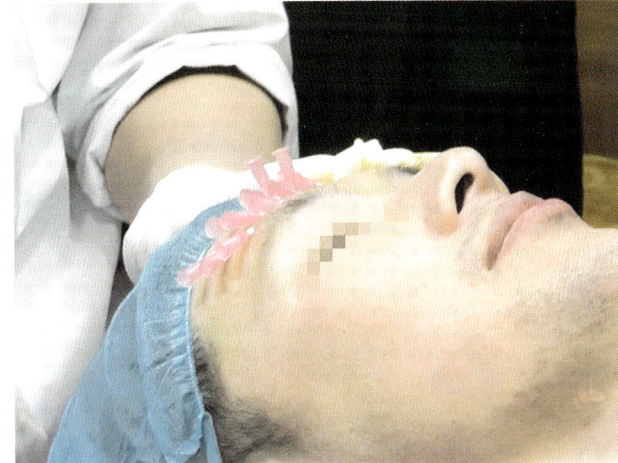

示意图7-1-4

二、川字纹

1.概述：川字纹是长期皱眉肌的运动的结果，形成了比较深的胶原断裂纹。想要获得比较好的治疗效果，不得不考虑运动的肌肉，所以川字纹的治疗是综合的治疗方案，效果最佳，这个部位的皮肤组织相对来说比较厚。

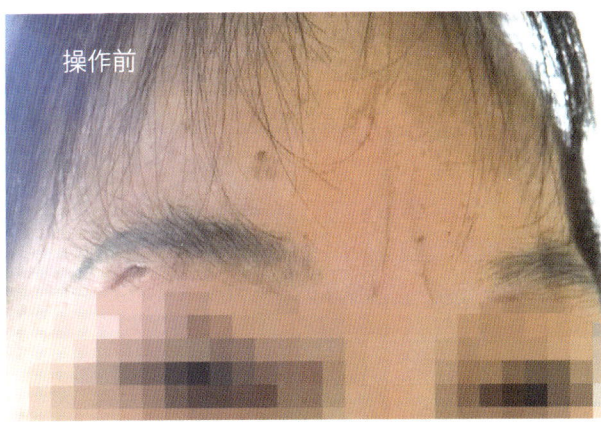
操作前

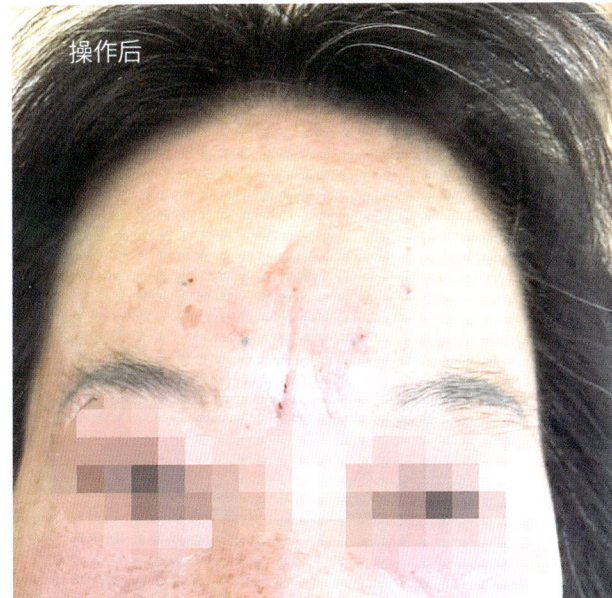
操作后

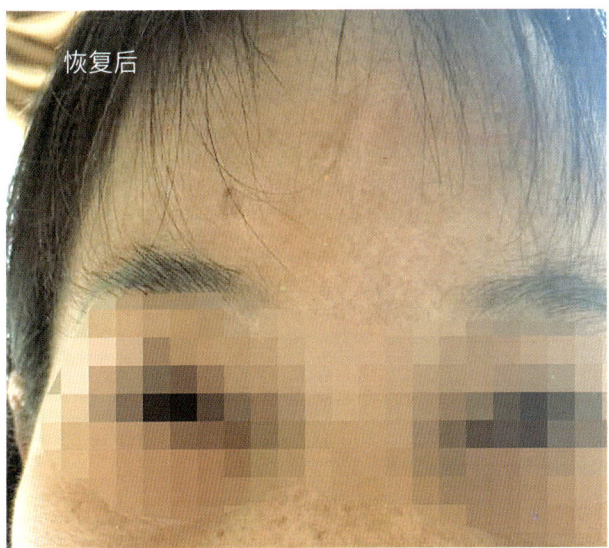
恢复后

第七章　埋线临床治疗方案

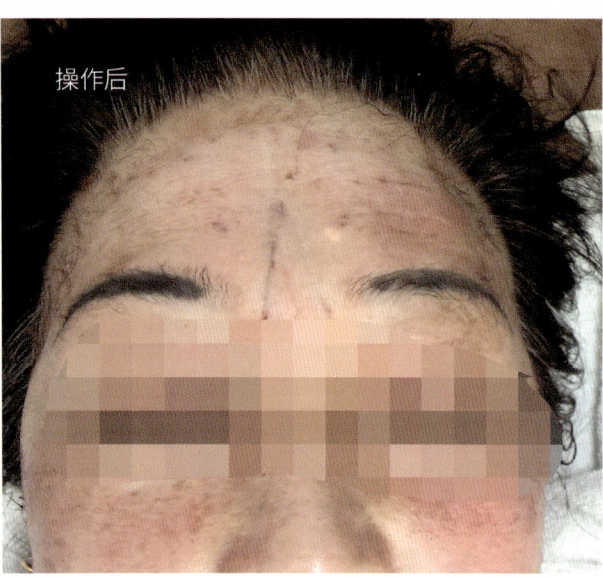

示意图7-1-5

2.治疗方案

A.使用材料：平滑线、螺旋线、液态填充线（特别凹陷处）。

B.入针层次：真皮的深层。

C.剂量标准：（平滑线、螺旋线：29G/38毫米；密度3毫米×3毫米）横竖搭配使用。也可横竖搭配使用30G/25毫米规格PPDO线。凹陷处则可选液态填充线1～2根，先做液态填充后织网。

D.布线方案：井字布线（加）鱼尾交叉布线填充（或）液态直线填充。

搭配治疗：针对运动型皱纹。

A.产品名称：A型肉毒毒素（常用A型肉毒毒素，也可使用B型肉毒毒素）。

B.使用剂量：根据情况可以使用8～10个单位（单点2～3个单位）。

C.注射层次：皱眉肌浅层。

D.注射方法：垂直注射，建议采用30G/4毫米小针头，表情找到注射点后可以手捏起局部皮肤回抽无血后进行注射。

第一步：凹陷填充方案

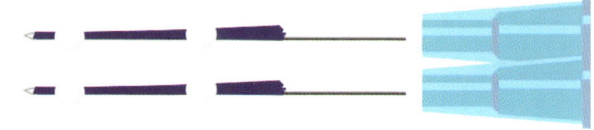

第二步：收紧方案

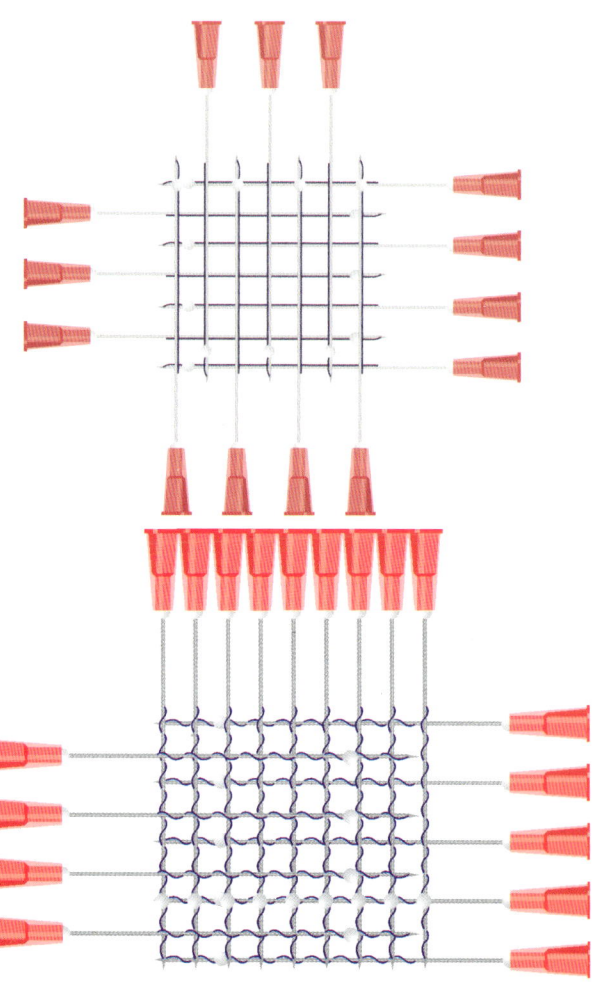

示意图7-1-6

3.注意事项

A.液态填充线不能扎入肌肉层,必须保持真皮底层的填充,并反向提拉数次。

B.肉毒毒素注射必须针对皱眉肌即4毫米针头,必须进入3毫米以上,可以直接注射,无须提捏。

C.先操作PPDO线,后操作肉毒毒素注射。

第三步:松解方案

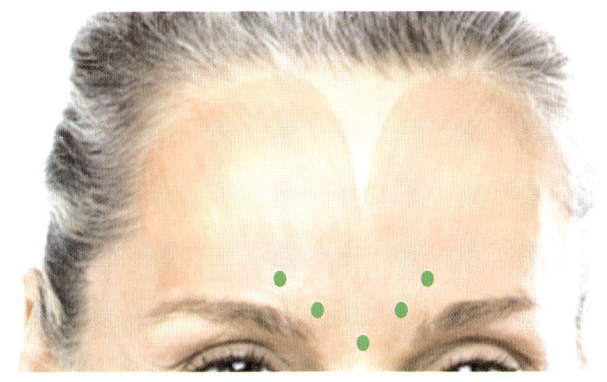

示意图7-1-7

三、鱼尾纹

1.概述:鱼尾纹也叫眼角纹,通常是眼轮匝肌表情运动的结果,形成真皮层胶原断裂或挤压凹陷,也有些是因为肌肤干燥所形成的干裂性细纹,通常这种纹理由内向外呈扇形分布,深浅不一,近眼角皱纹比较宽且深。

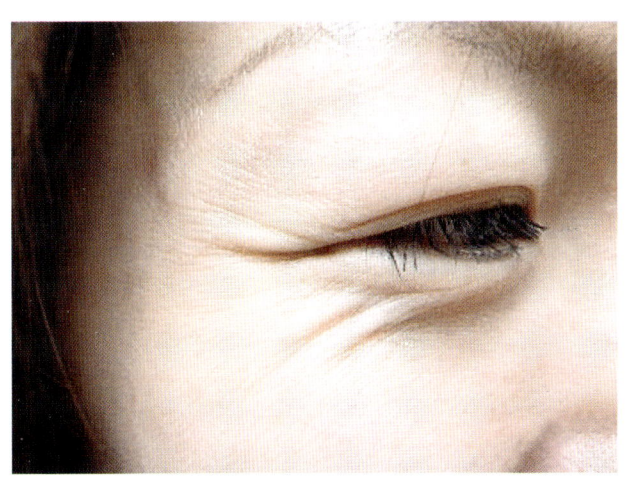

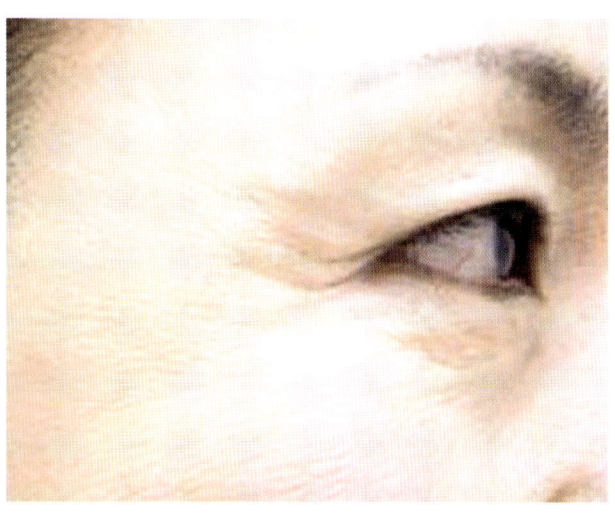

示意图7-1-8

2.治疗方案

A.使用材料:平滑线、螺旋线。

B.入针层次:真皮底层(或)筋膜浅层。

C.剂量标准:(平滑线、螺旋线:29G/38毫米;密度3毫米X3毫米)横竖搭配使用。

D.布线方案:井字布线(加)鱼尾交叉布线填充。

搭配治疗:针对运动型皱纹。

A.产品名称:A型肉毒毒素(常用A型肉毒毒素,也可使用B型肉毒毒素)。

B.使用剂量:根据情况两侧共计可以使用12～20个单位(单点1～2个单位)。

C.注射层次:眼轮匝肌浅层(鱼尾纹处)。

D.注射方法:建议采用30G/4毫米小针头,表情找到注射点后可以手捏起局部皮肤回抽无血后进行注射。

第一步:填充方案

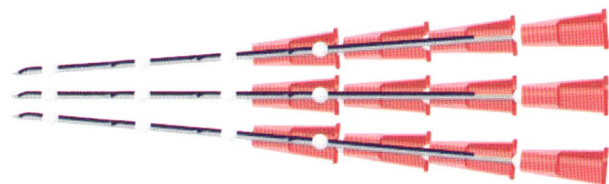

第二步：交叉收紧方案

3.注意事项

A.PPDO线体尽量在真皮底层肌肉浅层，必须保持真皮底层或筋膜浅层，并建议采用螺旋退针收紧皱纹。

B.眼部皮肤较薄，在采用4毫米针头注射时，可以轻捏皮肤进行注射。

C.先操作PPDO线，后操作肉毒毒素注射。

第三步：肌肉松解方案

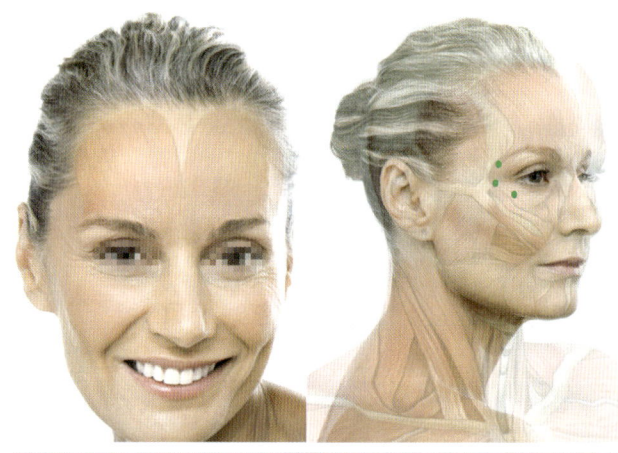

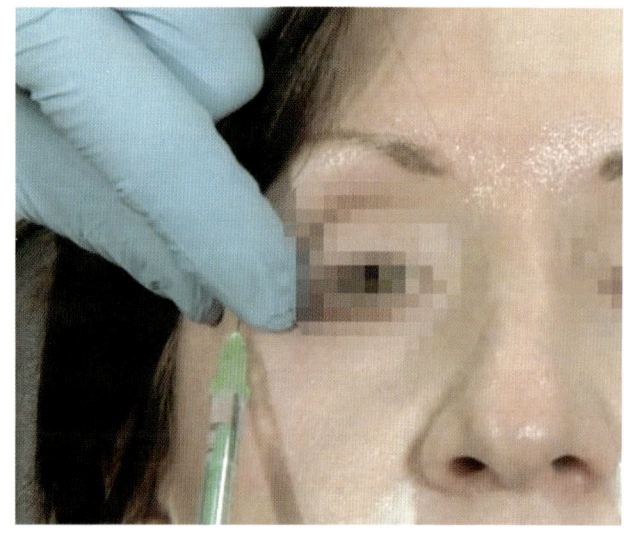

示意图7-1-10

四、眼眶纹（分眶上与眶下）

1.概述：眶下纹同样也是眼轮匝肌运动的结果。通常眼袋位会出现不同程度的皱纹以及松弛等现象。常见的分为两种，一种是纯粹肌肉运动形成的皱纹，一种是因为眶下脂

示意图7-1-9

肪的囤积过度形成的眼袋。我们主要针对常见的是运动型皱纹或者局部松弛，这些都可以采用同样的方式来进行治疗。

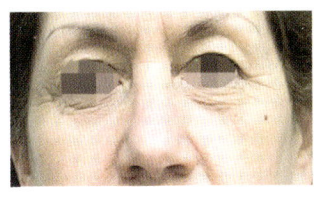 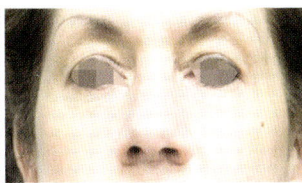

示意图7-1-11

2.治疗方案

A.使用材料：平滑线、螺旋线。

B.入针层次：真皮底层（或）筋膜层。

C.剂量标准：(平滑线、螺旋线：29G/25～38毫米；密度3毫米×3毫米)横竖搭配使用。

D.布线方案：井字布线（加）鱼尾交叉布线。

搭配治疗：针对运动型皱纹以及轻度松弛。

A.产品名称：A型肉毒毒素（常用A型肉毒毒素，也可使用B型肉毒毒素）。

B.使用剂量：根据情况双侧可以使用2～4个单位（单点1～2个单位）。

C.注射层次：眼轮匝肌浅层（眶下处）。

D.注射方法：建议采用30G/4毫米小针头。表情找到注射点后可以手捏起局部皮肤进行注射，注射前必须回抽，避免针对血管进行注射。

第一步：眶上收紧方案

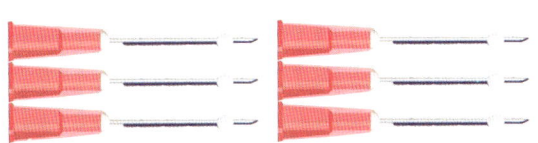

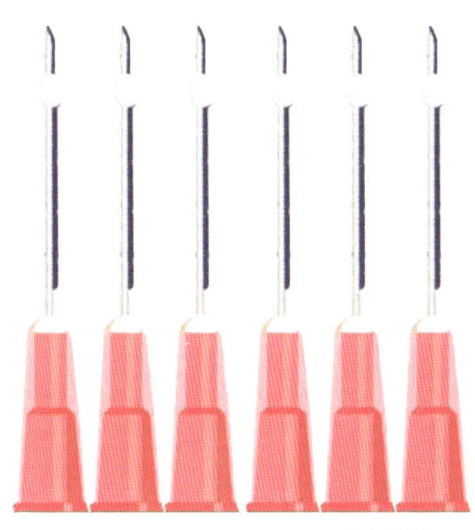

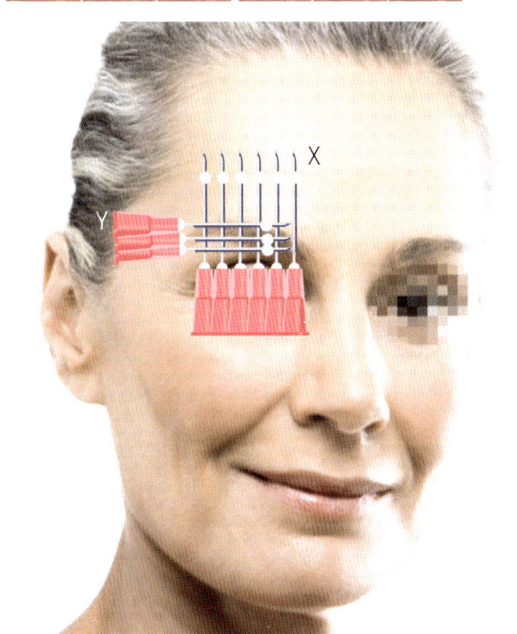

第二步：眶下收紧方案

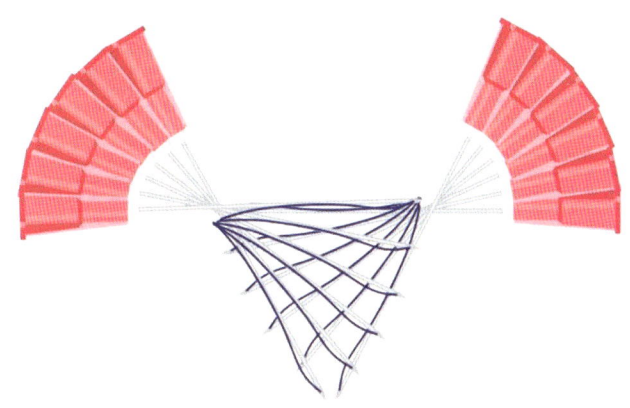

第七章 埋线临床治疗方案

3.注意事项

A.PPDO线体不能扎入太浅,必须保持在真皮底层或筋膜浅层,并建议采用螺旋退针收紧皱纹。不能太浅,否则容易形成突出与包膜。

B.眼部皮肤较薄,在采用4毫米针头注射时,可以轻捏皮肤进行注射。

C.先操作PPDO线,后操作肉毒毒素注射。

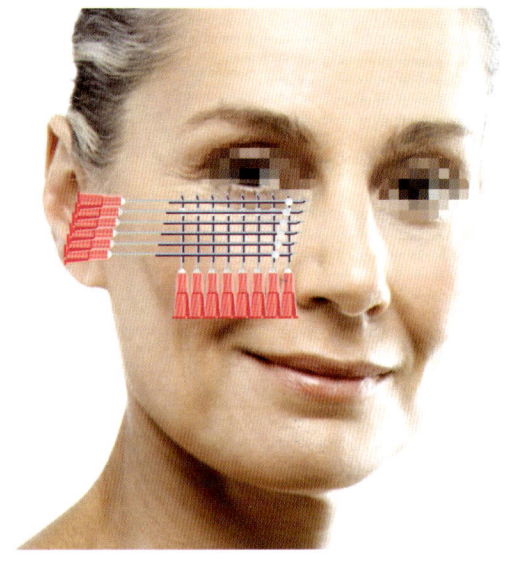

第三步:填充方案

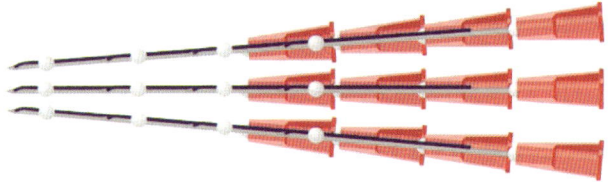

第四步:肌肉松解方案

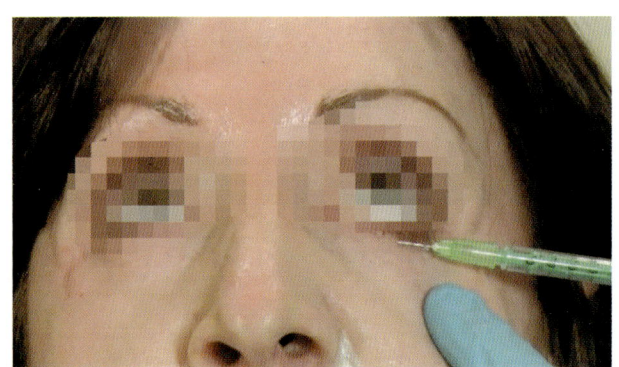

示意图7-1-12

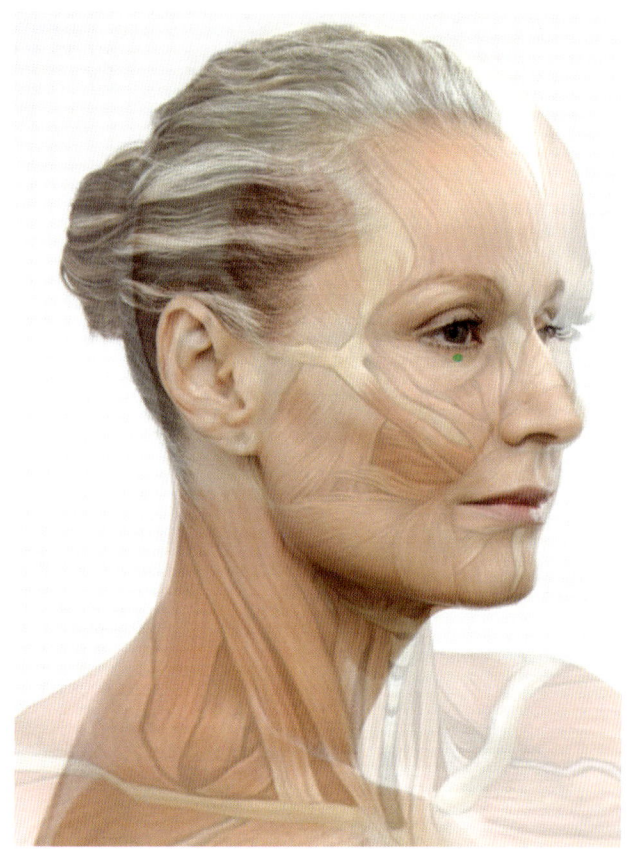

示意图7-1-13

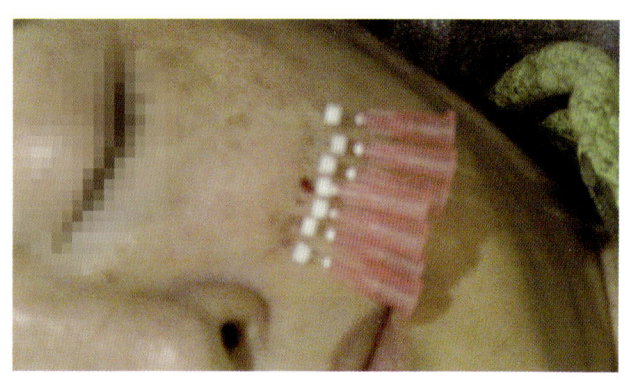

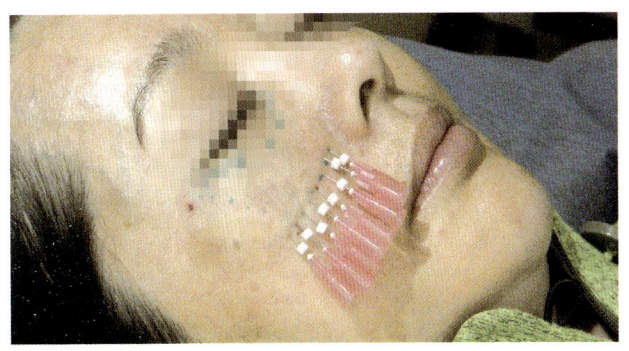

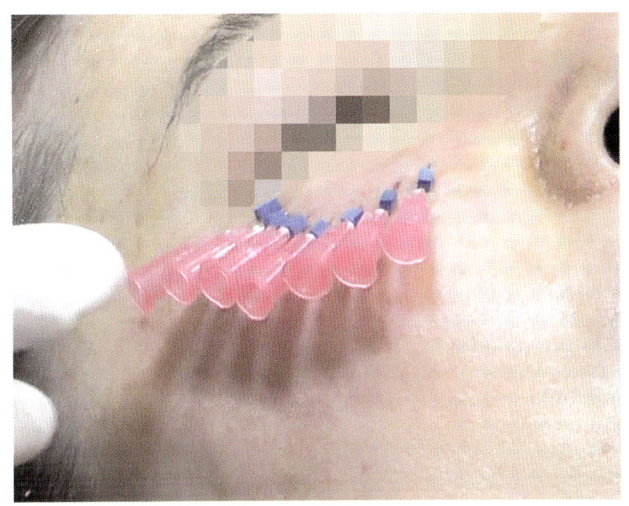

示意图7-1-14

五、泪沟纹

1.概述：泪沟是指由内眼角开始，出现在下眼睑靠鼻侧的一条凹沟，是由于眼眶隔膜下缘的软组织萎缩、下垂而生成的，有的人甚至可以延伸到脸颊。泪沟不是眼袋，但会让眼袋显得更明显。由于泪沟的凹陷与周围皮肤的对比映衬，整形治疗泪沟纹使下睑组织看起来有些臃肿、凸出，由此很容易被认为是眼袋，但其实那只是泪沟变深给人的错觉。一旦眼周有了泪沟型黑眼圈，会看起来一脸疲惫，好像没睡醒的样子。

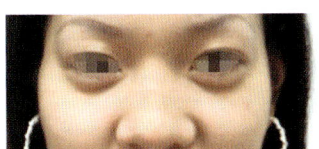 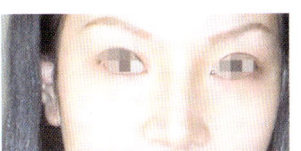

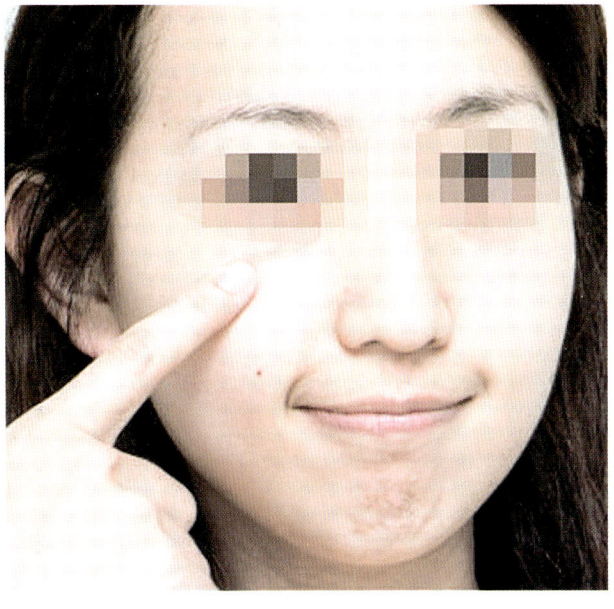

示意图7-1-15

2.治疗方案

A.使用材料：平滑线、螺旋线（局部收紧）、麻绳线（局部填充）。

B.入针层次：平滑线、螺旋线入真皮底层筋膜浅层、麻绳线（筋膜浅层）。

C.剂量标准：

①收紧布线（平滑线、螺旋线：29G/38毫米：密度3毫米X3毫米）横竖搭配使用。

②填充布线（麻绳线27G/38毫米；密度3毫米X3毫米）鱼尾交叉布线，斜线条局部凹陷填充。

D.布线方案：井字布线（加）鱼尾交叉布线，麻绳线则斜角填充布线。

搭配治疗：针对运动型皱纹。

A.产品名称：A型肉毒毒素（常用A型肉毒毒素，也可使用B型肉毒毒素）。

B.使用剂量：根据情况双侧可以使用4个单位。

C.注射层次：眼轮匝肌浅层。

D.注射方法：建议采用30G/4毫米小针头。表情找到注射点后可以捏起来斜角进行注射，注射前必须缓慢回抽，避免针对血管进行注射。

第一步：收紧方案

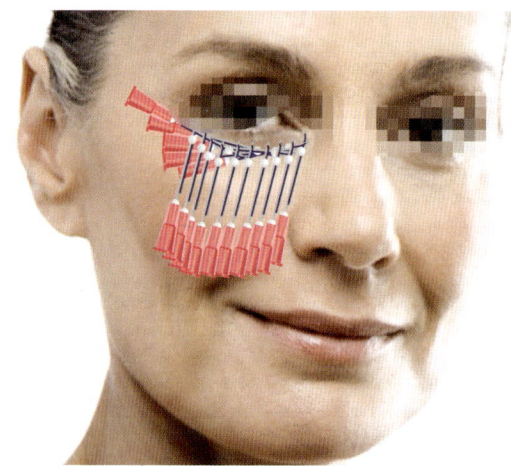

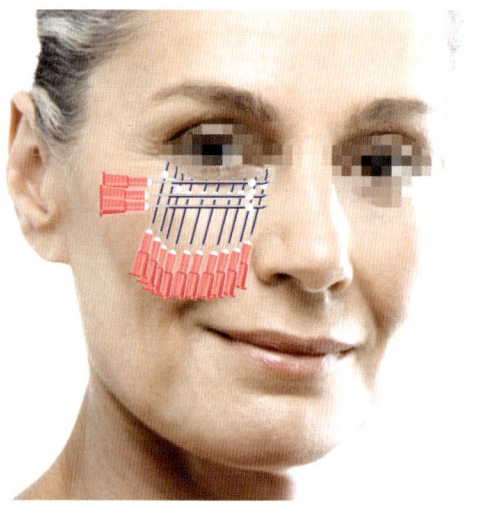

示意图7-1-16

搭配治疗：针对运动型皱纹。

3.注意事项

A.PPDO线体不能太浅，必须保持真皮底层或筋膜浅层，注意止线位。

B.眼轮匝肌位皮肤较浅，肌肉也较浅，采用4毫米针头捏起皮肤斜角注射，女性稍浅些，切勿太深。

C.先操作PPDO线，后操作肉毒毒素注射。

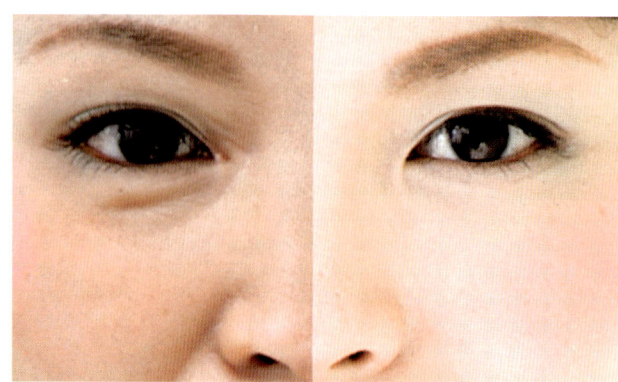

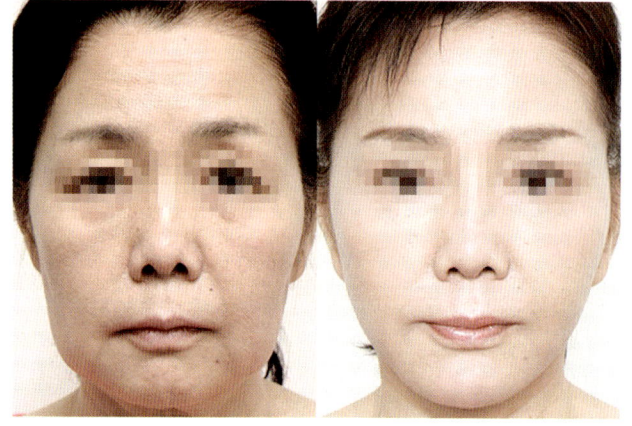

示意图7-1-17

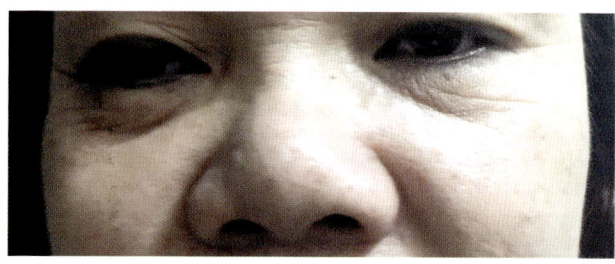

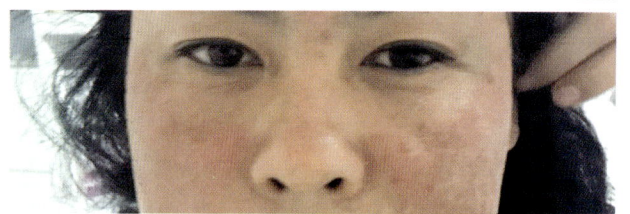

六、法令纹

1.概述：法令纹的形成通常是提上唇肌与提上唇鼻翼肌长期表情运动的结果，通常表现提上唇鼻翼肌特别发达而显突出。真皮由于运动形成褶皱性凹陷坍塌，局部组织脂肪挤压而形成比较深的凹陷位，我们常称之为法令纹。

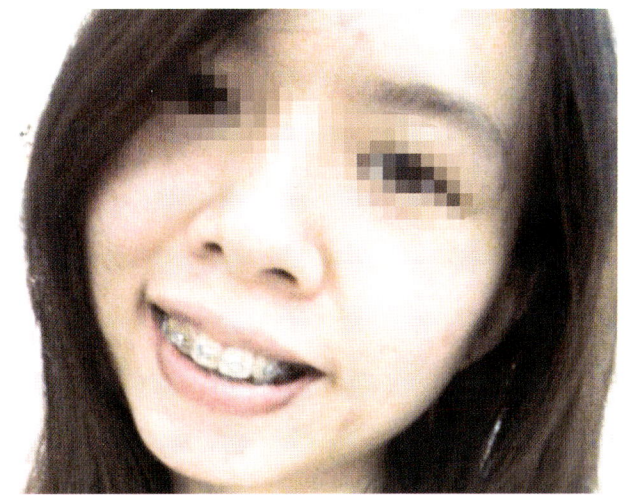

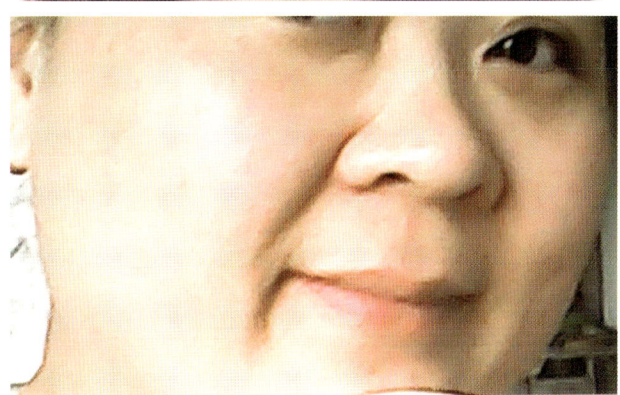

示意图7-1-18

2.治疗方案

A.使用材料：平滑线、螺旋线（局部收紧）、麻绳线、液态填充线（局部填充）、大V线、提拉王（提拉塑形）。

B.入针层次：平滑线、螺旋线入真皮底层，麻绳线、液态填充线（筋膜浅层），大V线、提拉王（筋膜深层）。

C.剂量标准：

①填充布线（麻绳线27G/38毫米；密度3毫米X3毫米）鱼尾交叉布线，液态填充线（23G/38毫米：1～3根）竖线条局部凹陷填充。

②收紧布线（平滑线、螺旋线：29G/38毫米；密度3毫米X3毫米）横竖搭配使用。

③提拉布线（大V线19G/100毫米：提拉间距10～20毫米；提拉王1-0/400毫米：提拉间距20毫米）。

D.布线方案：小线：井字布线（加）鱼尾交叉布线；大线平衡提拉或扇形布线。

搭配治疗：针对运动型皱纹。

A.产品名称：A型肉毒毒素（常用A型肉毒毒素，也可使用B型肉毒毒素）。

B.使用剂量：根据情况双侧可以使用4～6个单位（单点2～3个单位）。

C.注射层次：鼻翼提上唇肌上部浅层。

D.注射方法：建议采用30G/4毫米小针头。表情找到注射点后可以垂直进行注射，注射前必须缓慢回抽，避免针对血管进行注射。

第一步：填充方案

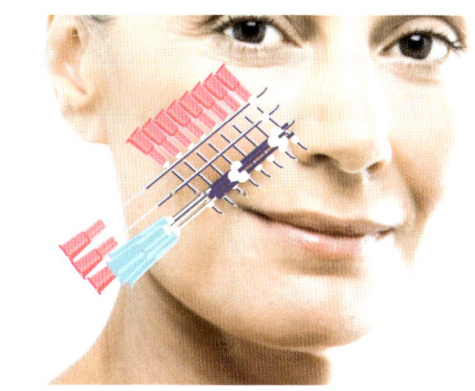

第二步：收紧方案

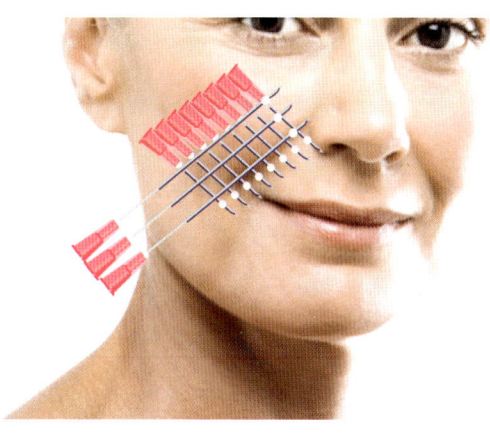

第三步：提拉方案

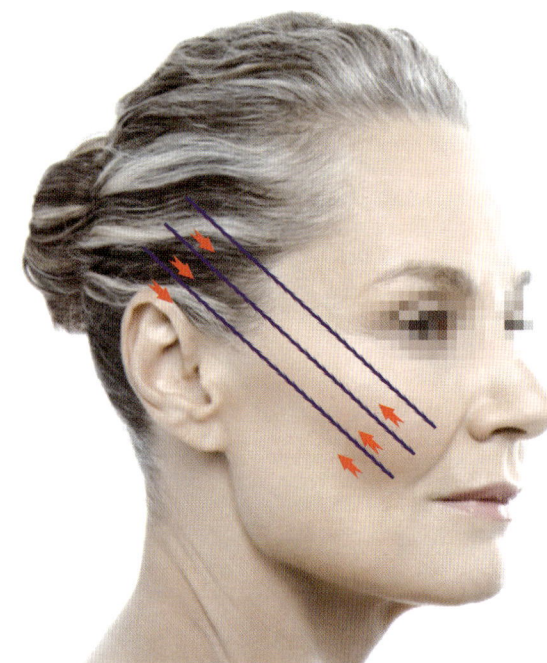

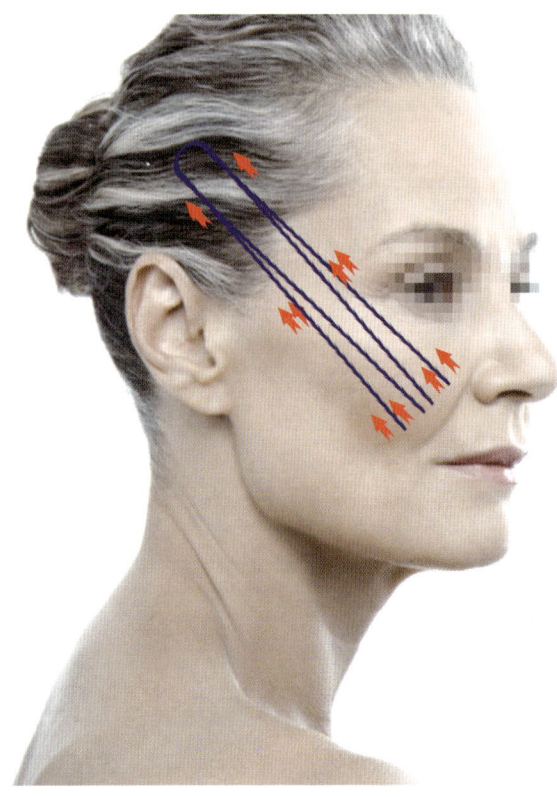

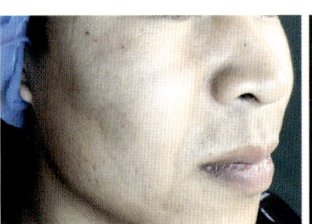
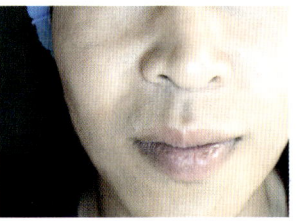

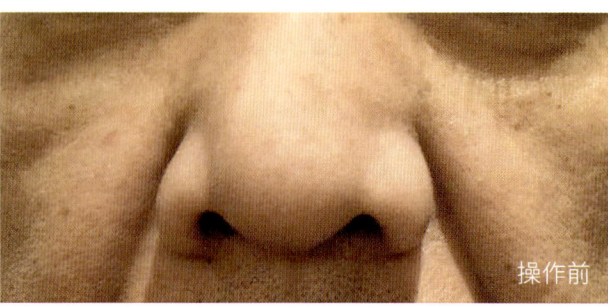
操作前

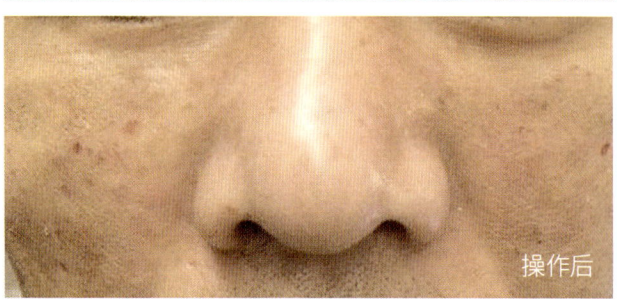
操作后

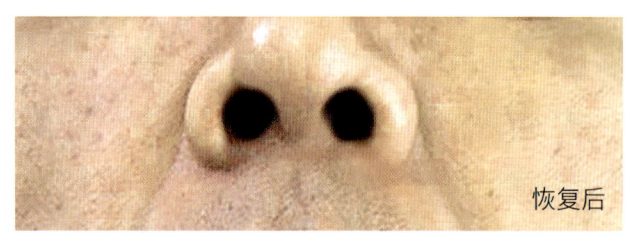
恢复后

示意图7-1-19

3.注意事项

A.PPDO线体不能扎入肌肉层，必须保持真皮底层或筋膜层，注意止线位。

B.鼻翼两侧鼻翼肌上部皮肤较厚，采用4毫米针头垂直注射，女性稍浅些。

C.先操作PPDO线，后操作肉毒毒素注射。

第四步：肌肉松解

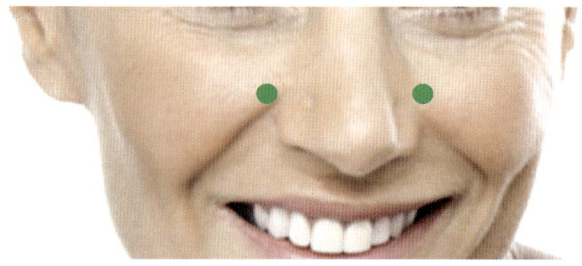

示意图：7-1-20

七、鼻背纹

1.概述：降眉间肌、降眉肌与眼轮匝肌共同运动长期牵拉造成鼻背皮肤胶原挤压或断裂的现象，产生假性皱纹或真性皱纹，由于在鼻背上方，所以叫鼻背纹。

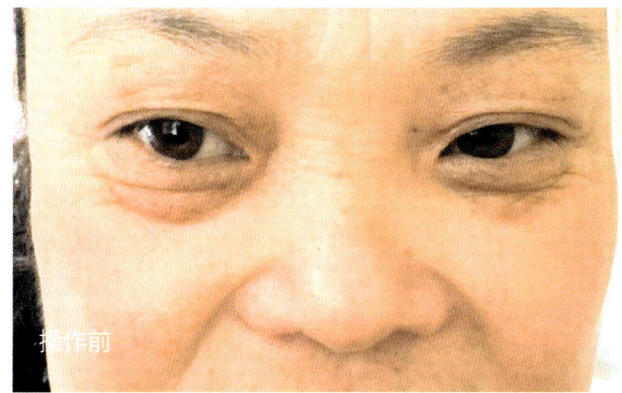
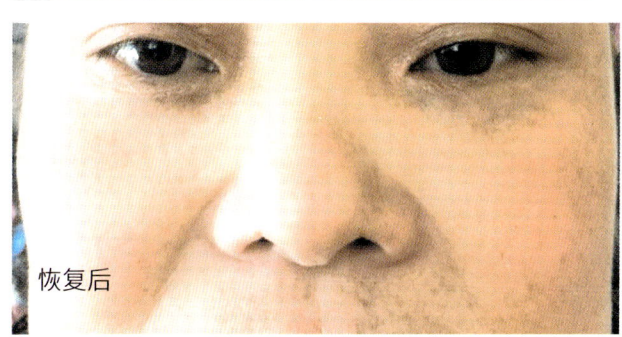

示意图7-1-21

2.治疗方案

A.使用材料：平滑线、螺旋线（局部收紧）。

B.入针层次：平滑线、螺旋线入真皮底层（筋膜浅层）。

C.剂量标准：

收紧布线（平滑线、螺旋线：29G/25毫米：密度3毫米X3毫米）横竖搭配使用。

D.布线方案：井字布线（加）鱼尾交叉布线。

搭配治疗：针对运动型皱纹。

A.产品名称：A型肉毒毒素（常用A型肉毒毒素，也可使用B型肉毒毒素）。

B.使用剂量：根据情况可以使用5个左右的单位。

C.注射层次：降眉间肌浅层。

D.注射方法：建议采用30G/4毫米小针头。表情找到注射点后可以斜角进行注射，注射前必须缓慢回抽，避免针对血管进行注射。

第一步：填充方案

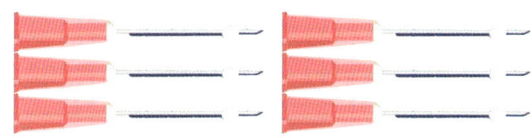

第二步：收紧方案

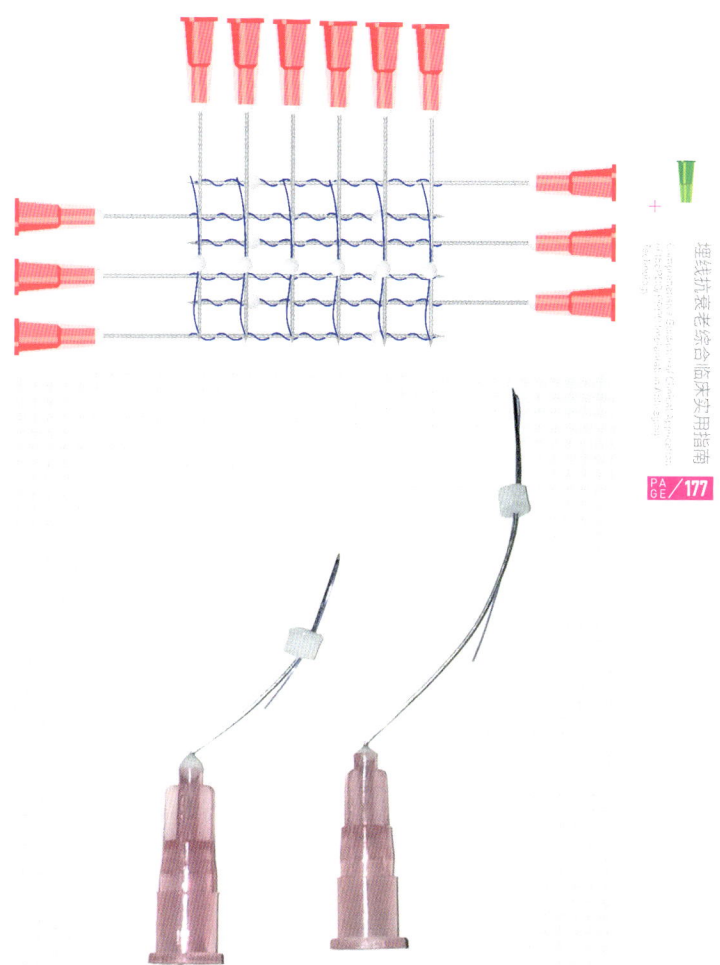

示意图7-1-22

3.注意事项

A.典型的改良针柄和针体的曲线入针操作，注意密度和入针后反转操作。

B.针体入针密度可以改良针柄后深浅前后折叠，术后注意冰敷和按压，防止瘀青。

C.先操作PPDO线，后操作肉毒毒素注射。

第三步：肌肉松解

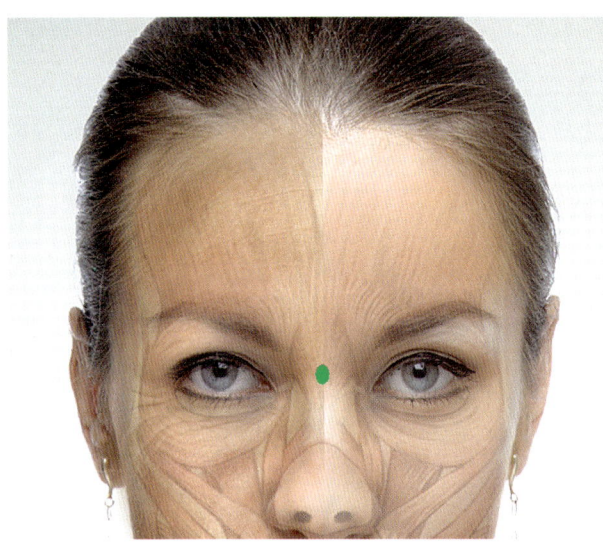

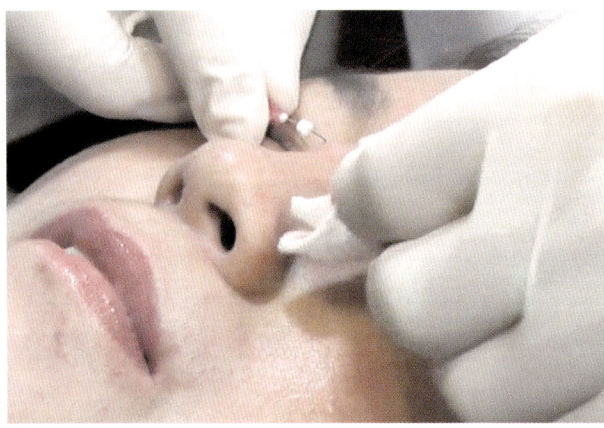

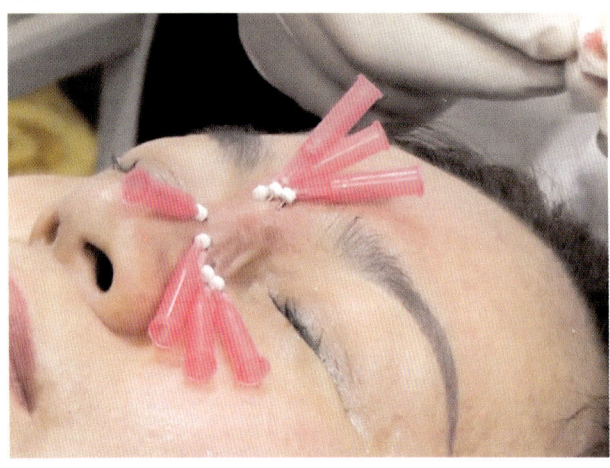

示意图7-1-23

八、木偶纹

1.概述：木偶纹主要是由于降口角肌、颏肌、口轮匝肌、笑肌、颧大肌的运动结果。但对于老者或严重日光性损害、皮肤松垂的患者，口周侧缘可呈现出明显的皱褶。

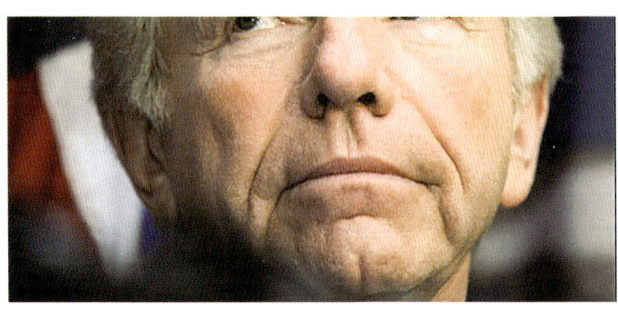

示意图：7-1-24

2.治疗方案

A.使用材料：平滑线、螺旋线（收紧）、麻绳线（局部填充）、大小V线（提拉塑形）。

B.入针层次：平滑线、螺旋线（真皮底层），麻绳线（筋膜浅层），大小V线（筋膜深层）。

C.剂量标准：

①收紧布线（平滑线、螺旋线：29G/38毫米；密度3毫米X3毫米）横竖搭配使用。

②填充布线（麻绳线27G/38毫米；密度3毫米X3毫米）鱼尾交叉布线。

③提拉布线（大小V线19G-20G/100～70毫米：提拉间距10～20毫米）。

D.布线方案：小线井字布线（加）鱼尾交叉布线；大线平衡提拉或扇形布线。

搭配治疗：针对运动型皱纹。

A.产品名称：A型肉毒毒素（常用A型肉毒毒素，也可使用B型肉毒毒素）。

B.使用剂量：根据情况双侧可以使用4～6个单位（单点2～3个单位）。

C.注射层次：口轮匝肌浅层（口周侧缘）、笑肌和颧大肌与口轮匝肌的交接点处。

D.注射方法：建议采用30G/4毫米小针头。表情找到注射点后稍稍捏起垂直进行注射，注射前必须缓慢回抽，避免针对血管进行注射。

第一步：填充方案

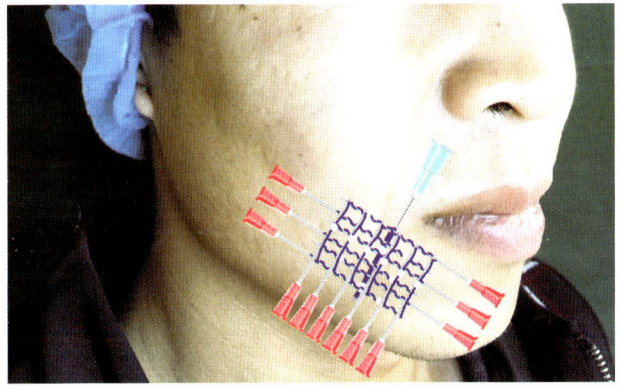

第二步：收紧方案

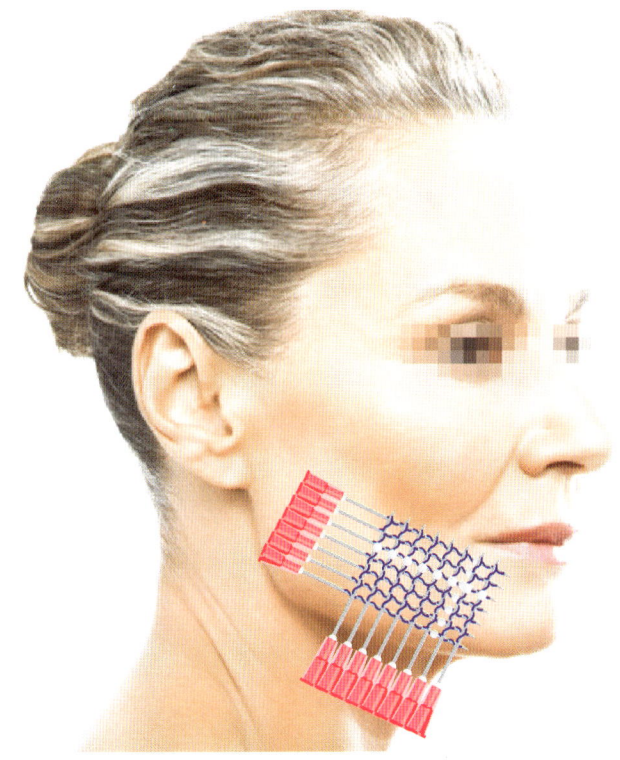

示意图7-1-25

3.注意事项

A.PPDO线体不能扎入肌肉层，必须保持真皮底层或筋膜浅层，注意止线位和禁行区，脸颊两侧腮腺行线位要求在筋膜浅层。

B.先操作PPDO线，后操作肉毒毒素注射。

C.肉毒毒素注射针对口周皱纹比较密集者，可以绕口轮匝肌进行一圈注射，减少局部肌肉的运动，注意控制剂量宁少勿多，针对笑肌只在节点位注射且注意剂量避免表情不自然。

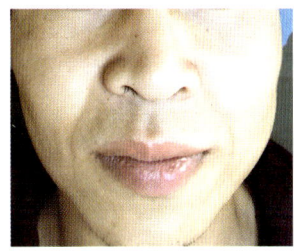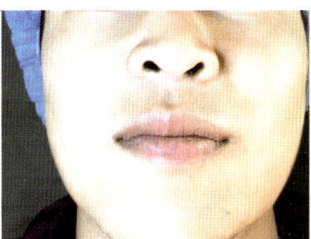
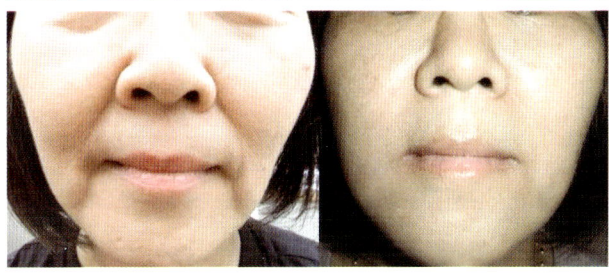

示意图7-1-26

九、颈部纹

1.概述：颈纹的形成直接和生活习惯有关，如经常低头看手机、看书或其他长期低头习惯者，也有些是由于睡眠中的枕头太高引起的。在颈阔肌、胸锁乳突肌不断运动形成软组织坍塌，胶原流失而形成的定性皱纹。

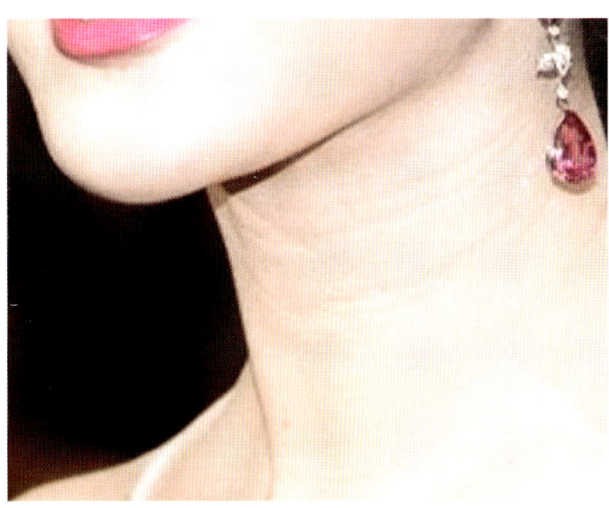

第七章 埋线临床治疗方案

示意图7-1-27

2.治疗方案

A.使用材料：平滑线、螺旋线（收紧）、麻绳线（局部填充）。

B.入针层次：平滑线、螺旋线（真皮底层），麻绳线（筋膜浅层）。

C.剂量标准：

①收紧布线（平滑线、螺旋线：29G/38毫米；密度3毫米×3毫米）横竖搭配使用。

②填充布线（麻绳线27G/38毫米：凹陷处桥接布线填充即可，配合小线织网）。

D.布线方案：小线：井字布线，麻绳线填充桥接。

搭配治疗：针对运动型皱纹。

A.产品名称：A型肉毒毒素（常用A型肉毒毒素，也可使用B型肉毒毒素）。

B.使用剂量：根据情况双侧可以使用15～20个单位（单点0.5～1个单位）。

第一步：填充方案

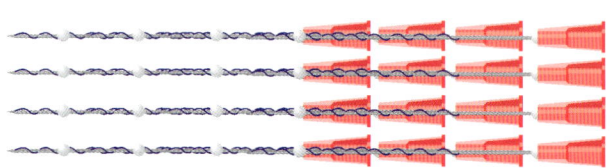

第二步：收紧方案

C.注射层次：颈阔肌、胸锁乳突肌浅层、真皮层深层联合注射。

D.注射方法：建议采用30G/4毫米小针头。运动找到注射点后稍稍捏起垂直进行注射，注射前必须缓慢回抽避免针对血管进行注射。

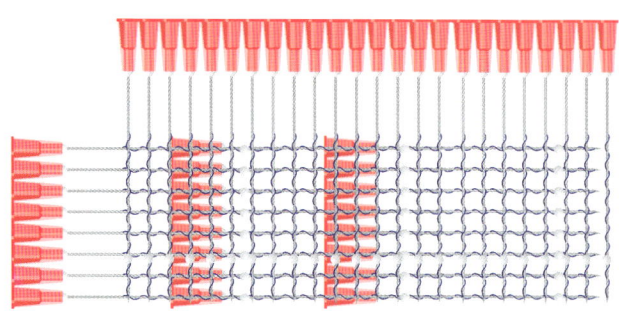

示意图7-1-28

3.注意事项

A.PPDO线体不能扎入肌肉层，必须保持真皮底层的或筋膜浅层，注意止线位。

B.先操作PPDO线，后操作肉毒毒素注射。

C.肉毒毒素注射宁浅勿深、剂量宁少勿多。针对颈阔肌比较发达的可以适当增加单点1个单位用量。

第三步：肌肉松解方案

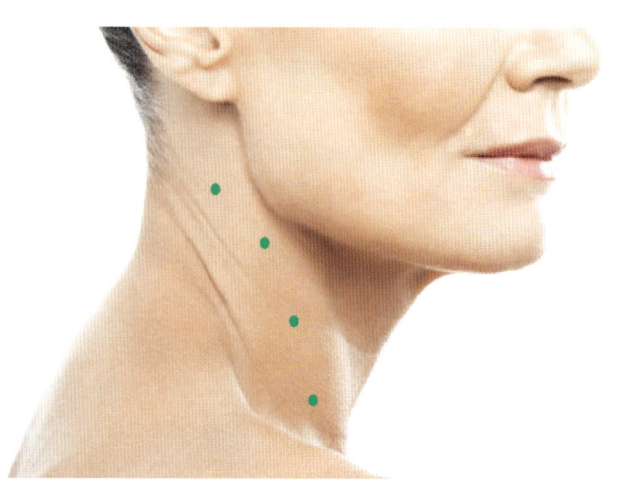

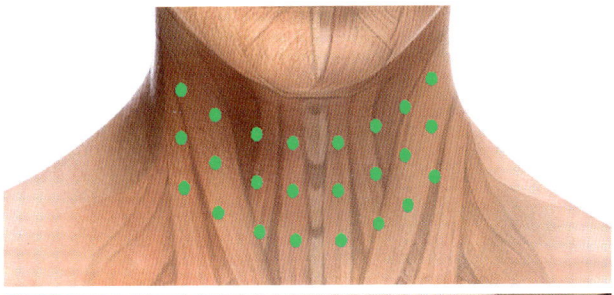

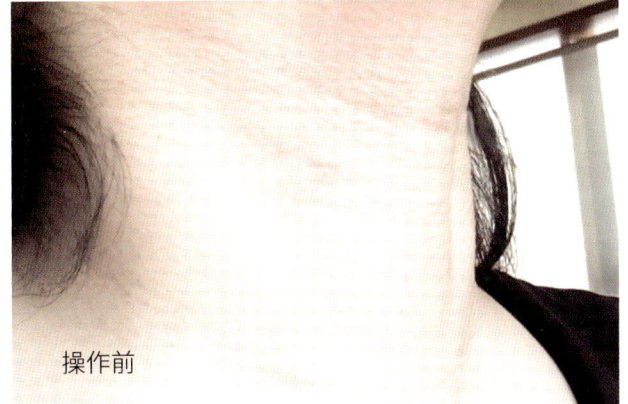

操作前

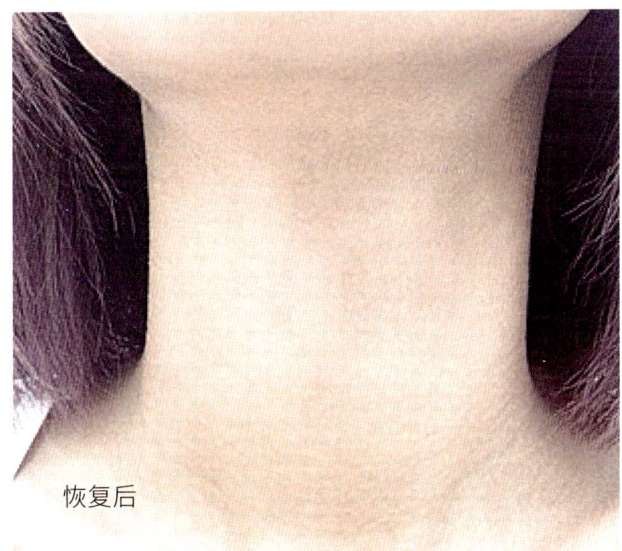

恢复后

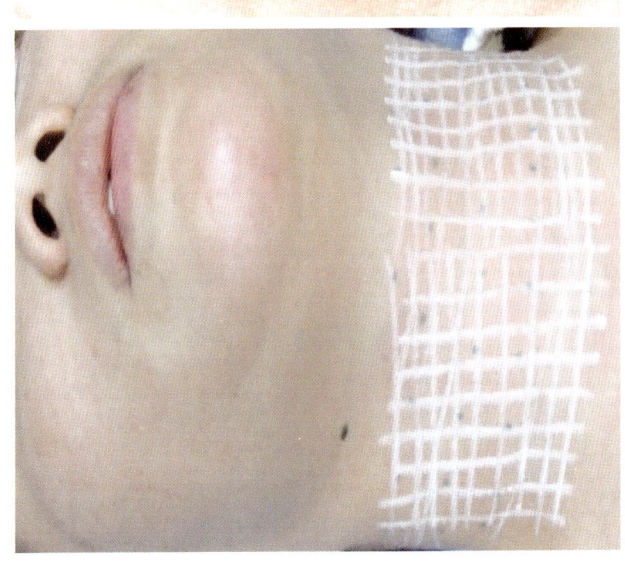

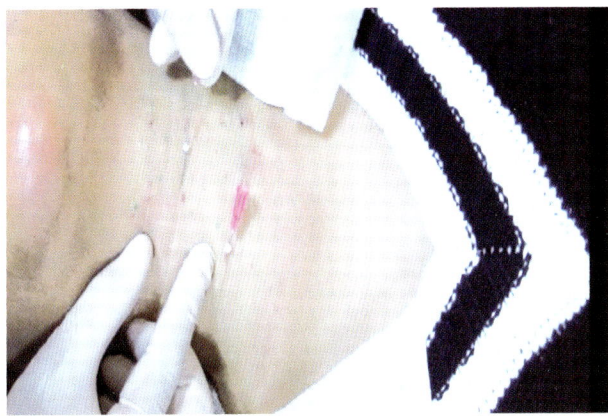

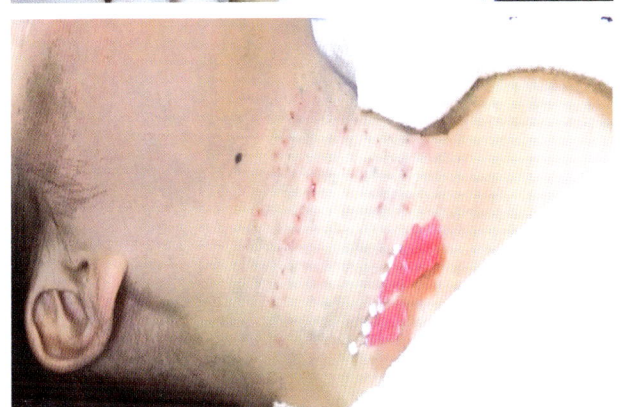

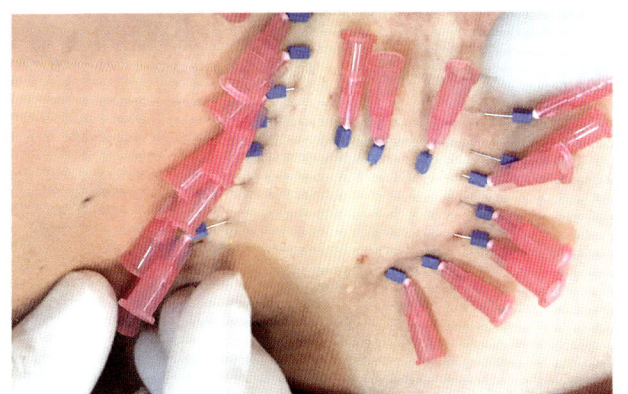

示意图7-1-29

十、面部小细纹

1.概述：面部小细纹通常与护理习惯以及光老化、年龄因素有关。由于皮肤组织新陈代谢减缓，锁水功能减弱导致胶原逐步流失的初期阶段容易出现不同程度的面部细纹、轻度松弛等现象，这种现象非常适合埋线的治疗。

第七章　埋线临床治疗方案

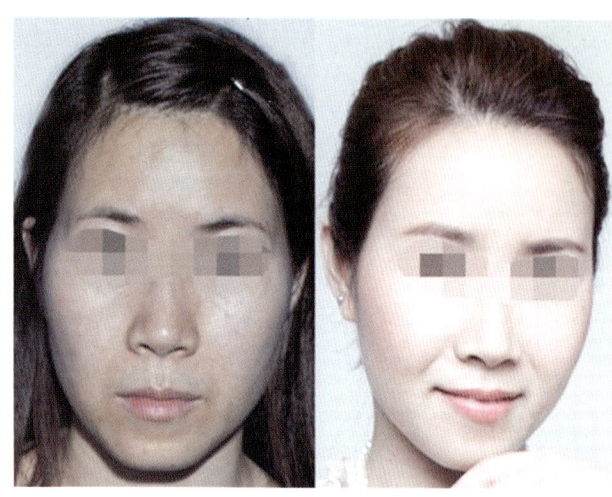

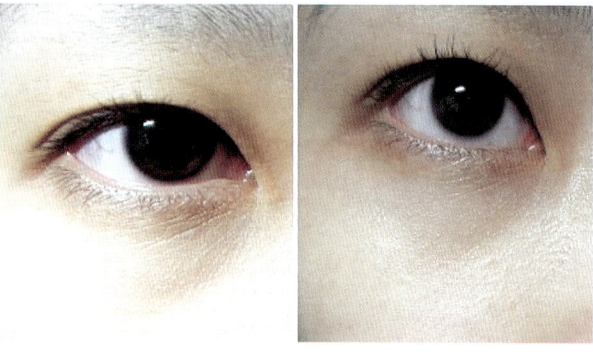

示意图7-1-30

2.治疗方案

A.使用材料：平滑线、螺旋线（收紧）。

B.入针层次：平滑线、螺旋线（真皮底层），眶下纹（浅筋膜层）。

C.剂量标准：收紧布线（平滑线、螺旋线：29G/38毫米；密度3毫米×3毫米）横竖搭配使用，也可以使用60毫米线体材质。

D.布线方案：小线：井字布线桥接即可。

搭配治疗：针对局部皮肤产生的皱纹。

A.产品名称：A型肉毒毒素（常用A型肉毒毒素，也可使用B型肉毒毒素）。

第一步：收紧方案

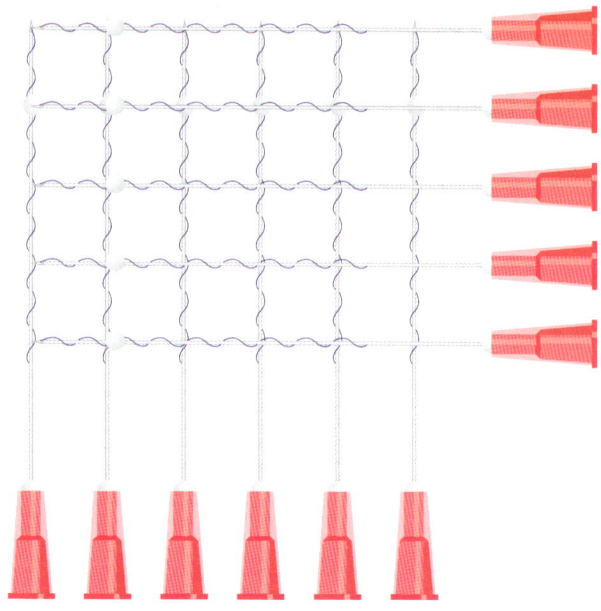

B.使用剂量：根据情况全脸可以使用10～20个单位（全脸）。

C.注射层次：真皮层中层（真皮表浅微量注射）。

D.注射方法：建议全脸采用非交联微分子玻尿酸添加少量肉毒毒素进行水光注射治疗，每个月1次。

第二步：水光注射

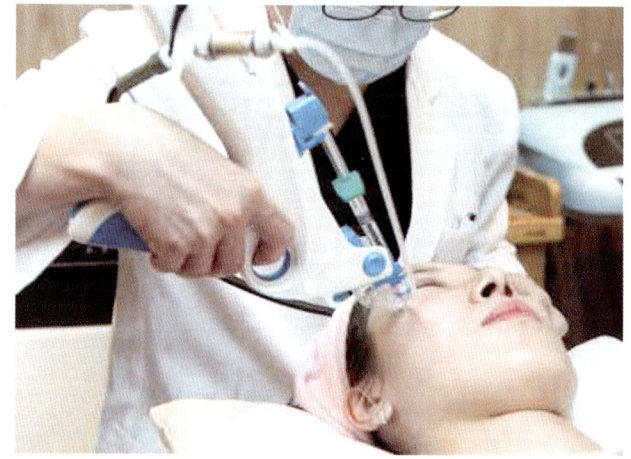

示意图7-1-31

3.注意事项

A.埋线收紧尽量采用29G/60毫米的平滑线或螺旋线，必须保持真皮底层效果最佳。

B.PPDO埋线和水光注射必须分开操作，建议先操作线后操作水光注射。

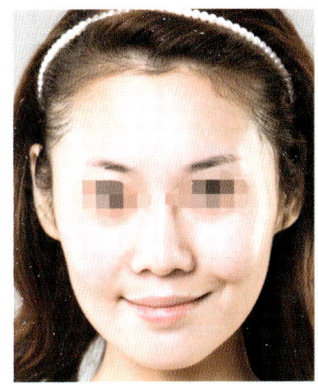 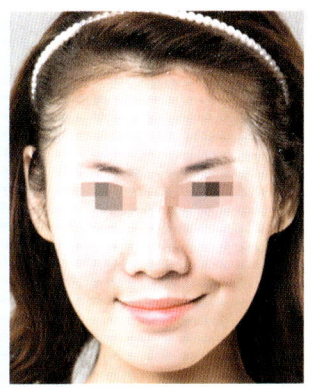

示意图7-1-32

十一、面部松弛下垂

1.概述：面部整体的松弛下垂通常是针体功能的表现，衰老程度不同，松弛下垂的严重程度也不同。如果太过于松弛下垂且皱纹满脸密布者还是建议采取手术方案。但是在松弛下垂并不是太严重时，且适合埋线收紧者则可以采用埋线的方式进行多次治疗，而达到我们想要的治疗效果。

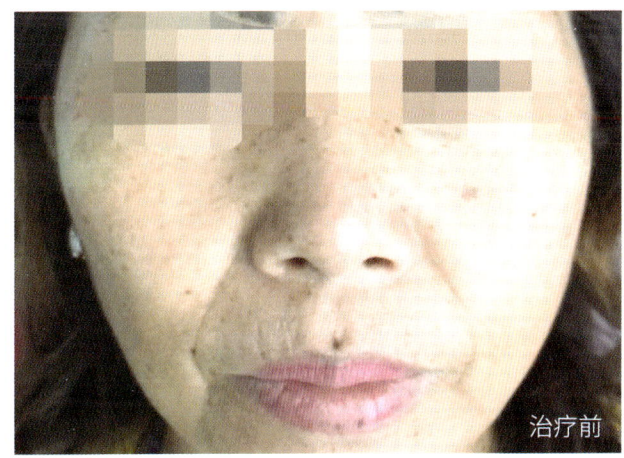

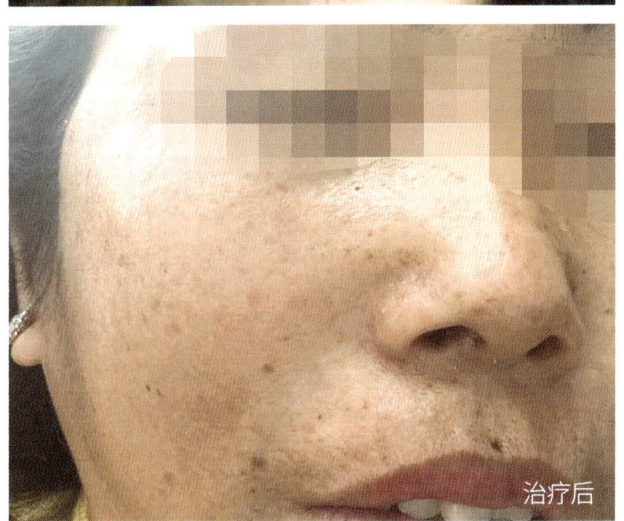

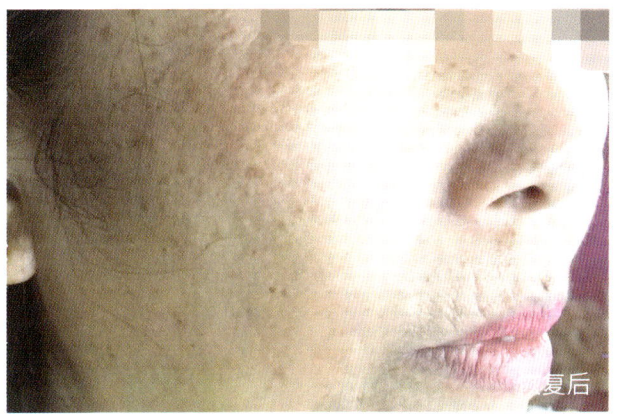

示意图7-1-33

2.治疗方案

A.使用材料：平滑线、螺旋线（收紧）、麻绳线、液态填充线（填充）、大V线、提拉王（提拉固定）

B.入针层次：平滑线、螺旋线（真皮底层），眶下纹（浅筋膜层）。麻绳线、液态填充线（浅筋膜层），大V线、提拉王（筋膜层）。

C.剂量标准：

①收紧布线【平滑线、螺旋线：29G/38毫米；密度3毫米×3毫米】横竖搭配使用。

②填充布线【麻绳线：密度3毫米×3毫米；液态填充线：1～2根单侧，深度凹陷填充使用】。

③提拉布线【大V线19G/100毫米：提拉间距10～20毫米；提拉王1-0/400毫米：提拉间距20毫米】。

D.布线方案：小线井字布线、填充；麻绳鱼尾交叉，液态直线填充。大线反重力提拉或扇形提拉。

搭配治疗：针对局部皮肤产生的皱纹。

A.产品名称：A型肉毒毒素（常用A型肉毒毒素，也可使用B型肉毒毒素）。

B.使用剂量：全脸根据情况可以使用30～80个单位（根据客户选择剂量）。

C.注射层次：局部针对运动肌肉浅层注射（或）真皮层中层（真皮表浅微量注射）。

第七章 埋线临床治疗方案

D.注射方法：建议全脸采用玻尿酸添加肉毒毒素进行水光注射治疗，每个月1次，持续2次。

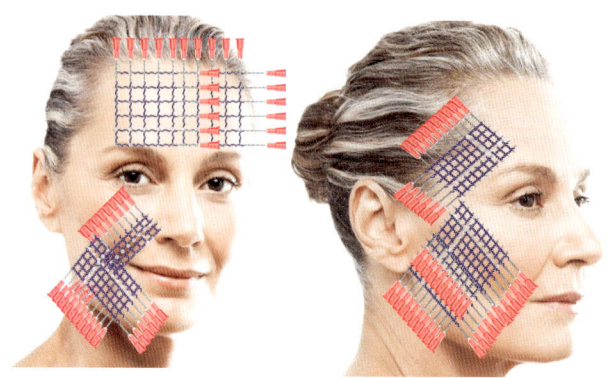

第一步：填充方案

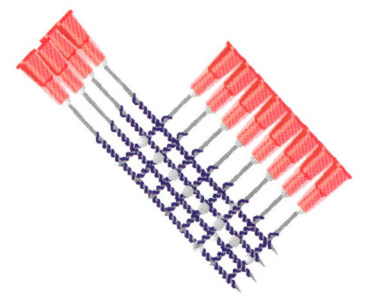

第二步：收紧方案

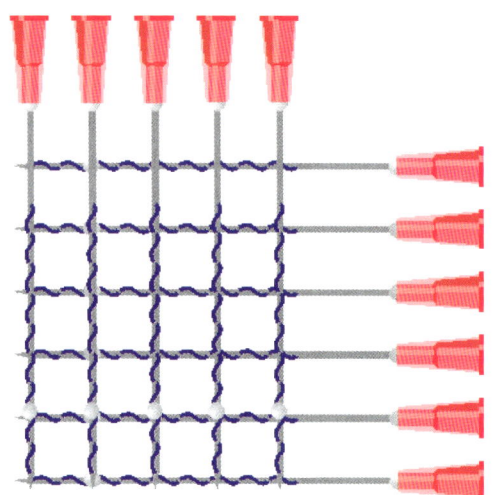

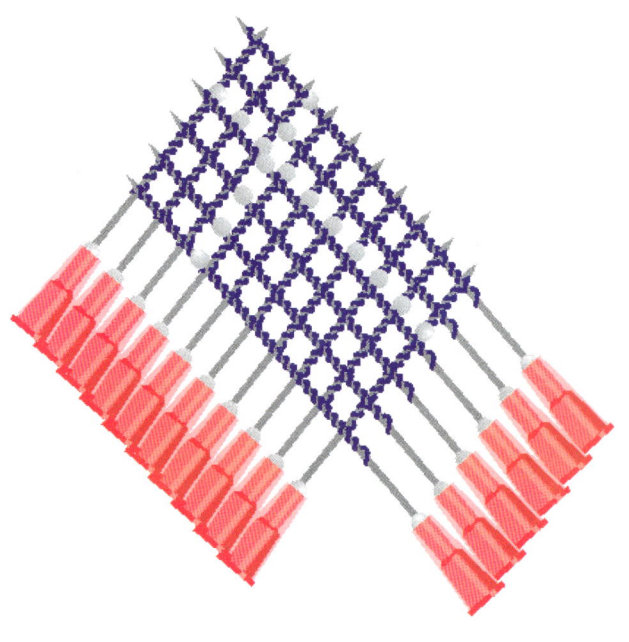

第三步：提拉方案

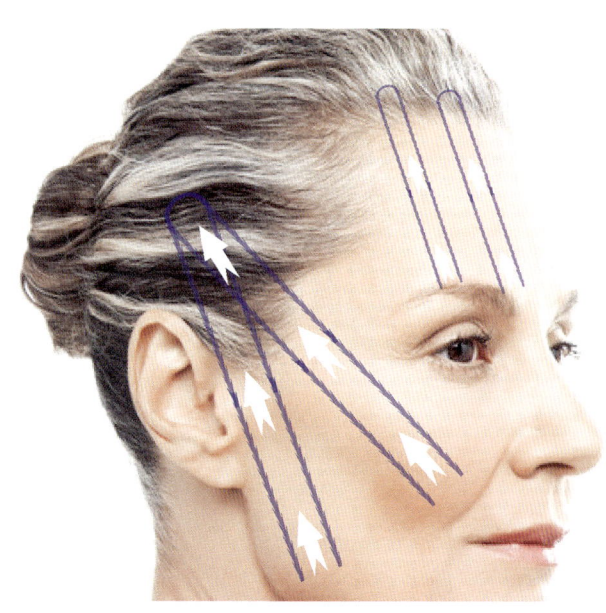

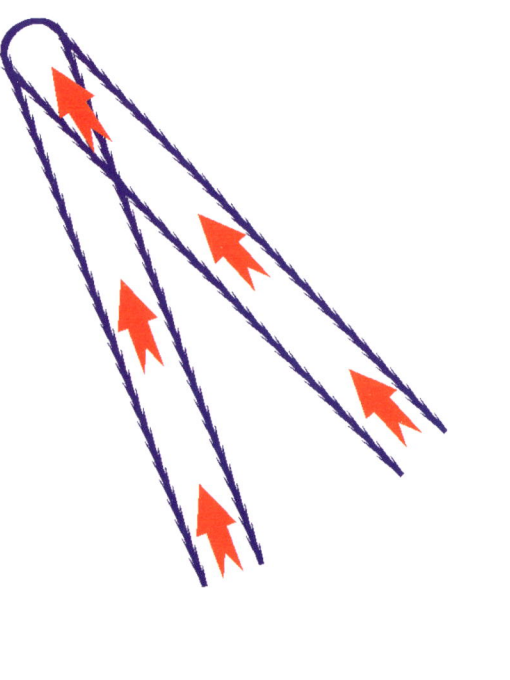

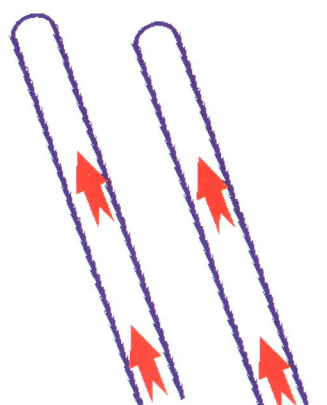

示意图7-1-34

3.注意事项

A.PPDO线体不能扎入肌肉层，必须保持真皮底层的或筋膜浅层，提拉线必须进行固定增加抗衰时间和效果。

B.先操作PPDO线，后操作肉毒毒素，水光注射建议在线雕后间隔1个月操作。

第四步：水光注射

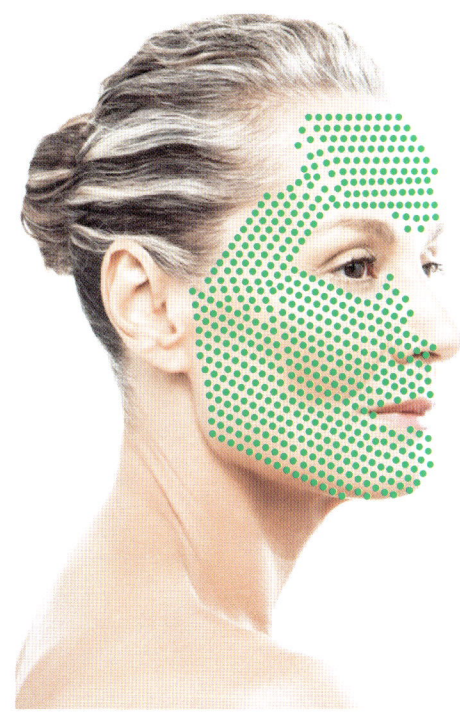

示意图7-1-35

第二节　面部艺术形态塑造

其实面部艺术形态塑造，是针对面部轮廓有微小缺陷的群体，比方说眉型、眼型、嘴型、脸颊等各种不周正、坍塌、凹陷或赘皮的情况下进行校正的一种技术手法，这种方式创面小，改善速度快，客户比较易接受，而且维持时间也比较长，针对上述校正，我们以几组实际的案例进行阐述。

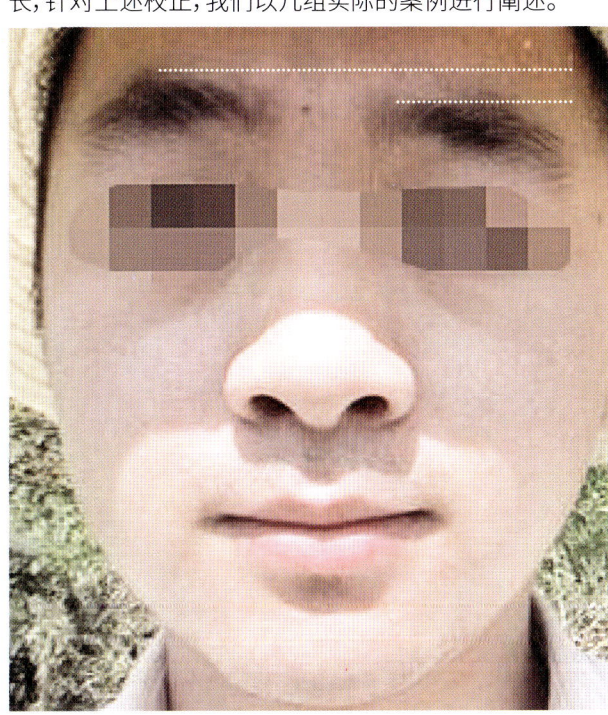

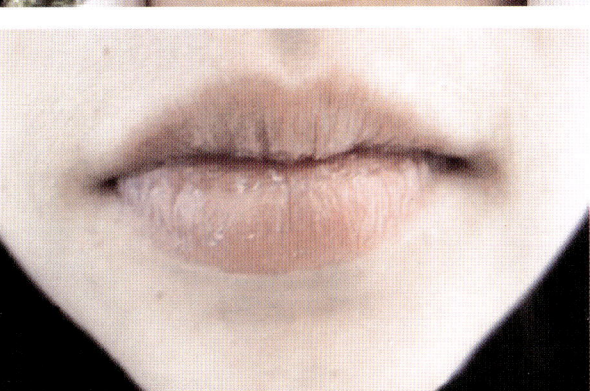

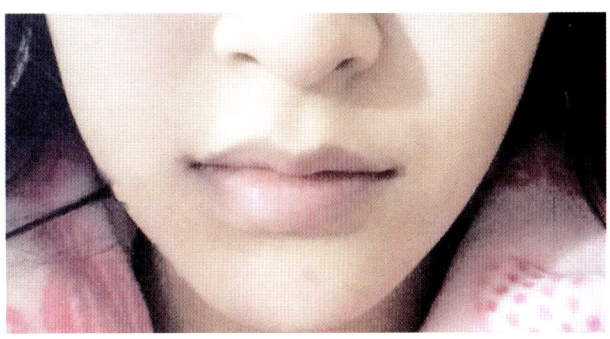

示意图7-2-1

一、眉型修正（整体修正和局部修正）

1.概述：眉型修正通常针对左右高低严重不对称，眉头或眉尾需要提拉进行修饰者，均可以采用这样的方式来进行修正。让整体感官更加平衡，更加和谐一些。修正分为眉头、眉中、眉尾（或）整体提拉。

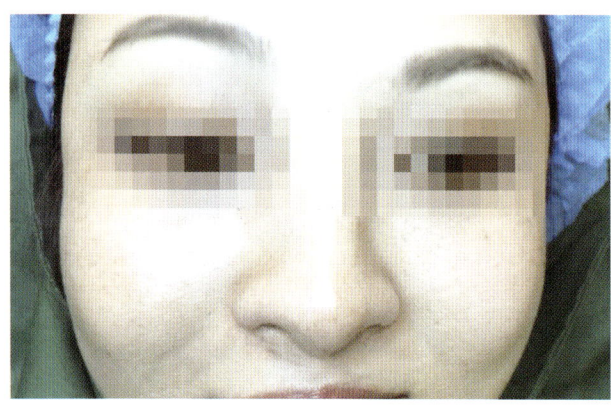

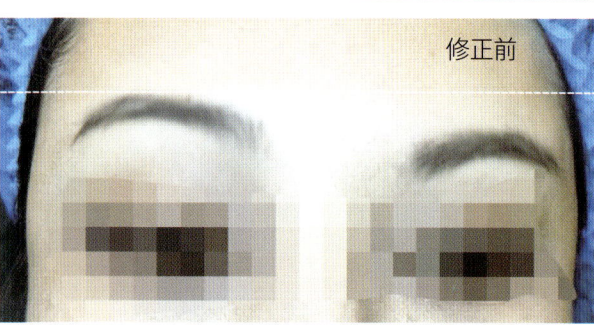

修正前

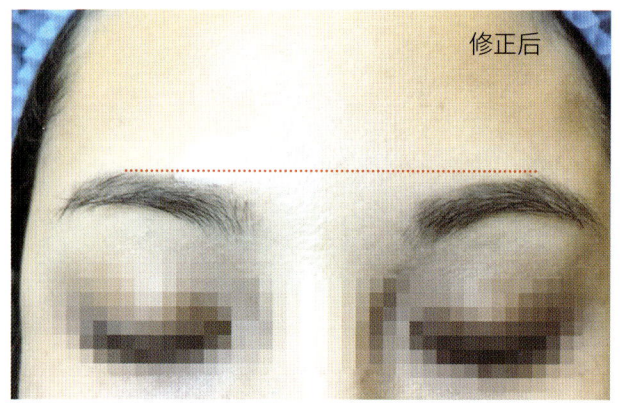

修正后

示意图7-2-2

2.治疗方案

A.使用材料：小V线、大V线、提拉王。

B.入针层次：筋膜层。

C.剂量标准：小V线、大V线单侧，4根，双侧8根间距10～15毫米；提拉王单侧2根。

D.布线方案：垂直提拉（或）定点提拉。

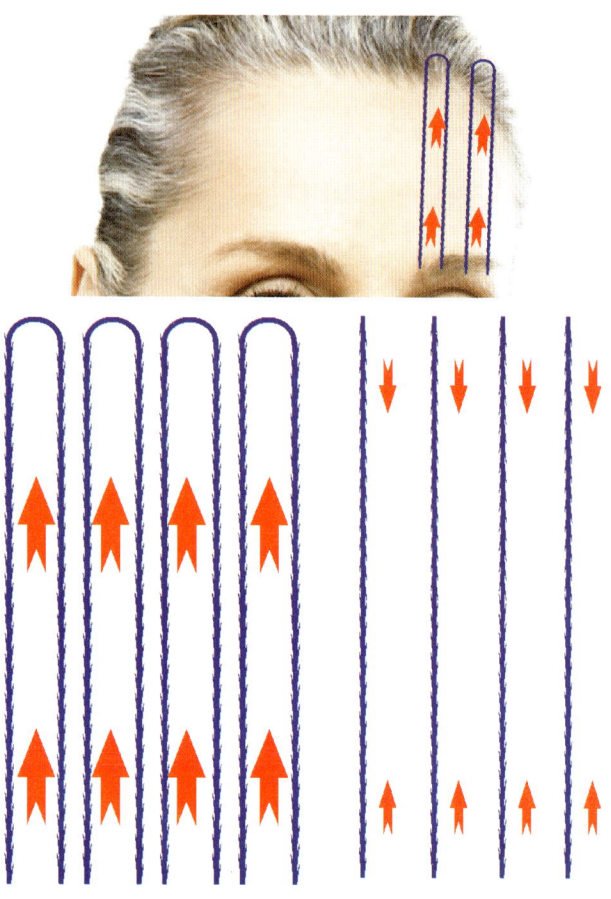

示意图7-2-3

3.注意事项

A.PPDO线体不能扎入眶上神经，避开血管位，必须保持筋膜浅层排线。

B.提拉线必须进行固定，增加矫正维持的时间和效果。

C.术后3个月内严禁搓揉局部肌肤或者向下拉扯皮肤，避免不对称部位复位。建议选择D或E小V线（23G/60-70毫米），如果没有，则选择B、C大V线；如果只有A，则需要改良针体线头后再操作，尽量避免减少创面。

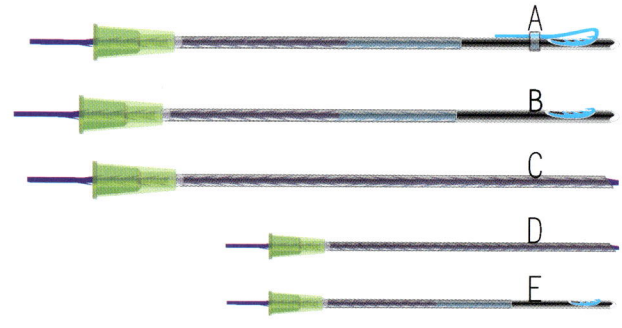

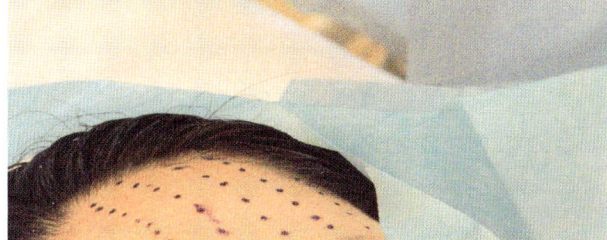

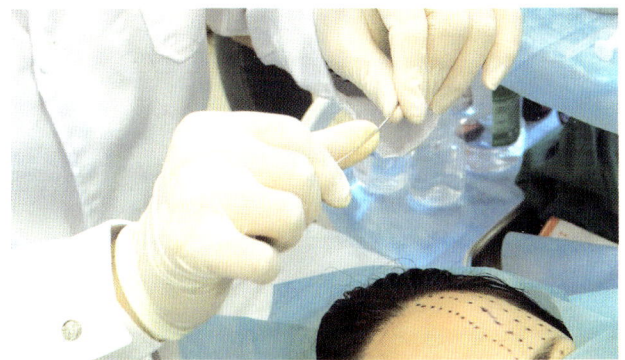

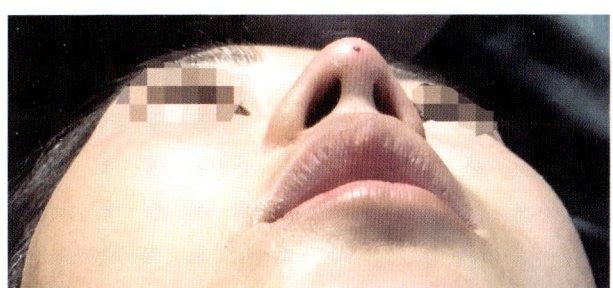

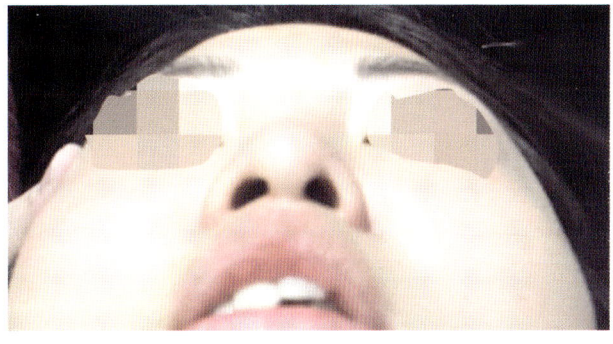

示意图7-2-5

2.鼻小柱增高方案（侧偏矫正方案）

A.使用材料：隆鼻线（针体：20G/38毫米，线长：50毫米；线号：2-0、1-0、0-0），注意所有线体必须统一改良再使用。

B.入针层次：皮下筋膜层与鼻中隔软骨正中。

C.剂量标准：3～4根。

D.布线方案：垂直顶置布线。

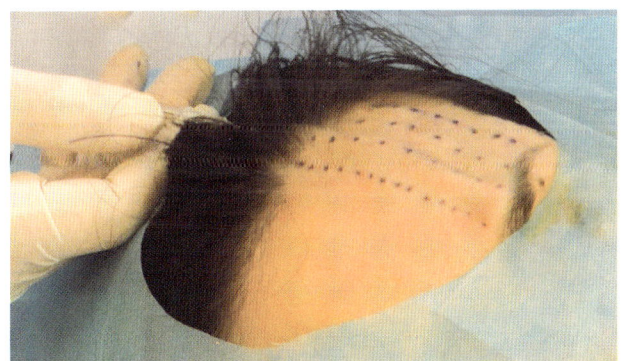

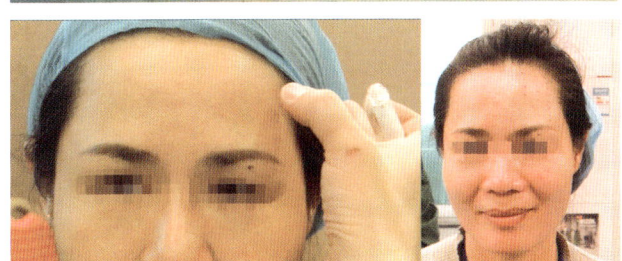

示意图7-2-4

二、鼻型塑造（鼻小柱、鼻梁、鼻翼）

1.概述：通常指鼻小柱过低感觉鼻型坍塌（或）鼻梁驼峰、鼻翼左右偏位、鼻小柱侧偏、鼻梁不够挺的修正。在这里通过简单的几个设计方案来进行阐述。无论是塑形还是矫正，均可采用以下方式来进行操作。

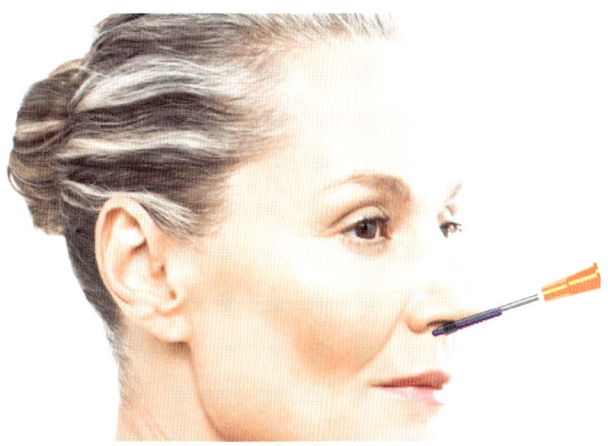

第七章　埋线临床治疗方案

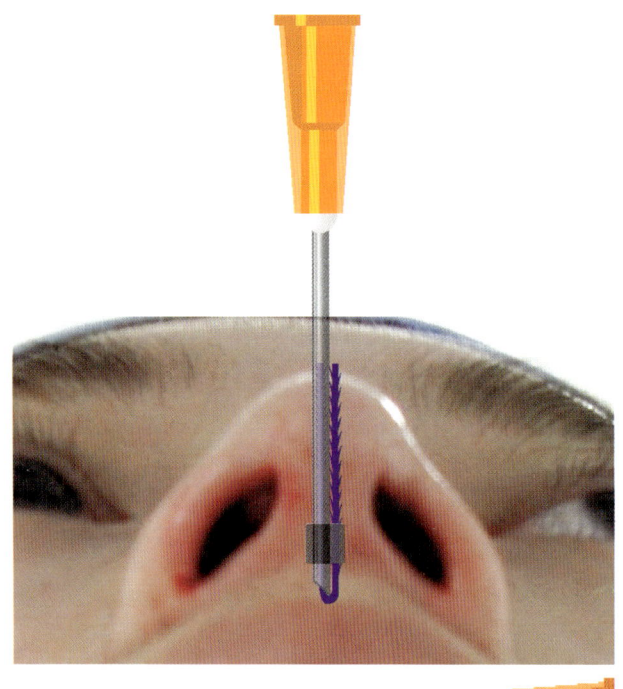

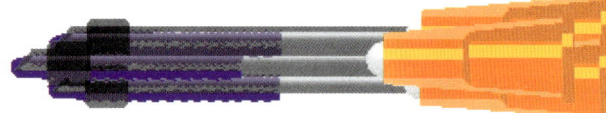

示意图7-2-6

注意事项

A.鼻小柱增高线需要根据鼻小柱实际高度来选择适当的改良，避免线体过长而导致顶出的风险。

B.术后2个月内严禁搓揉局部肌肤或者向下拉扯皮肤，避免局部扭曲或偏向。

C.术后必须检查口腔内上唇位是否漏线（注意入线位和止线位的选择）。

D.鼻小柱的偏位修正。

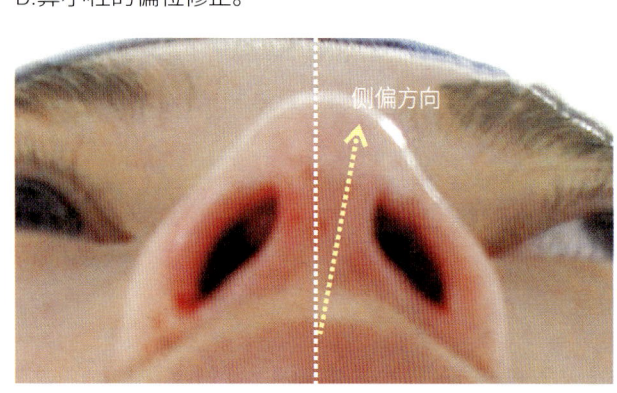

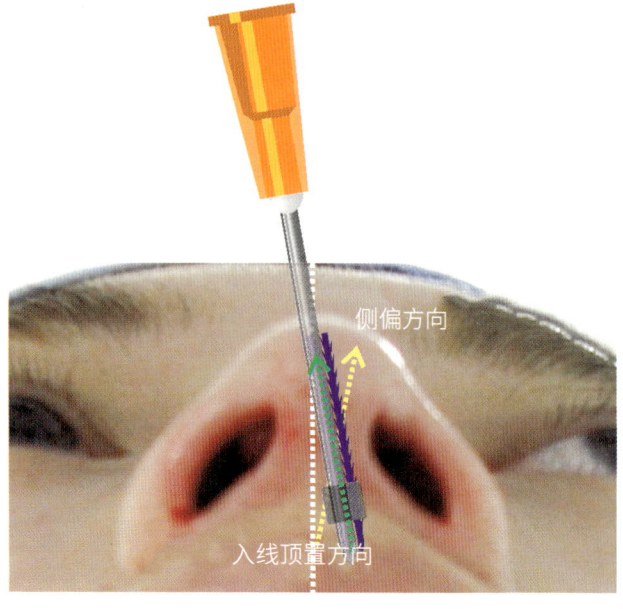

示意图7-2-7

3.鼻翼调整方案

A.使用材料：隆鼻线针体：21G/50毫米；线长：40毫米；线号：3-0、2-0、1-0。

B.入针层次：皮下筋膜软骨之上（改良线体长度测量后合适再应用）。

C.剂量标准：单侧：4~5根，根据实际情况选择数量。

D.布线方案：扇形分布矫正。

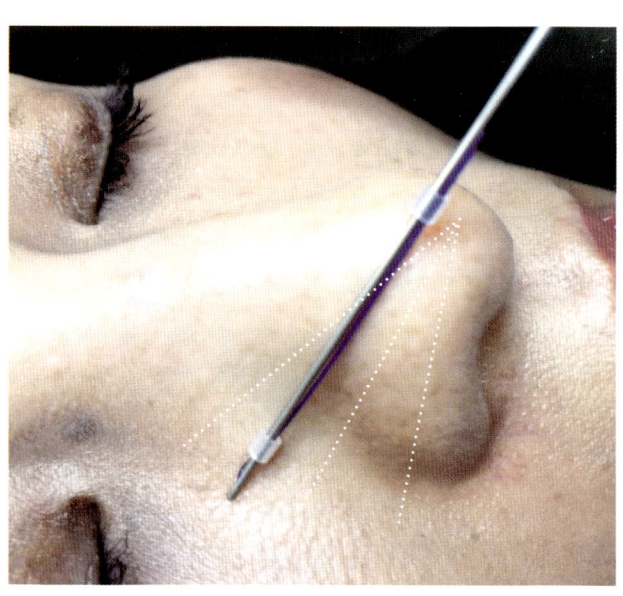

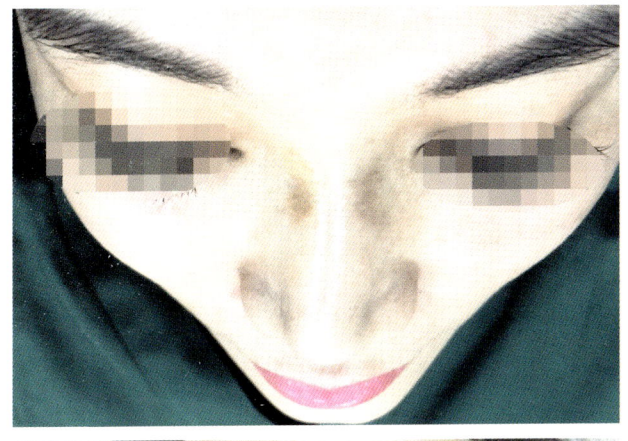

B.术后严禁左右摇摆揉捏鼻翼以及鼻小柱,睡眠避免长期压迫导致变形。

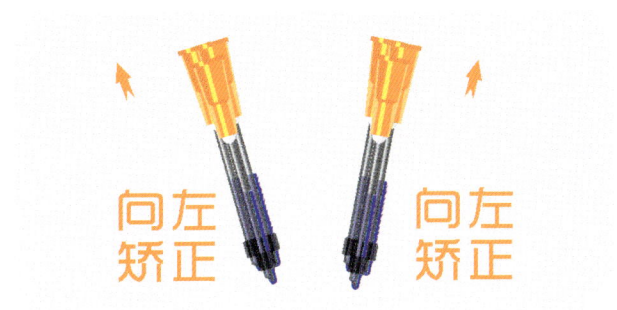

示意图7-2-9

4.驼峰鼻改进方案

A.使用材料:隆鼻线针体:20G/60毫米;线长:40毫米;线号:3-0、2-0、1-0。

B.入针层次:鼻背筋膜。

C.剂量标准:4～5根,根据实际情况选择数量(驼峰过高者不宜采用PPDO线体操作)。

D.布线方案:直线条均匀平衡分布。

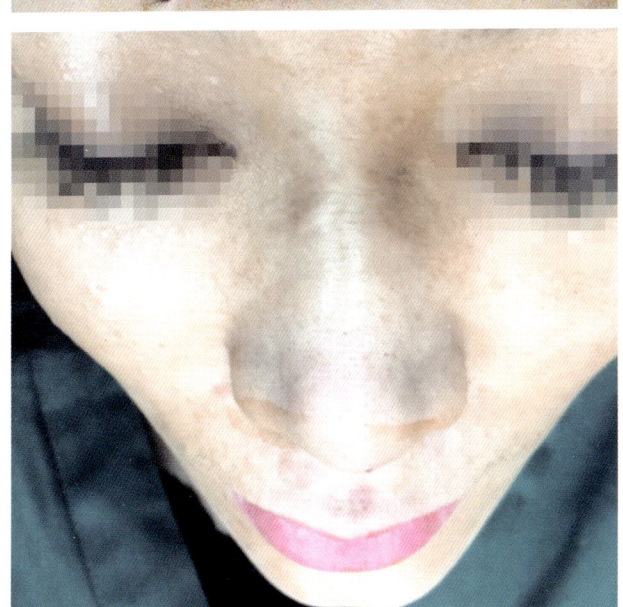

示意图7-2-8

注意事项

A.鼻翼左右矫正需要根据实际角度来选择适当的线体和数量,操作前需要根据实际情况对线体进行长度改良。

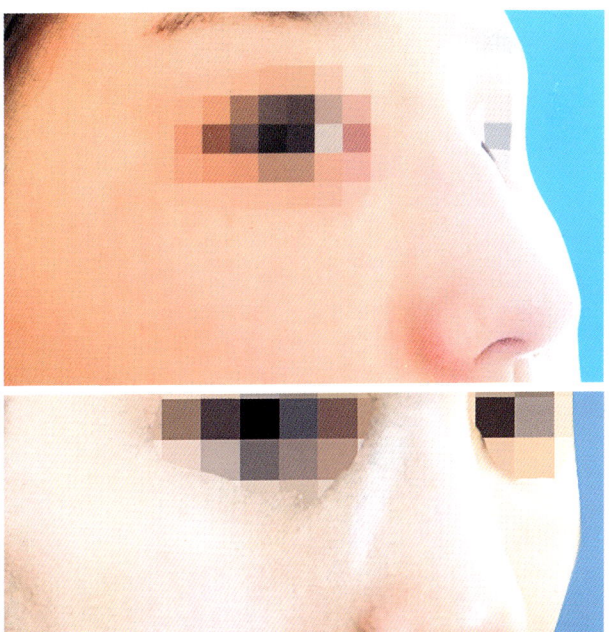

示意图7-2-10

搭配治疗：针对局部驼峰两端。

A.产品名称：A大分子玻尿酸。

B.使用剂量：根据情况选择0.5~1毫升。

C.注射层次：贴骨膜进行填充注射。

D.注射方法：建议采用钝针，注射前必须缓慢回抽，避免针对血管的注射，防范栓塞。

注意事项

A.可以采取比较大号的线体贴真皮底部进行排线。

B.术后2个月内严禁左右揉捏鼻部，避免形状轮廓发生改变。

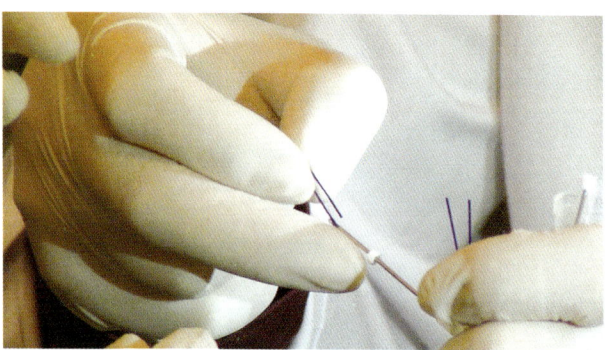
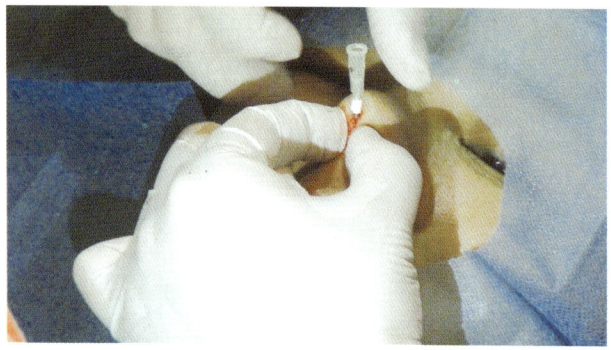
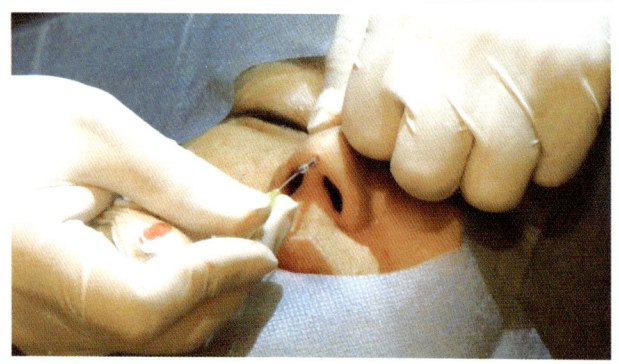

示意图7-2-11

三、眼角提拉

1.概述：眼角提拉主要针对两类群体，一类是因为自然衰老出现的下垂，还有一类是想要更加妩媚动人采取的一种人为的方式提拉眼角，更有狐媚眼的感觉，这两种方式都可以通过PPDO埋线的提拉来实现。

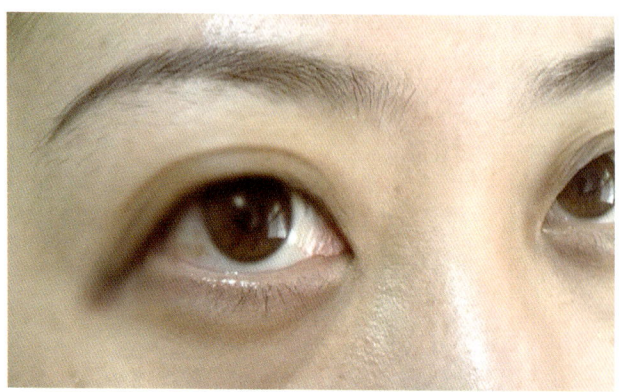
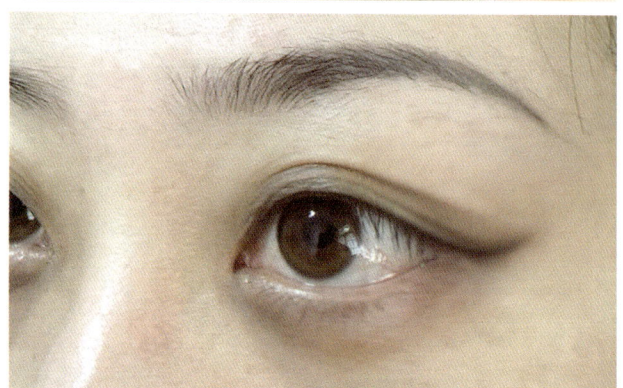
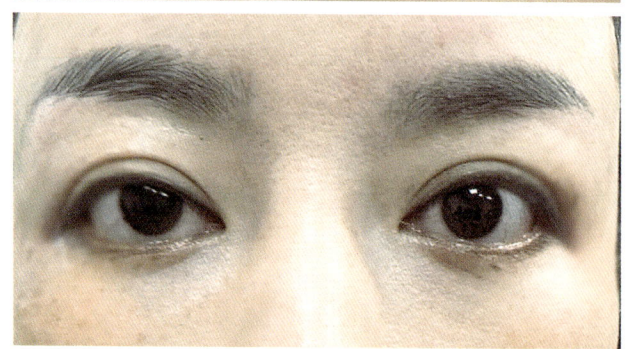
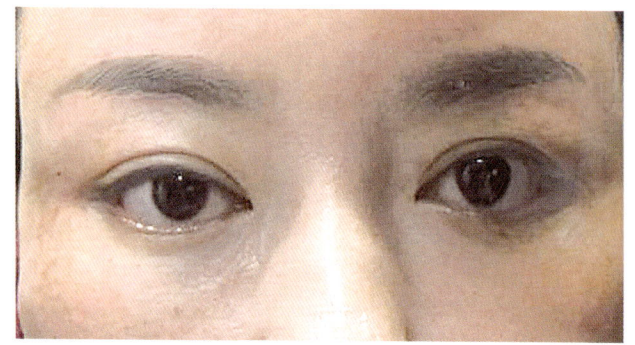

示意图7-2-12

2.治疗方案

A.使用材料：小V线、大V线、提拉王均可。

B.入针层次：固定位（筋膜深层），提拉位（真皮深层）。

C.剂量标准：单侧：3～4根。

D.布线方案：定点提拉。

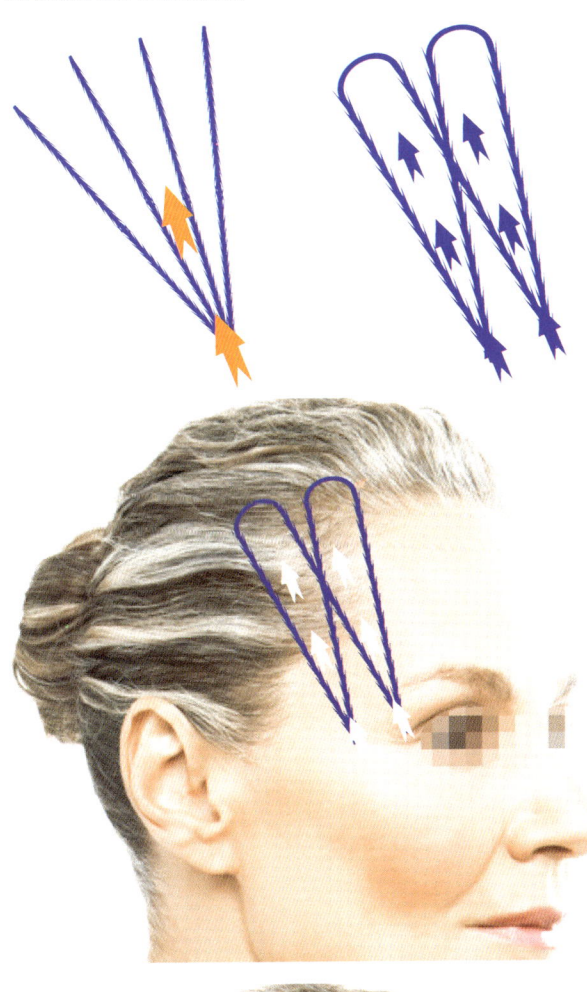

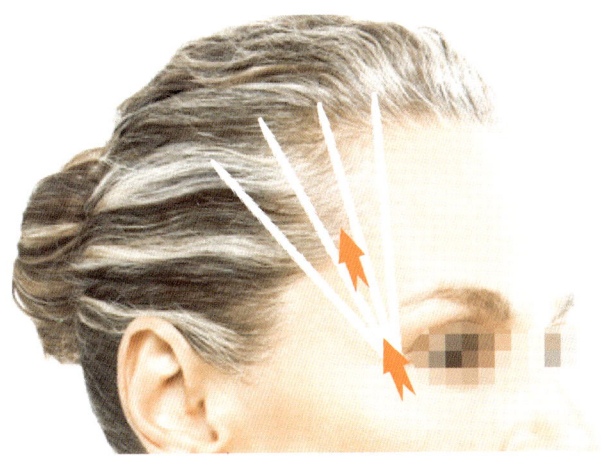

示意图7-2-13

3.注意事项

A.根据时间长短可以选择不同线号，线号越粗，有效时间越长，硬度越强，拉力越大。

B.术后3个月避免局部提拉位的搓揉或向下的拉扯，以防松解。

C.麻醉后会出现局部肌肉运动障碍，无须矫枉过正。

D.如果单侧出现高低不平者，可以只针对较低的一侧进行修正提拉。

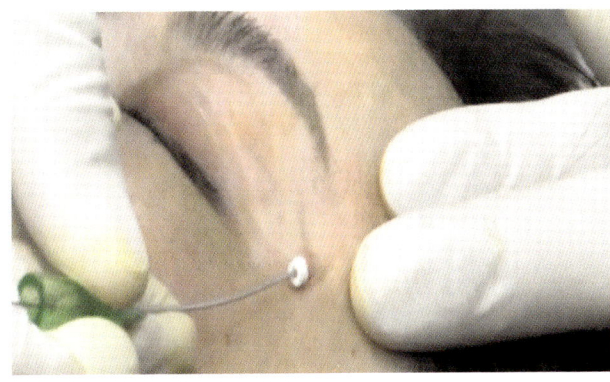

示意图7-2-14

四、睑上赘皮修正

1.概述：部分群体会感觉眼皮松弛后容易坍塌下垂，而逐步掩盖重睑或成垂帘式下塌。这时PPDO埋线的修正显得非常的重要，可以即刻将赘皮进行提拉实现年轻化的状态。这种方式我们称之为睑上赘皮修正。

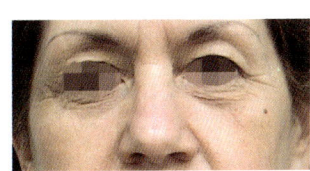 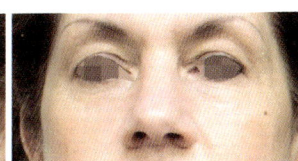

示意图7-2-15

2.治疗方案

A.使用材料：小V线、大V线、提拉王均可。

B.入针层次：固定位（筋膜深层），提拉位（真皮深层），入线位：眉型底部2～3毫米，最多5毫米或眉毛中间。

第七章 埋线临床治疗方案

C.剂量标准：单侧：3～5根。

D.布线方案：垂直提拉（向上即可），小线则横向布线。

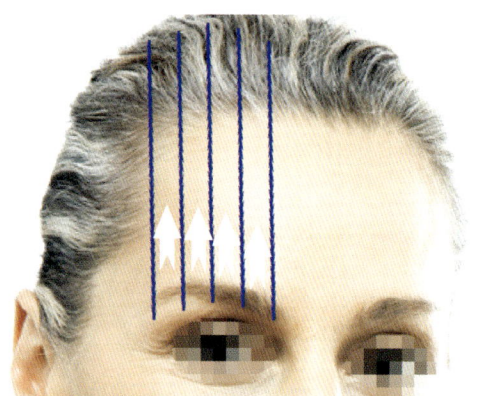

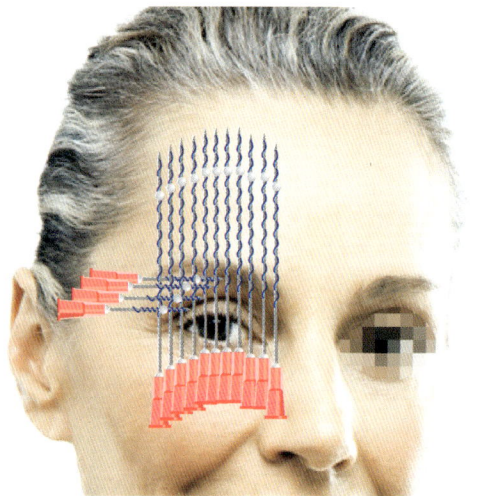

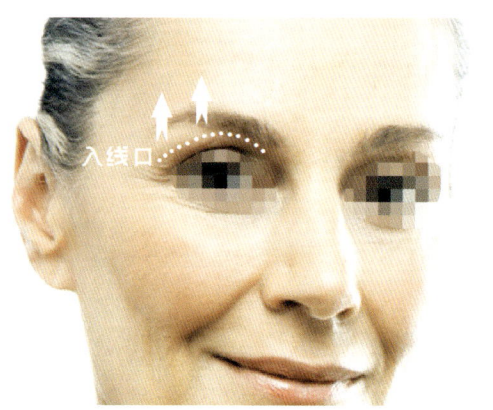

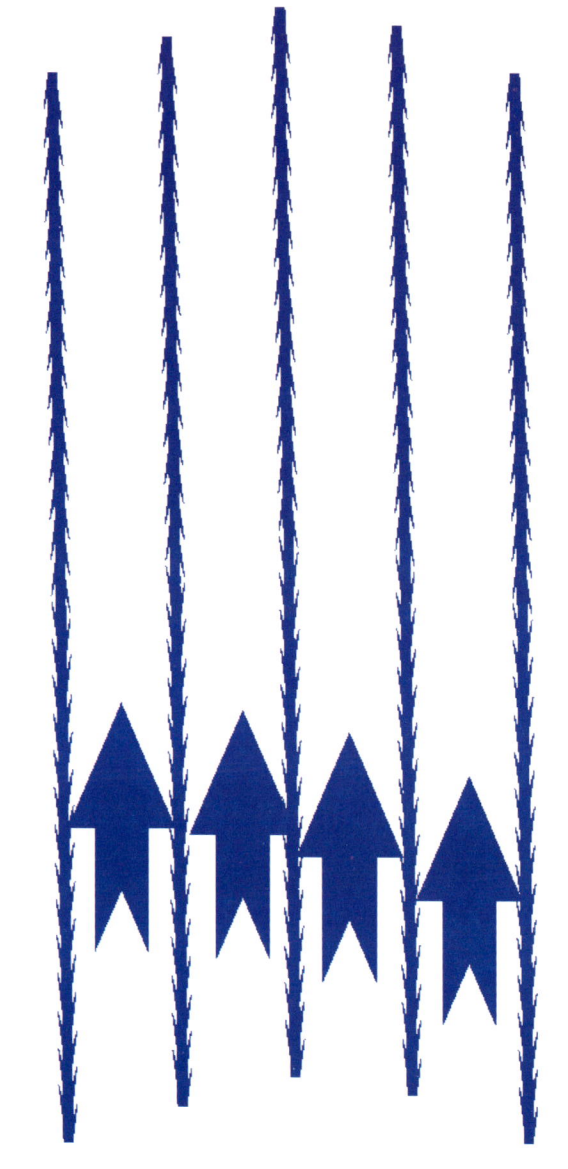

示意图7-2-16

3.注意事项

A.根据时间长短可以选择不同线号，线号越粗有效时间越长，切勿提拉过度。

B.术后2～3个月避免局部提拉位的搓揉或向下的拉扯，以防松解。

C.麻醉后会出现局部肌肉运动障碍，无须矫枉过正。

D.如果单侧出现高低不平者，可以只针对较低的一侧进行修正提拉。

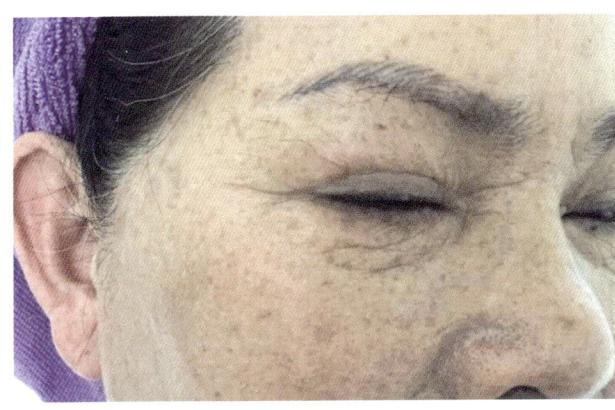

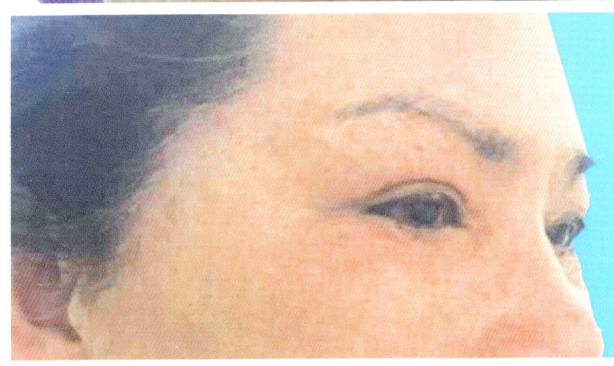

示意图7-2-17

第一步：提拉（悬吊）方案

第二步：螺旋线收紧方案

第三步：横向收紧方案

五、脸型塑造

1.概述：脸型塑造也就是我们通常所说的"V"脸视觉，让人感觉更加消瘦、更加协调一些，主要针对脸颊皮肤比较松弛下垂的群体均可以采用这种脸型塑造的方式打造"V"脸视觉。其中牵涉到局部收紧脂肪消减或肌肉注射等方式达到我们想要的V脸。

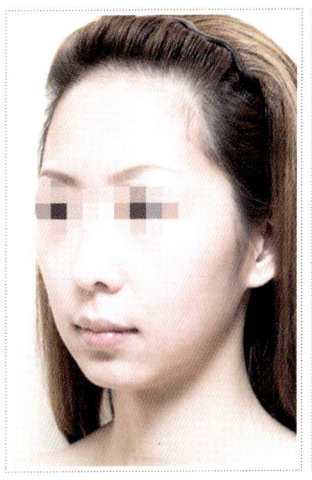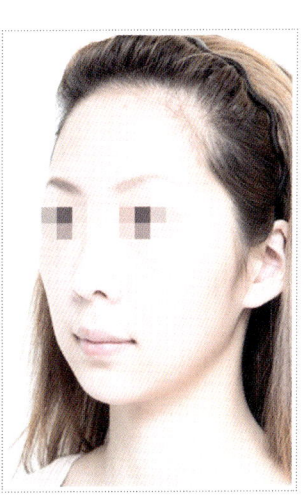

示意图7-2-18

2.治疗方案

A.使用材料：平滑线、螺旋线（收紧）、大V线、提拉王（提拉固定）。

B.入针层次：平滑线、螺旋线（真皮底层），大V线、提拉王（筋膜层）。

C.剂量标准：

①收紧布线（平滑线、螺旋线：29G/38～60毫米；密度3毫米X3毫米）横竖交叉搭配使用。

②提拉布线（大V线19G/100毫米：提拉间距10～20毫米；提拉王1-0/400毫米：提拉间距20毫米）。

D.布线方案：小线井字布线；大线反重力提拉或扇形提拉。

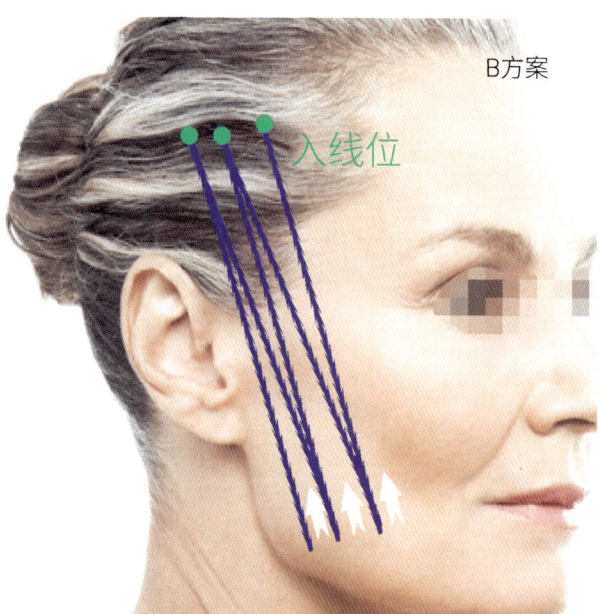

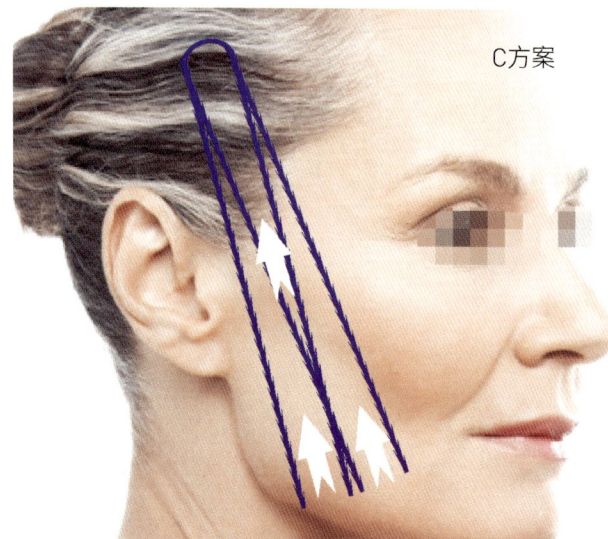

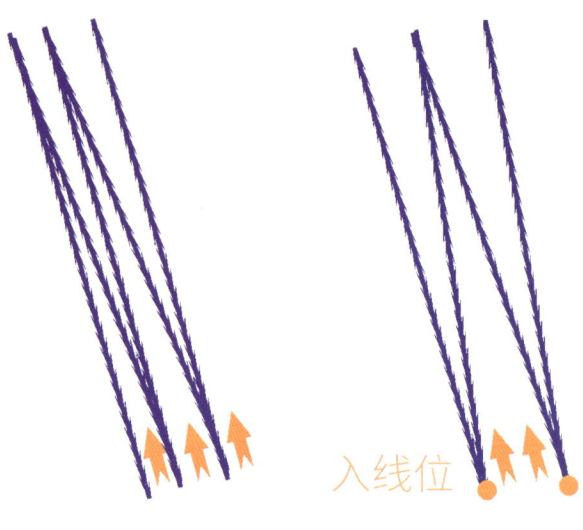

示意图7-2-19

3.注意事项

A.瘦咬肌可以协同PPDO线雕同时操作,但是骨骼缺陷则需要采取手术方案。

B.溶脂针建议在PPDO线雕之前的3~4个月操作,每个月1~2次溶脂,确定无须溶脂后再进行PPDO埋线抗衰提拉操作。

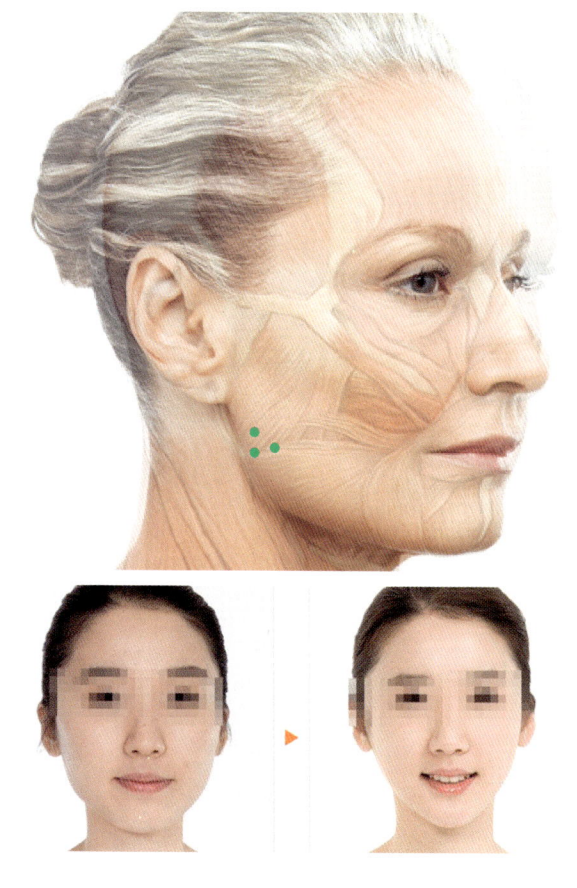

示意图7-2-20

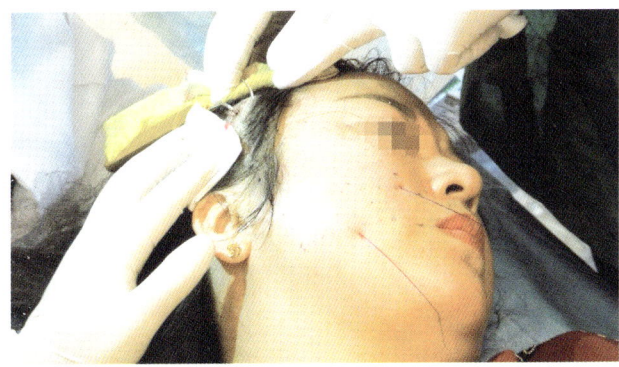

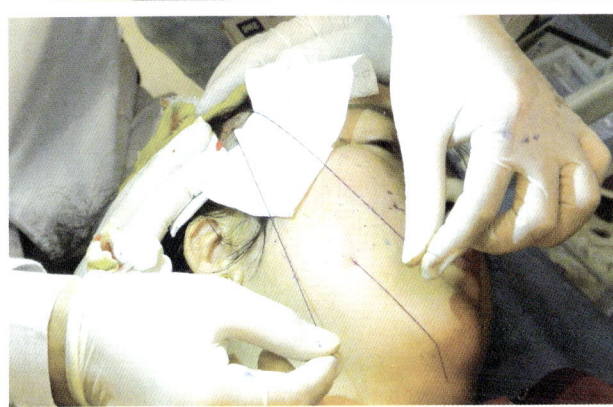

示意图7-2-21

六、骨感塑造

1.概述：这类人群的适应对象比较讲究，必须是不太胖的群体，我们才可以采用双轨制提拉的方式来实现人体轮廓骨感美，让人显得更加消瘦、更加协调一些。这种治疗方式是在一次偶然过度提拉之后形成的凹陷中总结出来的。

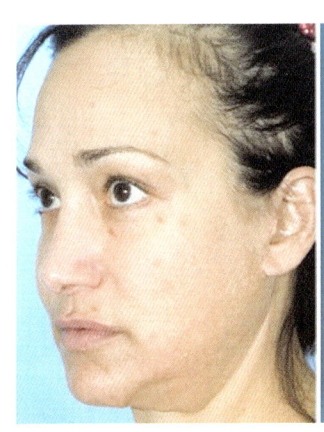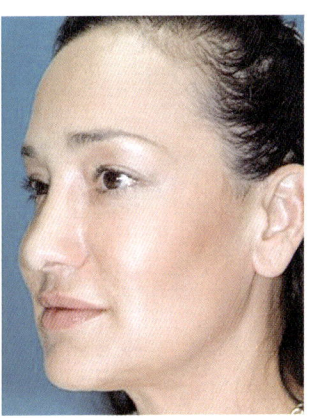

示意图7-2-22

2.治疗方案

A.使用材料：大V线、提拉王（提拉固定）。

B.入针层次：真皮底层或浅筋膜层。

C.剂量标准：

【大V线19G/100毫米：提拉间距10～20毫米；提拉王1-0/400毫米：提拉间距20毫米】可以在下颌骨上下缘10毫米处。

D.布线方案：双轨制平衡提拉（且需矫枉过正）。

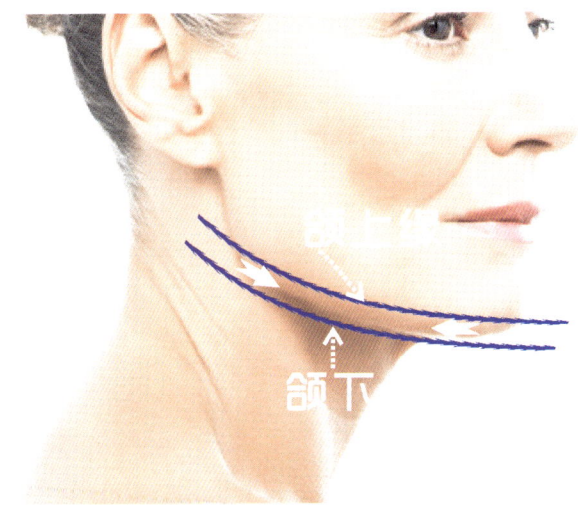

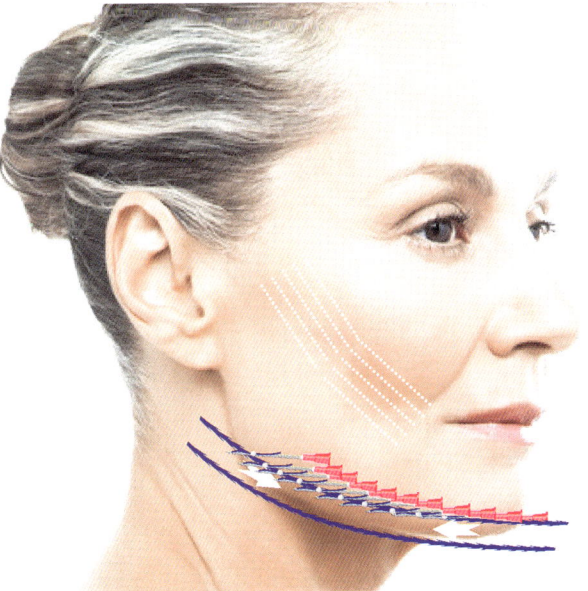

示意图7-2-23

3.注意事项

A.必须是真皮的深层筋膜的浅层入线。

B.固定位必须足够，且在提拉过程中必须矫枉过正形成轻度凹陷。

C.如1条线无法实现时,则采用2条线来辅助完成上下结合。

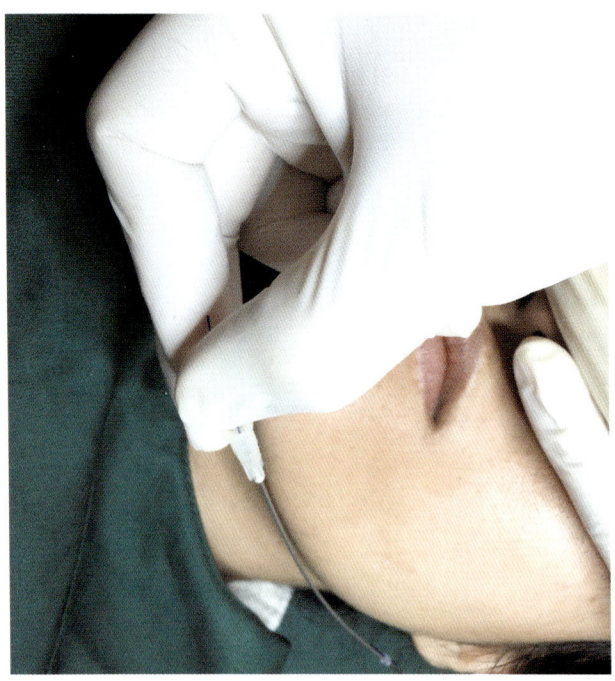

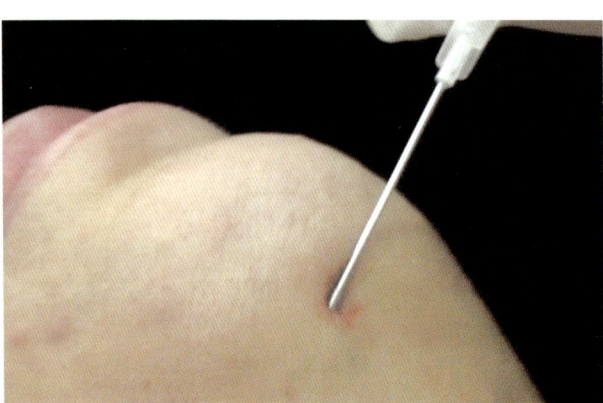

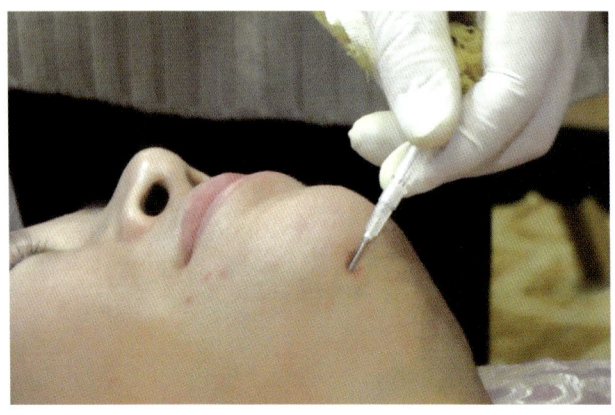

示意图7-2-24

七、收紧双下巴

1.概述:双下巴通常是局部脂肪囤积较厚,在运动或静态时看上去感觉比较臃肿。这种治疗方案通常建议采用溶脂以及局部埋线进行收紧。不仅可以有效地收紧下巴,还能有效地消除脂肪,收紧皮肤,让人视觉感官更加唯美。

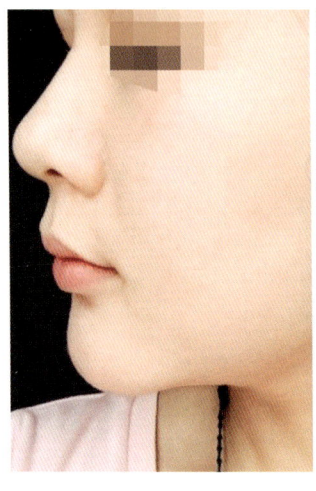 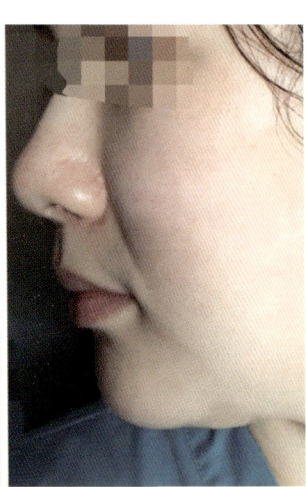

示意图7-2-25

2.治疗方案

A.使用材料:平滑线、螺旋线、麻绳线。

B.入针层次:真皮底层(或)浅筋膜层。

C.剂量标准:平滑线、螺旋线:3毫米×3毫米;麻绳线:5毫米×5毫米。

D.布线方案:井字格交叉织网。

搭配治疗:针对局部脂肪。

A.产品名称:溶脂针(或局部光纤溶脂)。

B.使用剂量:首次剂量局部为10~15毫升(根据客户脂肪厚度选择相对应的剂量)。

C.注射层次:下颌脂肪层(溶解层次也是下颌脂肪层)。

D.注射方法:建议采用38毫米针头,均衡间距5毫米,扇形放射状均匀注射。

3.注意事项

A.溶脂针效果的关键是首次剂量必须足够,否则会影响后续的效果。

B.脸颊溶脂结束后再来使用PPDO线收紧局部,切勿反其道而行。

C.溶脂针建议使用正品,切勿贪图便宜使用仿冒伪劣产品。

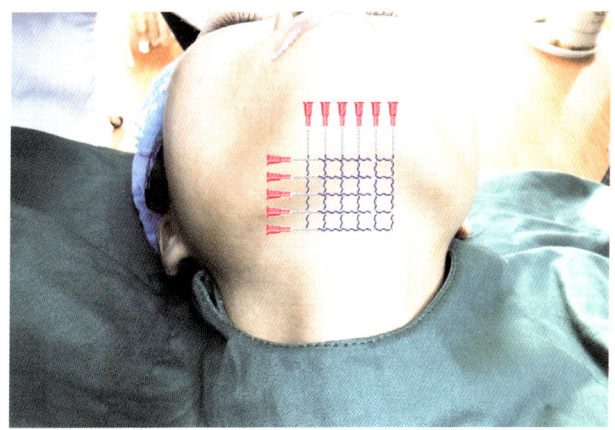
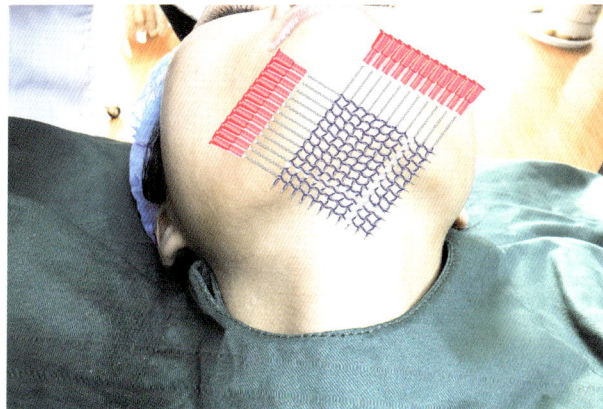
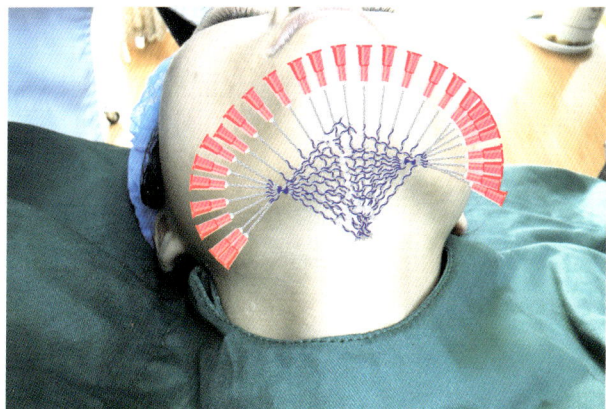
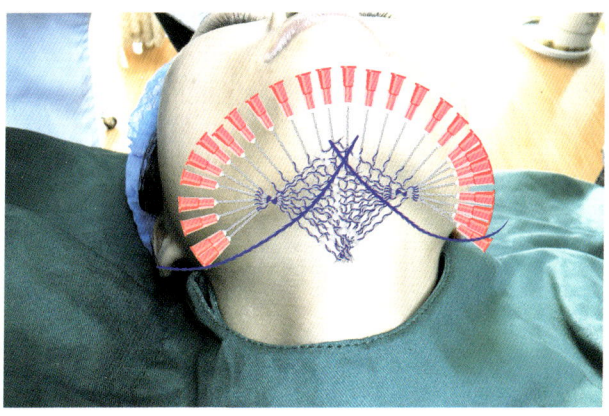

示意图7-2-26

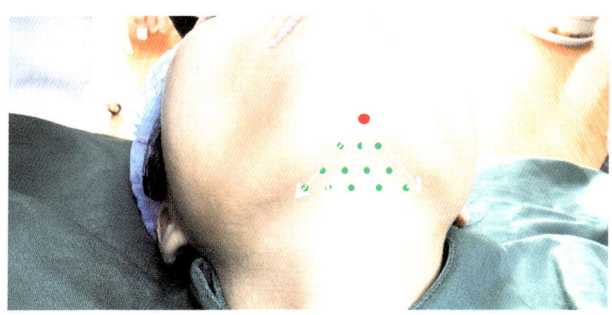
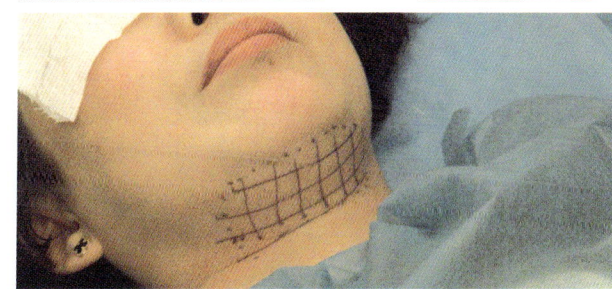
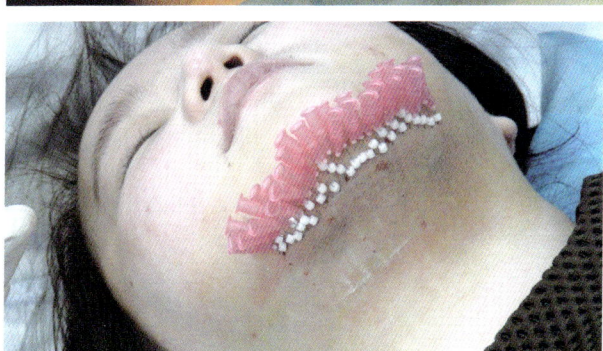
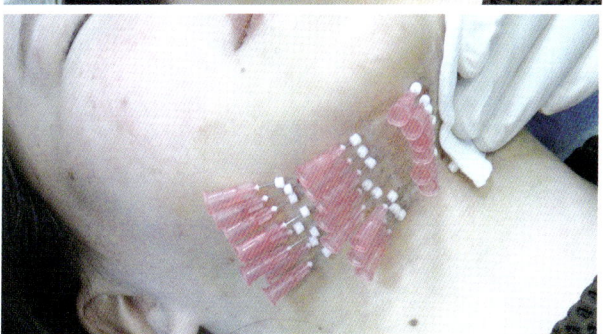

示意图7-2-27

八、太阳穴

1.概述：太阳穴在面部轮廓中最常见的表现就是凹陷或者局部不够饱满。主要是由于局部脂肪与软组织的流失所造成的局部凹陷感，也有部分人群是因为家族遗传因素颅骨突出而显得凹陷。

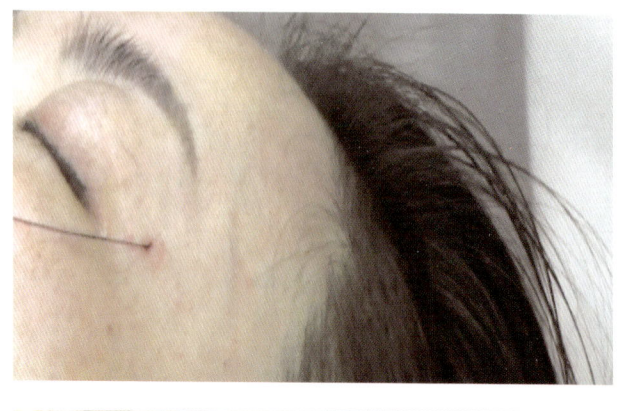

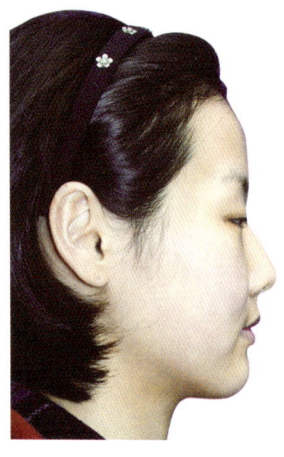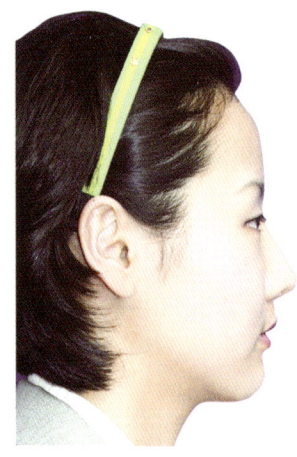

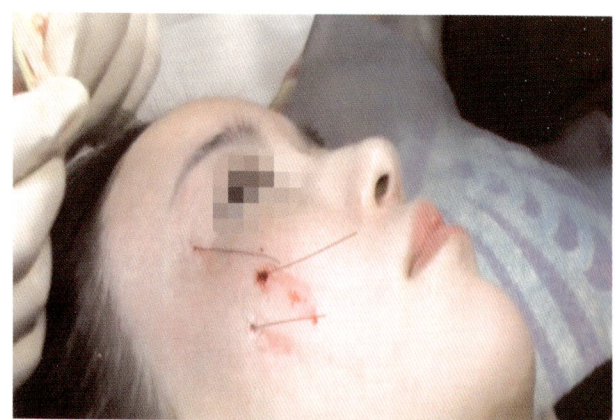

示意图7-2-28

2.治疗方案

A.使用材料：平滑线、螺旋线、麻绳线、液态填充线。

B.入针层次：真皮底层（配合）浅筋膜层。

C.剂量标准：平滑线、螺旋线：3毫米×3毫米；麻绳线：5毫米×5毫米。

D.布线方案：井字格交叉织网（底部填充布线）。

搭配治疗：针对局部凹陷填充。

A.产品名称：瑞兰玻尿酸2号或自体脂肪。

B.使用剂量：根据局部凹陷坍塌严重情况适当配合剂量。

C.注射层次：三维注射层次（深、中）。

D.注射方法：建议采用25G/38毫米左右钝头针均匀填充局部，并抚平整体皮肤。

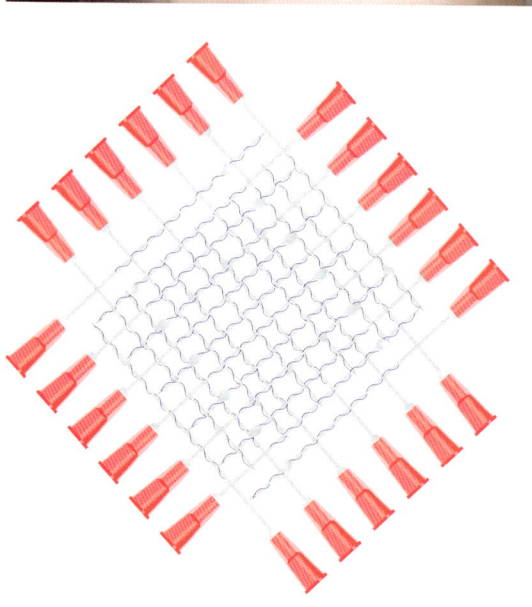

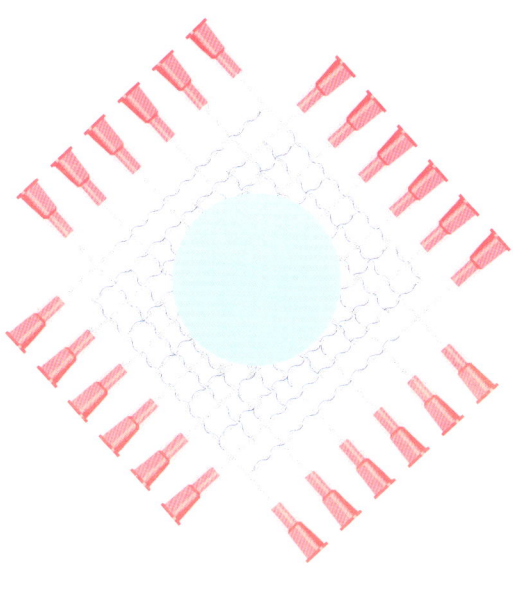

示意图7-2-29

3.注意事项

A.液态填充线局部可采用6～8根单侧井字格架构布线（筋膜深层），配合真皮深层网格织网，但会持续3个月手感不自然。

B.注射填充可以选择PPDO埋线之后进行操作，切忌先注射玻尿酸后进行PPDO埋线。

C.注射填充时应规避瘀青以及血管位，回抽检查后再进行局部填充。

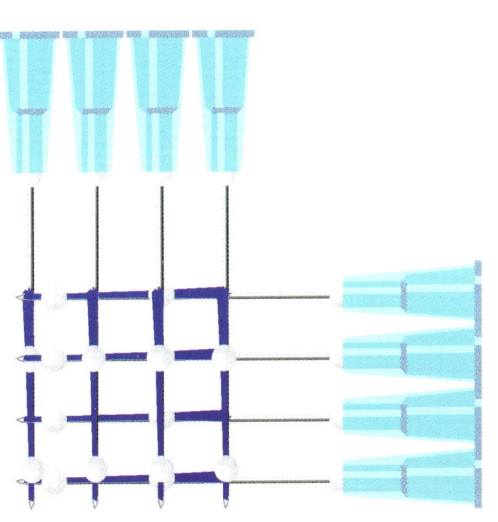

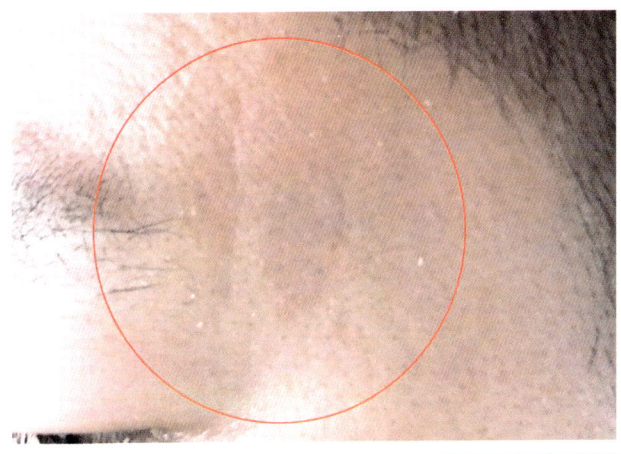

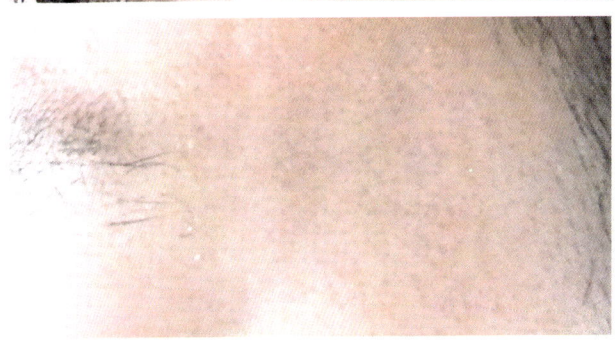

示意图7-2-30

九、颧部（苹果肌）

1.概述：颧部位于眼睛的外下方，因在颧骨的表面而得名。在人体面部，由于发笑时这一部位隆起，加之这一部位的皮肤颜色红润，像熟苹果，所以也被俗称为苹果肌。颧部的表现直接影响面部美观，有些过于突出，有些过于平整。我们需要根据不同情况进行分类设计以加强面部直观的视觉效果。

第七章 埋线临床治疗方案

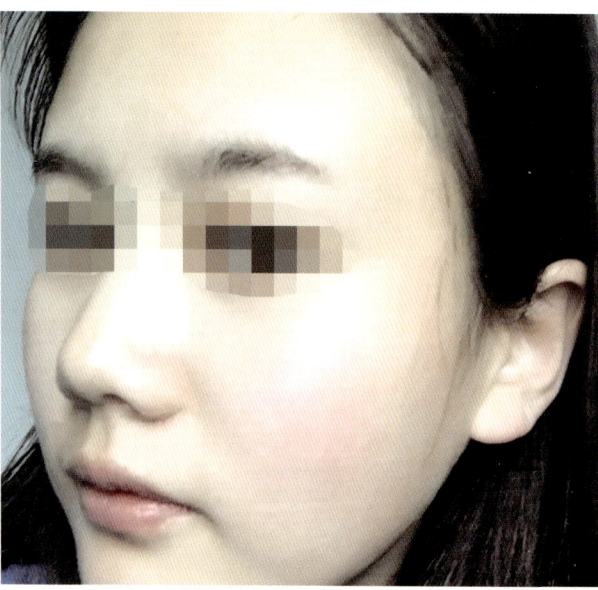

3.注意事项

A.过于突出者采用平滑线井字格织网布线,过于平整则可采取放射状中心织网布线。

B.放射状布线织网可以适当采用收紧退针效果更好。

C.也可以采用提拉式兜紧设计方案,让面部皮肤向上聚集效果也是非常明显的。

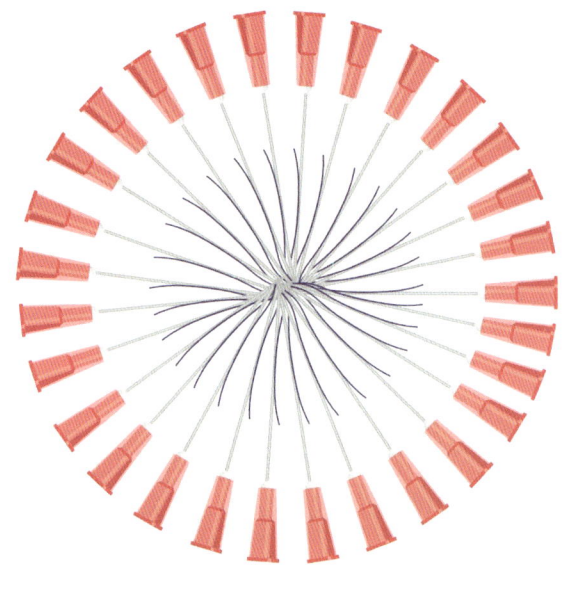

示意图7-2-31

2.治疗方案

A.使用材料:平滑线、螺旋线。

B.入针层次:真皮底层或浅筋膜层。

C.剂量标准:平滑线、螺旋线:3毫米×3毫米;麻绳线:5毫米×5毫米。

D.布线方案:放射状织网或井字格交叉织网。

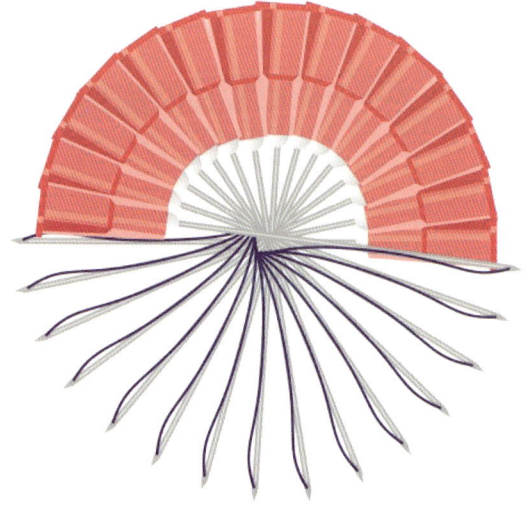

示意图7-2-32

第三节　体型艺术形态雕塑

体型的雕塑是为了让人体局部或整体形态看上去更为美观和谐，无论是躯干还是四肢，均可以采用PPDO线体来进行修正和治疗。不仅速度快而且效果相对其他的治疗方案来说更加简单持久，但是体型的外在表现通常都和生活习惯以及健康有着紧密的联系。所以我们在进行治疗的时候务必要交代客户配合生活饮食习惯以及运动等各种辅助方法，才能真正做到长期有效，安全可靠。

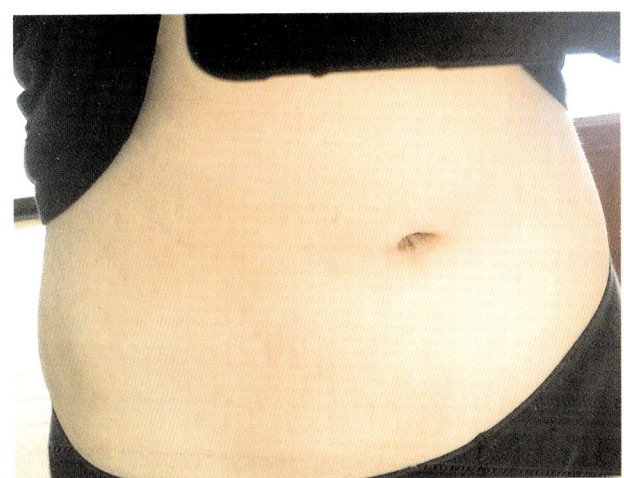

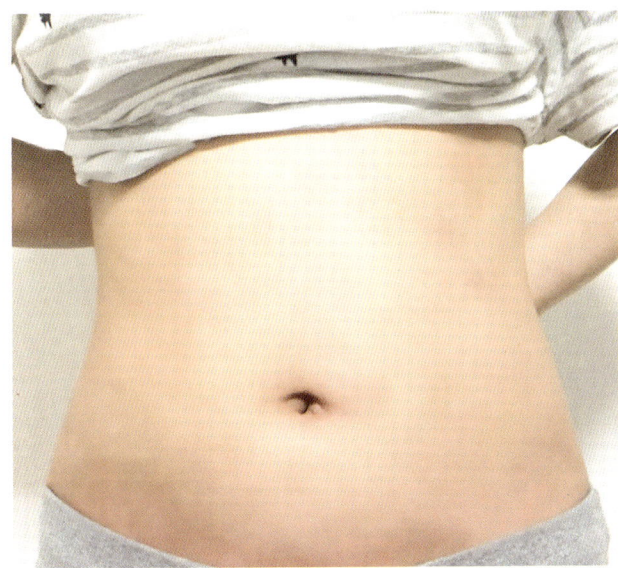

示意图7-3-1

一、乳房埋线提升术

1.概述：这是一个非常特殊的器官，由于它结构的独特性，让操作难度加大。如皮肤、脂肪组织非常柔软，且有丰富的乳腺小叶和血管神经、淋巴等。在PPDO的技术操作中，这是一个非常难攻克的技术难点。很多人操作面部时效果非常不错，但是一用到乳房的紧致和提升就感到无能为力。通常这与设计者的布线理念有着直接的关系。

当然也有一部分群体建议手术方案，比如说太过于下垂或者赘皮太多的情况建议采用乳晕切口，切除多余的赘皮和组织来实现想要的效果会比较直接，我们共同来看一下PPDO埋线具体的案例分享。

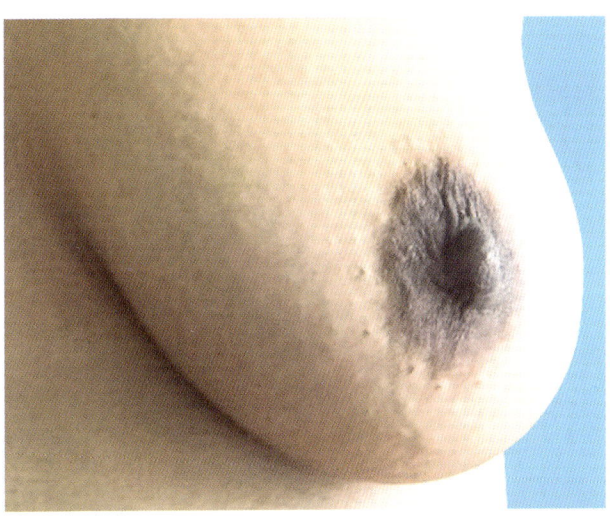

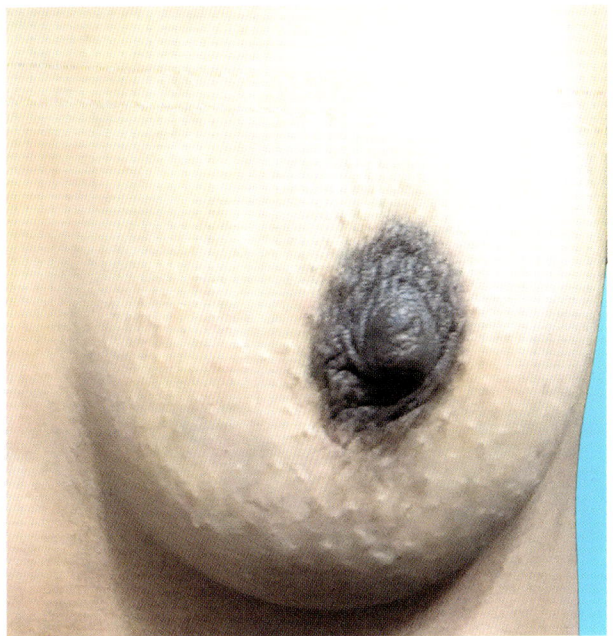

示意图7-3-2

2.治疗方案

A.使用材料：螺旋线、麻绳线、大平滑（收紧）、大V线、提拉王（提拉固定）。

B.入针层次：大平滑线、螺旋线、麻绳线筋膜浅层、大V

线、提拉王（筋膜深层）。

C.剂量标准：

①收紧布线（大平滑、螺旋线、麻绳线：密度3毫米X3毫米）横竖搭配使用，没有大平滑使用小平滑也可以，但用量、次数比较多。

②提拉布线（大V线、提拉间距10～20毫米；提拉王1-0/400毫米：提拉间距20毫米）。

D.布线方案：收紧采用放射状井字布线（小长线）、大线：双扇形提拉法（建议采取三维布线方案）。

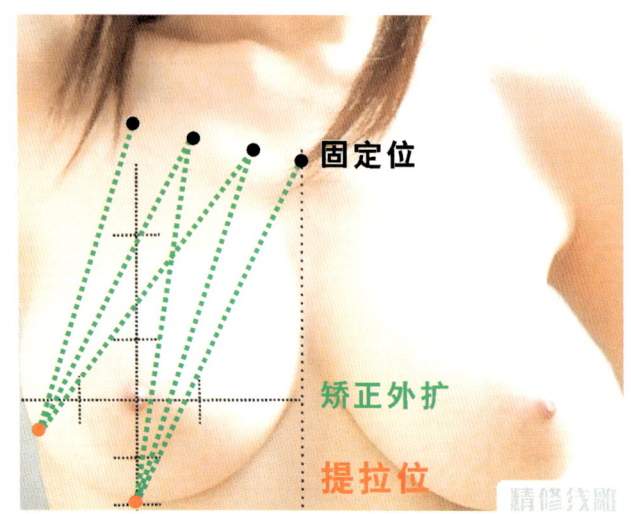

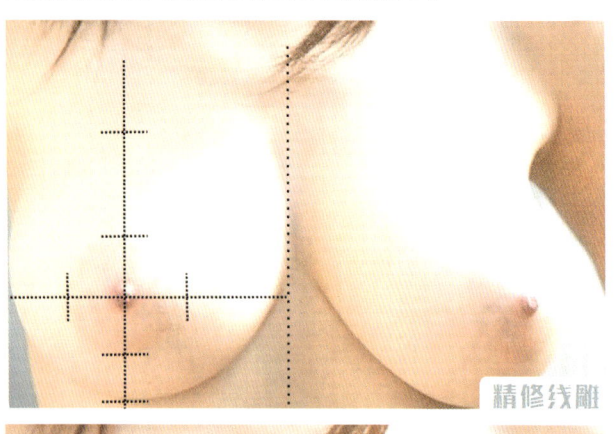

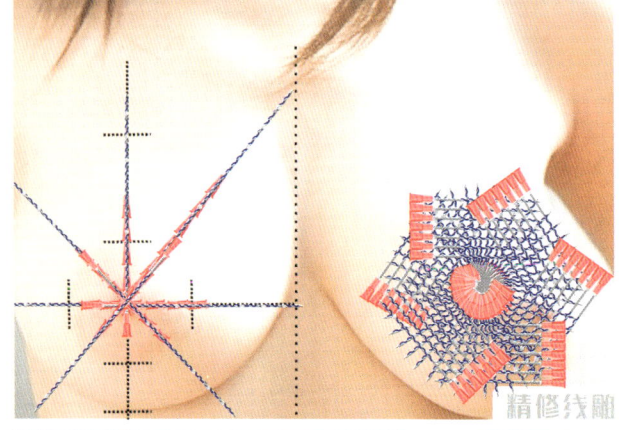

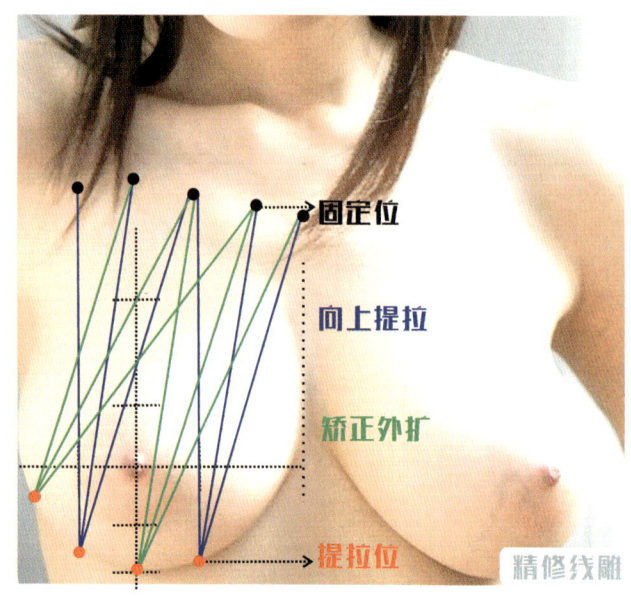

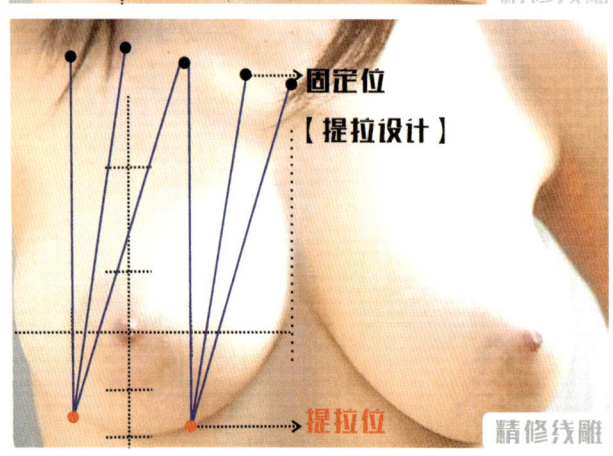

示意图7-3-3

3.注意事项

A.乳房太过于松软下垂者不建议使用PPDO埋线操作，因其提拉效果始终有限。

B.假体植入或填充者，必须慎重操作PPDO埋线提升紧致，我个人不建议操作。

C.部分群体瘀青与疼痛时间会比较长，一般在15～20天。建议6个月后补线1次。

D.乳腺疾病或各类免疫疾病患者不宜操作。

表7-3-1 胸部埋线疗程

第一次（紧致）	小平滑线织网覆盖	3个月后进行第二次治疗
第二次（收紧）	大平滑线织网覆盖	3个月后进行第三次治疗
第三次（提拉）	大V线或者提拉王均可（提拉）	6个月后进行第四次治疗
第四次（收紧提拉）	小线（收紧）大V提拉王（提拉）	结束疗程

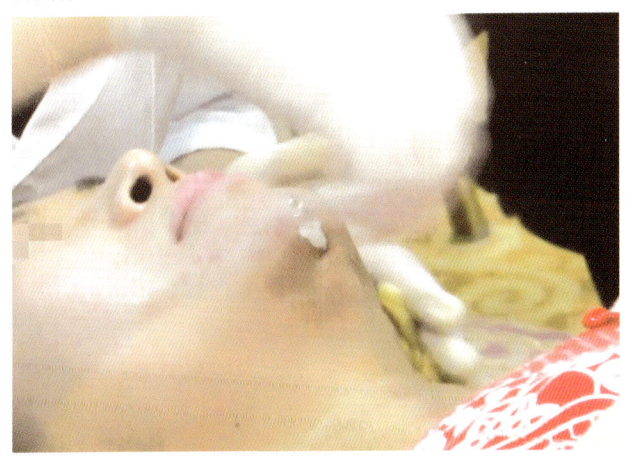

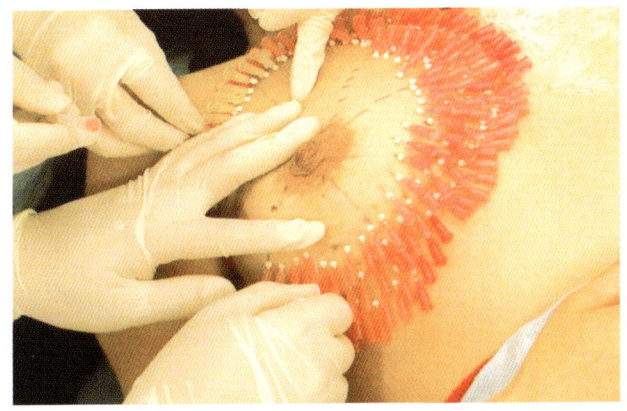

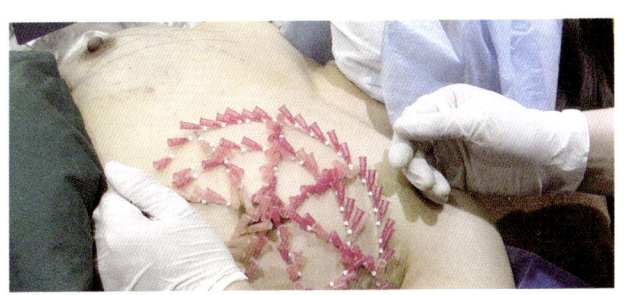

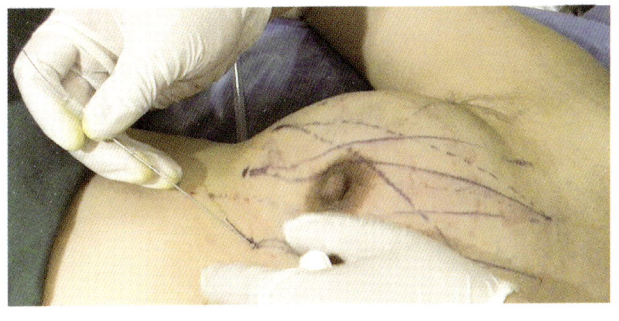

示意图7-3-4

二、艺术马甲线塑造

1.概述：马甲线指的是没有赘肉的腹部，还要有肌肉线条，就是在肚脐两侧两条直立的肌肉线，是平坦腹部的最高境界。因看起来很像马甲，所以被称为马甲线。这种塑造方案就是利用了PPDO线的收紧原理来进行有规律的布线设计。

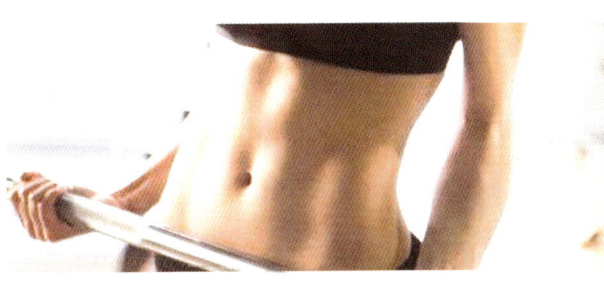

示意图7-3-5

2.治疗方案

A.使用材料：螺旋线、麻绳线、大平滑（收紧）、大V线、提拉王（双轨提拉）。

B.入针层次：大平滑线、螺旋线、麻绳线筋膜浅层、大V线、提拉王（筋膜深层）。

C.剂量标准：

①收紧布线（大平滑、螺旋线、麻绳线：密度3毫米×3毫米）横竖搭配使用。

②提拉布线（大V线、提拉间距10毫米；提拉王1-0/400毫米：提拉间距10毫米）。

D.布线方案：小线：鱼尾交叉布线；大线：双轨提拉。

第七章　埋线临床治疗方案

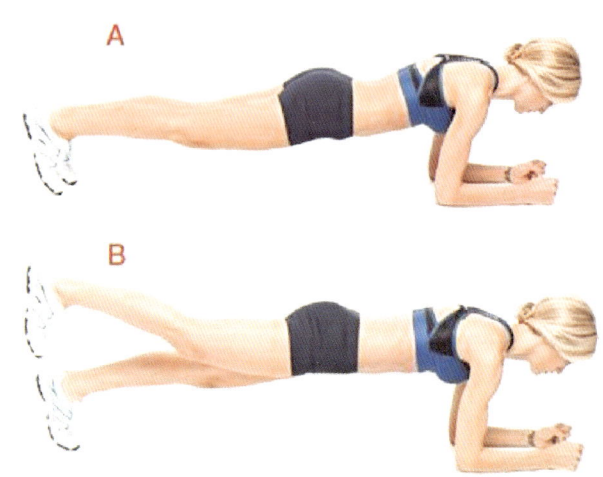

示意图7-3-6

3.注意事项

A.大线的双轨提拉建议真皮深层，必须矫枉过正才能实现线条效果。

B.太过于肥胖者不建议这类操作。

C.部分群体瘀青与疼痛时间会比较长，一般在15～20天。主要跟组织淋巴和血管损伤有关。

D.入针层次不能太深，否则容易出现牵拉疼痛，且时间周期在20天左右。如果想要快速解决，建议术后进行局部15～20分钟按摩以让线体更加自然，减缓术后疼痛周期。

E.建议配合练习腹肌的运动，每天坚持10分钟运动。

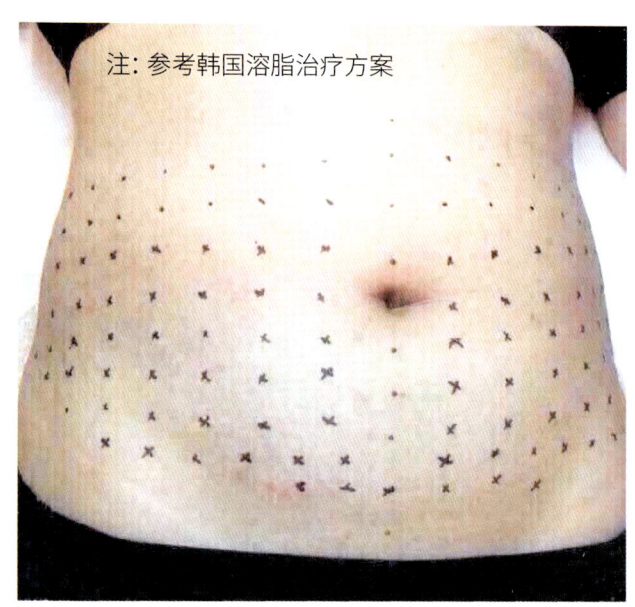

注：参考韩国溶脂治疗方案

示意图7-3-7

腹部收紧方案（配合）

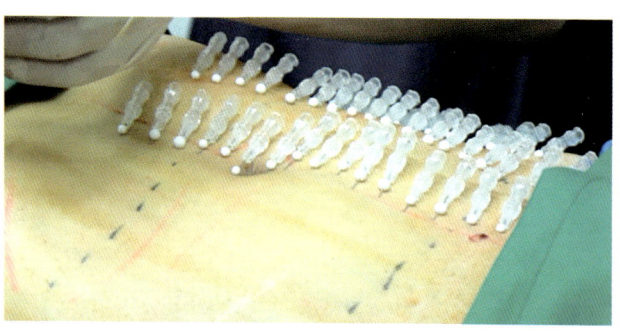

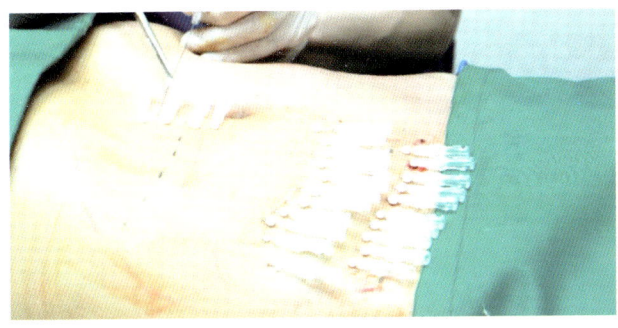
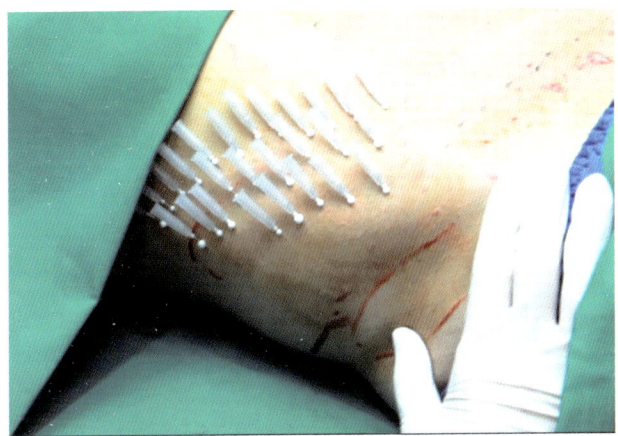
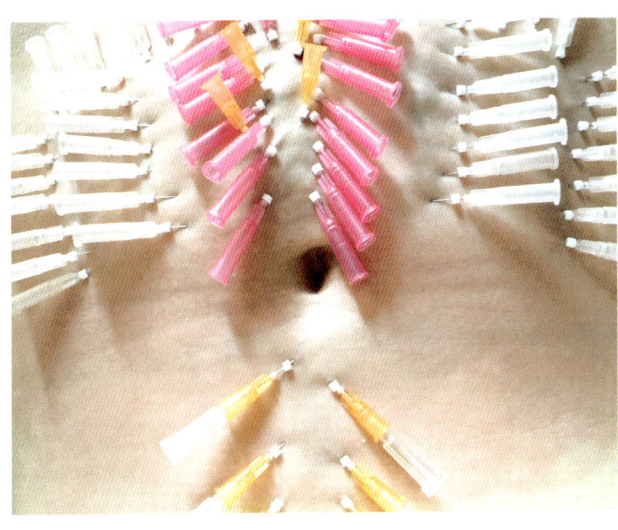

示意图7-3-8

三、手臂收紧术

1.概述：主要是针对蝴蝶袖的收紧。蝴蝶袖是衣服的一种款式，袖子很宽大，因为展开袖子时，衣服看起来像是展翅的蝴蝶，因此而得名。现多用来形容上臂后方松垮下垂的赘肉。通常这种收紧术有明确的区分：脂肪型、肌肉型、松弛型三类。在收紧术的方案上需要根据不同类型来选择合适的收紧方案。

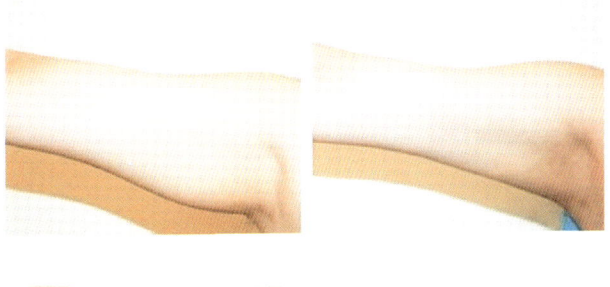
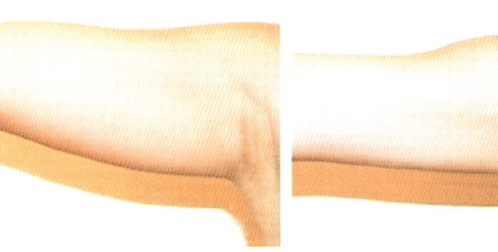

示意图7-3-9

2.治疗方案：局部松弛型

A.使用材料：平滑线、螺旋线、麻绳线。

B.入针层次：真皮底层或浅筋膜层。

C.剂量标准：平滑线、螺旋线：3毫米X3毫米；麻绳线：5毫米X5毫米。

D.布线方案：井字格交叉织网或鱼尾交叉织网三维布线设计。

搭配治疗：针对脂肪比较厚。

A.产品名称：溶脂针或光纤溶脂。

B.使用剂量：溶脂针双侧首次剂量在20～30毫升，根据脂肪厚度选择。

C.注射层次：溶脂针主要针对脂肪层进行注射。

D.注射方法:溶脂针建议采用13毫米针头多点斜角进针注射。

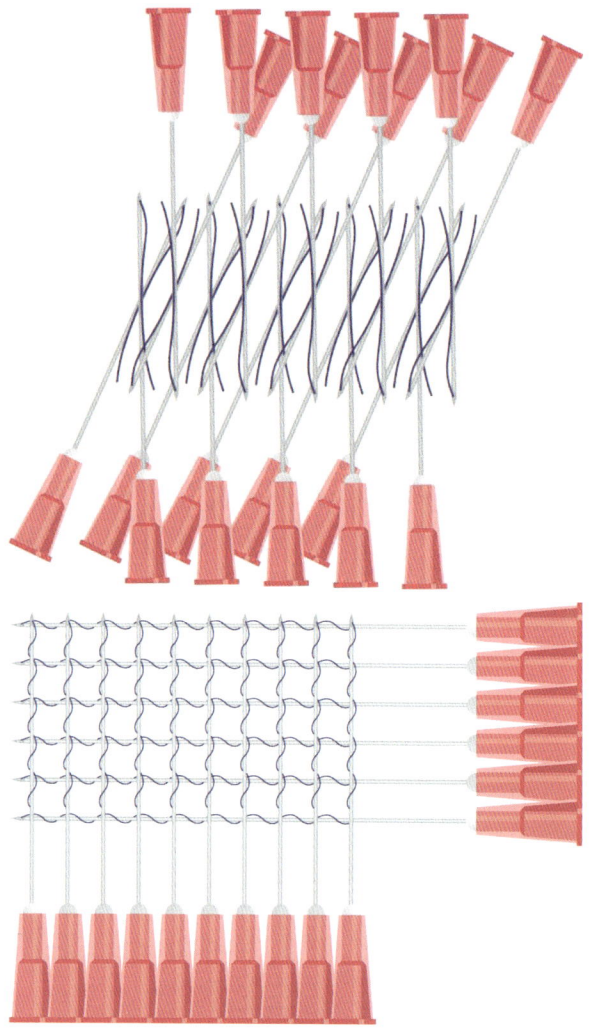

注:参考韩国溶脂治疗方案

示意图7-3-10

3.注意事项

A.溶脂针的首次剂量必须足够,不能太少,否则会影响后续的效果。

B.脸颊溶脂结束后再来使用PPDO埋线收紧局部,切勿反其道而行。

C.溶脂针建议使用正品,切勿贪图便宜使用假冒伪劣产品。

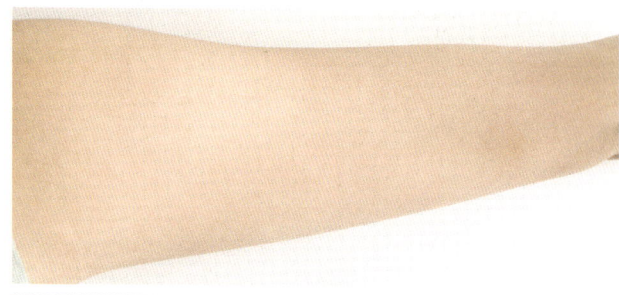
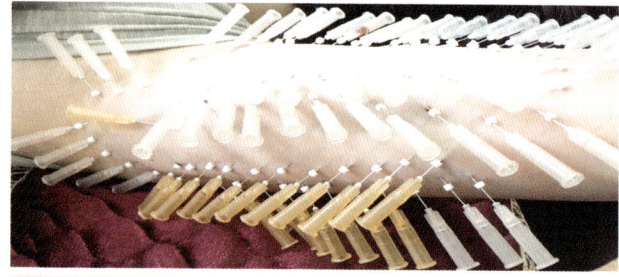
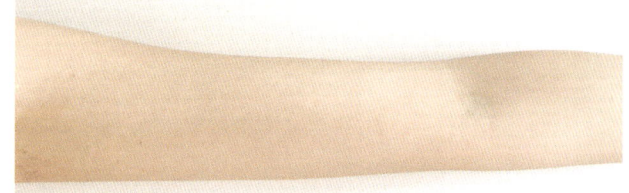
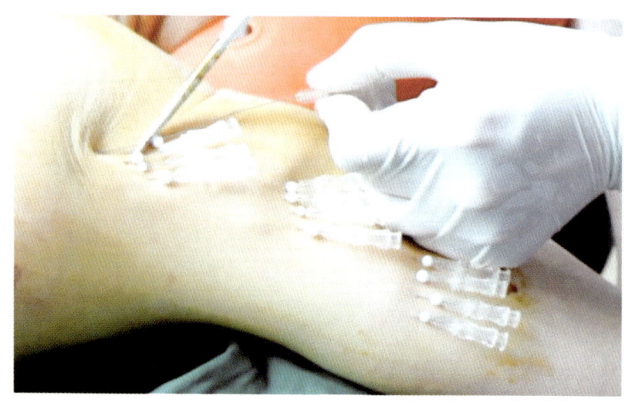

示意图7-3-11

四、腿部收紧术

1.概述：腿部收紧主要针对大腿内侧和后侧脂肪囤积比较多的部位。通常显得大腿比较粗壮和松软，而且影响协调和美观。由于这个部位的血管、淋巴、神经都比较密集，肌肉也比较发达。在腿部收紧的方案上我们通常分为：松弛型、脂肪型、肌肉型三种类型。在收紧方案上我们主要以PPDO埋线和溶脂两种为主。

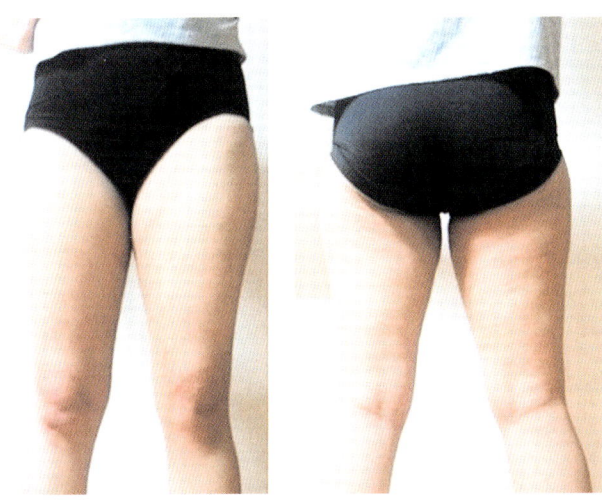

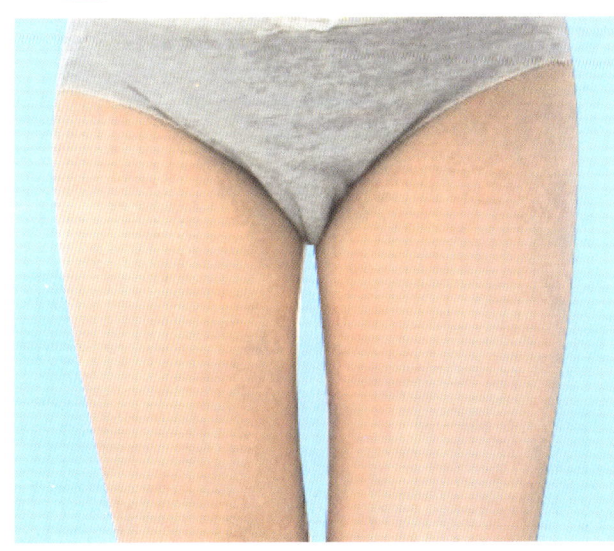

示意图7-3-12

2.治疗方案

A.使用材料：大平滑线、螺旋线、麻绳线。

B.入针层次：真皮底层或浅筋膜层。

C.剂量标准：平滑线、螺旋线：3毫米X3毫米；麻绳线：5毫米X5毫米。

D.布线方案：井字格交叉织网或鱼尾交叉织网。

搭配治疗：针对脂肪比较厚的部位，建议按疗程治疗。

A.产品名称：溶脂针或光纤溶脂。

B.使用剂量：溶脂针双侧首次剂量根据脂肪厚度选择。

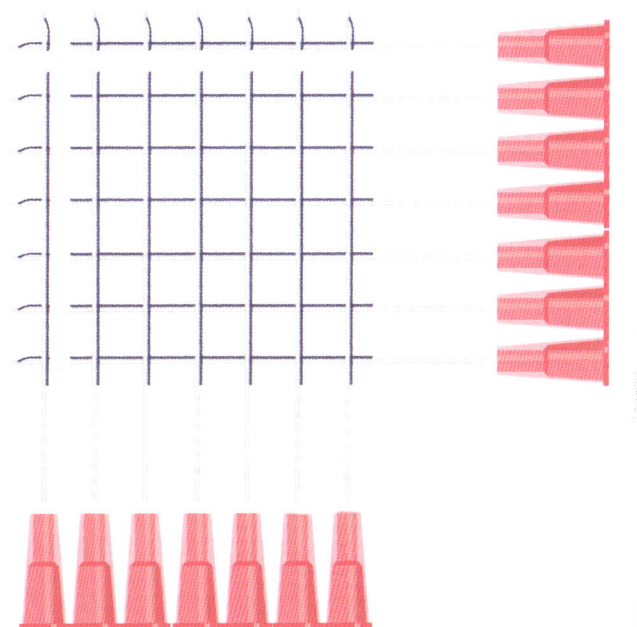
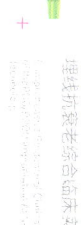

示意图7-3-13

3.注意事项

A.溶脂针的首次剂量必须足够，不能太少，否则会影响后续的效果。

B.局部溶脂疗程完成后再来使用PPDO埋线收紧局部，切勿反其道而行。

C.溶脂针建议使用正品，切勿贪图便宜使用假冒伪劣产品。

D.注射前一定要回抽腿部内侧血管，因其比较大且丰富。

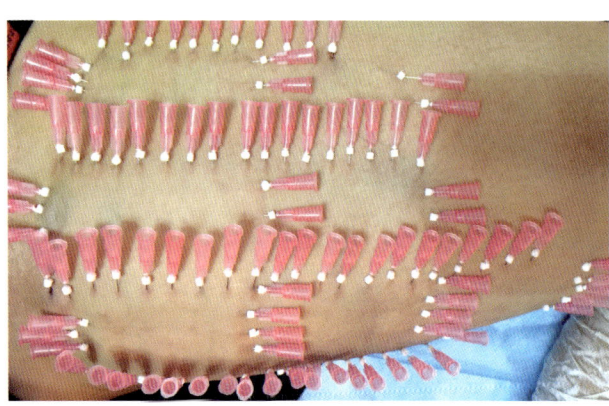

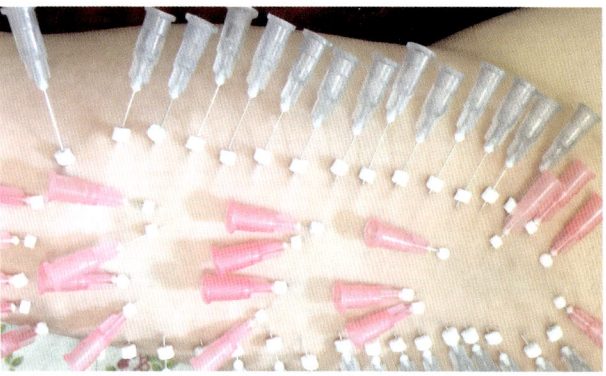

示意图7-3-14

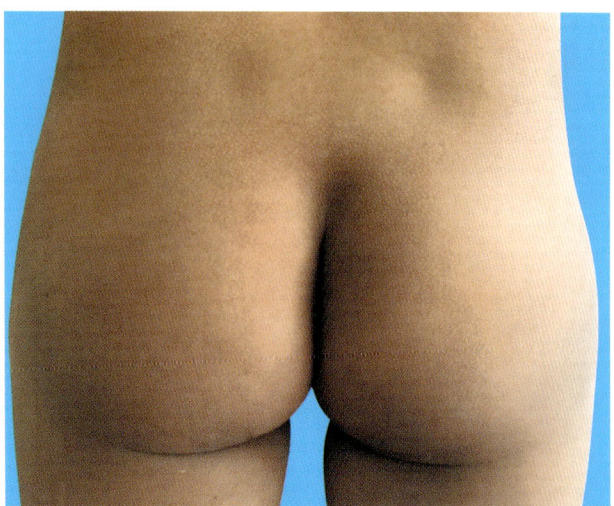

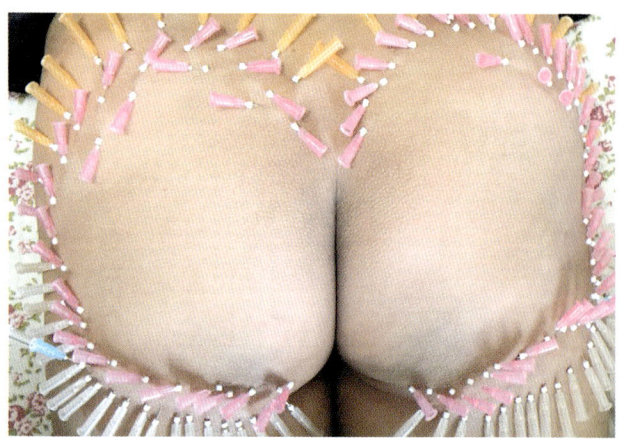

示意图7-3-15

五、臀部塑形术

1.概述：臀部特殊的结构主要是由发达的臀大肌和臀中肌支撑臀部轮廓，而臀部的脂肪也相对较多。而松弛下垂的原因主要是由于皮肤和皮下软组织（脂肪、筋膜）的萎缩所形成的。在针对臀部塑形术中，我们主要采用收紧治疗方案。而比较少针对肌肉萎缩，避免不必要的坍塌形成。

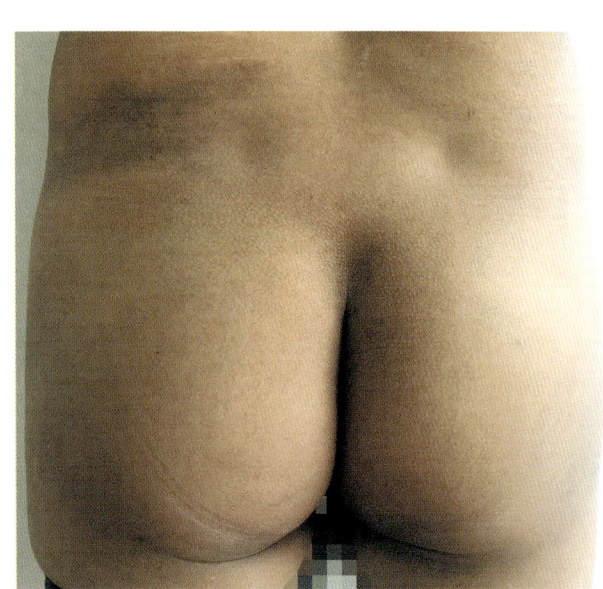

2.治疗方案

A.使用材料：大平滑线、螺旋线、麻绳线。

B.入针层次：真皮底层或浅筋膜层。

C.剂量标准：平滑线、螺旋线：3毫米×3毫米；麻绳线：5毫米×5毫米。

D.布线方案：井字格交叉织网或鱼尾交叉织网，呈轮廓状放射性布线。

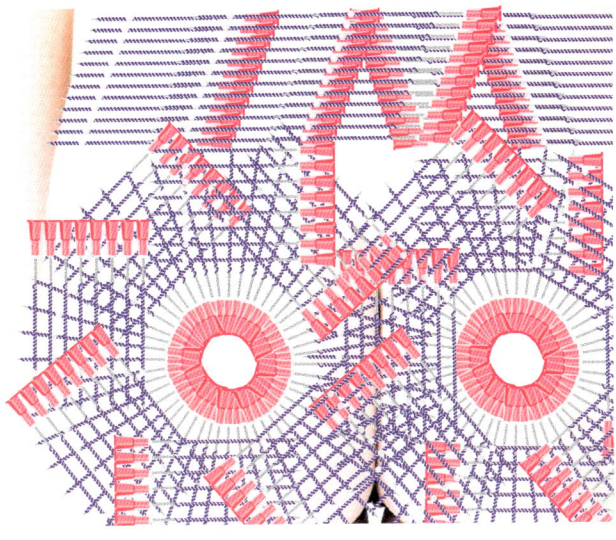

示意图7-3-16

3.注意事项

A.布线剂量必须足够,且不能太深扎入肌肉,避免运动型疼痛。

B.建议采取多次数综合治疗方案,每隔3～6个月进行1次治疗,一个疗程4次为宜。

C.不建议采用大V线进行提拉或塑形。

D.注意臀大肌和臀中肌周边轮廓神经血管比较丰富,建议操作时注意规避。

六、私密处收紧术

1.概述:针对女性私密收紧比较少,有人采用PPDO埋线这种方案,也有人对这种治疗方案感到质疑,然而临床中的效果回馈确实是有效的。不仅能增加敏感度,也能得到一定程度的阴道收紧。这种方式因人而异,我个人不建议所有人都采用这种方式治疗,确实松弛过度可以采用手术治疗或其他的方案。

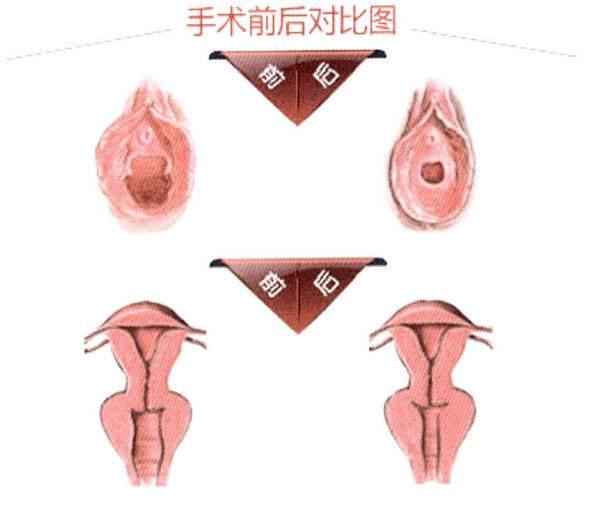

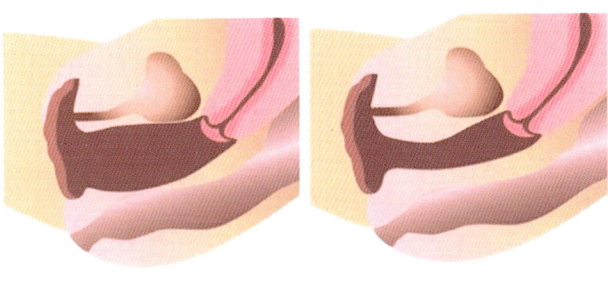

示意图7-3-17

2.治疗方案

A.使用材料:麻绳线、液态填充线(建议选用液态填充线)。

B.入针层次:阴道壁(距内黏膜3毫米以上厚度)。

C.剂量标准:麻绳线:单点3～4根;液态填充线:单点1～2根。

D.布线方案:钟表指针布线方案(10点布线效果最佳)。

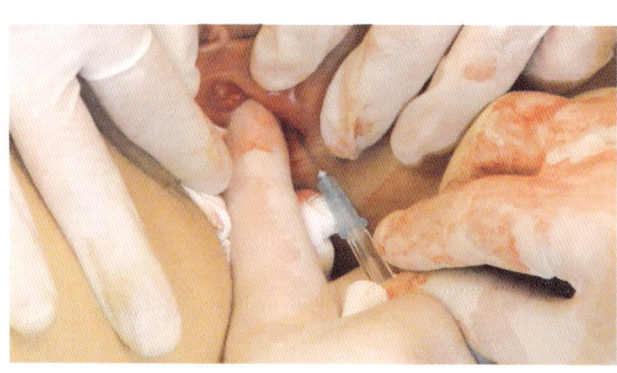

示意图7-3-18

示意图7-3-19

3.注意事项

A.布线剂量不能太浅也不能太深（距离黏膜组织在2毫米左右厚度）。

B.建议采取综合治疗方案配合外阴收紧（建议：仿生韧带收紧外阴协同治疗）。

C.注意检查阴道内环境，确定是否适合操作。

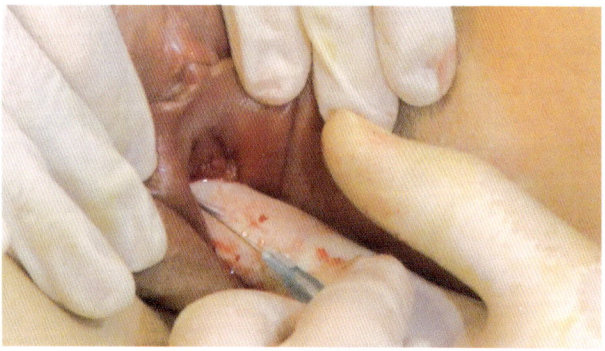

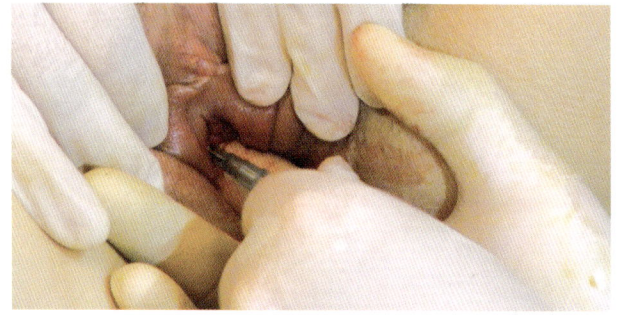

第八章　埋线搭配科技美容设备的应用

第一节　如何实现埋线效能最佳化

一、人体皮肤衰老的认识

二、人体皮肤抗衰治疗最佳方案

第二节　光学美容仪器如何搭配埋线

第三节　水光注射

一、常见水光注射设备发展

二、水光注射的适应群体

三、水光注射的使用禁忌

四、水光注射操作前的诊断

1. 激素依赖性肌肤

2. 重金属中毒性肌肤

3. 腐蚀剥脱性肌肤

4. 漂白污染性肌肤

五、水光注射搭配PPDO埋线抗衰

1. 面部皱纹治疗方案

2. 面部肤色提亮方案

六、水光注射术后修复

第四节　二氧化碳点阵激光

第五节　1550点阵激光

第六节　超声刀

第八章　埋线搭配科技美容设备的应用

我们大家都知道任何技术材料都有其自身的优势和不足，PPDO材质也不能例外，在抗衰美容的治疗中，PPDO的层次相对来说比较固定，所以相对表皮、真皮浅层几乎是无法涉及和操作，所以在接下来重点要分享的是科技美容设备如何来搭配PPDO埋线在临床中的应用。下图所示太浅则容易出现以下现象，表皮或真皮浅层行线则容易出现可以看到针体和线体，如果时间长一些则会产生线体的角化。

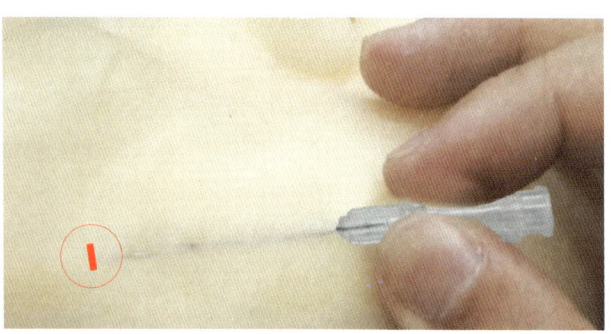

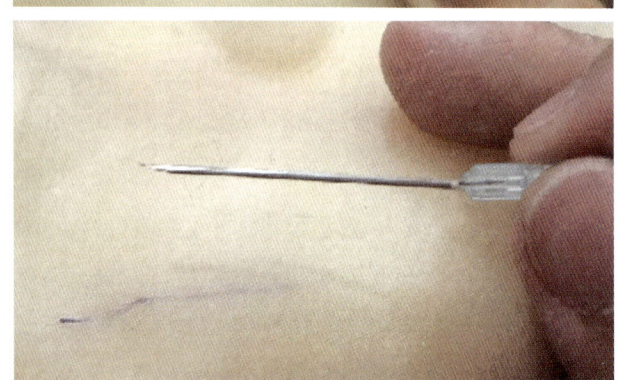

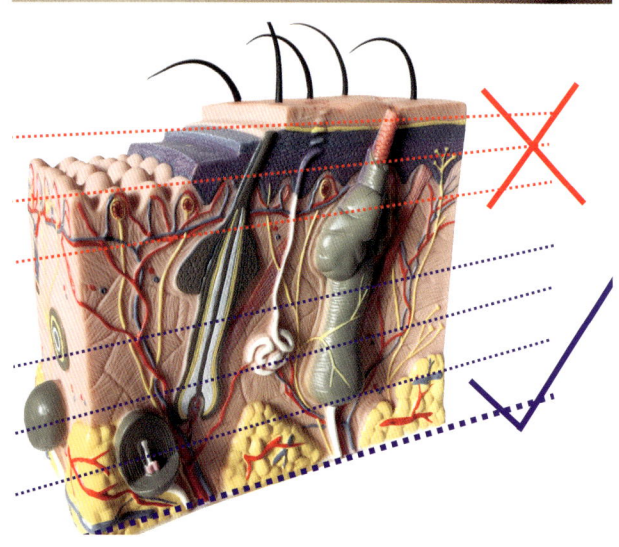

示意图8-1-1

第一节　如何实现埋线效能最佳化

一、人体皮肤衰老的认识

首先我们要清楚地认识PPDO线所针对的层次和最主要的作用和功能。PPDO线的最主要的特色是收紧、提拉、塑形、矫正等，针对的层次主要是在真皮深层、筋膜层。

然而人体的衰老是整体机能表现，其中皮肤衰老表现是从表皮、真皮、皮下筋膜、皮下脂肪、肌肉、腱膜、骨骼等变化开始产生的，通常通过视觉感官可以得到的是外在的皮肤状况。而内在的是脏腑器官，消化、吸收、代谢、免疫、循环等系统是我们看不到的，只能通过各种设备检测来判断机能是否健康和衰老程度。

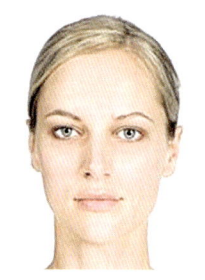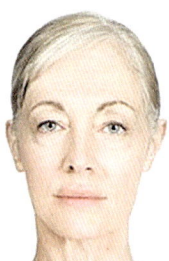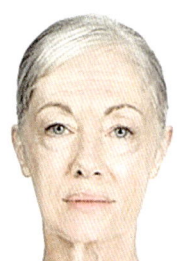

示意图8-1-2

我们先来看一下影响美观皮肤衰老的各个层次的作用：

1.表皮：决定人体肤色的层次包括暗沉、黄气、粗糙、干燥、假性细纹、色斑、脂溢性角化等。当人体衰老时，表皮层由于代谢障碍，角质层通常较厚，则体现肤质暗淡，没有光泽，特别粗糙。

正常皮肤　　　　干燥皮肤

角质层

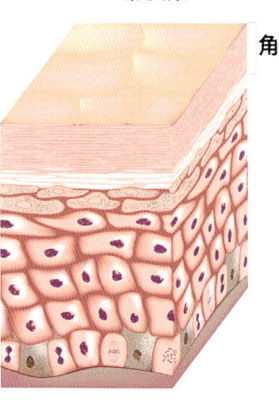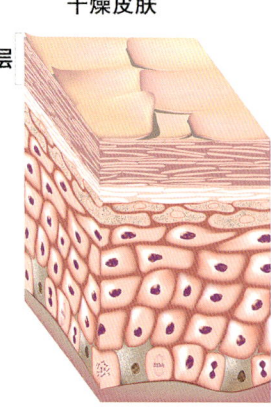

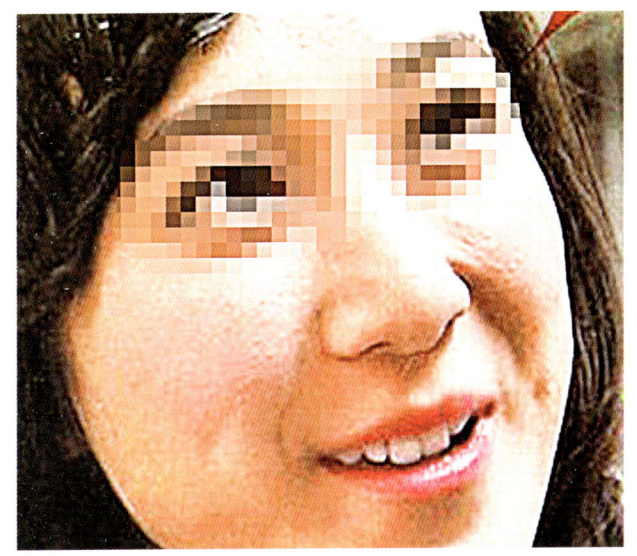

示意图8-1-3

2.真皮：人体皮肤弹性和韧性的主要层次，决定了肤质是柔软富有弹性还是松弛下垂，部分肥胖群体由于个人体质的原因，皮肤也会表现非常坚硬，其厚无比。真皮决定了皮肤的免疫以及新陈代谢。真皮厚度在0.5～4毫米之间，我们将真皮分为真皮浅层、中层、深层。真皮浅层相对胶原更加紧密，真皮中层、真皮底层胶原组织则逐步稀疏。

由于真皮的位置不同，厚薄也不同，面部轮廓真皮层最薄的是眼周通常在0.6毫米左右，而面颊和头皮相对较厚，根据毛囊分布的不同、肥胖程度不同，皮层的厚度也有所不一。

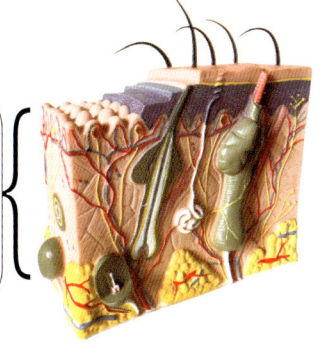

示意图8-1-4

3.皮下脂肪和筋膜：人体脂肪和筋膜（SMAS）是呈交错网状立体分布，分浅筋膜和深筋膜，而中间组织是由脂肪填充交融而成的一个层次。它的丰富与否决定了皮肤是饱满还是凹陷，是紧致还是松弛的状态。通常我们脂肪越饱满显得整个皮肤状态越紧致，而脂肪越薄则显得肌肤越为松弛。当然这些与年龄因素有着直接的关系。

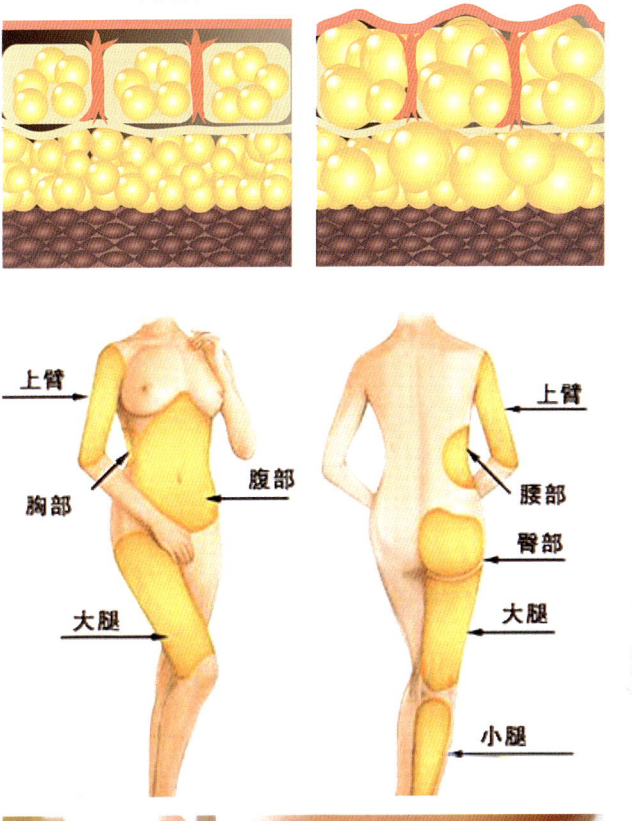

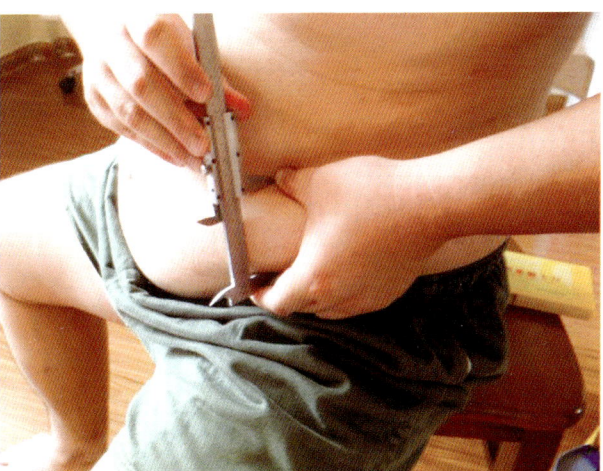

示意图8-1-5

4.肌肉和肌腱（腱膜）：在PPDO抗衰老的联合治疗中，肌肉和腱膜是非常重要的组织。过度表情会直接造成运动型的皱纹产生，所以适当的肉毒毒素的配合治疗显得尤为重要。

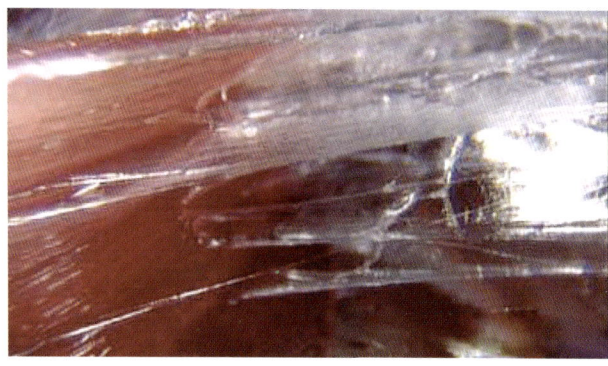

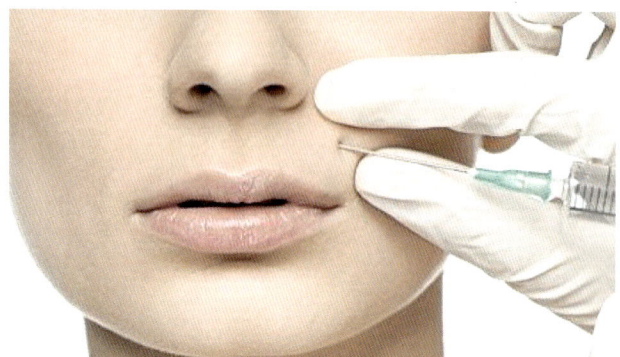

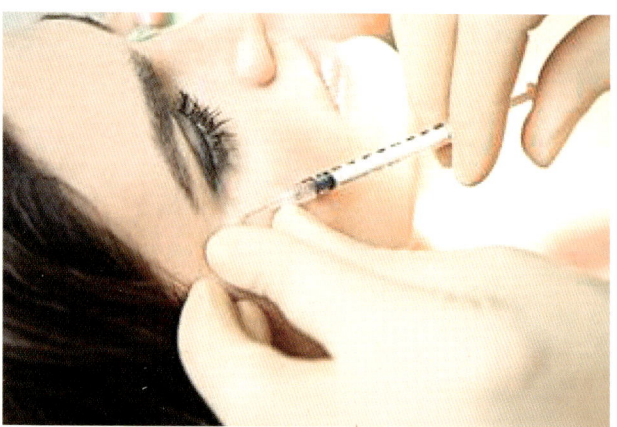

示意图8-1-6

5.骨骼：通常在我们的PPDO联合治疗中，目前我们没有更好的针对骨骼的衰老与逐步萎缩的治疗方案。很多人建议采取骨膜贴片技术减少局部组织的凹陷或坍塌。但是我个人认为合适的生活规律和运动、营养补充可以有效地减缓骨骼衰老的进度，在治疗上我们通常不建议年龄较大的患者接受与骨骼有关的抗衰治疗。

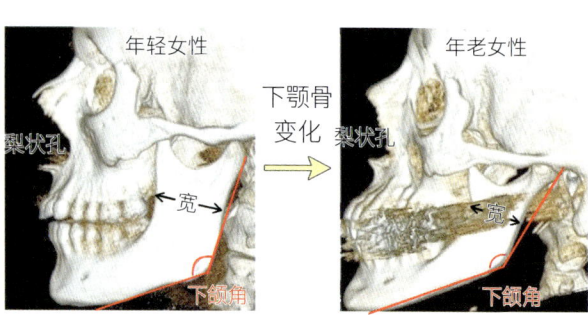

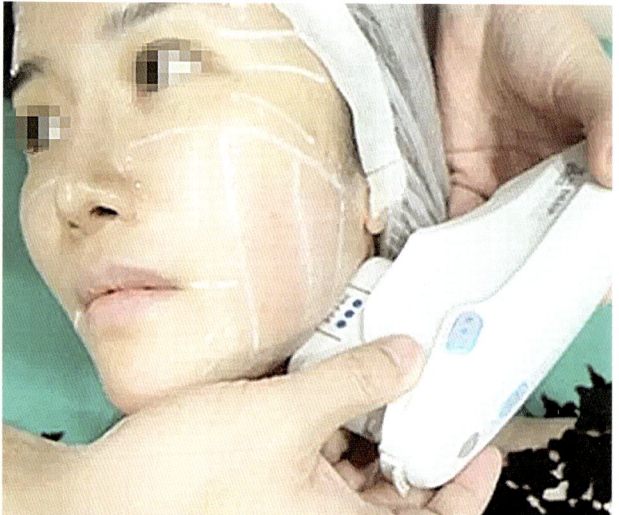

示意图8-1-7

二、人体皮肤抗衰治疗最佳方案

通过以上论述我们就不难发现，想要获得更好的抗衰老治疗的效果，我们就必须结合从表皮，到真皮、皮下脂肪、筋膜、肌肉、肌肉腱膜等全方位的治疗才能实现我们想要的完美结合。

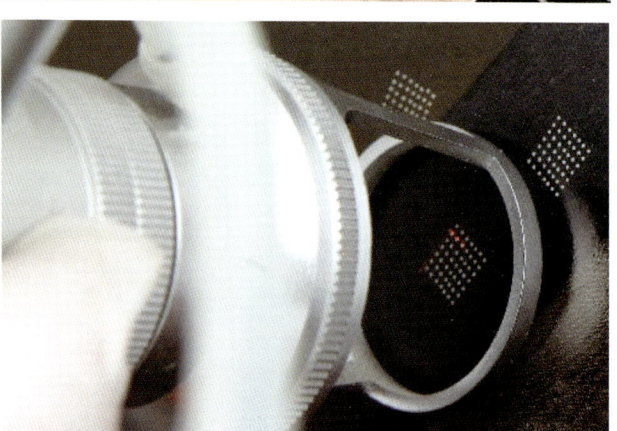

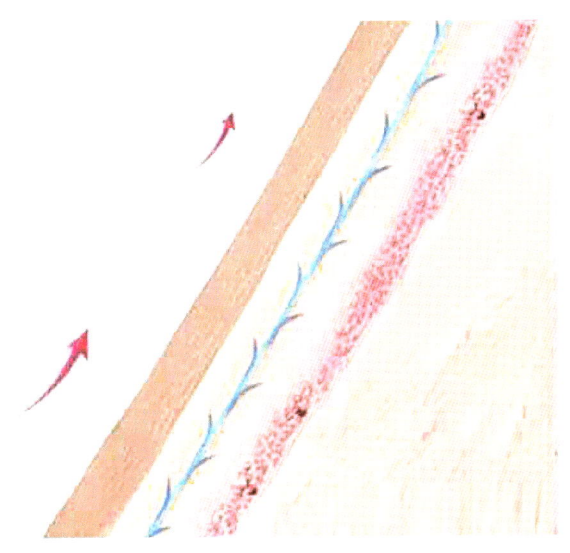

示意图8-1-8

思考:

为何要从表皮、真皮、皮下筋膜等多层次治疗？

第二节　光学美容仪器如何搭配埋线

由于PPDO埋线技术操作通常无法涉及表皮、真皮浅层，中层次涉及也相对较少。为了弥补这些层次治疗的缺陷，通常我们建议配合搭配二氧化碳点阵激光对真皮浅层和表皮进行针对性的剥脱性重建，同时也可以搭配1550点阵激光针对真皮的浅层和中层进行胶原再生治疗。再加上超声刀深度热凝效应就更好地解决了脂肪层和筋膜层的胶原重建。这种组合是最全面，也是最完美的组合。

当然肤色的修正采用PPDO线来进行治疗显然不太合适，虽然局部治疗表浅一些入针会让皮肤白净一些，但是无法使所有的线体都能做到恰到好处，所以我个人的建议是配合水光注射来进行肤色的修正、增加肤质的通透度以及锁水保湿能力。既可以有效减少皱纹，还能更好地淡化色素，消除痤疮的炎症。

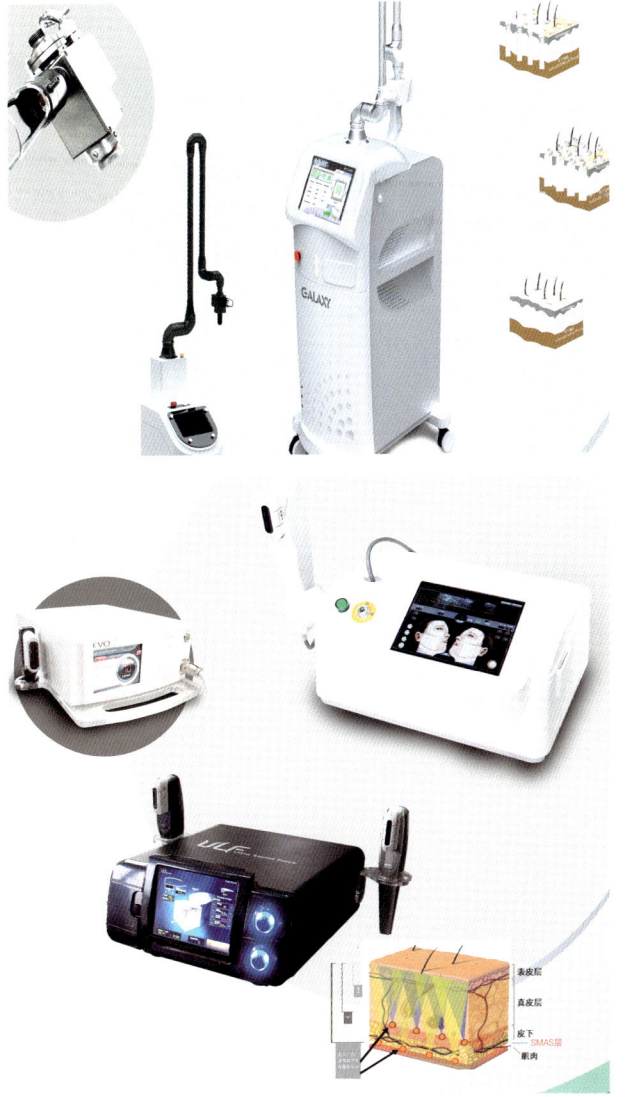

第三节　水光注射

水光注射在搭配PPDO线抗衰治疗非常有效，不仅可以弥补PPDO线雕操作的不足，还能促进PPDO临床应用的效能。特别是针对一些急于求成要求效果的客户，水光注射的搭配就显得尤为重要。我们通过以简单的疗程搭配来阐述水光注射配合PPDO治疗的应用。

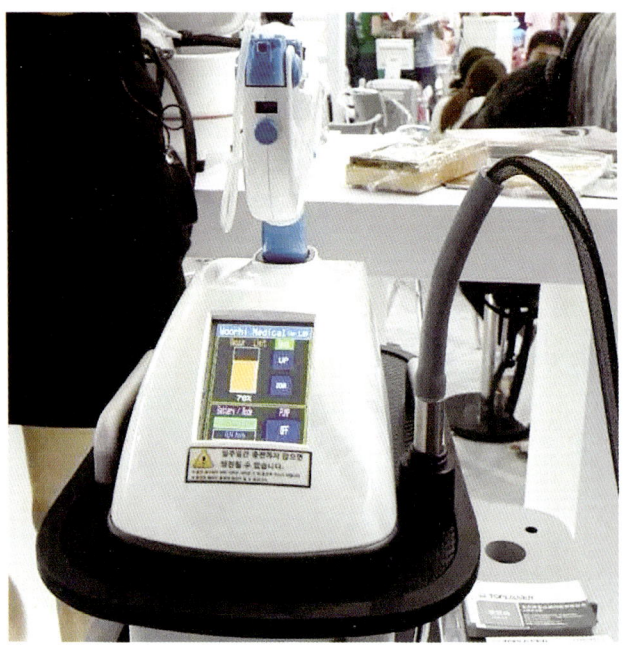

示意图8-3-1

一、常见水光注射设备发展概况

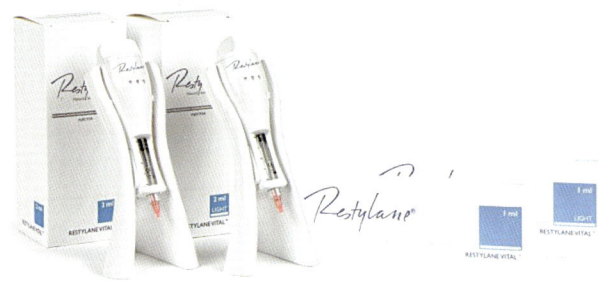

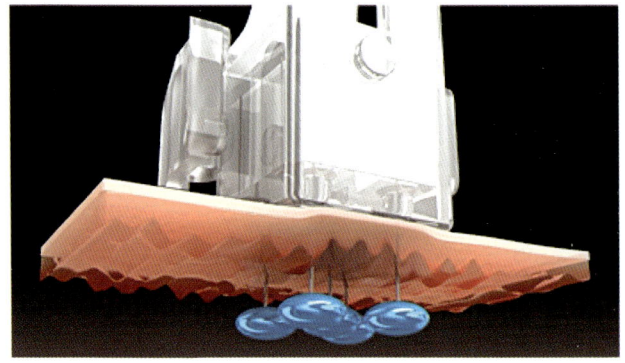

示意图8-3-2

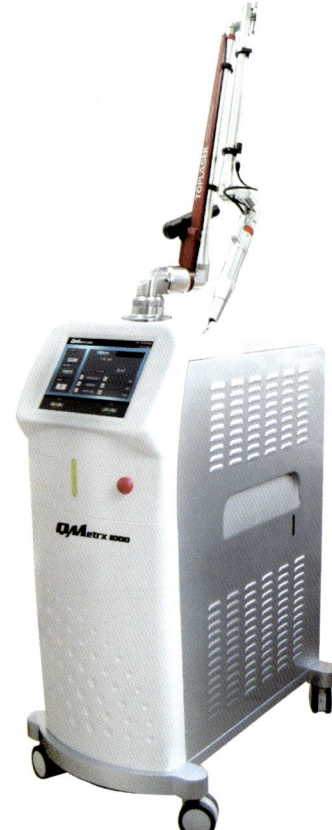

示意图8-2-1

接下来我们一起来分享一下有关医疗美容设备在埋线美容中的搭配。

水光注射即"真皮表浅微量注射",原本是针对真皮问题直接给药的一种治疗方式。因为其显效快、恢复周期短而被广泛使用。在后来的美容应用中发现这种方式不仅仅可以用于局部皮肤的治疗,还可以应用于美容抗衰等各种治疗,效果同样显著。所以逐步从手工的注射衍生到采用仪器设备的各种水光注射。参考上图的不同阶段的水光注射仪器。

事实上还是手工注射才可以做到真正的不漏药,但是针对剂量的把握要求非常精细。然而机器设备的操作从第一代到第二代、第三代等,目的逐步控制了严重漏药的问题,还非常有效地采用了负压,减少了客户的疼痛感。所以我们可以根据客户的需求来选择不同的仪器设备进行搭配,当然也可以采用手工进行操作。

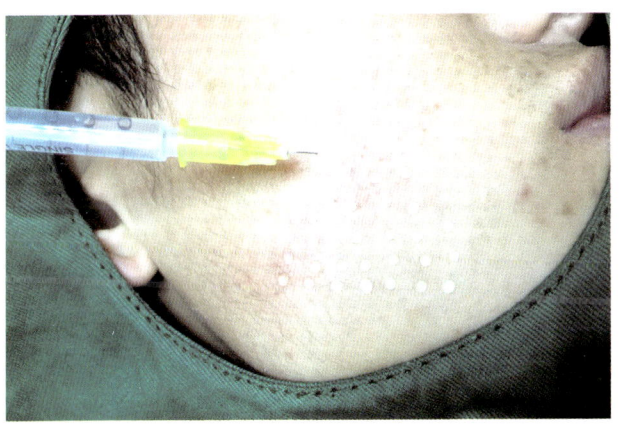

示意图8-3-3

二、水光注射的适应群体

水光注射联合PPDO抗衰的治疗主要针对:A.肌肤干燥缺水;B.细纹、皱纹;C.肤色暗淡,没有光泽、暗黄;D.面部黄褐斑和反弹斑;E.痤疮的治疗。

修正肤色改善细纹非常有效,且治疗恢复周期基本上1周左右可以看到非常明显的效果。

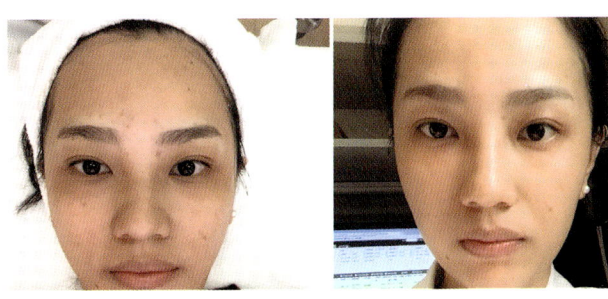

示意图8-3-4

三、水光注射的使用禁忌

1.水光注射联合PPDO的治疗中也有一些局限,主要是针对:A.严重敏感脆弱正在红肿热痛中的肌肤;B.感染类肌肤(如严重感染类痤疮)、疱疹、HPV等;C.正在使用或者刚刚停用祛斑类功效性产品者;D.严重色素沉着性体质者。这类群体我们通常不建议采用水光注射的方式进行治疗。

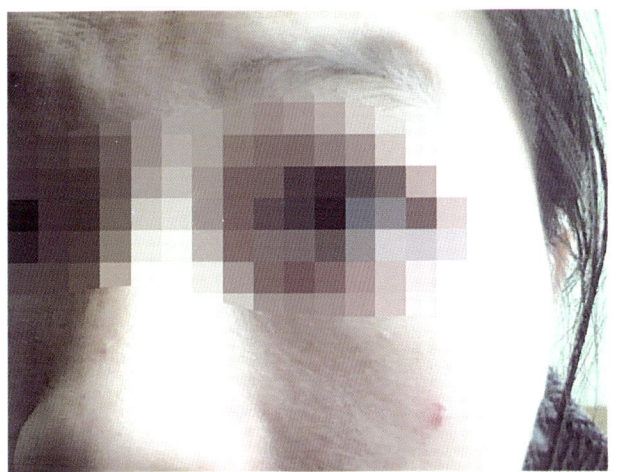

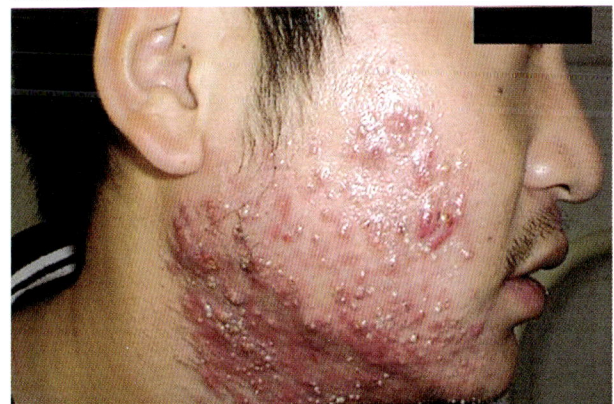

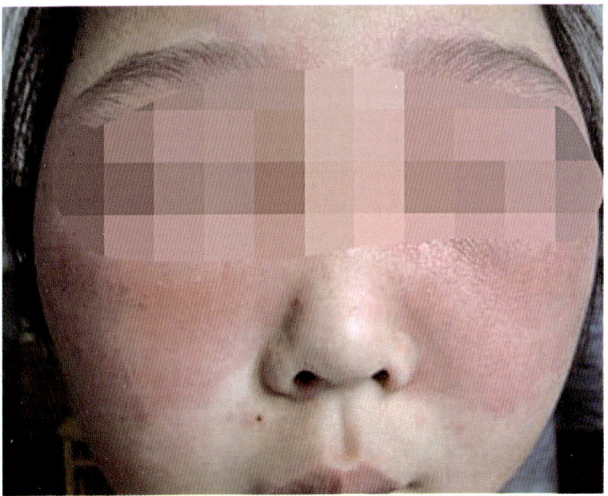

示意图8-3-5

2.水光注射的各种材料的搭配禁忌

A.肉毒毒素禁止搭配的有"谷胱甘肽"、"维生素C注射液"、"溶脂针"、"维生素B$_6$"等。一旦搭配使用，面部即刻出现红肿过敏，严重者出现局部感染以及炎症。留下的色素沉着非常难以处理，而且反黑速度相当快速，通常1周内必然反黑。所以禁止同类搭配或使用。

B.维生素C注射液禁止搭配的有"肾上腺素"、"甲硝唑注射液"。一旦搭配使用同样会出现反黑加重、疼痛加重以及术中过敏炎性反应等。同时术后不能使用红霉素软膏、金霉素软膏、氯霉素滴液或软膏等，避免反黑和炎症的形成。

C.维生素B$_6$搭配玻尿酸的操作术后，禁止使用金霉素、红霉素、氯霉素软膏或滴液。避免术后再次加重痤疮及炎症，而形成色素沉着。

D.胎盘多肽的使用必须要避免生理周期以及发热。正在感冒或使用抗生素治疗者不建议同时使用胎盘多肽，避免不必要的色素沉着以及增强客户的疼痛感与恢复周期。

E.水光注射材料搭配尽量保持越简单越好，避免过于复杂的配方而影响整体效果。避免过敏现象以及反黑现象的形成。

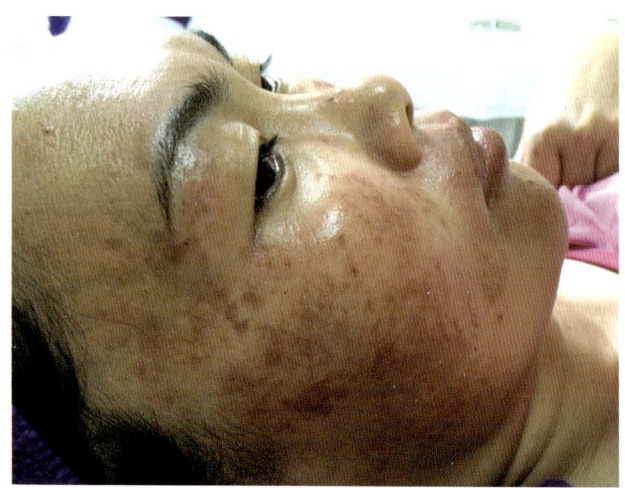

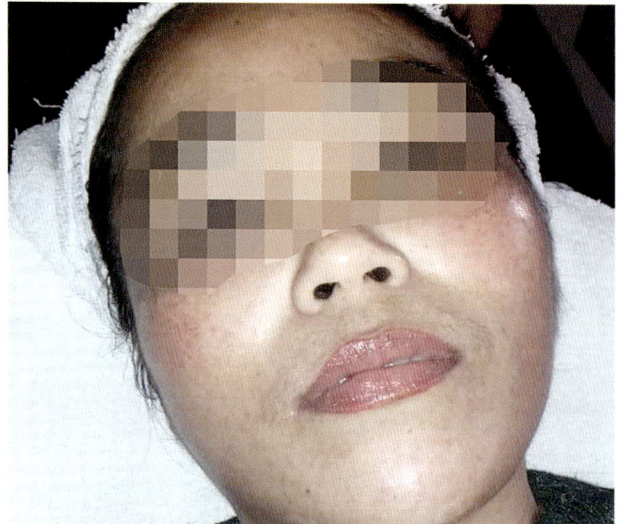

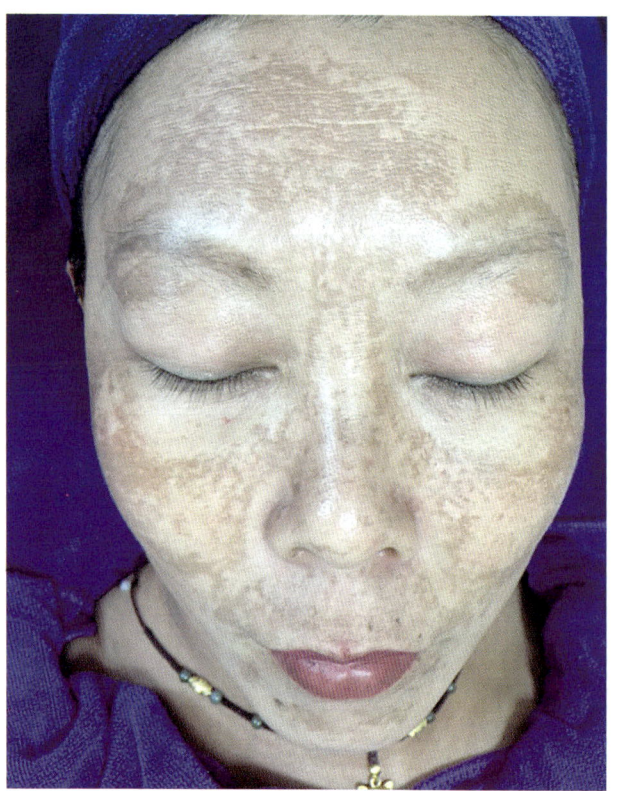

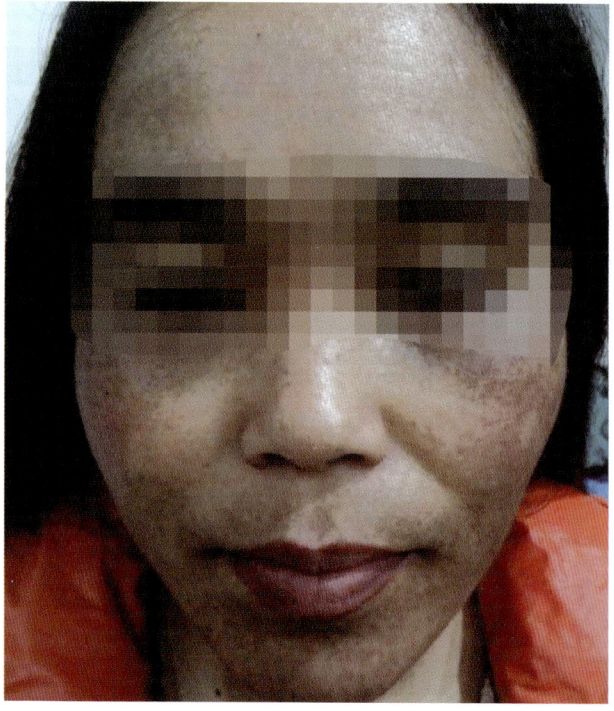

示意图8-3-6

四、水光注射操作前的诊断

在操作前对客户的皮肤"诊断"直接决定了后续的操作成效。而今的客户皮肤问题越来越复杂多变，市面上的各种功效性产品和各类仪器设备以及中草药面膜祛斑等，造成了很多客户面部激素依赖、重金属中毒、腐蚀剥脱、漂白性污染等各种各样的问题都有。在面对这种类型的客户时，我们必须小心谨慎，切勿大意。

针对各种问题性皮肤，我们怎样才能精准地判断呢？我们接下来用最简单直接的方式来进行排查。

1.激素依赖性肌肤

面部肌肤毛发比较白，而且比较细长。看上去感觉比较多。但是身体其他部位的毛发并不多，也不浓密。通常检测的判断标准是看颧部突出部位至眼角下段是否毛发比较长和比较黑。如果是，那么就可确定这位客户在某种程度上存在激素依赖。

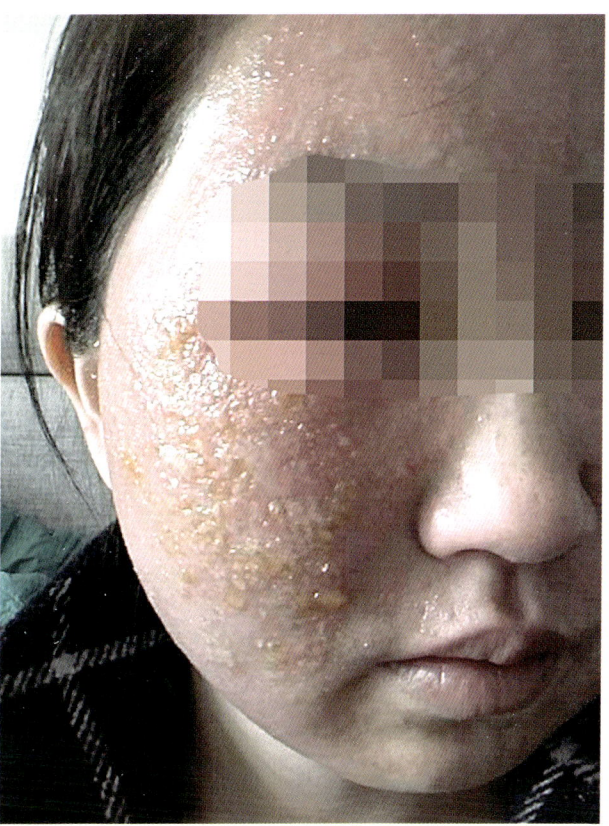

严重的激素依赖性会形成皮炎，也叫激素依赖性皮炎。通常表现是非常红肿，过敏且什么产品只要一涂抹必然出现严重过敏现象。如果出现这类客户，建议不要操作。

激素依赖性肌肤通常我们不建议进行操作，如果比较轻微的不建议使用胎盘多肽以及维生素C注射液，避免皮肤的反黑现象。

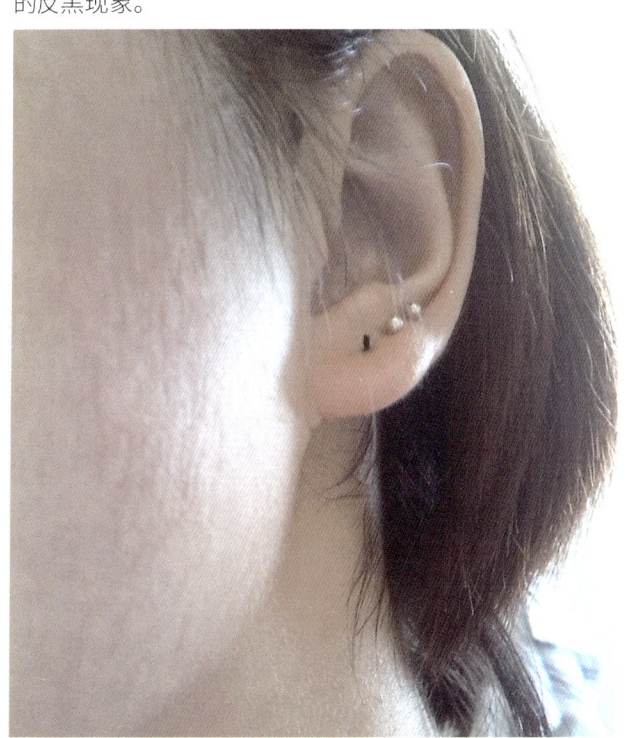

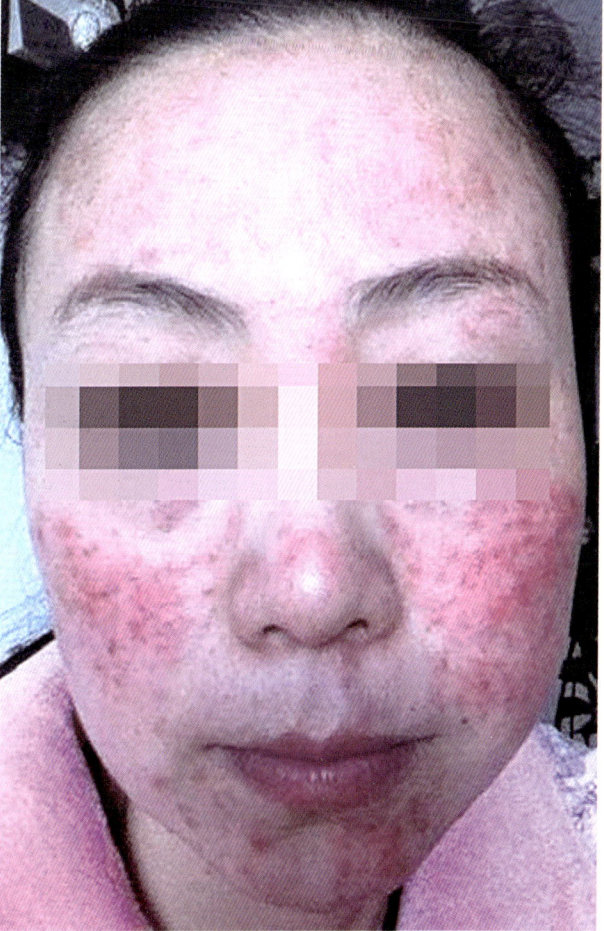

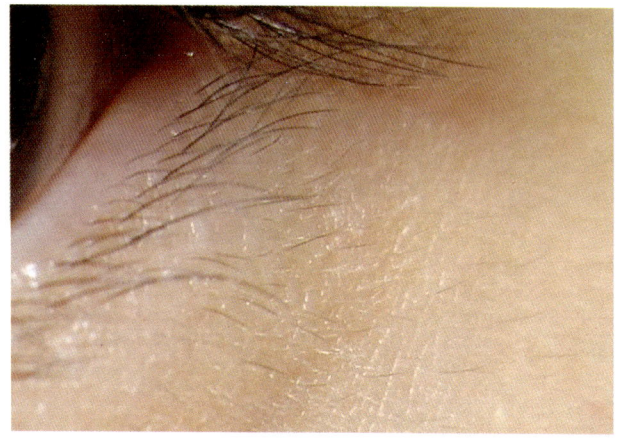

示意图8-3-7

2. 重金属中毒性肌肤

整张脸或局部出现严重的反黑，成片状不规则。所有的涂抹位伴有颧部红肿过敏。在皮肤测试仪的测试下非常恐怖，整张脸均为反黑者，通常判断为重金属中毒性肌肤。重金属中毒性肌肤通常跟工作环境以及使用的化妆品有直接的关系，所以在操作前建议排查。

这类客户的操作建议使用玻尿酸配合谷胱甘肽、维生素C类产品。建议持续4～6次治疗，每次间隔1～2个月操作1次，恢复效果非常不错。

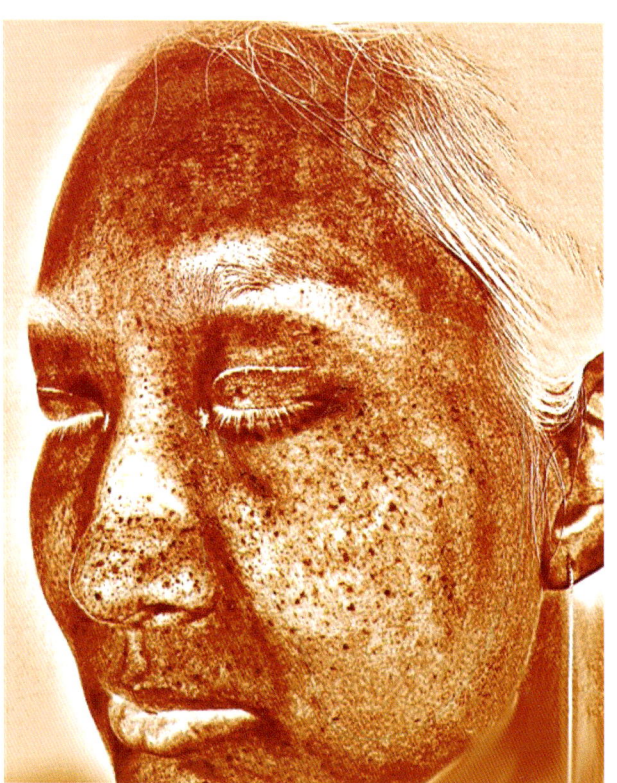

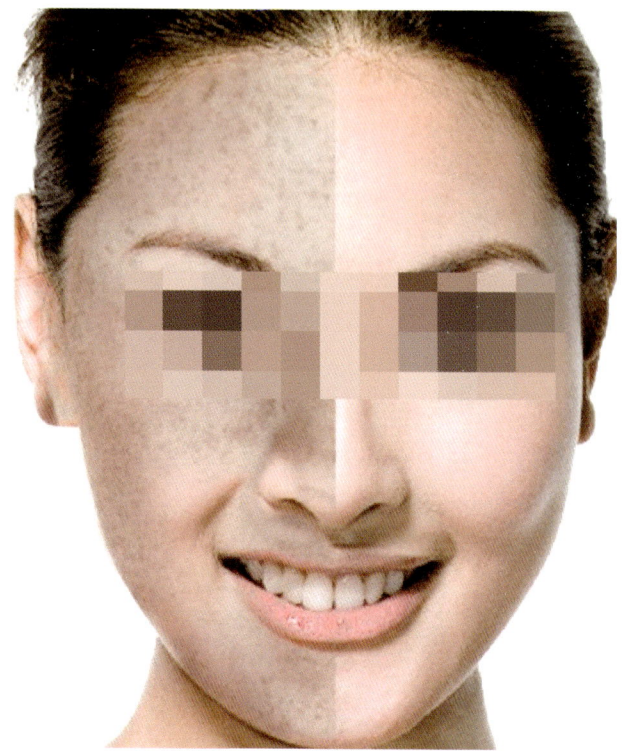

示意图8-3-8

3. 腐蚀剥脱性肌肤

红肿、热、痛、干为最直接的表现。当然有一部分正在使用腐蚀类产品：含量较高的果酸、熊果苷、维生素C、左旋维生素C等。这类客户通常表现为皮肤非常敏感，容易受外源刺激后即可过敏，局部出现红血丝、潮红等现象。

这类客户通常使用打着中药祛斑美容的旗号，进行剥脱性地祛除表皮，反复多次而形成了各种敏感的现象。特别在揭膜的时候效果非常神奇，黑白反差极大，而带来的自然也是极大的伤害。这类肌肤就是不做水光治疗也会出现反黑的现象。

这类客户建议可以使用玻尿酸搭配氨甲环酸减少局部血液循环促进表皮角化形成，也可以使用玻尿酸搭配胎盘多肽进行治疗，效果也是非常不错的。不建议使用维生素C或肉毒毒素进行搭配。

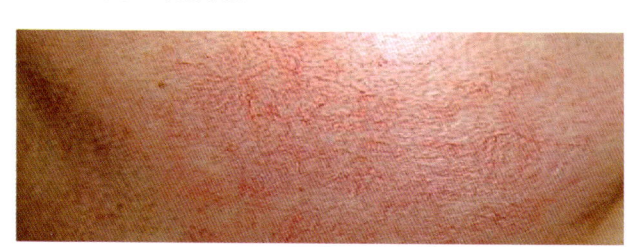

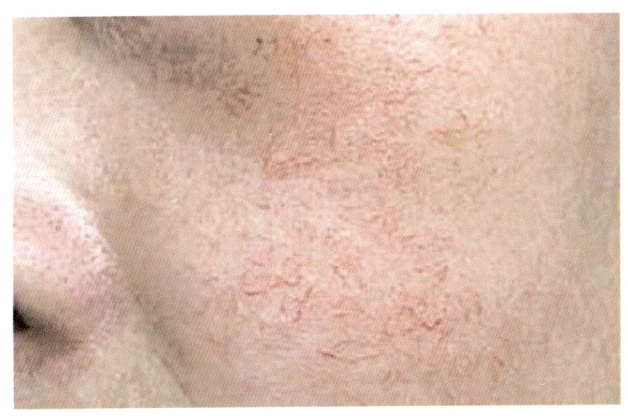

示意图8-3-9

4.漂白污染性肌肤

皮肤感觉非常白净细腻,甚至看不到毛孔,特别是针对没有涂抹的部位反差极大,如颈部和面部反差黑白鲜明者。经过皮肤测试仪进行检测,结果发现整个面部像个大灯泡一样闪亮。通常这类皮肤使用了荧光粉、漂白剂等,这些物质在皮肤表面涂抹物渗透皮肤后,非常难以代谢,在皮肤表面形成一层厚厚的漂白层。

这种类型的皮肤通常不建议采用水光注射配合治疗,这种治疗必然会出现反黑和过敏现象。

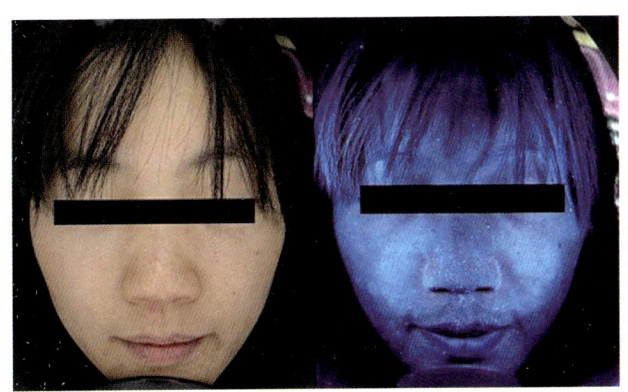

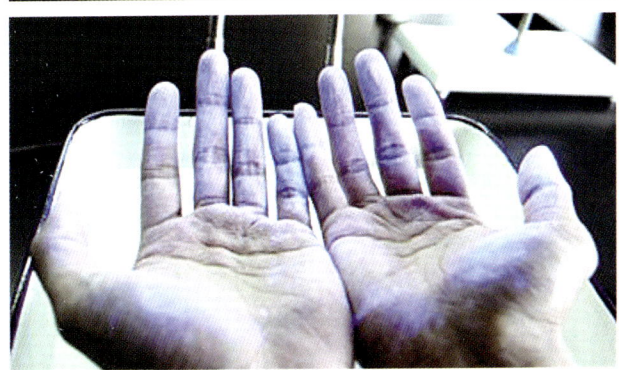

示意图8-3-10

五、水光注射搭配PPDO埋线抗衰

1.面部皱纹治疗方案

疗程搭配:3次水光+1次PPDO埋线为1个疗程。

治疗程序:建议先操作PPDO埋线,可以让客户直观看到效果,再用水光注射配合。

使用剂量:A.全脸(非交联透明质酸钠)建议非交联透明质酸钠含量0.5%以上的6～8毫升(非交联微分子玻尿酸),配20单位A型肉毒毒素(除皱、紧致);B.全脸(法国进口菲洛嘉135HA型2支6毫升/水嫩透白)瑞兰、贝罗娜、丝丽等;C.全脸(非交联透明质酸钠)建议非交联透明质酸钠含量0.25%以上的4毫升(非交联微分子玻尿酸),配合2毫升胎盘多肽。根据客户类型选择不同治疗方案。

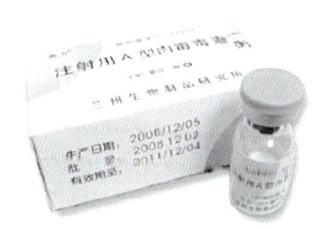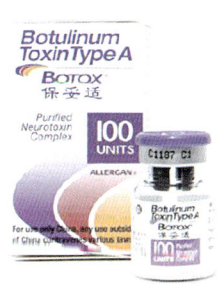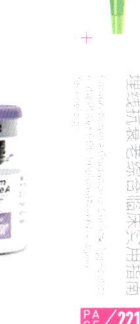

示意图8-3-11

2.面部肤色提亮方案

疗程搭配:3次水光+1次PPDO埋线为1个疗程。

治疗程序:建议先操作PPDO埋线,可以让客户直观看到效果,再用水光注射配合。

使用剂量:A.全脸(法国进口菲洛嘉135HA型2支6毫升/水嫩透白)+维生素C注射液0.3毫升(美白淡斑);B.全脸(非交联透明质酸钠)建议非交联透明质酸钠含量0.5%以上的4毫升(非交联微分子玻尿酸),配合2毫升胎盘多肽;C.丝丽。

六、水光注射术后修复

水光注射术后有两个关键的因素直接影响水光注射的效果:A.消炎修复;B.补水保湿。这两项标准直接影响了水光注射的效果好坏。所以对术后消炎修复产品要求非常严格，不能胡乱使用消炎敷贴，否则不仅达不到效果而且容易造成感染的可能。我建议使用华桑葆骊优菲斯持续一周，每日2次，同时采用（无盐冰袋）冰敷30～40分钟。

A.3天内必须早晚使用消炎保湿敷贴。

B.3天禁止沾水或者使用其他化妆品彩妆。

C.禁止进食辛辣刺激性食物。

D.术后禁止曝晒和吹风或过于干燥等。

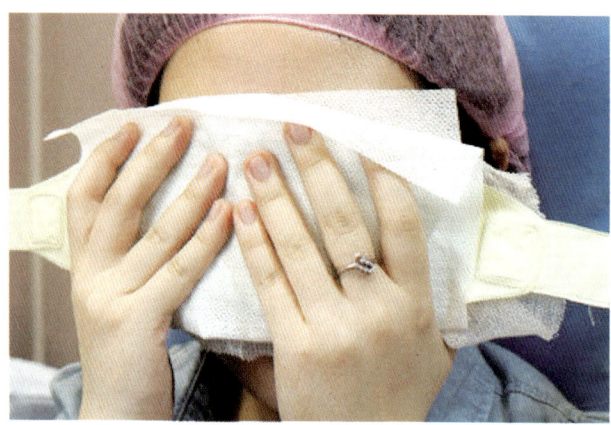

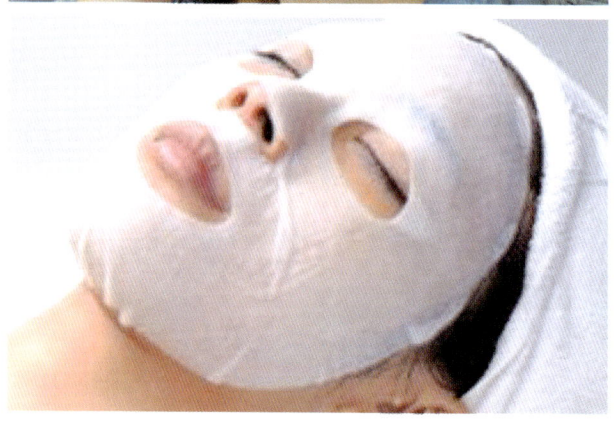

示意图8-3-12

第四节　二氧化碳点阵激光

一、二氧化碳点阵激光介绍

二氧化碳点阵激光，我想对于大家来说应该并不陌生，无论是玻璃管还是射频管的应用在临床上都发挥着非常鲜明的优势。

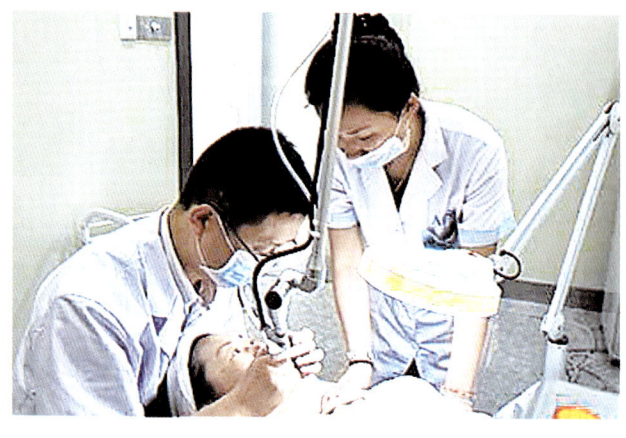

示意图8-4-1

二、二氧化碳点阵激光适应群体

二氧化碳点阵激光的治疗适应对象主要有：①表皮赘生物（扁平疣、汗管瘤、粟丘疹、脂肪粒、色素痣、咖啡斑等）；②衰老性肌肤需要表皮剥脱性重建的群体；③重建切割以及赘生物切除；④其他群体。

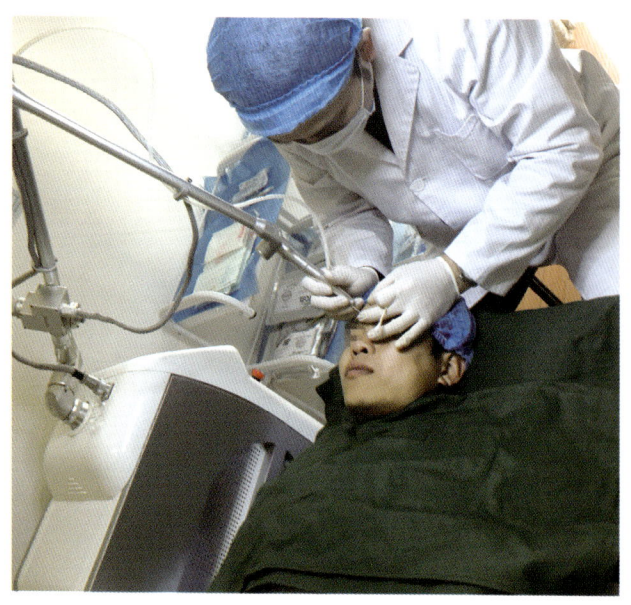

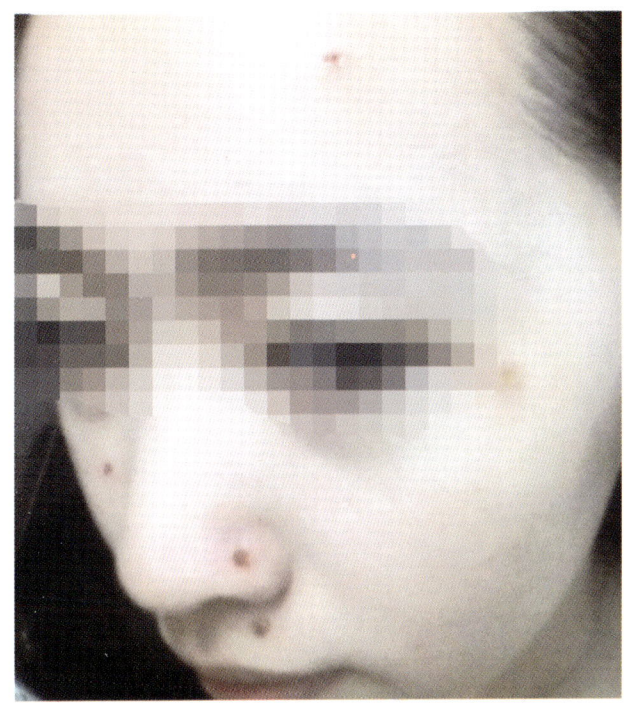

示意图8-4-2

三、二氧化碳点阵激光治疗禁忌

二氧化碳点阵激光在皮肤美容术中的应用很多人都持有保守的态度，多用于皮肤的赘生物和痤疮的治疗等。比较少用于局部皮肤的抗衰治疗。其原因是护理不当或人群选择不当非常容易造成色素性沉着。所以在这里针对禁忌的群体做个简单的说明，避免不必要的色沉产生。

A.肤质太过于白净、毛孔比较细腻的人群不适用。

B.正在使用功效性祛斑或刚停止用药的群体不适用。

C.色素沉着类肤质群体不适用。

D.正在红肿热痛中严重过敏或激素依赖性皮炎患者禁止使用。

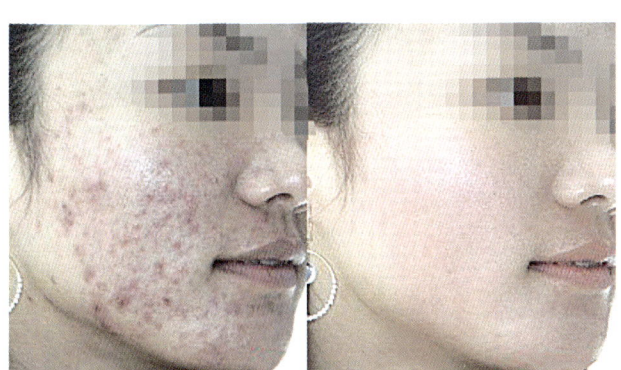

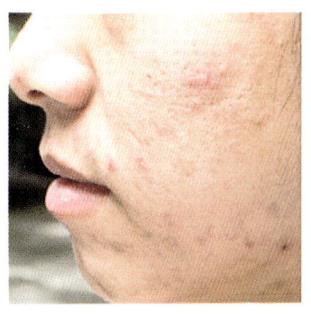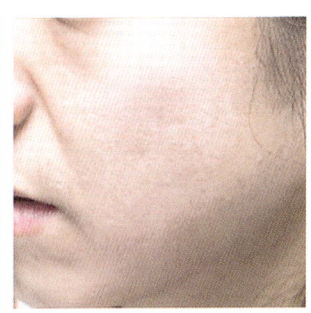

示意图8-4-3

四、二氧化碳点阵激光如何搭配PPDO综合治疗

在抗衰临床治疗中，二氧化碳点阵激光主要的作用是用于表皮剥脱性重建。我们在配合PPDO的治疗中，二氧化碳点阵激光主要是针对真皮浅层和表皮进行剥脱性重建，我们通常会选择二氧化碳点阵激光进行配合治疗。具体的综合治疗方案如下：

疗程搭配：2~3次二氧化碳点阵激光+1次PPDO线雕。

治疗程序：先操作二氧化碳点阵激光恢复后再操作PPDO线，切勿反过来操作。

使用剂量：二氧化碳点阵激光5~10mj即可（面积根据情况选择）。

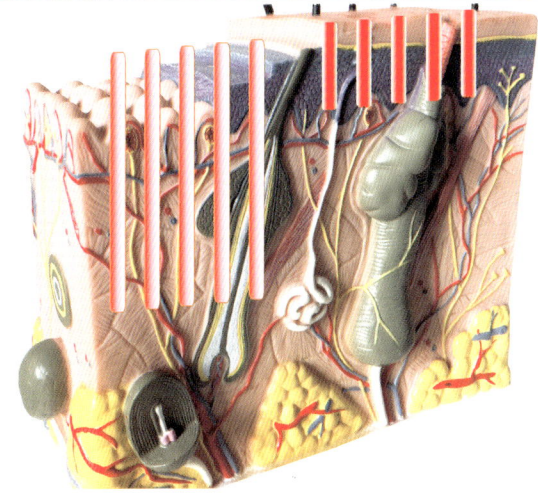

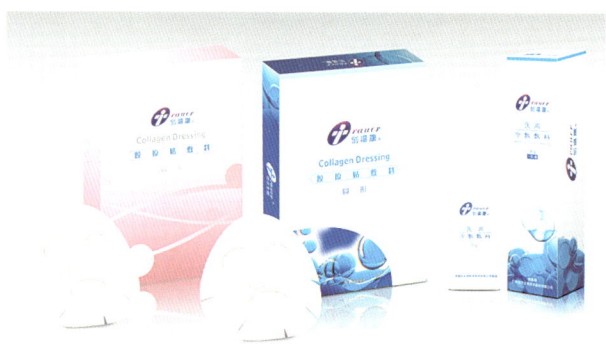

示意图8-4-4

五、二氧化碳点阵激光术后护理

术后护理非常关键,由于二氧化碳点阵激光针对的靶组织是"水",所以在治疗的过程中建议做好消炎和保湿,为了避免感染,严禁沾水。所以通常的护理方式是根据客户实际情况先做局部降温保湿敷贴,敷15~20分钟,再用美宝"湿润烫伤膏"局部少量涂抹。早晚1次,持续2天,也可以直接使用美宝。

A.7天内禁止沾水或清洁,确保掉痂后再做清洁、补水。

B.禁止辛辣刺激性食物摄取。

C.在掉痂前的局部会有轻微瘙痒,禁止抠碰局部结痂,让其自然脱落。

D.在掉痂的15天内禁止接触强光照射或暴晒。

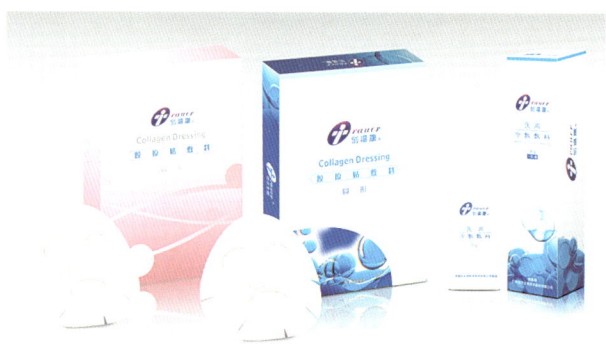

示意图8-4-5

第五节 1550点阵激光

一、中红外1550点阵激光介绍

激光抗衰治疗中1550点阵激光的疗效大家都是有目共睹的,主要针对真皮进行靶组织的热凝固,能够深达2毫米,厚度50~80微米形成微创小孔0.08~0.1平方微米热凝固小点。

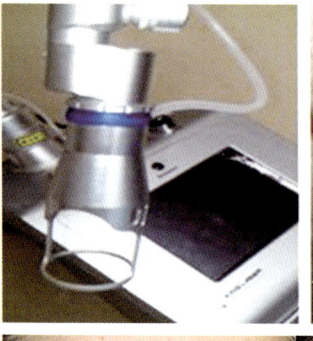 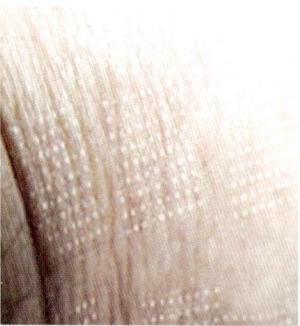

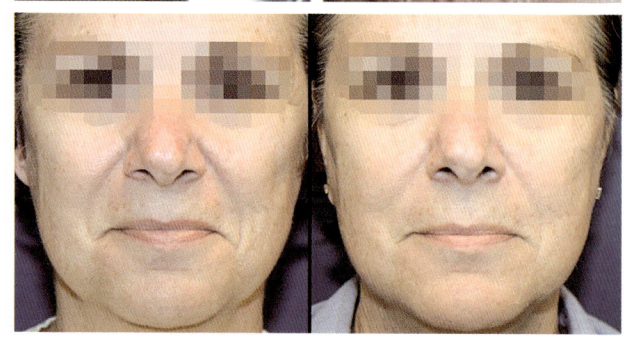

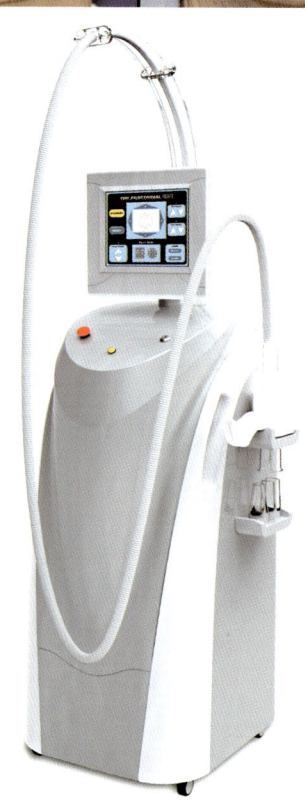

示意图8-5-1

二、1550点阵激光适应群体

1. 皮肤衰老各类治疗，如松弛、下垂、暗淡、干燥等。

2. 针对面部痤疮、闭合性粉刺、术后的炎症色素沉着非常有效。

3. 皮肤免疫改善：针对皮肤免疫较差容易局部或间接性敏感类群体。

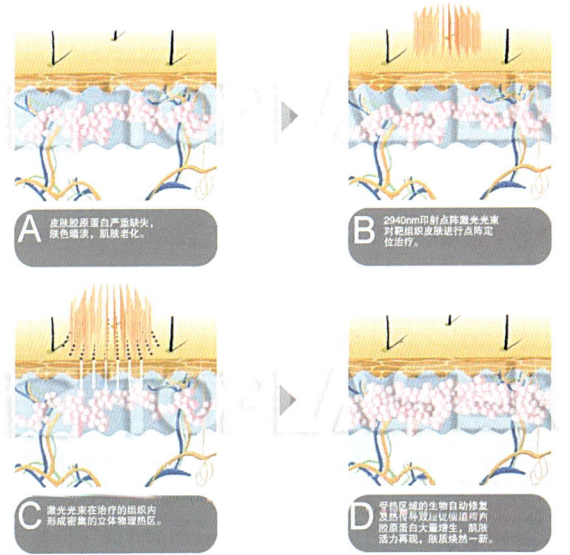

示意图8-5-2

三、1550点阵激光治疗禁忌

1. 正在红肿热痛中的过敏性或激素依赖性皮炎等患者。

2. 正在使用强功效性产品或者刚停用强功效性产品的患者。

3. 严重感染类患者。

4. 严重糖尿病以及代谢疾病类患者。

四、中红外1550点阵激光如何搭配PPDO埋线治疗

疗程搭配：2～3次1550点阵激光+1次PPDO埋线。

治疗程序：先操作1550点阵激光恢复后再操作PPDO线，切勿反过来操作。

使用剂量：1550点阵激光5～10mj即可（面积根据情况选择），反复扫描，能量无固定标准。

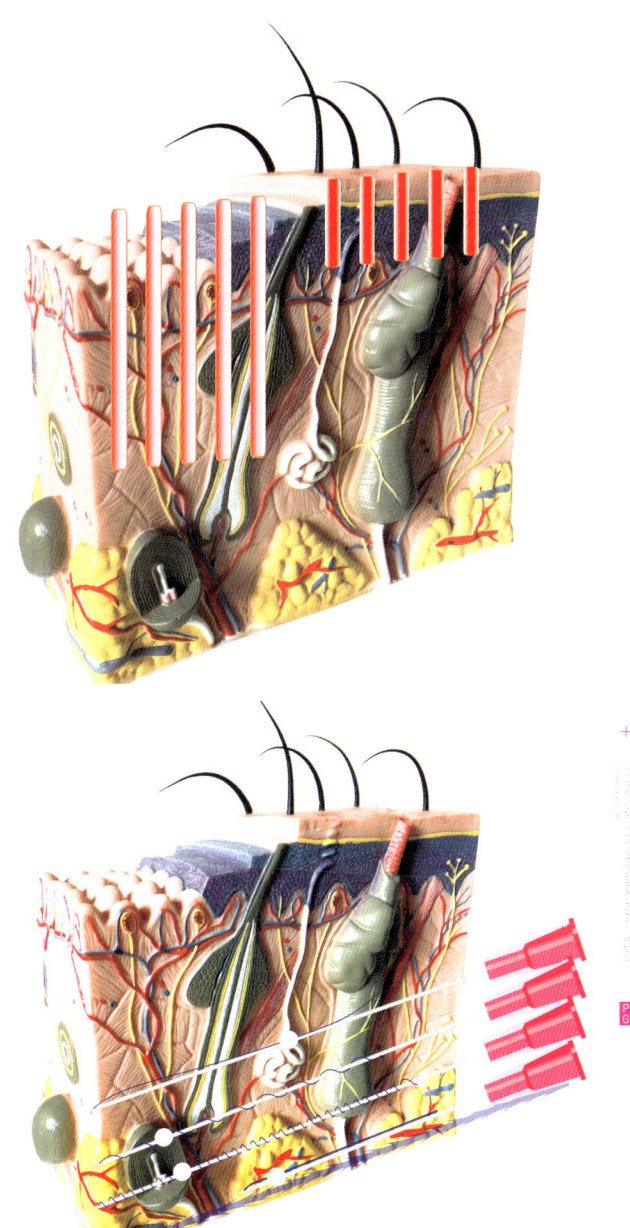

示意图8-5-3

五、1550点阵激光术后护理

中红外1550点阵激光术后护理同样非常重要，主要是针对术后的消炎修复，促进补水保湿。为了避免感染严禁沾水，所以通常护理方式根据客户实际情况先做局部降温创福康或华桑葆骊敷贴，敷15～20分钟，再用美宝"湿润烫伤膏"局部少量涂抹。早晚1次，持续7天。

A.7天内禁止沾水或清洁，确保掉痂后再做清洁、补水。

B.禁止辛辣刺激性食物摄取。

C.在掉痂前的局部会有轻微瘙痒,禁止抠碰局部结痂,让其自然脱落。

D.在掉痂的15天内禁止接触强光照射。

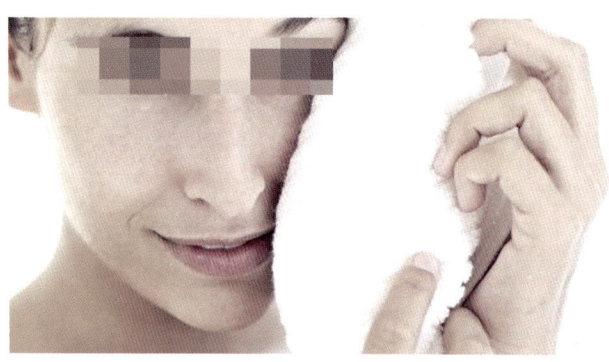

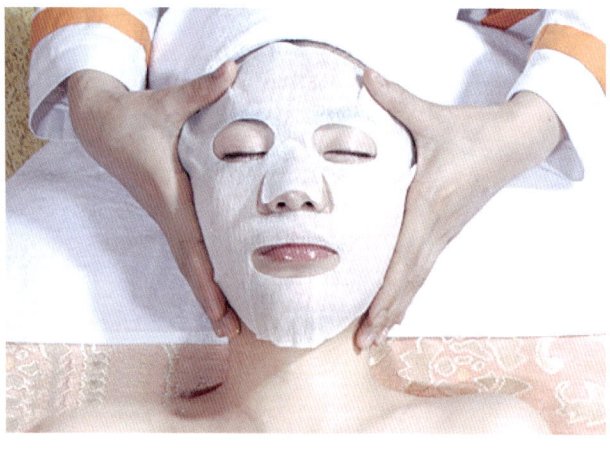

示意图8-5-4

第六节 超声刀

一、超声刀介绍

超声刀为PPDO埋线抗衰伴侣,我们通常会采用结合治疗。不仅显效快而且针对客户的时间周期也能超出预期值。通常超声刀和线雕的搭配一个疗程可以确保治疗效果达到3年以上。但是由于采取的设备不一样,其效果也会有差异。接下来我们简单地看一下有关超声刀的有关介绍。

超声刀的剂量以发为单位标准,通常分为3种不同规格的治疗头:1.5毫米治疗头、3.0毫米治疗头、4.5毫米治疗头;分别作用的层次各有差异,分别针对皮肤深度的1.5~4.5毫米之间,我们可以根据客户皮肤部位不同选择不同的治疗头。但是针对脂肪较厚且比较松弛的部位,我们通常可以采取2种治疗头的结合治疗,效果更佳。

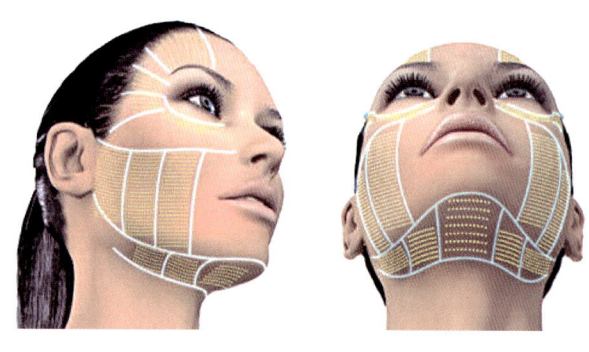

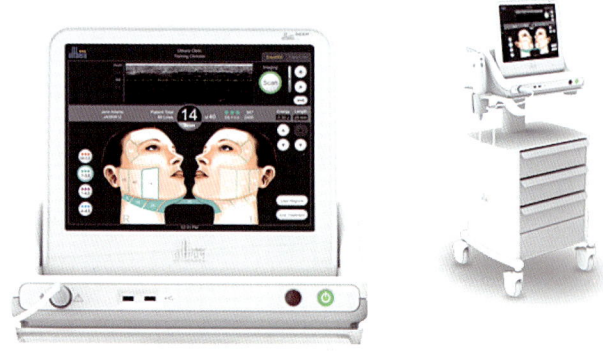

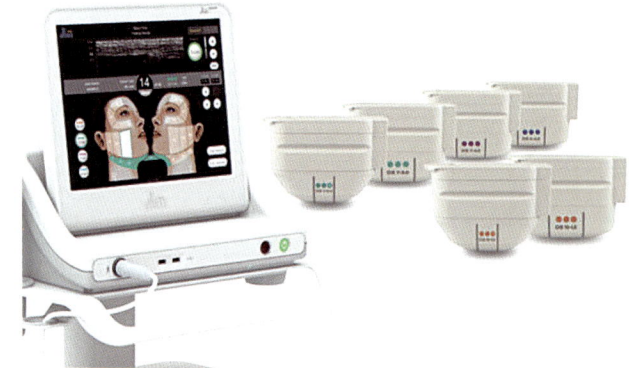

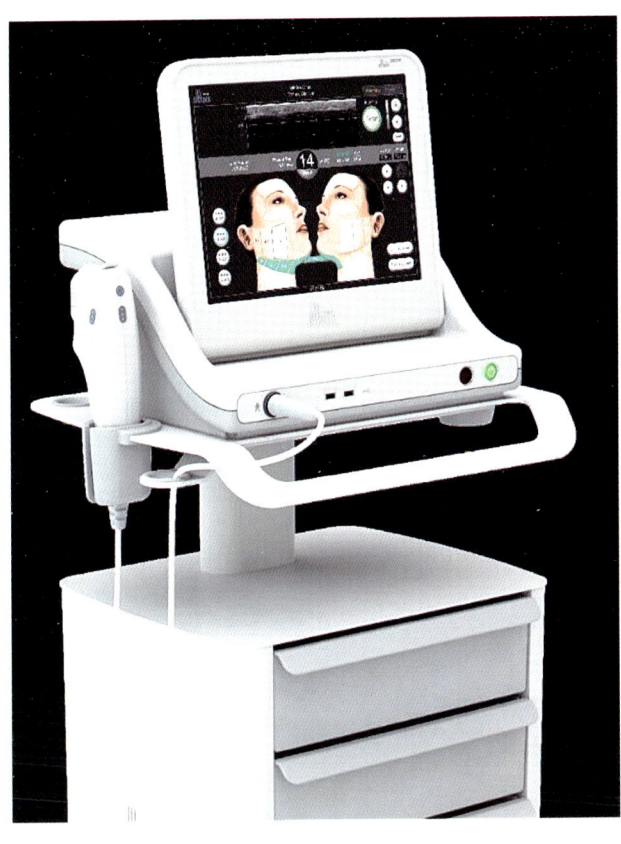

示意图8-6-1

二、超声刀的适应群体

A.偏胖且皮肤比较衰老松弛下垂，局部脂肪不匀称的群体。

B.需要瘦脸局部紧致包括双下巴均可适用。

三、超声刀使用禁忌

1.禁止涂抹太厚的凝胶或离焦操作，否则必然会出现局部灼伤。

2.禁止太瘦太过于松弛下垂的患者操作，由于脂肪过薄容易伤及肌肉和腱膜。

3.严重感染类痤疮不建议治疗。

4.做过注射类填充以及埋线的群体（1年内禁止使用超声刀）。

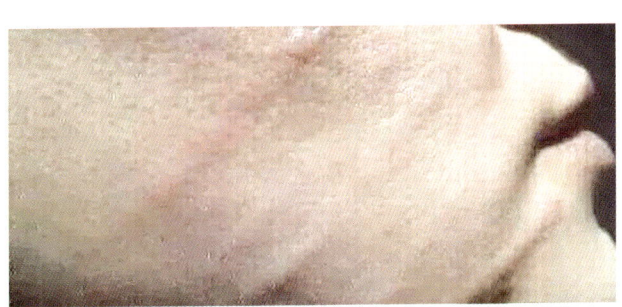

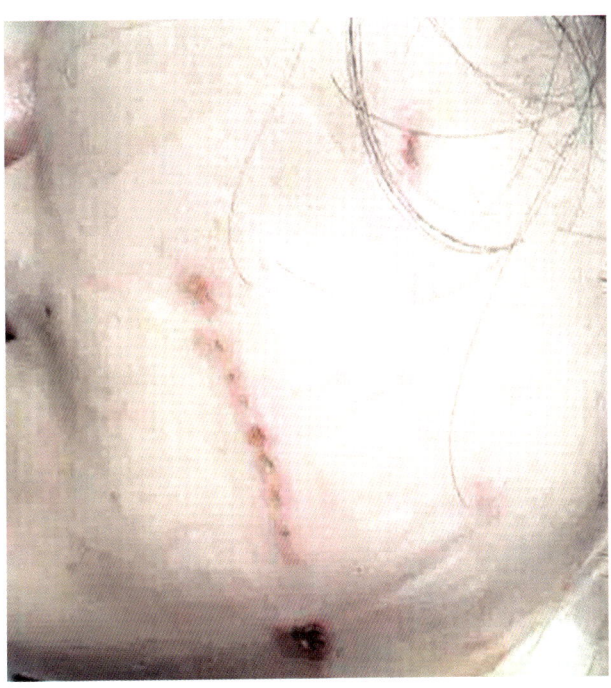

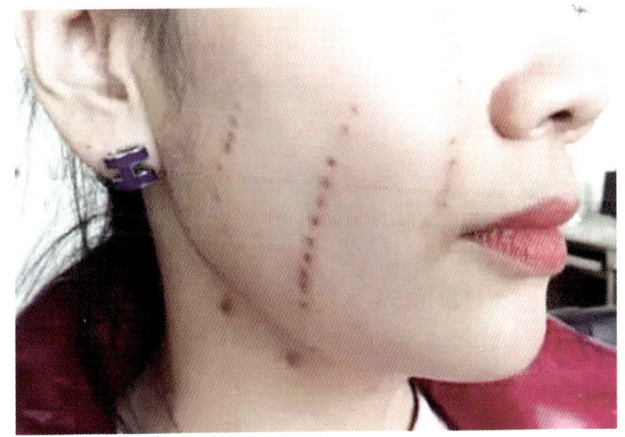

示意图8-6-2

四、超声刀如何搭配PPDO综合治疗

疗程搭配：连续2次超声刀+1～2次PPDO线雕。

治疗程序：超声刀治疗每次间隔3个月，完成超声刀治疗后3个月再操作PPDO线雕。

使用剂量：全脸1.5～3.0～4.5规格的总剂量在500～700发。

示意图8-6-3

五、超声刀术后护理

A.24小时内禁止沾水或搓揉以及其他的激光设备的同时治疗。

B.7天内禁止辛辣刺激性食物摄取。

C.加强补水保湿以及术后修复。

D.在术后的10天内禁止暴晒,防止色素沉着。

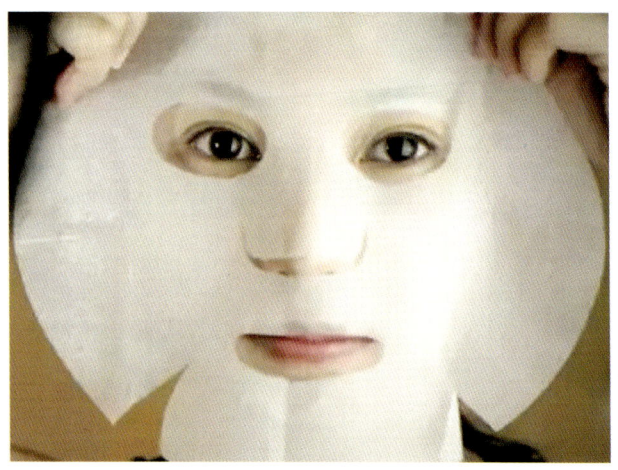

示意图8-6-4

第九章　埋线并发症的治疗

第一节　为何PPDO埋线效果并不理想

第二节　线头外露角化突出

第三节　术后左右不对称

第四节　脸型局部扭曲

第五节　操作部位凹凸不平

第六节　褶皱坍塌更深

第七节　局部线体感染

第八节　隆鼻线体取出

第九节　局部创面感染处理

第十节　术后长期瘀青与肿胀处理

第十一节　过敏反应的处理

第十二节　术后持续或间接性疼痛

第十三节　创伤性色素沉着处理

第九章 埋线并发症的治疗

第一节 为何PPDO埋线效果并不理想

在PPDO埋线的抗衰美容术中,常常会听到很多医生说埋线的效果并不明显。或者有些人直接否认线的实际临床应用。其原因是多数对PPDO线的实际临床应用知识不够,没有经过正规的培训和临床的总结,所以在应用上实际临床效果都不尽人意。效果不明显主要归纳有如下几点:

1.没有"剂量"标准(对线体规格材料完全不了解为其一):在实际PPDO线体的临床应用中,剂量是效果非常关键的一个因素。而很多人都会忽略剂量的存在,只知道按照要求设计布线,但是不明白为什么要按照这种要求布线。具体布线的标准和层次、线号、线长、布线密度等没有明确清晰的概念,所以导致很多在临床操作中的效果不尽人意或者时间不长。

众所周知,我们所有治疗用药的"剂量"是治疗的关键,多了容易引发中毒以及其他不良反应,少了通常达不到我们想要的治疗效果。而标准有效的治疗用药量我们统称为"剂量"。PPDO埋线的操作剂量非常关键,太多的剂量治疗会造成浪费以及不良的收效,太少的剂量往往没有效果和时间不长。

那什么是埋线的剂量标准呢?即线号、线长、线体密度的不同,所含"PPDO"的含量自然也不同。那么通常我们分两种类型来区分,一类是小线密度,通常在2~3毫米间距纵横交错织网,并且有桥接;一类是大线密度,通常在10~20毫米间距,避免大线与大线的交叉。通常这种治疗方式是有效的,且根据线体密度不同,时间有效周期自然不一样。

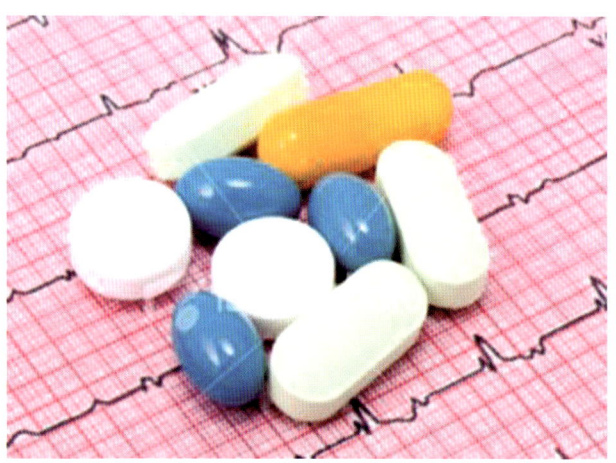

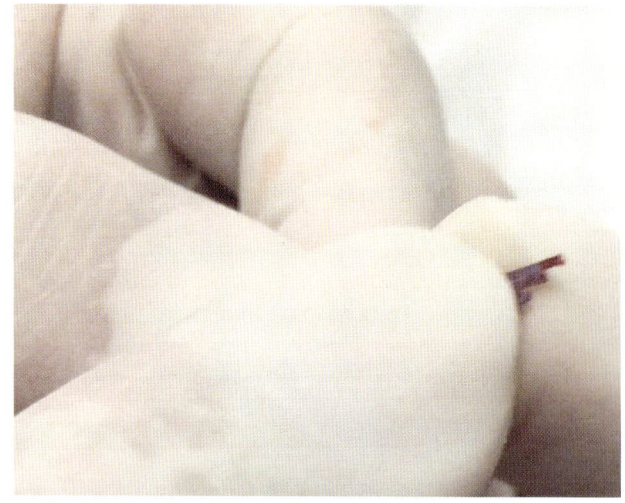

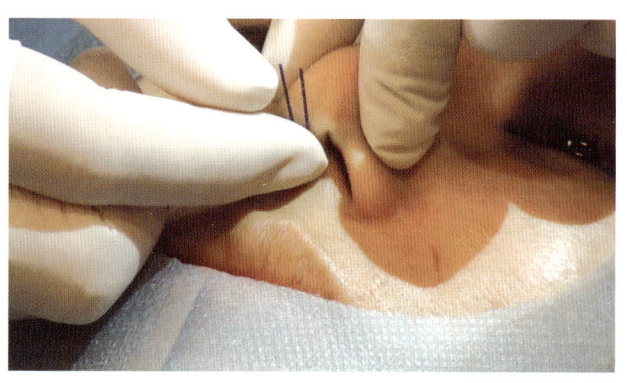

示意图9-1-1

2.无入线止线概念(无论是大线还是小线,这是最基础的一个常识),如隆鼻线体长短不统一,大小V线的比例尺3:7、4:6、5:5不明确,直起反效果。由于人体面部或身体轮廓是凹凸不平的,通常和皮肤、脂肪、肌肉、腱膜厚薄分布有关。那么在肌肉不断运动形成皱纹、凹陷或局部突出、松弛等现象者,则必须对入线位和止线位有清晰的认识和了解。否则容易造成凹陷位置更为凹陷,突出部分更为突出,而无法达到我们想要的治疗效果。在之前的章节有过详细的介绍,并非PPDO线雕是将线体埋入皮下就可以实现治疗的。

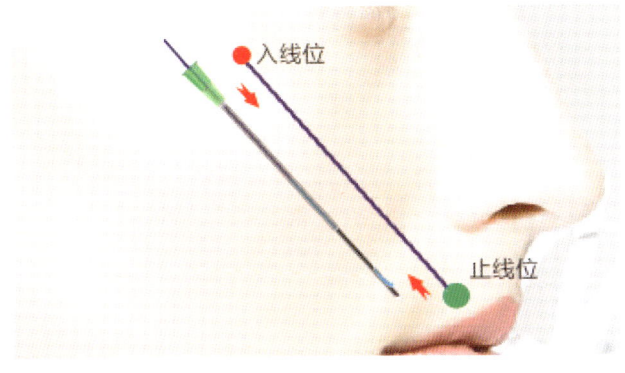

3.无行线深浅设计（深浅设计通常为三维治疗方案，也适用于锯齿线的应用）：这种设计是长效治疗的关键元素，三维立体结合不仅能维持有效的时间长度，也能增加显效性。特别是在大V锯齿线的设计上，非常受用。有些人用于制作面部的小酒窝也非常的自然。典型酒窝的设计就是大V锯齿线的深浅不一的设计理念。

也有一部分群体会在凹陷位行线，通常这种方式无论是大线还是小线均会加速凹陷的形成，但是也有采用局部填充的方式，采用大剂量的线材也是有效的。只是材料损耗比较大。

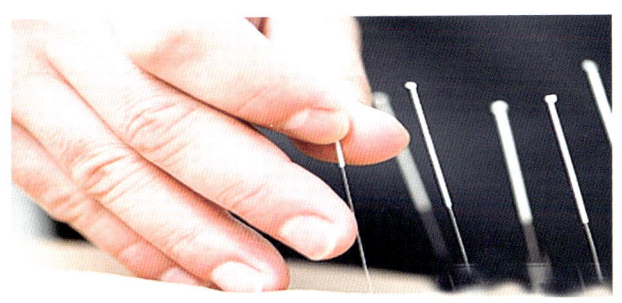

示意图9-1-3

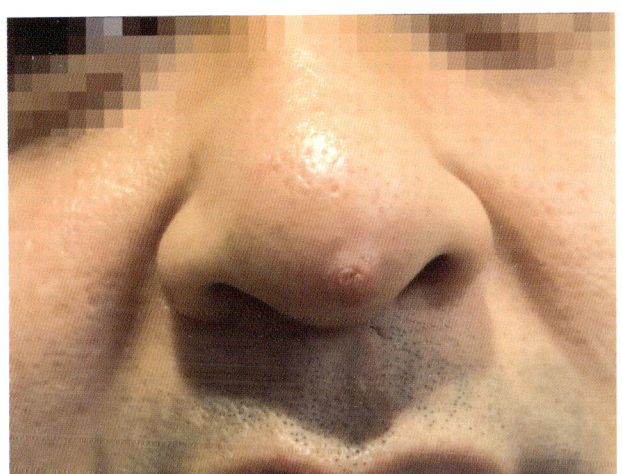

4.无固定与提拉概念（固定与局部提拉是抗衰有效与否必须考虑的因素）：手术有悬吊、有固定、有提拉，非手术的PPDO线雕抗衰也同样采用这种方式和原理，但是根据人体组织结构致密度不一样，提拉固定的理念自然也就不一样。所以在针对PPDO线雕的操作中，能否立竿见影关键取决于提拉位和固定位。但是掌握这项操作的人则必须对线体的结构和设计非常了解，否则也只是学会了形，而没有学会最关键的部分。

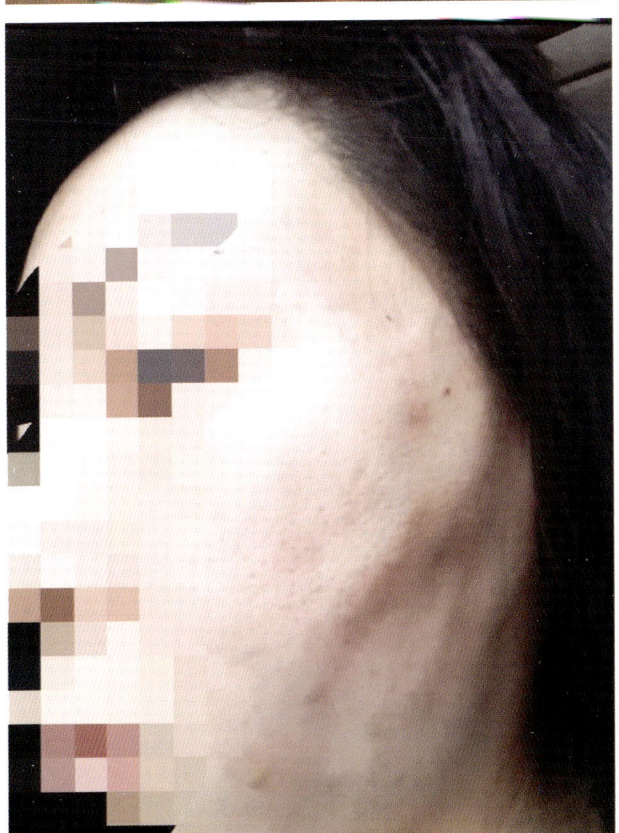

示意图9-1-2

第九章　埋线并发症的治疗

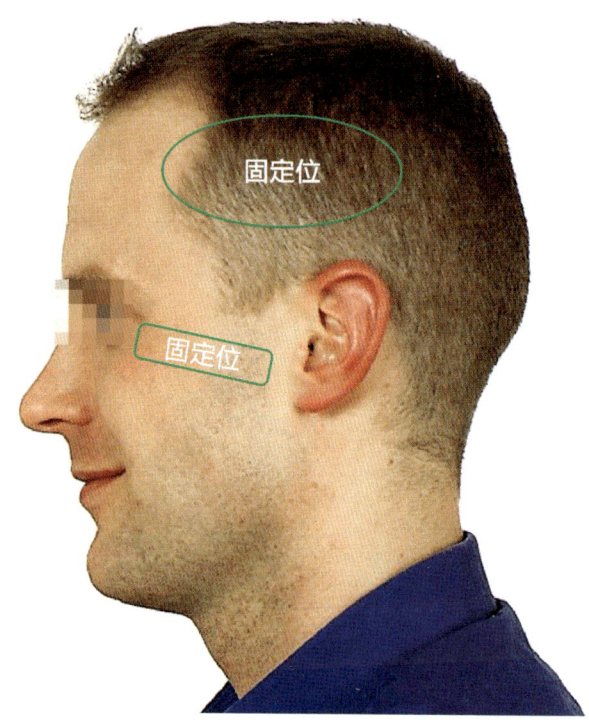

示意图9-1-4

5.无层次解剖应用概念（这是所有的操作中最容易留下后遗症的）：所有的PPDO线的操作都是建立在对解剖和组织结构了解的基础上进行的，所有对组织结构不了解非常容易造成很多的后遗症，更不要说效果好坏了。

皮肤、筋膜、脂肪、肌肉、血管、神经等所有的密度都不是一样的。那么在入针之后熟悉解剖的人就会明确地熟悉和了解不同层次和不同组织部位的阻力、柔韧程度。然而不知道解剖结构的操作，犹如闭着眼睛开车，所以才会出现那么多线雕操作的后遗症。

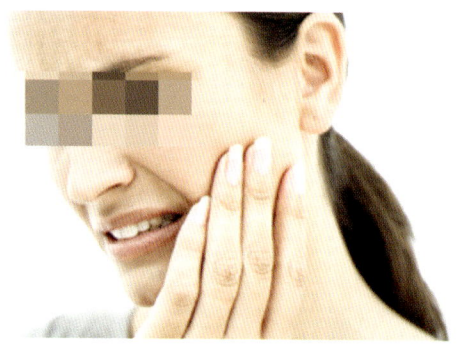

示意图9-1-5

6.无专业工具辅助（直接决定了PPDO线体的有效性和局部特殊适应性）：如面部轮廓的矫正、胸部、臀部的提拉是否有效。特别是针对面部轮廓比较大、提拉位置比较长的部位，辅助工具非常有效。而且针对特殊线雕术后的修复，没有专用线雕修复类工具，根本就无法修复。所以很多人做了很多年的线都一直不明白"入针松解"、"入针取线"、"局部矫正"等这些词汇。

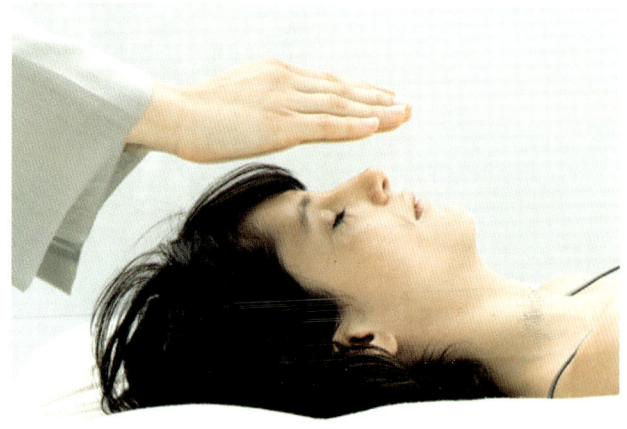

示意图9-1-6

7.无临床适应意识即无改良概念（改良是为了更好地适应线雕技术操作）："改良"是线雕技术应用中最常用的一种方式，往往这种方式可以有效地减少组织损伤，减少局部瘀青，减少术后修复周期等。同样改良的针体和线体的应用尤为关键。不仅可以有效避免不必要的问题产生，还能提高临床适应效能。

8.无线材针体认知判断标准（针体线材判断标准是剂量标准和客户感受标准）：客户是否舒适？术后瘀青疼痛时间的长短？效果持续时间？就是针对线体和针体的认识标准。很多材料是不适合抗衰老和局部操作的。甚至很多人在使用塑料做线雕，可想而知数月后的效果是什么，不是效果是炸弹，迟早会爆炸。有些人只有即时的几个月效果，有些人根本没有效果，通常是在针体和线体的选择上没有明确的标准。

9.无临床综合应用治疗方案（综合方案是知识面的体现）：综合临床治疗往往效果会更加持久，更加有效，犹如针对皮肤、肌肉、筋膜、脂肪等，不同的组织采用不同的方法方式，这样是更加精准的治疗，效果自然也会更加持久。我们会根据客户的实际情况来选择"肉毒毒素"、"玻尿酸"、"水光注射"或"激光设备"等。目的是为了更好地满足患者的临床效果。

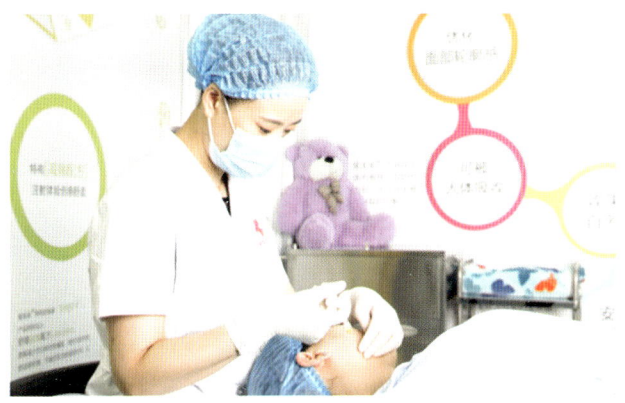

示意图9-1-7

10.无修复矫正知识（矫正主要针对不对称或严重凹陷的群体采取的矫正）：这种治疗方法非常安全有效，操作后即刻可以看到，效果持久客户满意，基本不用考虑恢复周期。我们大家都很清楚，由于个人饮食习惯以及运动表情习惯、工作环境的不同，通常会造就不少的大小脸、高低眉、上下眼、左右嘴角不对称、胸部高低不一，手臂及大腿等不对称。而最佳的治疗防范就是PPDO线雕的修复，非常有效。

在PPDO的抗衰美容应用中，越来越普及，越来越广泛。所接受的治疗客户群体自然也越来越多。由于参差不齐的技术水平和不良材料的应用。总会遇到因为忽略了小的细节而产生的各种问题，无论是对客户还是操作者来说，PPDO埋线术后并发症的治疗都是一门必修的基础课。

第二节　线头外露角化突出

我们在PPDO埋线的操作中，经常会发现由于操作不当或者是疏忽所造成的线头外露的现象。我们简单地归纳为两类：

1.线头外露的炎性反应：局部外漏如痤疮一样长期有炎性反应，且很难自愈。客户偶尔能触摸到线头的刺感，但是如果长期不予处理非常容易引发整条线体位置感染。(A/B)

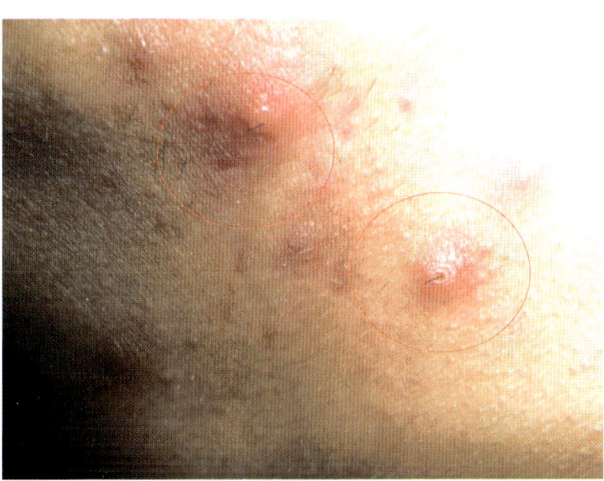

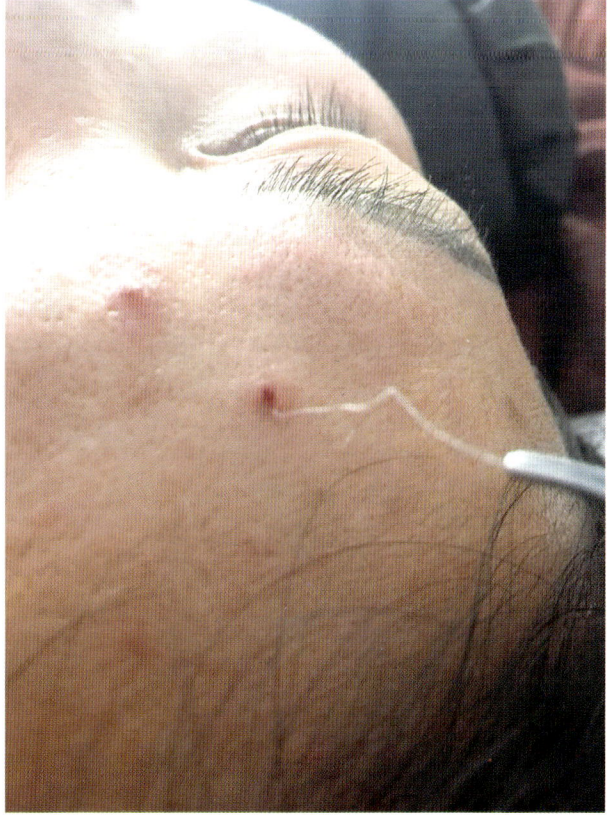

示意图9-2-1

第九章 埋线并发症的治疗

判断方法：直接用碘伏进行局部消毒（取消毒后的镊子），轻轻掀开局部炎性结痂点，然后再使用棉签刮动1～2次。如果发现有刺感，则判断为线头外露。

治疗方案：直接用镊子将线体取出即可。切记，在取出线体的时候客户通常会感觉连带的疼痛，建议先告知客户，直接一次快速取出。取出线体后，用红霉素软膏直接局部涂抹，早晚涂抹，连涂3日，创面自然愈合。

注意事项：当出现局部感染形成的炎性点时，建议快速进行修复治疗，否则时间长了容易顺着线体逐步向深层感染，切勿大意。

2.线头真皮浅层顶出：在表皮会形成类似于小粉刺一样的小疗，感觉像粉刺但是总不会自愈，时间周期非常长，且手感非常不适。

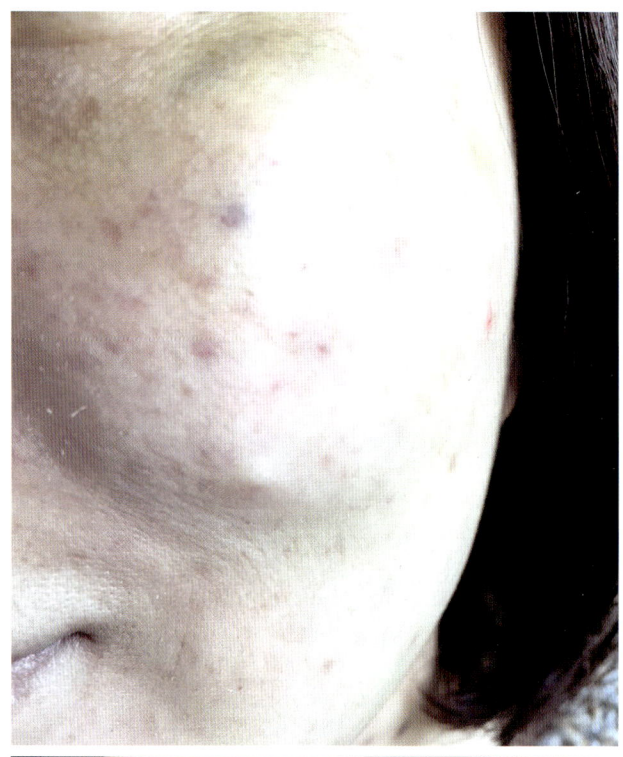

出。这些只针对入线位斜角进针部分线体修剪过长残留在局部真皮的表浅层所形成的表皮角化现象。

治疗方案：首选二氧化碳点阵激光进行局部机械性祛除，必须将局部组织完全深入至真皮层，切勿太浅或者创面太大，只需将线体位置处理取出线体即可。术后涂抹：贝复新（凝胶）或贝复济冻干粉，坚持每天2～3次，7～15天结痂，自然脱落即可恢复。

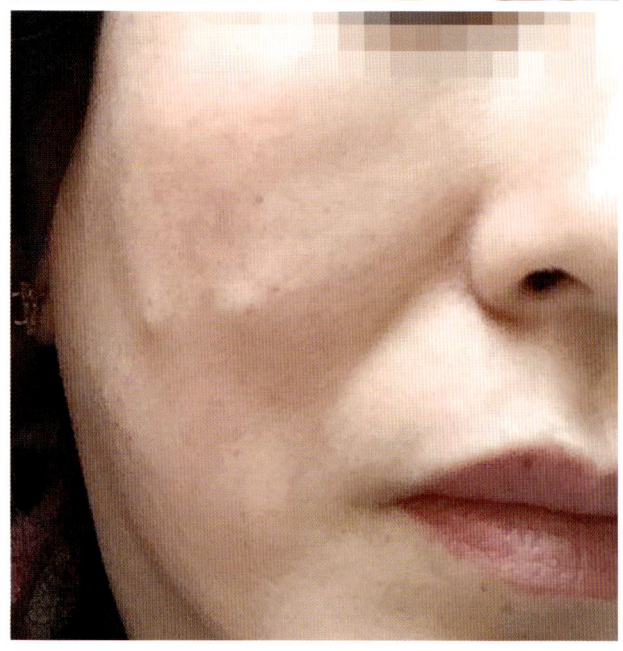

示意图9-2-2

判断方法：用手触摸感觉像闭合粉刺，有点硬或者结痂。视觉可见局部突出或白或像黑头粉刺，但无毛孔局部顶

示意图9-2-3

注意事项：使用贝复新和贝复济时严禁与酒精碘伏混合使用，如果局部消毒注意采用生理盐水清洁创面，再来涂抹贝复新、贝复济，避免药物氧化形成局部致敏。

提眉线顶出修正见示意图9-2-4。

提拉王顶出修正见示意图9-2-5。

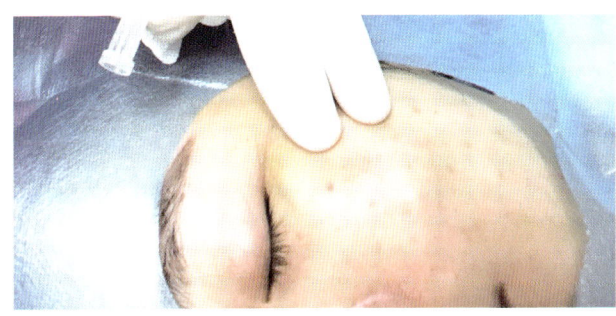
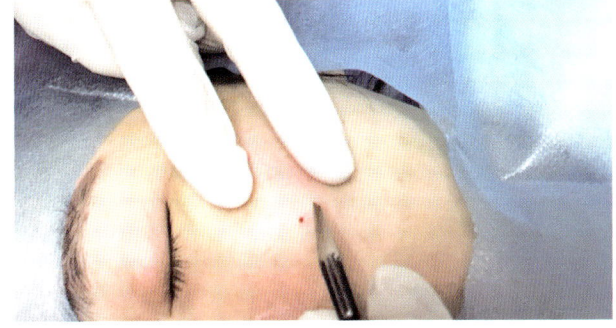
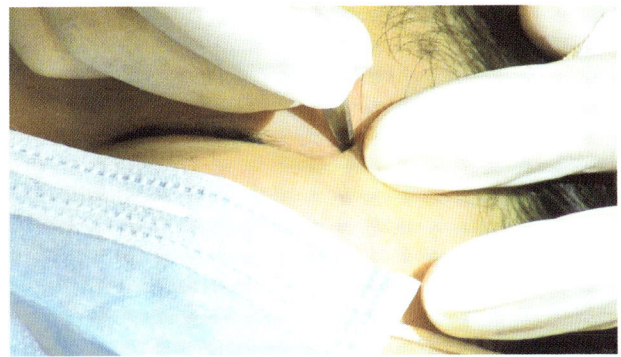
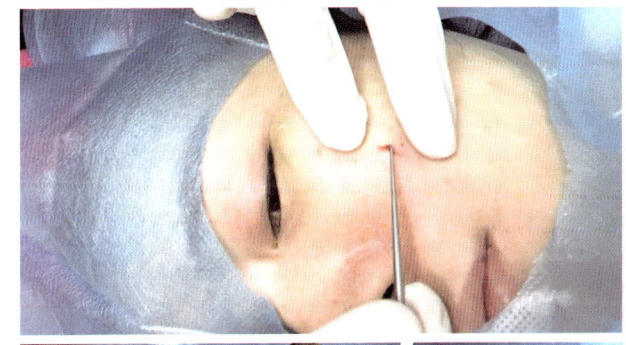
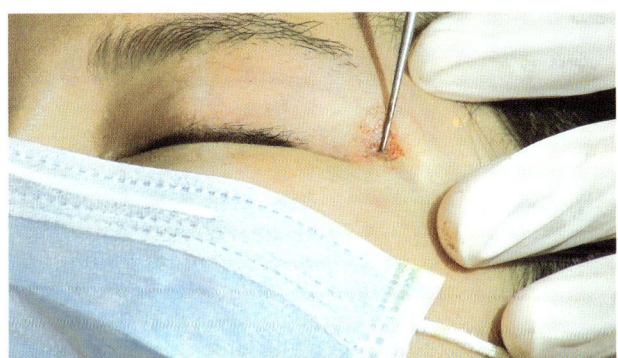
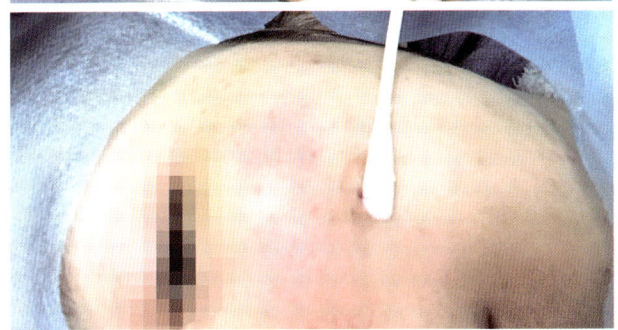
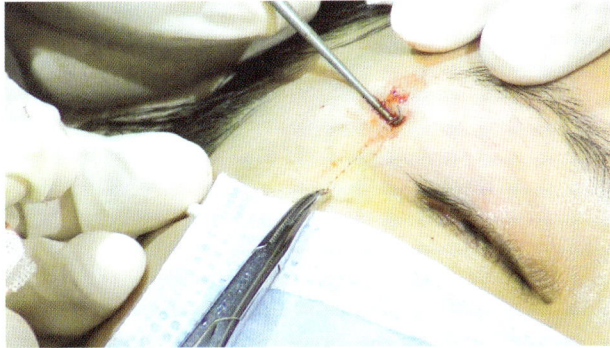
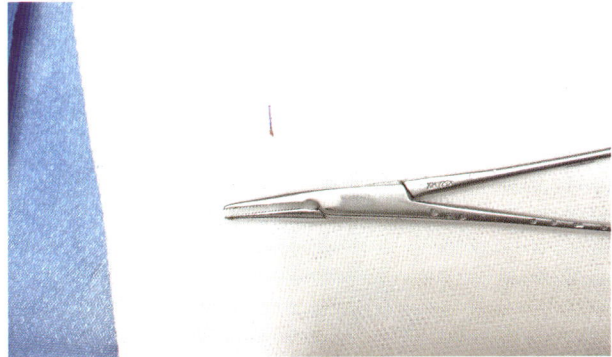
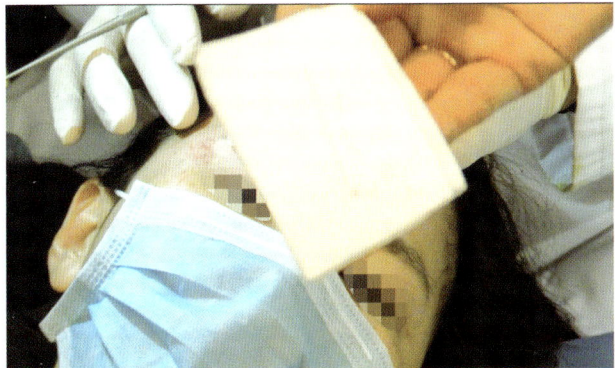

示意图9-2-4

示意图9-2-5

第三节　术后左右不对称

1.术后眼角不对称：形成的原因比较多，通常我们只针对因生活习惯或自然不对称的一种修正。比较简单也相对来说比较快速。针对病理性的不对称我们需要根据实际情况来判断是否适合修正。

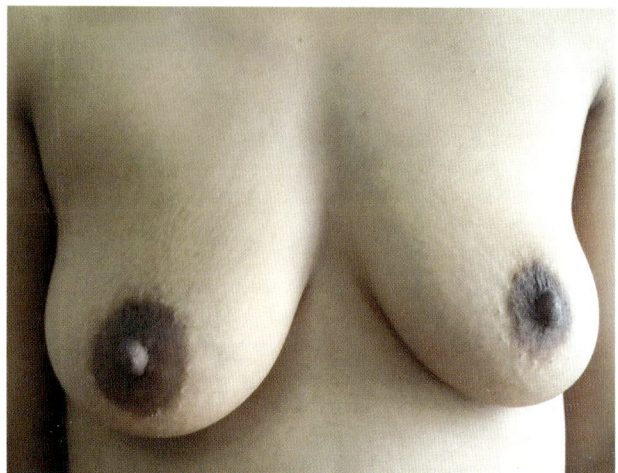

示意图9-3-1

判断方法：正面平齐观察左右眼角是否在同一直线，通常一眼就能判断左右高低的程度。

治疗方案：可以根据客户情况选择双向锯齿线（大V线或小V线），单侧定点提拉或局部提拉3～4根。在平衡对称后再适度矫枉过正一点，确保在剪线抚平肌肤后的对称。

注意事项

（1）术后不可以大力搓揉或者进行大力度的反向压迫皮肤，确保皮肤的状态处于正常悬吊位。

（2）在注射麻醉后会出现肌肉运动失控或局部不对称，切勿矫枉过正。

2.术后脸颊不对称：通常分为脂肪型、肌肉型、松弛型三种类型。这三种类型分别可以采取溶脂（针溶脂或光纤溶脂），肌肉则用肉毒毒素矫正、松弛可采用PPDO线来收紧。我们主要是针对术后脸颊不对称的矫正。通常需要进行精准的判断才能确定具体的治疗方案，不能盲目进行治疗。

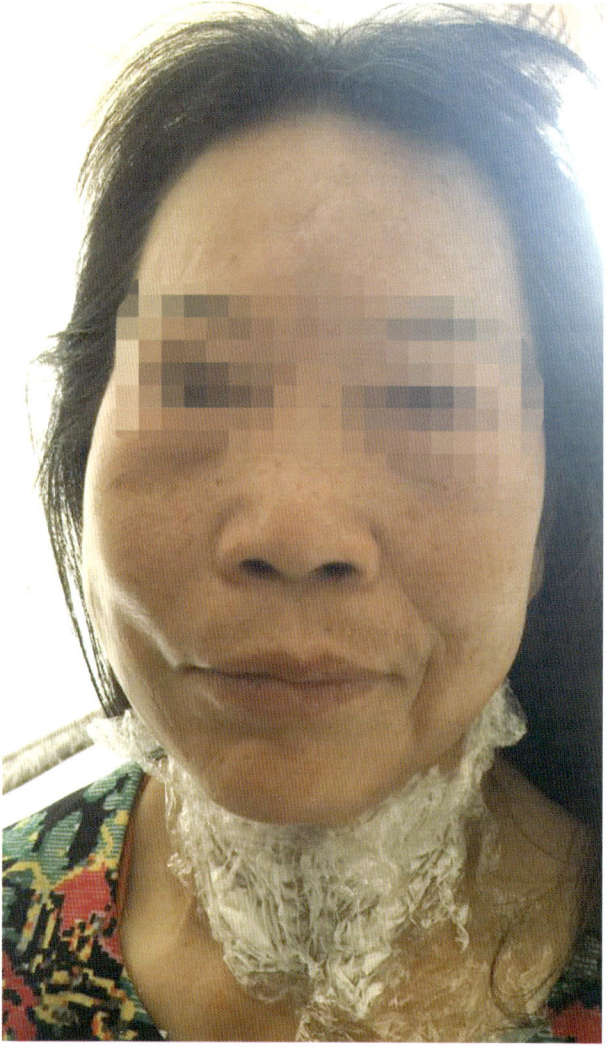

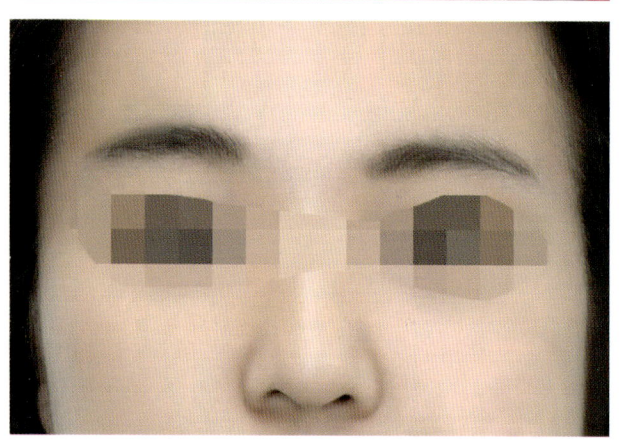

判断方法：用手在局部不对称多余的部位进行提拉、收紧示范，并确定最佳的治疗方案。

治疗方案：提拉王（矫正）针对局部提拉不上去或者松线产生的不对称，建议采用有天然固定位的提拉王进行矫正。

注意事项

（1）考虑术后麻醉后的肌肉运动和肿胀因素，不能矫枉过正。

(2)局部也可以采取小线进行加强型的收紧,确保左右对称。

3.嘴角不对称:这类群体是比较多的,通常是肌肉长期习惯性运动的结果。轻度的不对称我们可以采用PPDO线来进行修饰和矫正,效果非常好。

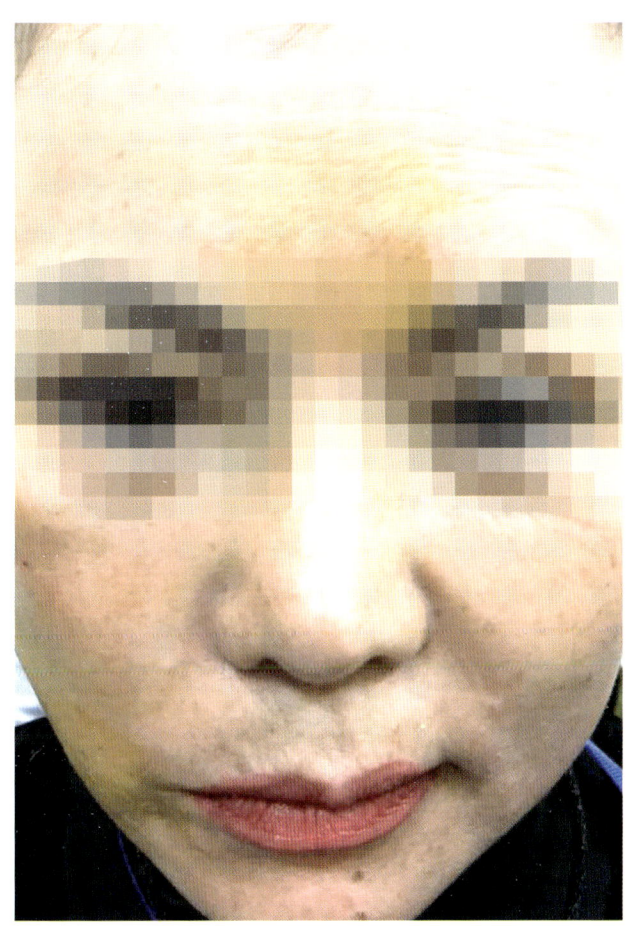

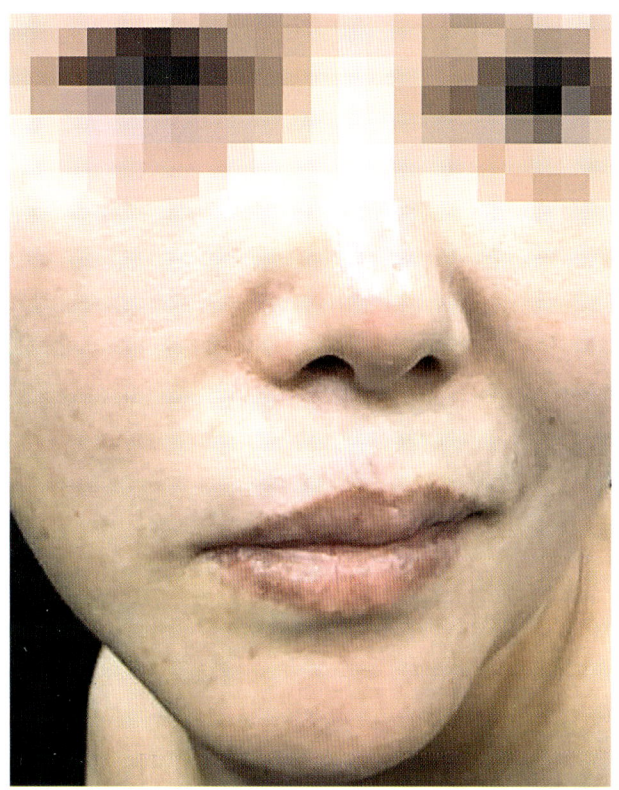

示意图9-3-2

判断方法:无表情时候的不对称状态以及有表情的时候不对称的状态,确定是否属于肌肉运动而形成的不对称。如果是肌肉运动形成的不对称,则需要针对局部肉毒毒素的给药治疗。

治疗方案:小V线或大V线的提拉矫正。

注意事项

(1)注意固定位和定点提拉位。

(2)入线位为提拉矫正点,不宜从其他方位入线提拉。

(3)针对肌肉运动造成的不对称根据部位可以适当给予2~3个单位的肉毒毒素局部给药。

第四节　脸型局部扭曲

脸型在操作PPDO埋线的提拉后产生的局部扭曲比较少见，通常采用大角度的交叉提拉才会形成这样的现象。通常这种表现为单侧交叉提拉位明显脸型不对称或者过度上扬者，整个面部轮廓像变形了一样。

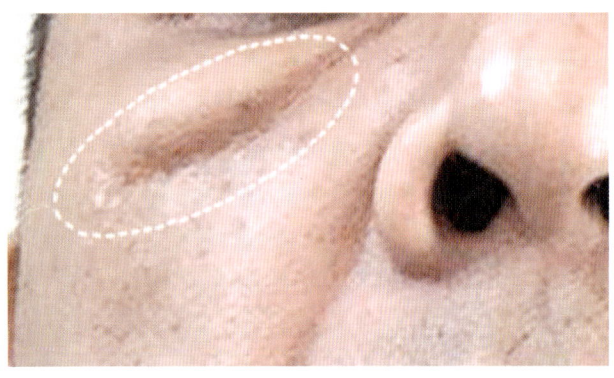

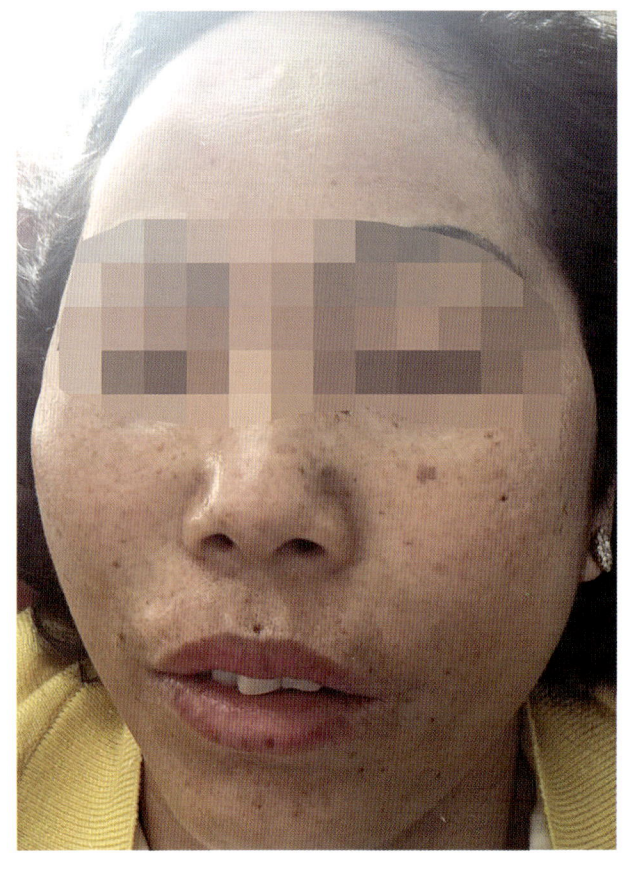

示意图9-4-1

判断方法：提拉的线体使用比较多，或交叉设计角度比较大，且运动表情的时候极度不自然。可以采用强制抚平的方式进行反向提拉。

治疗方案

（1）入针松解方案，必须与线雕操作者沟通了解具体行线位与入线位、止线位，根据大概描述设计入针松解位置，通常线体越多时间越长，松解点也就越多。

（2）强制性片面抚平松解，将肌肤向提拉的反方向提拉，让线体扣齿自然松解。通常可以缓解一部分扭曲。但是针对提拉固定比较强的则需要入针松解。

（3）入针抽离线体：主要是针对局部必须抽离的线体才采取这种方式，但是通常采用小金钩入针松解找到线体后再将线体钩出即可。这种方式不常用，客户接受程度比较少。

注意事项

（1）尽量不要采取手术的方式来进行线体取出或者松解。

（2）设计前后一定要做好拍照和效果对比，方便松解时能快速找到线体（大线）。

（3）如果不太严重，尽量采用手工抚平松解的方式即可。

第五节　操作部位凹凸不平

操作部位局部凹凸不平最主要的原因有两方面：①是由于入针深浅不一所造成的；②是由于局部提拉过度。这两种情况如果是小线不予处理，但是针对比较粗大的锯齿提拉线，则需要半年才能自动平复。我们通常建议即刻采取局部松解，以避免不必要的持久凹凸不平。

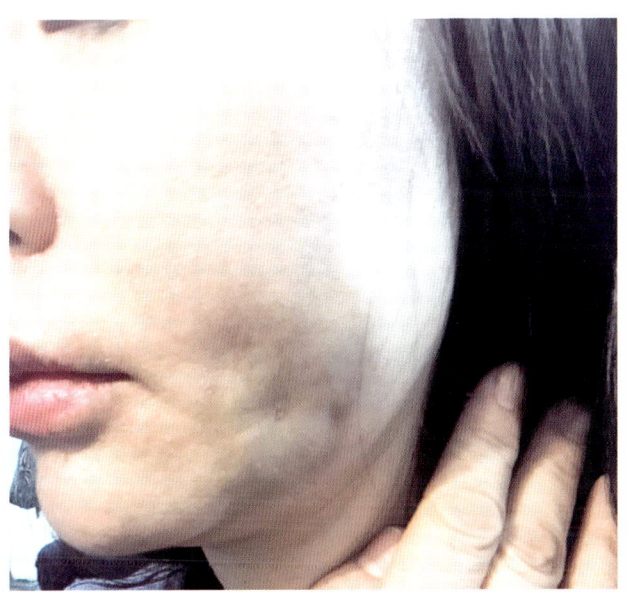

示意图9-5-1

判断方法：将操作前和操作后的局部图片进行对比以及直接的视觉感官查看是否局部有深浅不一的凹陷线纹，如果能清晰可见，则判断为深浅不一的行线位所造成的。

治疗方案：①局部松解手法通常在操作后的72小时内进行松解矫正，通常通过局部皮肤的挤压和拉扯即可恢复（最长时间8～15天内完成）。②大线面积跨度太大、线条过长形成的凹陷坍塌者，反向松解不能解决问题者，则采用入小金钩或松解针进行反向提拉，直到扣齿松解即可完成。

术后凹凸不平修正见示意图9-5-2。

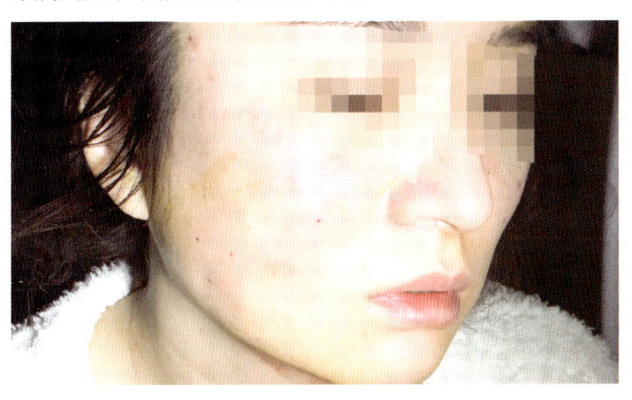

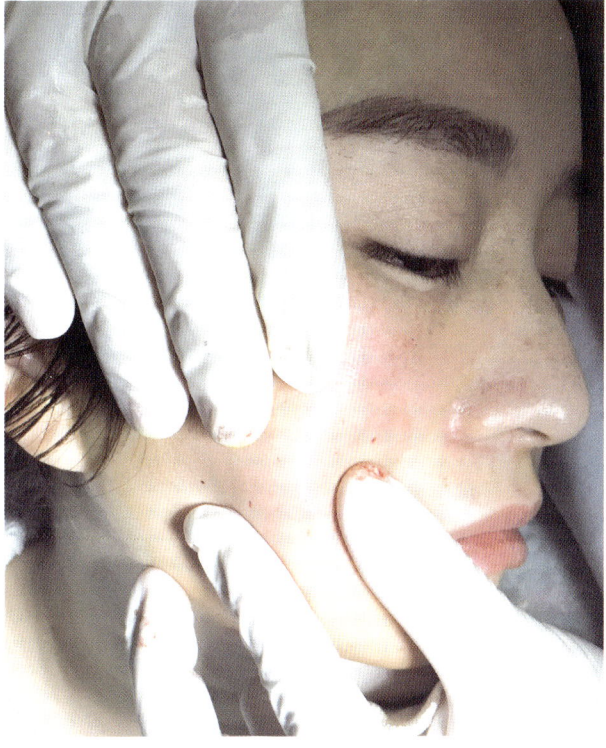

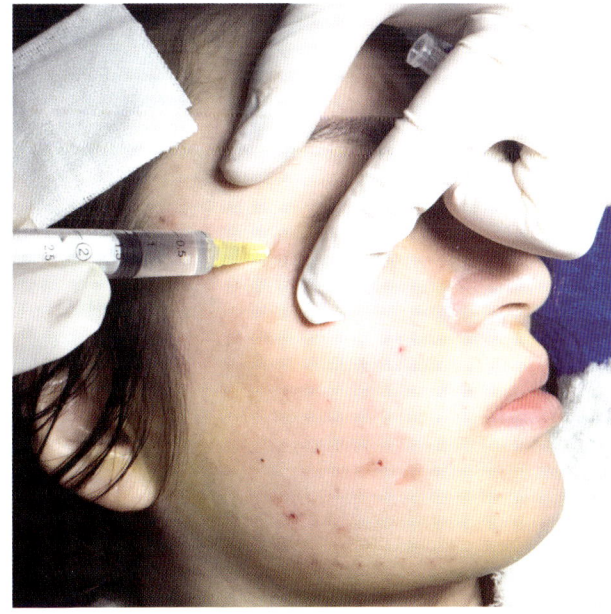

示意图9-5-2

注意事项

（1）根据凹凸不平的入线位与止线位这条直线，成垂直90°角。举例行线位1～1.5厘米破皮入针松解。

（2）手法松解操作必须保护固定位，松解提拉位或凹陷位的齿2～3颗即可，不能太多。

第六节　褶皱坍塌更深

局部褶皱坍塌更深通常是由于越位操作比较多,没有止线位的概念而形成。特别是针对法令纹处以及脸颊处的过度提拉形成的凹陷,这种现象一旦形成通常需要很长时间才能恢复。如果出现这种现象,应该第一时间处理。

判断方法:拉线后直接看到局部凹陷更深或坍塌更加明显者,确定为提拉过度或者越位操作。通常确定为以上两种均可以通过改变皮肤走向时行线位或越发明显,越位操作的局部也会显得更加深。

治疗方案

A.入针松解:根据行线位"T"字形选择需要松解的入针位,采用破皮针破皮后,入长号松解针或小金钩均可,将钝头针体贴皮肤底层进行行针,在达到行线位后,向上提捏皮肤松解针向下压即可松解,在扣齿后即可提拉松解。反复几次即可松解原有提拉过度产生的凹陷。针对胸部则需要入针扣拉住线体,反向提拉直到线体扣齿松解,如示意图9-6-2所示。

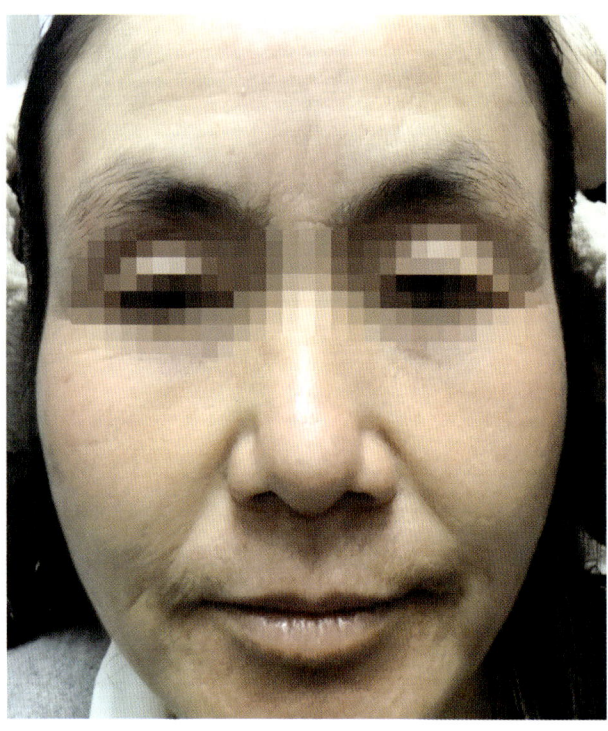

示意图9-6-1

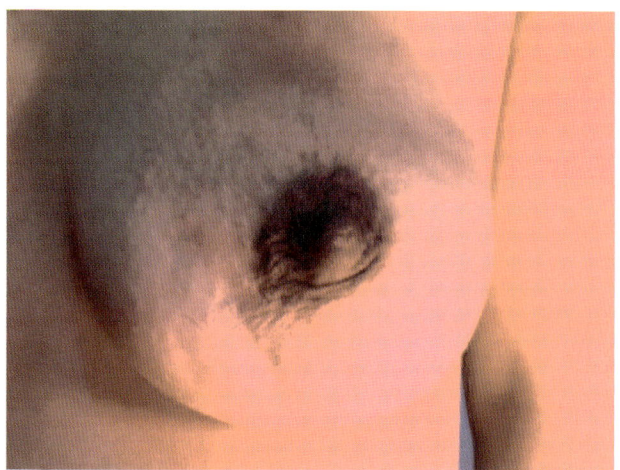

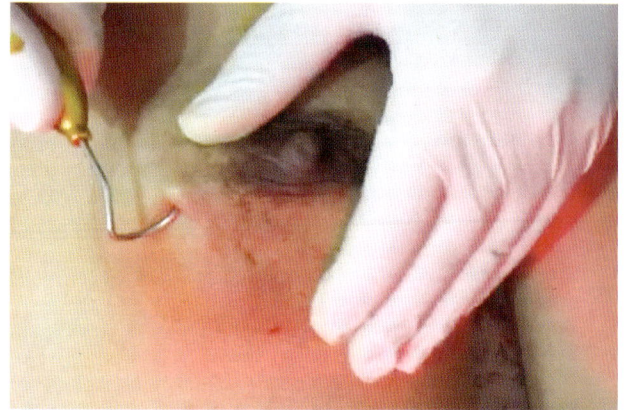

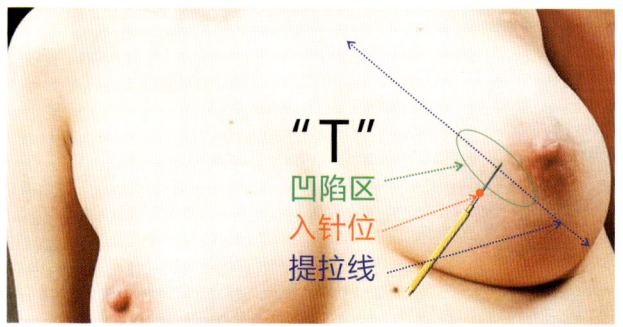

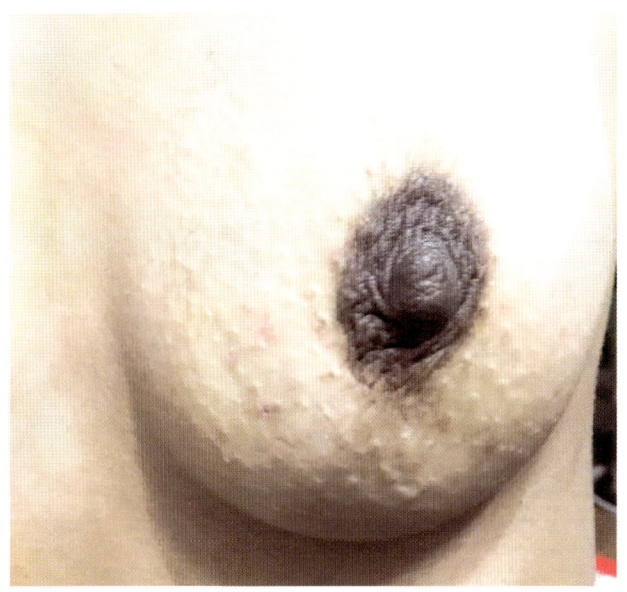

示意图9-6-2

B.局部强制性抚平：只适合刚刚入线行针的大V锯齿线，通常可以采用与提拉齿向相反的方向进行压迫提拉，在确定松齿之后即可恢复。但是这类操作通常容易让所有的大线向上的提拉齿松解1~2颗也有松解比较多而失去提拉效果。适合操作比较长时间的群体。具体操作方式一手按压固定位，一手向下松解。

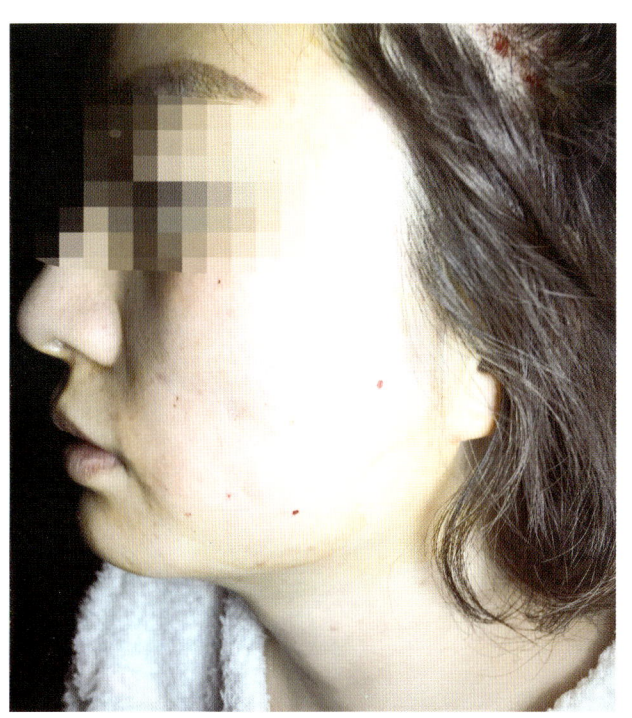

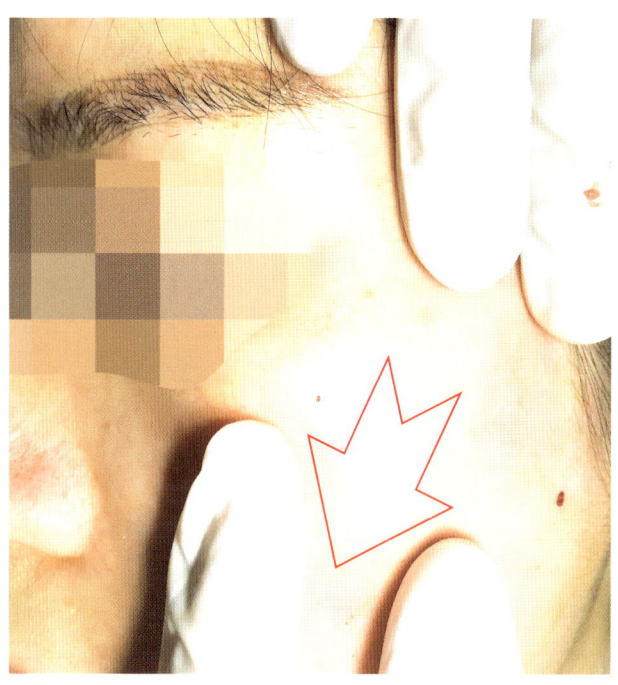

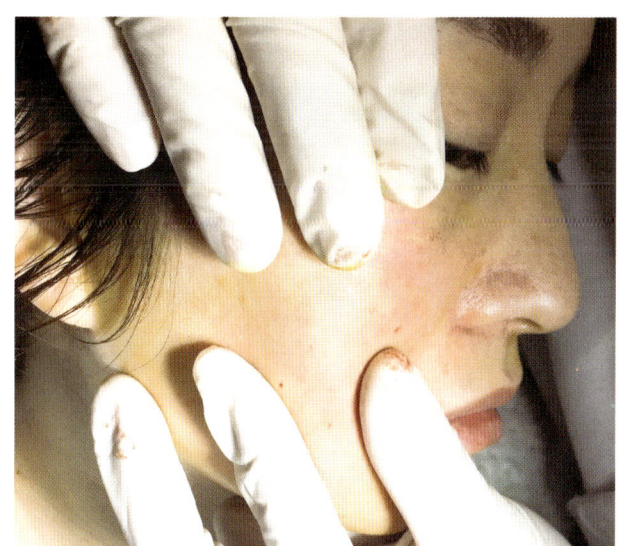

示意图9-6-3

注意事项

（1）不能确诊为行线位所导致的问题不建议采取入针松解的方式进行治疗。

（2）越位操作所形成的凹陷如法令纹可以采取强制性抚平的方式治疗，也可以采取入针松解的方式。

第七节　局部线体感染

局部线体感染通常是因为选择PPDO线体材质不当，或者因操作者消毒工作不当所造成的。这类问题必须及时处理，否则容易造成比较严重的后果。初期发现的时候有点像痤疮，或者有脓点表现。

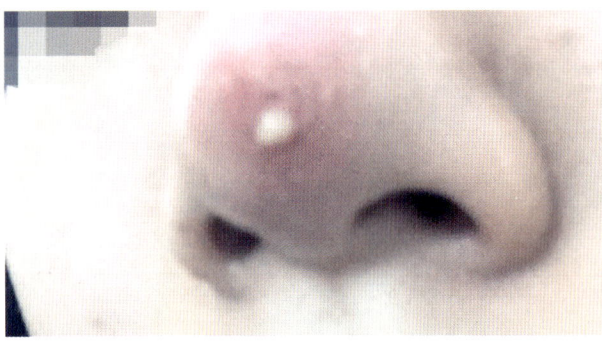

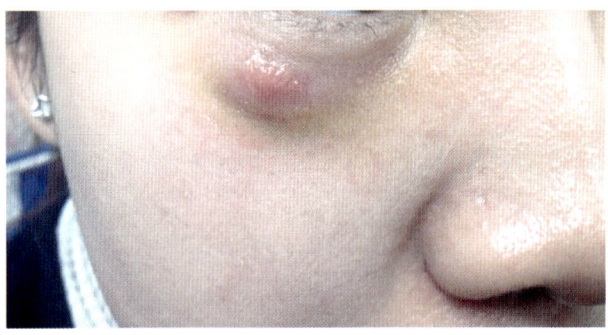

示意图9-7-1

判断方法：其他部位的操作均无问题，通常表现为某条线体局部从裸露部分向内逐步感染，形成感染点或线条状感染。

治疗方案：A.取出线体或线头，局部抗感染治疗；B.严重者口服消炎抗感染类药物3天即可；C.局部有脓点者先清创取线后，采用庆大霉素局部反复冲洗，缝合后再用红霉素软膏加抗生素治疗。

注意事项

（1）修复术后注意观察3天后建议复查1次。

（2）每天坚持消毒和局部涂药。

第八节　隆鼻线体取出

这一类问题是所有PPDO埋线中问题最多的一类，通常是因为设计和操作时没有完全根据客户的情况来进行选择适当的材料，或者是入线位没有选择好。常见的问题通常分为上下顶出，或者局部顶出后的感染。导致顶出的最主要的原因有：没有对隆鼻线提材质进行核对和改良，多数线体针体内和针体外长度不一形成长线顶出。

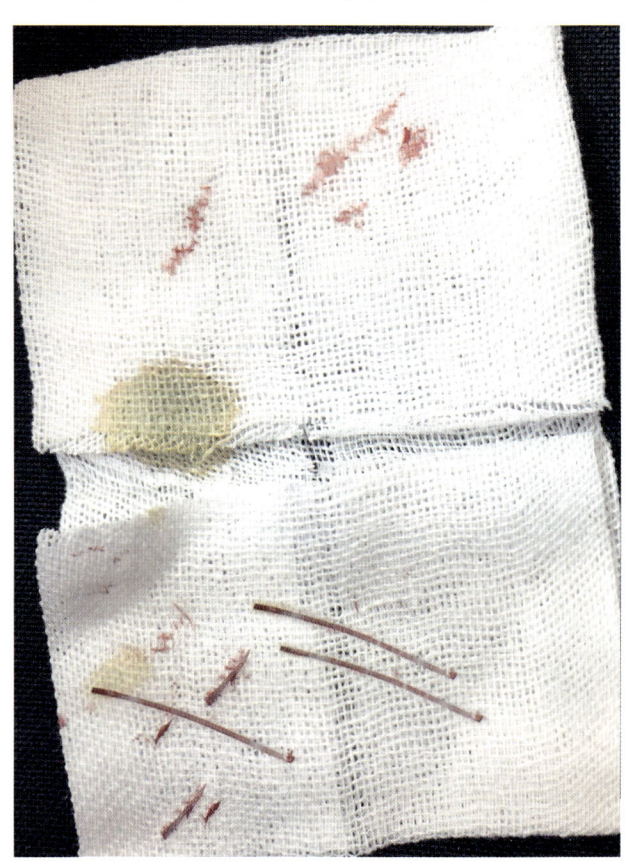

示意图9-8-1

判断方法：直接可以看得到或者触摸得到，但是上唇线体顶出则需要掀开上嘴唇来进行近距离观看，也可以通过客户的感受来判断，通常感觉有异物，或者不适。

治疗方案：A.手术刀局部切口后，采用小单钩针直接钩出线头后，用止血钳夹住取出。也可以采用10毫升注射器破皮后取出，建议采用小刀片小创取出。

B.局部看不到线体确实顶出向鼻腔方位者，则需要紧捏鼻小柱包括内置线体，向嘴唇处提拉并压迫鼻小柱，迫使线体向上唇内侧翻出，即可采用手术刀切口，小单钩钩出线体取出。

注意事项

（1）术后注意生活饮食清淡，禁止进食辛辣刺激性食物。

（2）口腔内微创者建议2～3天注意消毒和口服抗生素。

（3）不建议线体取出后即刻进行线体操作和填补。

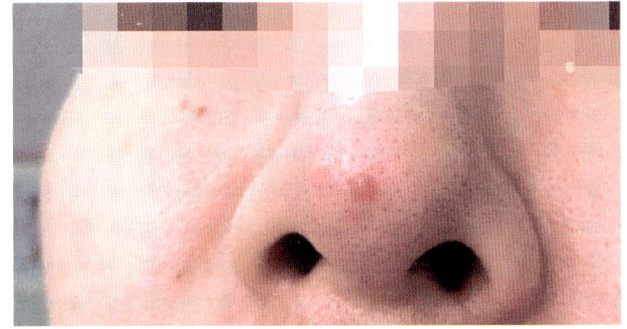

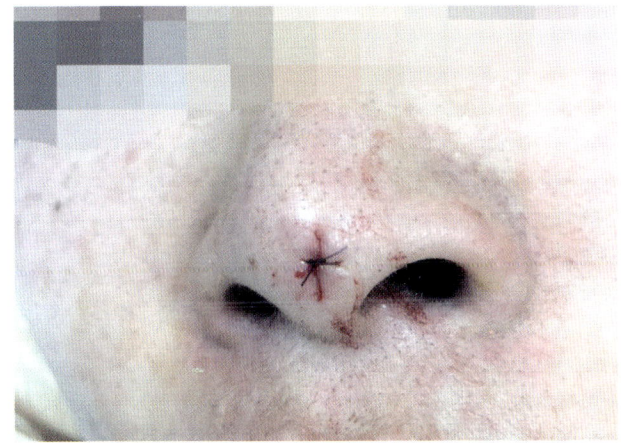

示意图9-8-2

建议：鼻小柱鼻孔处切口用小单钩钩出缝合即可。

鼻小柱线体取出过程见示意图9-8-3。

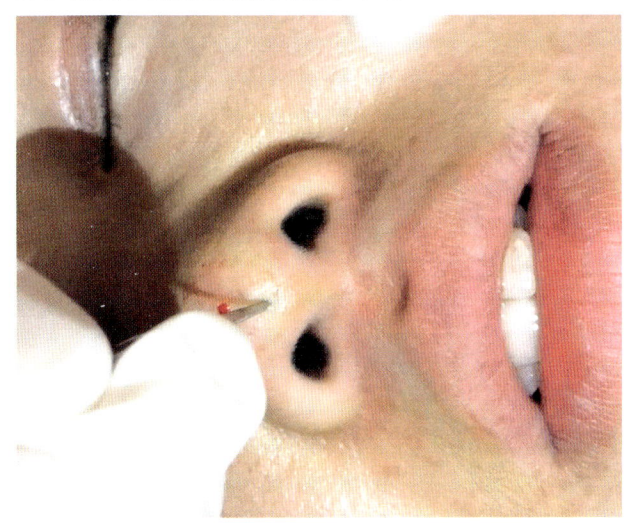

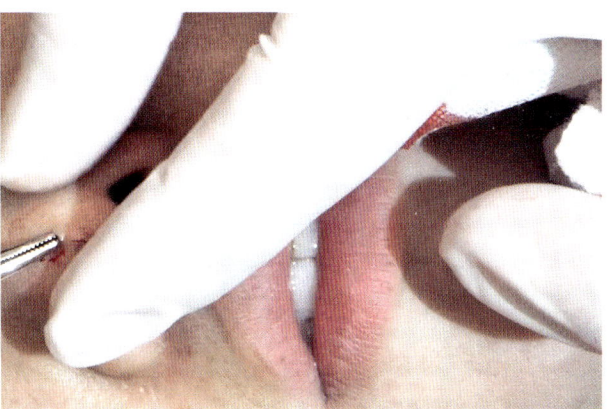

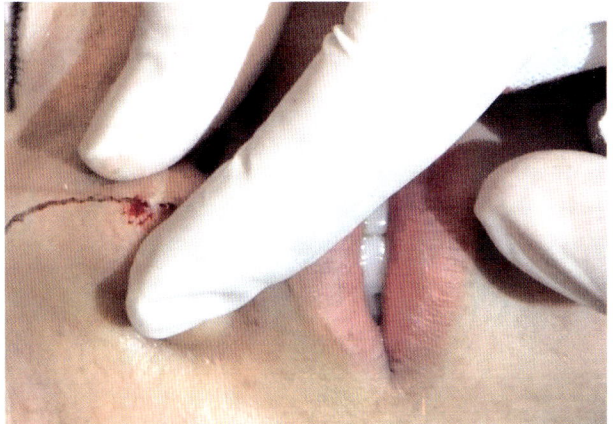

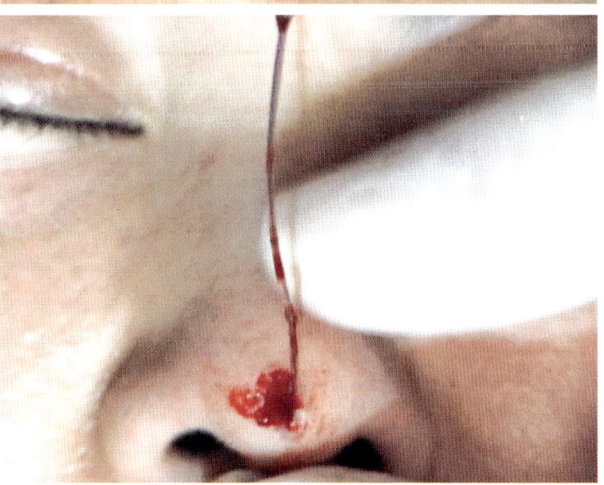

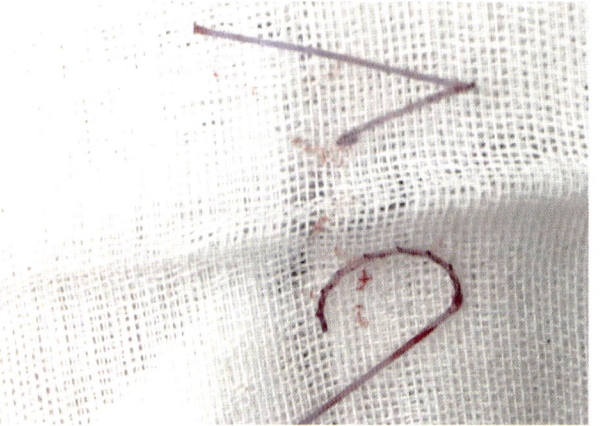

示意图9-8-3

第九节 局部创面感染处理

局部创面感染，通常是消毒不当或者无消毒直接操作者居多。通常表现为入线位的创面出现不同程度的感染点。也有因为客户术后疏忽忘记创面不能沾水清洁或使用化妆品者，均有可能造成创面的感染。这类感染和线体外露完全不一样，不仅没有线头，而且感染创面也比较表浅，有点像痤疮脓结点。

案例

客户术后直接常规护理和化妆，在3天后出现操作部位的局部感染性脓点。幸亏发现及时，否则后果会比较严重。

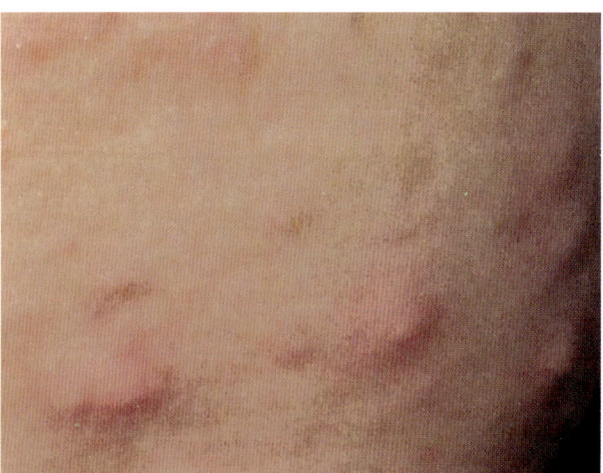

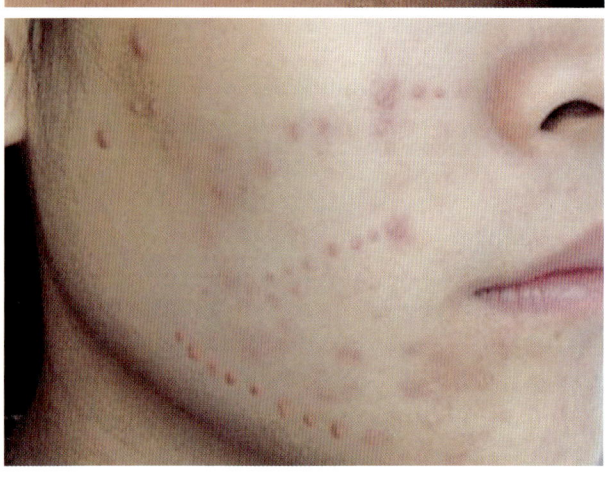

示意图9-9-1

判断方法：询问客户是否没有按照要求进行护理。确定面部脓点是否在入线位，即可判断是否为局部创面感染。

治疗方案

A.消毒清创后，涂抹红霉素软膏持续3～5天，早晚涂抹；B.消毒清创后，每天坚持涂抹红霉素软膏；C.消毒清创后，每天给予15分钟氦氖激光烘烤，持续3～5天即可（温度不宜过高）。

注意事项

（1）禁食辛辣刺激性食物，同时在创面未痊愈之前严禁沾水或护理。

（2）每天按时坚持用药直至痊愈。

第十节 术后长期瘀青与肿胀处理

术后瘀青肿胀是一种正常现象,但是长期的瘀青和肿胀就必须当心,通常这类问题的产生与操作的部位有关。通常手臂、大腿、臀部、腰腹容易出现长时间的瘀青和局部肿胀,时间周期为7~15天,如果出现类似的现象,建议大家按照以上的方式来进行处理。

案例

腹部操作20天后仍然瘀青和局部肿胀。

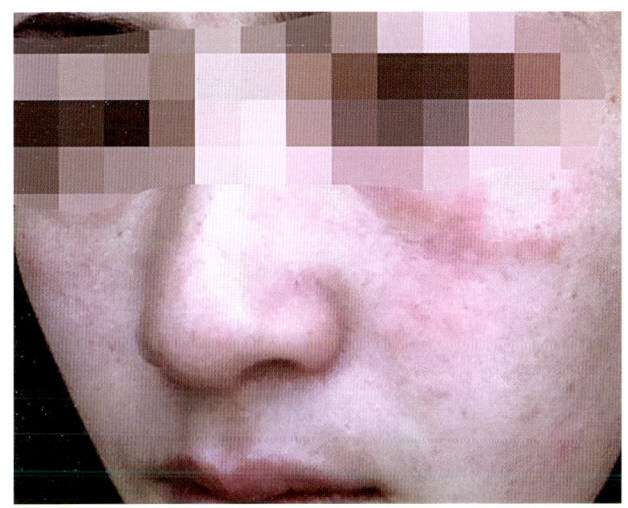

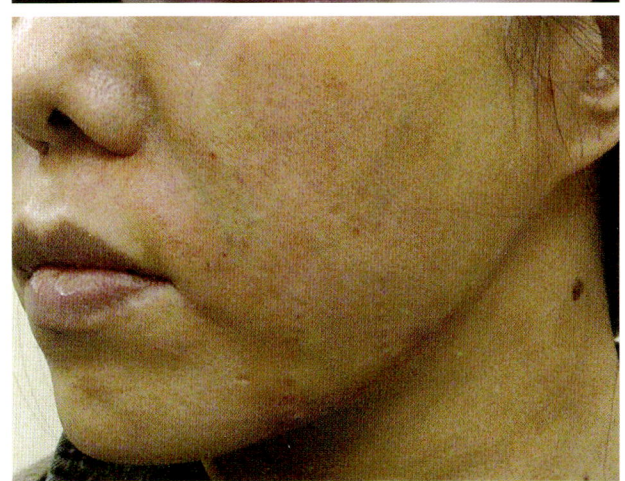

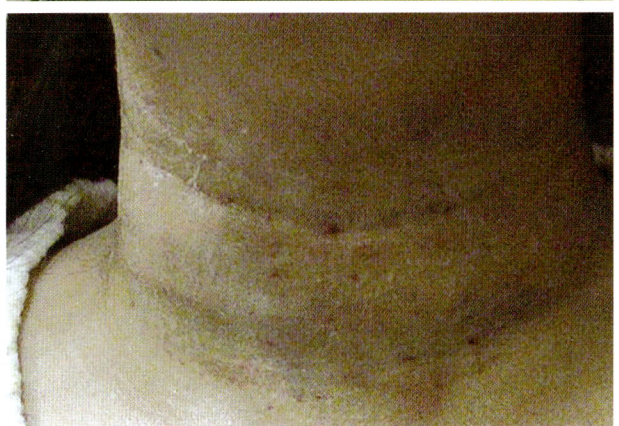

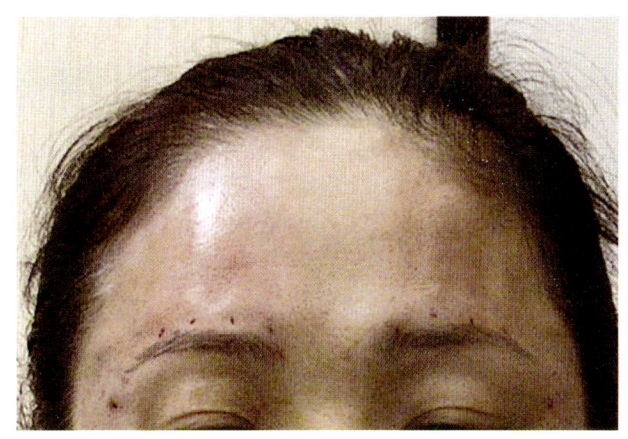

示意图9-10-1

判断方法:操作前的术前照片和实际案例对比,一是瘀青,二是肿胀度。通常在淋巴和血管比较丰富的地方最为常见。

治疗方案

A.云南白药或消脱脂口服持续3~5天,每天坚持10~15分钟局部热敷散瘀即可。

B.5天后纯粹采用红花油按摩的方式,每天坚持20分钟,持续3~5天即可消失,配合热敷更好。

C.瘀青也可使用马应龙痔疮膏涂抹局部。

注意事项

(1)通常这类问题以心理辅导为主,通常无需药物治疗。

(2)针对臀部、手臂、大腿采用线体比较粗比较多的建议术后服用2天止痛片。

第十一节　过敏反应的处理

过敏反应在PPDO线的操作中非常罕见。现实治疗中也因有部分使用了来历不明的产品或因个人体质方面的原因出现的局部过敏反应者。这类群体建议在过敏反应的初期就应该进行及时治疗。而这种概率非常之低，到目前为止我们几乎没见到有关埋线过敏的案例，只是在其他修复的案例中找到了仅有的1例（可能与使用的产品品质有关）。

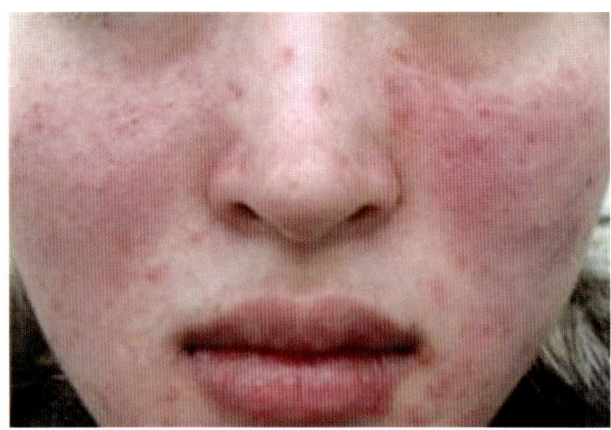

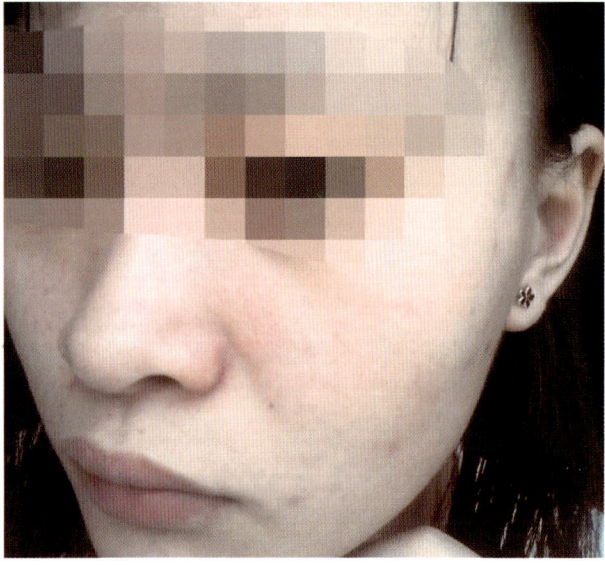

示意图9-11-1

判断方法

A.通常为操作部位轻度红肿热辣，也有少数伴有全脸过敏性症状。特别严重者则肿胀感强烈伴有轻微疼痛感。

B.面部皮肤化妆品过敏要和PPDO线过敏区别开来，一个是表面而前者伴有皮下肿胀感和热辣感。

治疗方案：局部冰敷并进行抗敏抗感染类治疗（不建议采用红外灯或者氦氖激光治疗）。

注意事项

（1）化妆品使用过敏者，建议采取外敷治疗方案为主。

（2）必须禁止辛辣食物和剧烈运动，拒绝汗蒸桑拿等活动。

（3）建议采用物理治疗结合抗敏治疗，效果通常比较好。

第十二节　术后持续或间接性疼痛

这种现象也不多见，通常是由于手术操作不当引起的比较多，比方说在针对神经位置操作时采取比较暴力的方式进行了穿越，或者交叉进行入线后提拉神经所形成，也有针对入针比较深进入肌肉后形成运动牵拉性的疼痛，通常这种疼痛自然恢复的时间周期比较长，特别是针对比较粗的针体和线体。往往需要6个月以上的时间，而这种时间周期通常客户是比较接受不了的。所以我们需要根据客户的实际情况进行修复治疗。

1.肌肉牵拉性疼痛：在局部表情以及肌肉运动牵拉时出现间接性的疼痛，这种现象通常是确定为肌肉牵拉运动所引起的疼痛。无论是面部、颈部、手臂、大腿、臀部以及腰腹等，均为运动时疼痛表现，可采取局部按摩的方式，每天坚持2~3次，每次15分钟并配合运动表情，通常在一星期后自动消失。这种现象也无须担心会对肌肉和神经造成什么影响。肌肉缝合线也采用相同的材质，同样可以快速吸收和降解，所以大可以放心。

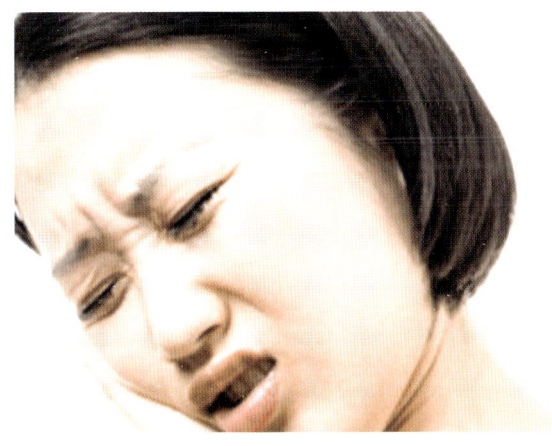

示意图9-12-1

判断方法：让患者针对性地做局部运动、表情的方式来判断。如因运动表情出现的疼痛，则确诊为入针太深进入浅表肌肉层。

治疗方案

A.建议采用局部按摩的方式进行治疗，一边按摩一边运动做表情，通常在15天后消失。

B.入针松解通常在运动刺痛时间超过30天以上的群体（小线无需松解）。

注意事项

（1）按摩配合热敷即可，无须用药。

（2）按摩即可，大V锯齿线不能向下搓揉，避免松线而降低提拉效果。

2.长期持续性疼痛：这种现象通常在神经分支位比较常见。临床表现为一直持续性疼痛无须表情或肌肉运动均隐约或持续性的疼痛。这种现象通常是因为入线伤到了部分神经而造成一种现象，概率很低，但是这种现象同样可以在3周内自行恢复。

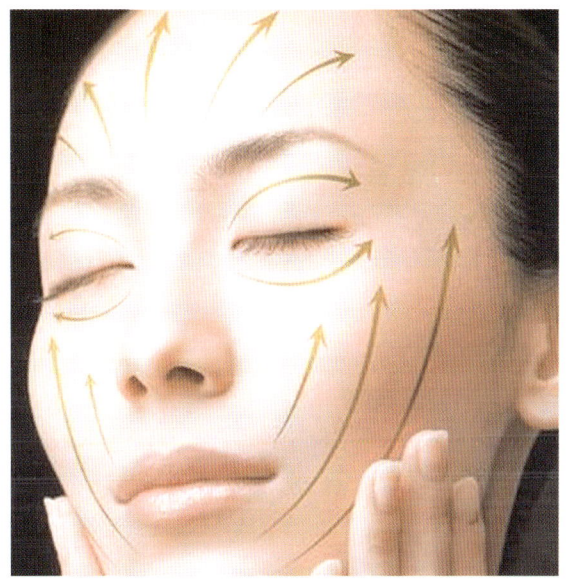

示意图9-12-2

判断方法：轻揉疼痛部位判断是否疼痛，再看看是否处于神经分支点。采用按压以及揉捏方式判断是否疼痛。如果以上操作均有疼痛感，则判断为神经局部或穿插性损伤。

治疗方案

A.针对局部疼痛点给予B型肉毒毒素2~5个单位的肉毒毒素稀释2~3毫升后给药。观察15天即可，基本在15天内症状消失。

B.局部热敷持续20天左右加速线体分解和代谢也能实现想要的效果，只是时间周期比较长。

注意事项

（1）预防为主，设计与行线尽量采取钝针，可以有效避免类似的事情发生。

（2）严格控制治疗时候B型肉毒毒素的剂量。

第十三节　创伤性色素沉着处理

色素沉着是比较少见的一种案例，通常是术后护理不当或操作过程中过度损伤局部组织所形成的一种色素沉着现象。这种现象通常产生的原因有两种：①炎症后的色素沉着；②日光性色素沉着。而这两种色素沉着的治疗方案比较简单。

判断方法：创面处长期点状色素沉着，3～6个月以上仍然比较明显的点状色素囤积，无法通过自行愈合淡化者。

治疗方案：首选1064激光进行治疗，也可使用左旋维生素C配合治疗。

注意事项：通常在PPDO埋线的操作后，术后护理防感染非常关键。既要让其快速收口愈合，又要防止局部感染的问题产生。同时还要建议客户进行长达3天以上禁止沾水防止感染。要求不要曝晒等。

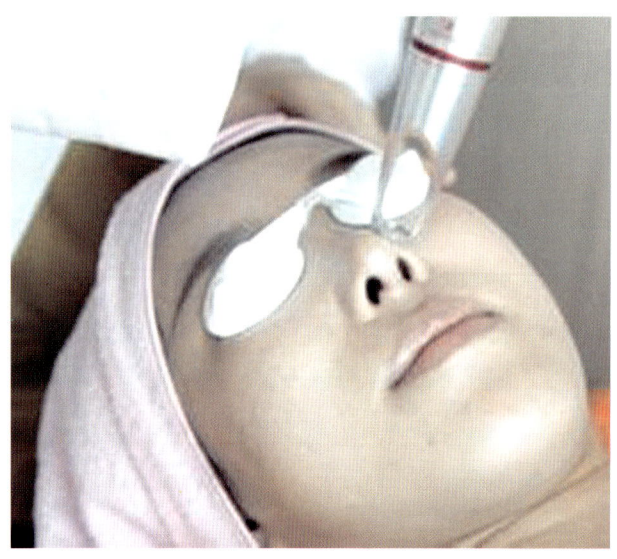

示意图9-13-1

第十章　埋线营销模式应用

第一节　现代医学美容市场分析

一、医美专业化运作对市场的冲击

二、专业线何去何从的艰难抉择

三、日化线逐步规范运营下的转折

第二节　常见埋线客户纠纷案例

一、缺少严格的操作管理程序

二、没有责权划分的标准合约

三、客户整体操作效果不明显

四、服务导致脸型严重不对称

五、术后护理不当遗留的问题

第三节　客户消费心理分析

一、花钱就是为了转身成仙女

二、有事没事都是收钱后的事

三、特殊心理人群

第四节　埋线抗衰老运营模式分析

一、体验式营销模式

二、转介绍成交模式

三、沙龙会答谢会营销模式

第五节　埋线常用咨询表格

埋线抗衰老知情同意书

埋线抗衰老客户档案

埋线抗衰服务合同

埋线抗衰老服务记录表

埋线抗衰老术后注意事项

埋线抗衰老售后服务短信范本

埋线抗衰老操作记录

埋线抗衰老咨询登记表

第六节　PPDO线体材质表格

第十章 埋线营销模式应用

埋线的应用已经有多年的历史，其经营手法各异。从最初的不可吸收线再到可吸收的PPDO线。在这里我们来分享一下有关专业线（美容院）、行业内的一些值得借鉴的埋线营销运作模式。当然这些模式在正规的公立医院绝对用不上，也不会这样地来用。但是在美容行业说到模式还真的只有专业线美容院，它们的确有过人之处，手段层出不穷、应有尽有。而这一章节我们重点来分享一下有关专业线常用在线雕运作模式下，比较有趣的一些运作方式和现象。

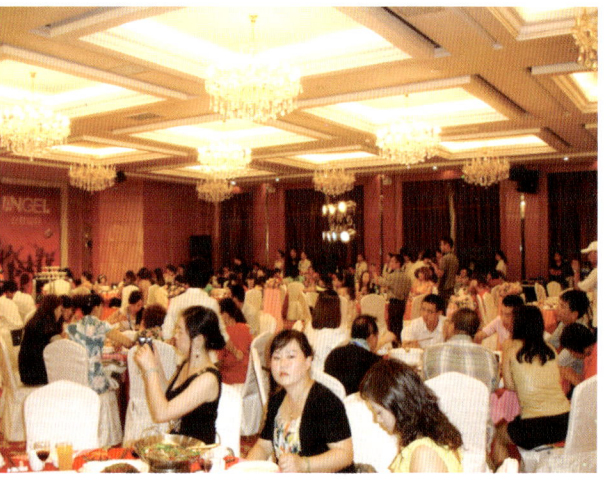

第一节 现代医学美容市场分析

在逐步细分化的市场下，无论是日化线、专业线（美容院线），还是医美线，分类越来越细致，服务越来越标准。然而手机互联网的时代到来，却加速大医美时代的步伐。其最受影响的还是各大中小整形美容诊所以及专业线（美容院线），同样手机互联网时代的到来，也加速了工作室的快速膨胀。仿药、假药、器械的市场流通更为快速，医疗纠纷与医疗事故也呈爆炸式的增长。

一、医美专业化运作对市场的冲击

20年前对于美容的概念多数人都只是停留在对"美容院"的模糊认识，"医美"这个词汇基本上无人问津，了解得少之又少。由于日化线和美容院逐步在市场上盛行，发展的速度不亚于经济发展和增长的速度。基本上可以用一个词来形容"美容专业线"代表了一个阶段性的美容概念。由于利润空间巨大，美容院几乎就像神话一般地风靡全国市场的每个角落。求大于供的市场，让生产厂家以及经销商呈变态的方式增长着。

那个时代的整形美容医院少之又少，是非常稀罕的一个行业。整形医院的执业医师，很多都不是美容外科专业的。通过四处的学习然后开始从事美容外科。

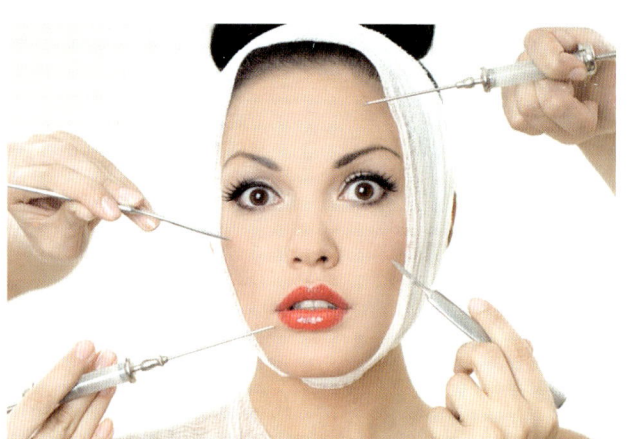

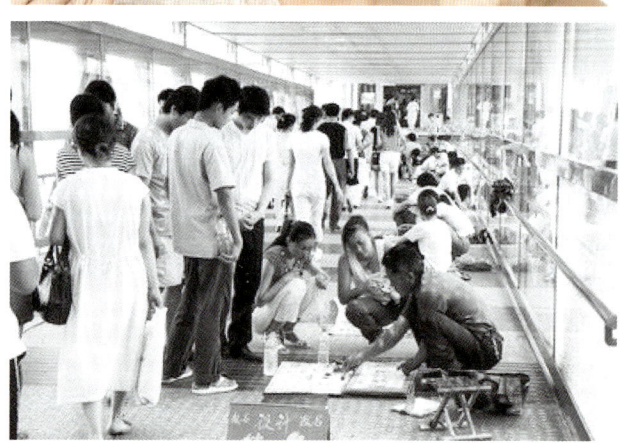

示意图10-1-1

然而20多年过去了，在大时代改变"医美"已经广泛被人们所认知，接受医美改变的人群比比皆是。整形医院也像雨后春笋般地遍布国内的每个大中小城市。漫天的广告塞满了每个城市的角落，白热化的整形市场竞争之下各个大中小的整形医院也开始应用到各种各样的优惠政策来吸引人们的眼球。

从地面的实体广告、空中广播频道再到手机微信平台，几乎呈三维立体的形式全方位覆盖了人们的视线。整形医院已经不再像20多年前的那种景象。整形医院也开始逐步细分市场：眼外科、口腔、整形、微整形的各自的定位和客群也逐步细分，接踵而至的是对专业线美容院的直接冲击。

这20多年来，专业线美容院培养的客户，无论是消费观念还是消费能力都是一种非常不错的资源，而专业线美容院则正是这部分优质资源的孕育温床，同时这些年间美容院为了自身的利益也将"整形美容"的观念渗透得深入骨髓，基本上所有的利益来源都离不开与整形和微整形的关系。几乎每个大中型美容会所都有过同类的经营，只要能赚钱是不是医生都无所谓，只要手艺好都可以来操作。这就是这些年来专业线的行业现状。

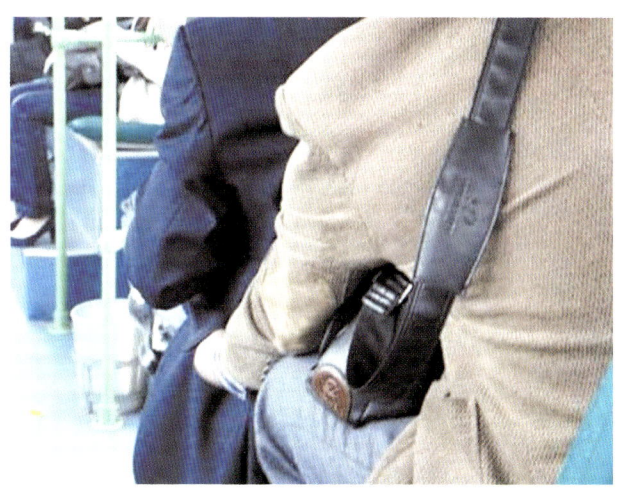

示意图10-1-3

二、专业线何去何从的艰难抉择

在医美市场不断吞噬下，专业线如何定位、如何发展成了专业线美容院的一大难题。奢华的装修、高素质的团队、知名的品牌、高质量的服务培训等，这一切都离不开资金的支撑。然而突如其来的医美冲击，传统的经营根本无法正常支撑整个店的运作成本，而主要的医美项目的利润来源正在快速被专业的整形医院所稀释。所有的经营者也出现了经营的困顿，何去何从成了专业线美容院最艰难的抉择。

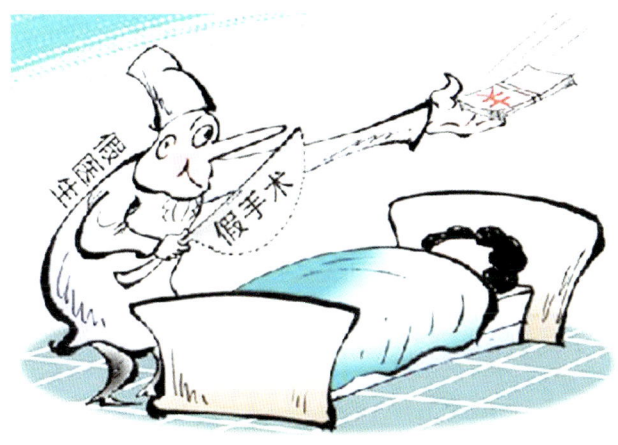

示意图10-1-2

然而在这种资讯爆炸的时代，专业线美容院的市场已经时光不再。所有的客户在手机上就可以随时随地地阅览很多整形医院的咨询和服务项目，甚至收费的明细表都可以清晰可见。电话、短信、微信等所有咨询不再是20年前。在这个时代的转折点上，几乎使所有的专业线美容院都一蹶不振。很多专业线的经营者们纷纷开始转型，小的美容诊所或者投资其他的项目，也有一些苦苦地练习经营管理和服务意识的内功。可以毫不掩饰地说，是医美时代的到来斩断了专业线美容院伸向医美的那双手。

关门的关门、倒闭的倒闭，几乎每年都会洗刷一遍市场。产品的利润越来越薄，人力成本和房租水电成本越来越高，客户服务要求标准也越来越苛刻。针对医美整形的管理也越来越规范，越来越严格。所以很多专业线美容院都还在困顿中无法抉择，下一步的路该怎么走？

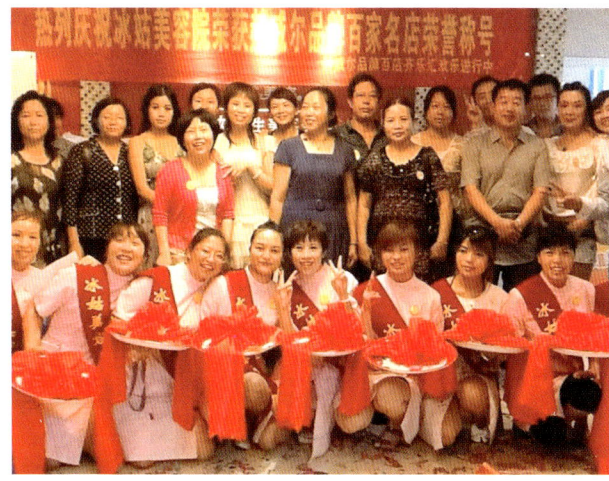

示意图10-1-4

专业化、标准化、规范化：是专业线美容院无法逃避的抉择。无论是中医养生、专业护理、纹美纹绣、美容美发都应该在固有的专业范围内去经营。不断完善服务、不断提升专业技术水平，才是回归本质的王道。而专业线美容院的市场如果有整形美容需求的客户群体，还是可以选择和整形机构来进行合作的方式，来规避风险防范未然。

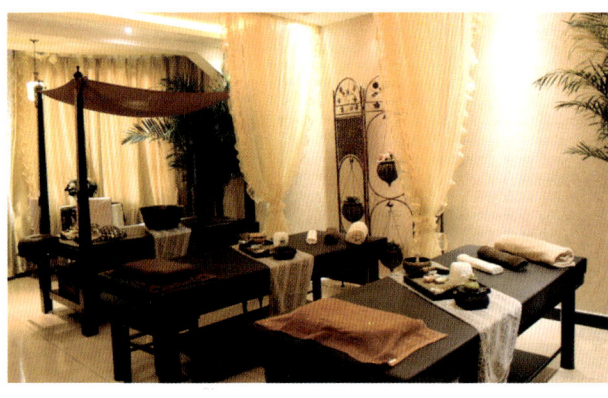

示意图10-1-5

三、日化线逐步规范运营下的转折

很多人都熟悉前店后院的模式，店面式日化店产品的经营，然后将非常有品质的客户再收揽入专业美容会所的一种运作方式。通常这种运作一旦收揽一部分优质客户，经营者们就开始推广微整形或健康养生等各种高奢项目。收费高、集资快，在前20年间，很多前店后院的经营者们都获得了不少的市场份额。反而专业针对日化经营者，无论是商超还是专营店面所获取的利率都是非常可观的，但是由于其高额的成本大大降低了经营的利润。

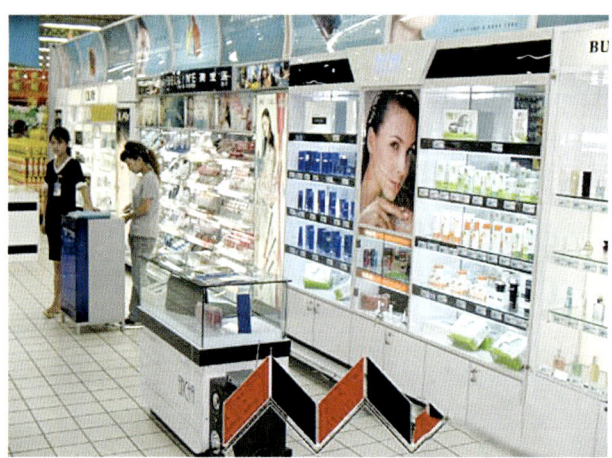

示意图10-1-6

第二节　常见埋线客户纠纷案例

针对在常见的PPDO埋线抗衰服务中，各种争议也是屡见不鲜的。各式各样的问题五花八门，最为明显的是针对专业线美容院的问题。而针对规范运作的整形医院相对来说比较少见。我们大家一起来分享一下，通常分为以下几类：

一、缺少严格的操作管理程序

没有标准规范的运作，没有客户之间的合约，没有提前给客户提示其面部现状，甚至连客户操作前对比的照片都没有。都是凭着客户的直觉感官来进行判断，所以纠纷层出不穷。

客户投诉最多的是面部不对称、效果不明显、脸型或局部更加扭曲、问题加重等。

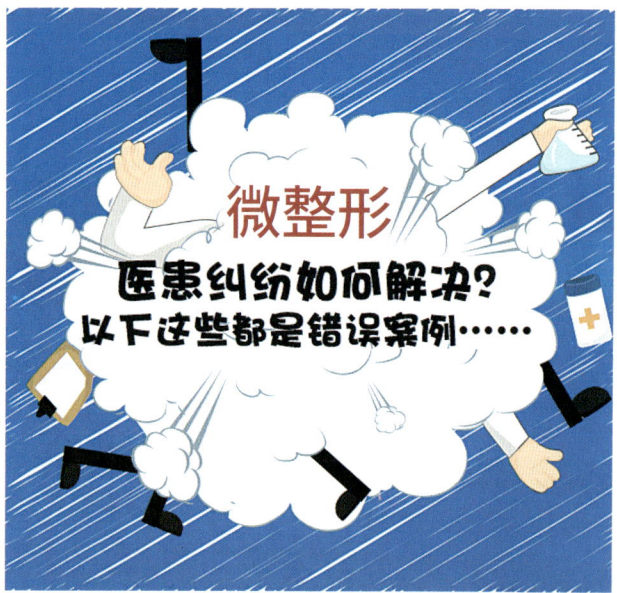

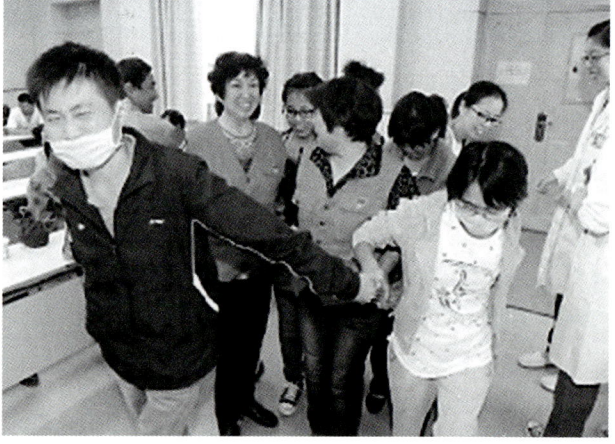

示意图10-2-1

二、没有责权划分的标准合约

合约是为了更好地确保医患之间的利益，确定各自的责权范围以及交代客户术后的注意事项，防范不必要的风险和责任。通常医院所有的契约都是围绕以确认患者的责权签字来保护双方。

然而与不合法的经营场所和不合法的业务范畴签订的合同显然是无效的。而很多患者正是抓住了这一点总会对经营此类项目的人纠缠不休，甚至过度要求等。

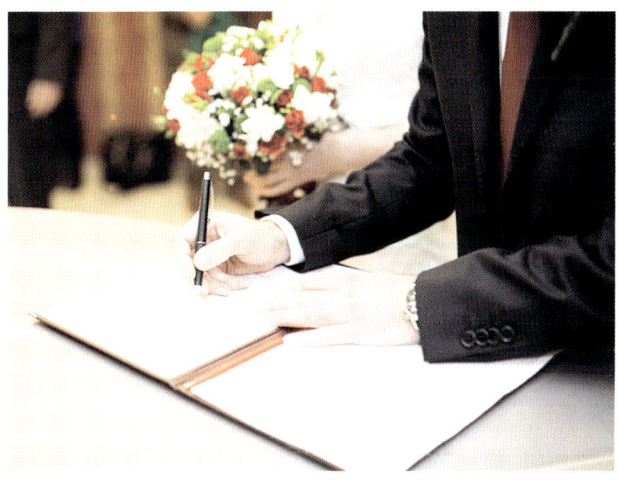

示意图10-2-2

三、客户整体操作效果不明显

在埋线抗衰的治疗中，通常效果是比较明显的。如果效果不明显则说明治疗的方式和手段不够完善。没有效果与很多因素均有着直接的关系，如产品、治疗方案、治疗操作者、术后护理等。

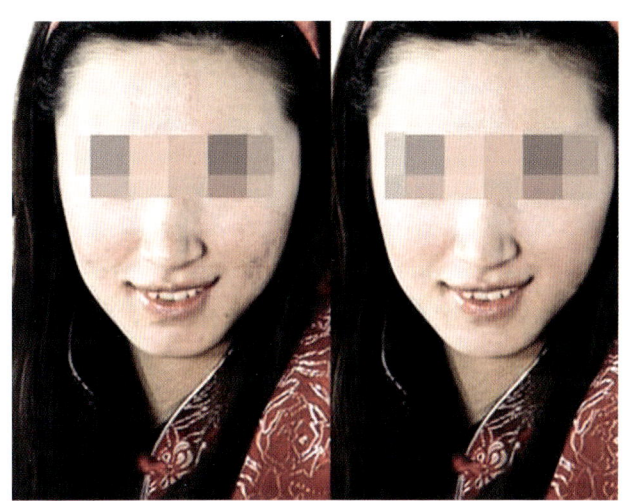

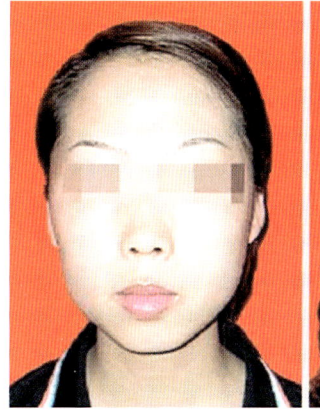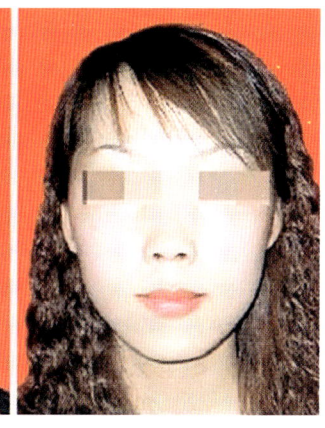

示意图10-2-3

四、服务导致脸型严重不对称

通常这种问题的产生会造成严重的后果，客户花钱来买的是漂亮，一旦手术失败造成的不仅仅是经济上的损失，而是直接给予客户精神上灾难性的打击。在这种问题的处理上不言而喻，非常棘手。主要以客户心理创伤的辅导为主，往往术后的修复以及善后的处理则是最重要的部分。

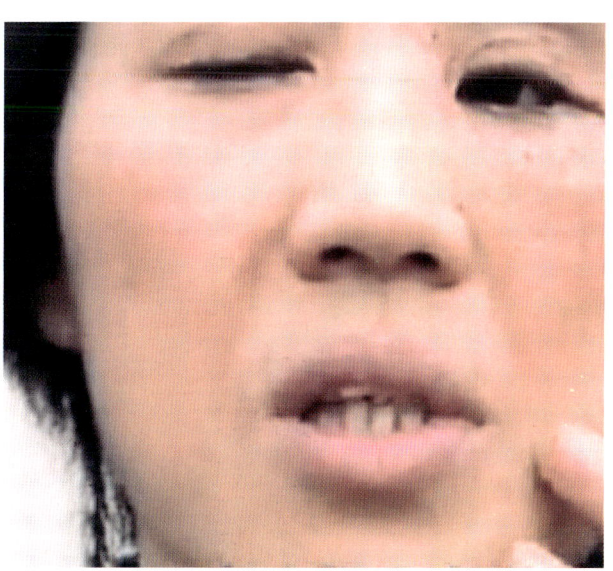

示意图10-2-4

五、术后护理不当遗留的问题

这类现象非常常见，往往与医生没有直接关系。很多都是疏于生活习惯而造成的，比方说化妆、沾水、出汗、护理等，造成术后局部创面没有恢复形成的创面感染。这种治疗非常简单，但是对于求美者来说这也是绝对不可接受的。当然所有的术后的交代必须在术后签订有关的知情同意书。并且严格交代好护理程序,并在客户离开后再次以短信息的形式提示。就是为了防范问题的发生,一旦发生无论对错都是医生的责任(参考第258~265页)。

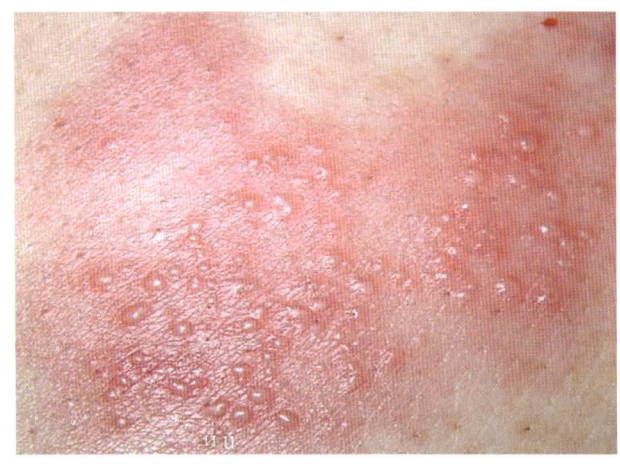

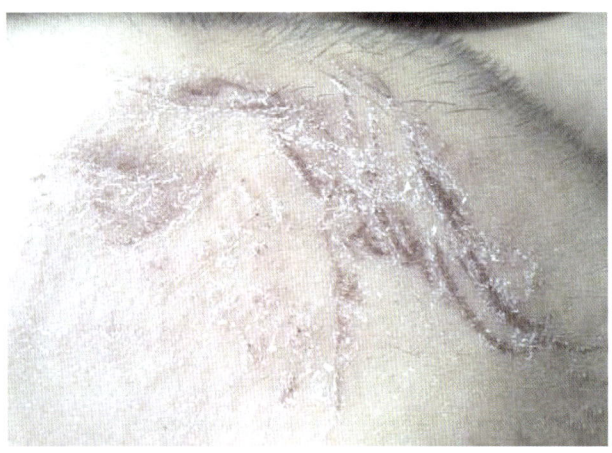

示意图10-2-5

第三节　客户消费心理分析

这是一个非常深奥的话题,也是所有医生都非常困惑的。消费者往往只要花了钱就一定能得到想要的效果,无论自身条件怎样?无论过程怎样?无论使用的材料好坏?客户只有一个目的就是快速变美。

消费就是"上帝"的理念,"上帝"需求什么就必须要得到什么。正是因为这样的心理给很多的医务工作者增加了不少难度。特别有些求美朋友们,挑剔、苛刻、要求近乎完美。如果不及早对这些心理予以分析和防范,那么接下来的工作就非常的麻烦。接下来我们一起来分析一下不同类型的客户心理以及应对的方式。

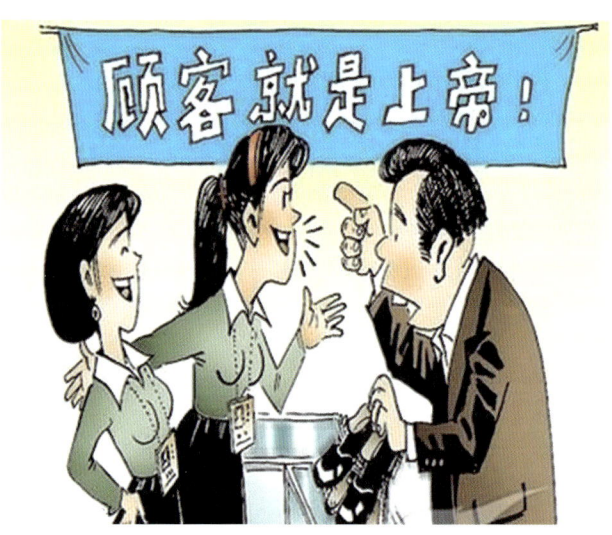

示意图10-3-1

一、花钱就是为了转身成仙女

所有整形美容的广告给予大多数群体视觉冲击是非常震撼的,丑女转身变美女的广告四处皆是,应有尽有。正是因为这些广告给予很多初次求美者的心理造成了不少的潜暗示。"变美"就是那么简单,那么任性!所以针对这类期望值很高的群体,我们必须提前给予观念的纠正。

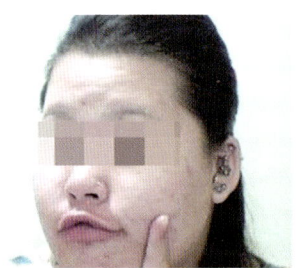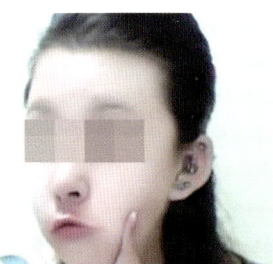

示意图10-3-2

常用对白：某女士，是这样的，我首先要跟你说明一点，我们的所有埋线抗衰，是为了让你现在的状态变得更好一些，更年轻一些。我现在给你示范看一下（用手将局部皮肤提拉后或收紧后的效果让其观察），你看，修正后的感觉完全是不一样的状态，感觉更加漂亮自然。当然我建议你可以通过3～4次不断的修正来实现更加年轻漂亮的状态，如果单纯地1次治疗马上变成仙女或者马上回到30年前，那个是绝对不现实的，同时这种治疗建议6～12个月可以做一次补充或者加强。

二、有事没事都是收钱后的事

这是一种心态，特别是针对比较低端的客户群体。由于对爱美心切又或者是因为自身经济条件不够，所以就非常容易产生这种想法：有事没事只要你收了钱，好与坏都是你的事。一部分由于自身知识文化水平参差不齐，也会有一些特别刁钻和不文明的现象产生，所以在这一类的群体上我们尽量予以防范，签署有关手术知情同意书，避免这类不堪的袭扰。

花费大量的时间去解释，同时还需要花费大量的时间再回答同样一个重复的问题。这类客户群体建议不要接待。无论结果好坏，这类群体绝对会使任何医师一段时间过得不消停。如果遇上这类人，建议先做心理治疗，再来做美容治疗。

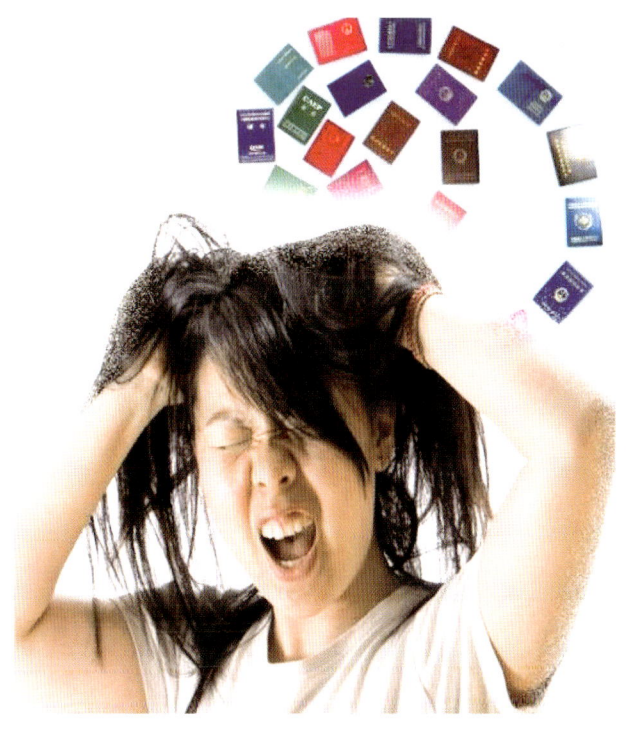

示意图10-3-4

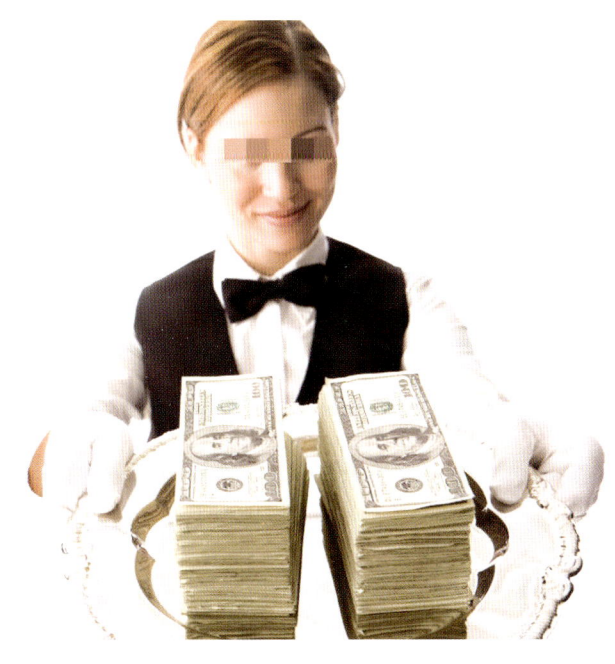

示意图10-3-3

三、特殊心理人群

此类人群指"恕不接待的群体：抑郁症/狂躁症"，这类特殊的群体，严格来说是心理有问题的群体。这类群体我们在服务的过程中会非常的麻烦，所以建议提前进行预防或干脆不接待这类客户群体。简单地说这类群体的表现为：超级纠结、犹豫、问题比一万个为什么还要多。不仅需要

第四节　埋线抗衰老运营模式分析

埋线市场运作已经形成多年，期间经营手法各异。在这里只针对我们在市场上常见而又非常有趣的几种方式进行简单的阐述，仅供大家参考。

一、体验式营销模式

体验式营销由来已久，但是在埋线抗衰老的应用就显得特别有趣，不仅能快速给予客户成交，还能快速进行客户群体周边的移动活广告。不仅可以树立口碑，还能打造专业技术形象。

案例1

活动方案：全城征集完美体验"爱在春城接力赛"，所有客户均可免费体验面部（任意部位）与胸部（半边脸免费），7天后确实有效再按照零售价格的8折优惠操作另外半边脸。无效则一律免费操作。如果想要提前操作，则需要找到接力体验的人。

目的：免费的活广告可以每个人做7天，操作客户越多越好，以左右差异化的营销方式为主，效果反差越大越好。而且成交概率非常高。几乎是不得不成交，而且不得不介绍客户来进行接力，否则一直长时间的不对称。

项目选择：鱼尾纹、法令纹、木偶纹、眶下纹、抬头纹、胸部提拉，任选其一。

活动时间：XXXX年XX月XX日至XXXX年XX月XX日截止，预报名接力从速。

活动说明：氛围渲染下培训每个美容师，让其推广此项目，每成交1名给予100～500元的现金奖励，个人达到10名以上者则给予600～800元/人的奖励。项目定价：6980～9800元/个项目。

小编评语：在这种模式运作培训下，先从内部员工开始启动接力，再由员工驱动客户。一是自己要操作，二是在利益的驱动下。所有人都会疯狂地进行销售和推广，而客户也是不得已地进行广告和推广，形成一个连锁型的反应。这种操作通常只适合于美容院的经营，而整形医院和正规的公立医院是绝对不会采取这样的方式来进行销售和操作的。成交速度相当快，金额也相当大。有些规模比较大的美容院单场成交在短暂的7天内可以突破上百万甚至更多，这个就是医美模式下的魔力。很多美容院不愿意放弃医美市场的主要原因就是在利益的驱动下，想停停不下来，想弃弃不下去。

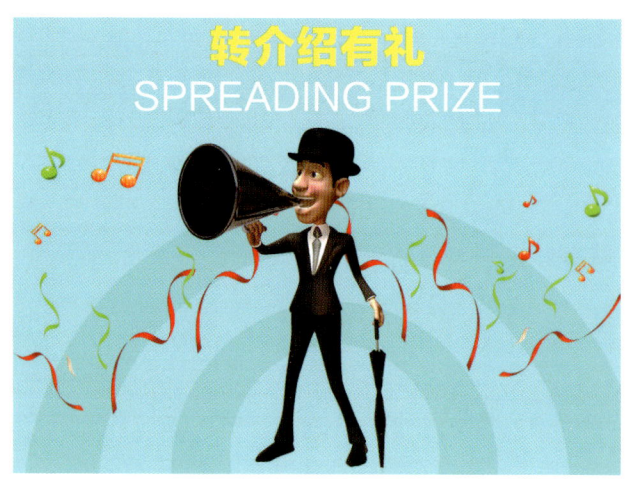

示意图10-4-1

二、转介绍成交模式

转介绍是一种最有效而且成交概率最高的营销手段，通过对现有操作服务客户贪便宜的心理，以特殊优惠的方式让其疯狂地转介绍客户来进行成交的一种模式。这种模式通常是专业线中最常用的一种方式，非常简单，确实有效，且成交概率在85%以上。

案例2

活动方案

A.成功转介绍无论成交与否5个客户者即可免费获得1个小项目的免费操作，如果成功成交了5个客户，则长期享受VIP尊享特价6折优惠（所有项目）且免费赠送2个小项目的操作（抗衰或除皱以及美白嫩肤等医学美容仪器项目的操作。价值：9800元，项目任选）。

B.任选项目：抗衰任选项目有川字纹、鱼尾纹、抬头纹、法令纹、木偶纹，激光项目有光子嫩肤、痤疮治疗、雀斑治疗、黄褐斑治疗、扁平疣治疗、汗管瘤等治疗，治疗项目一律免费，产品和药品则根据自身需要购买。

C.活动时间：XXXX年XX月XX日至XXXX年XX月XX日截止，逾期无效。每日前10名免费赠送1支水光注射专用玻尿酸。

D.活动说明：所有特惠政策不能重复享用，其他损耗品则需要根据自身需要进行选购。

结果活动期间无论多早或多晚都有人在排队。

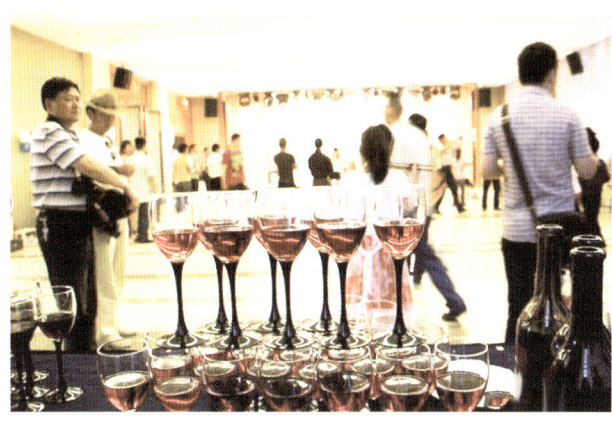

示意图10-4-3

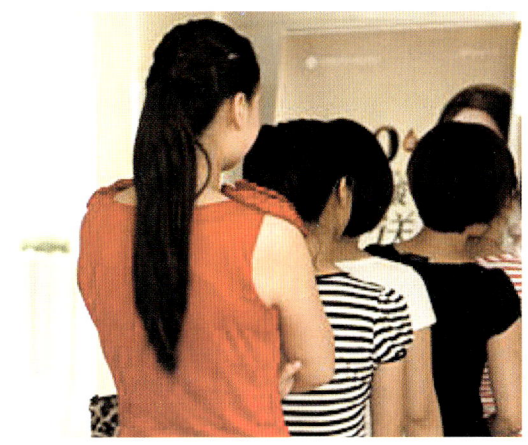

示意图10-4-2

三、沙龙会答谢会营销模式

沙龙几乎是所有整形美容中最常见的一种答谢(或)成交方式。这种方式的应用是以专业线美容做得最多，几乎每隔几个月或每年都会举办的一种活动。根据规模的不同，沙龙活动的人数和级别也自然不同。而这种活动我们通常会看到各种各样的表演，以及各种不同专业的专家来进行观念的洗礼。在客户浑然不觉中就进入了成交。比方说"众筹"、"红酒晚会"、"同城联盟会"等模式。

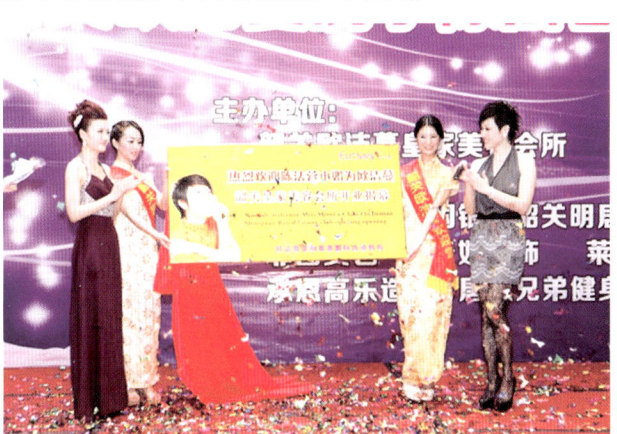

第五节 埋线常用咨询表格

埋线抗衰老知情同意书

_____整形会所

姓 名		性 别		出生日期	
手 机		微信号		QQ号	
职 业		详细住址			
治疗部位		治疗部位情况介绍：			
采用方案		联合治疗方案：			

一、埋线抗衰老治疗过程

1) 治疗过程中会根据情况采用不同的麻醉方式；

2) 部分群体治疗前会修剪部分毛发以方便操作；

3) 本项目治疗采用埋入线方式进行操作；

4) 治疗后局部会有瘀青或者轻度肿胀为正常现象；

5) 治疗时局部会或伴有轻微疼痛和渗血；

6) 少数人群在操作后有持续几天轻度疼痛。

二、埋线抗衰老禁忌人群

1) 严重心、肾、免疫、呼吸道疾病以及血液类疾病类患者；

2) 严重糖尿病和高血压、癫痫病等；

3) 孕妇以及生理周期的女性通常不建议操作；

4) 皮肤存在感染类疱疹以及 HPV 等传染性皮肤病患者；

5) 对利多卡因或麻醉过敏的群体。

三、受术者术前情况了解

1) 术前是否空腹：是□ 否□； 平时生活中是否有低血糖现象：是□ 否□；

2) 术前一周内是否使用过某种药物有：_____

3) 操作部位是否做过其他美容整形项目：具体情况是

A. 玻尿酸；B. 肉毒毒素；C. 童颜针；D. 生长肽；E. 其他不明物质注射或填充；F. 假体；

G. 手术类；H. 其他类：_____，品牌名称_____

我已详细阅读以上信息内容，并确保以上内容的真实性，且对提供的信息负责。本人也了解有关埋线抗衰老有关的手术风险，本人同意并确认操作。

知情同意人：_____ 日期：_____

埋线抗衰老客户档案

档案编码：_____ 记录员：_____

一、客户基本信息

姓 名		性 别		出生/年/月/日	
籍 贯		手机号		微信号	
职 业		座机号		QQ号	
住 址				车牌号码	

二、健康状况记录

1. 问题性皮肤诊断记录

免疫类	□过敏；□痤疮；□粉刺；□黄褐斑；□雀斑；□干燥；□松弛；□色素沉着；□瘢痕类；□其他	
治疗类	A. 光学类设备：	C. 手术治疗类：
	B. 注射填充类：	D. 埋线抗衰老：
护理类	□日化保养类产品；□功效性治疗类产品；□进口高保养类产品；□从来不使用护理类产品。	

2. 健康状况记录

血液类	疾病有：□血脂类；□血压类；□血糖类；□尿酸类；□凝血类；□感染类；特殊情况：
疾病类	正患疾病：□心肾疾病；□糖尿病；□肌肉皮肤松弛症类疾病；情况说明：
手术史	□心脑血管手术史；□整形类手术史；□微整形类手术史；□其他手术史说明：

3. 药物使用记录

过敏史	曾经或药物过敏主要有：	
用药史	正在使用的药物有哪些：	前一周内使用的药物有：

三、术前照片存档

正上：	正面拍摄	左边45°		右边45°	
正下：	表情与非表情	左边90°		右边90°	

照片编码查阅

照片编码查阅

埋线抗衰老服务合同

合同编码：_____

甲方：_____（受术方）

身份证号：_____

乙方：_____（医院方）

地址：_____

本协定参照《中华人民共和国合同法》经双方协商确认，特达成以下合同条款并共同遵守：

甲方自愿接受乙方埋线抗衰老治疗服务，并严格遵照乙方术前、术中、术后护理要求，确保实现治疗最佳化。

1. 甲方在疗程期内的治疗或修复，乙方免费提供服务，不再额外收取项目操作费用。但甲方修复类的产品，则需要根据个人购买支付产品费用。

2. 甲方已经阅读《埋线抗衰老知情同意书》以及《埋线抗衰老术后注意事项》，并确认严格按照标准要求进行术后护理。

3. 如因甲方个人原因未能完成治疗或不想操作者，甲方不予退还任何治疗费用以及药品的费用。

4. 乙方确保甲方在接受埋线抗衰老治疗的安全性与显效性，如乙方治疗后无效者，乙方须按照甲方支付项目疗程款全额退还甲方（不包含产品药品费用）。

5. 乙方会在术后对甲方持续进行跟进监督服务，甲方同意乙方以短信息、微信、电话等各种方式进行回访跟进，确保甲方做好术后修复。

6. 如因乙方原因不能履行治疗责任和义务时，乙方须退还甲方所有的项目治疗费用。

7. 本合同一式两份，甲、乙双方各执一份，未尽事宜甲、乙双方协商解决。

甲方：_____　　乙方：_____

日期：_____　　签字：_____

日期：_____

埋线抗衰老服务记录表

回访人员：_____ 回访日期：_____

NO	客户编码	姓 名	手机号	治疗项目	术后短信	第1天	第3天	第7天	第20天
01									
02									
03									
04									
05									
06									
07									
08									
09									
10									
11									
12									
13									
14									
15									
16									
17									
18									
19									
20									

A. 叮嘱客户术后护理注意事项；B. 了解客户操作后的感受和恢复情况；C. 及时发现并处理客户术后出现的问题；D. 增进客户之间的沟通和情感；E. 铺垫新项目。

埋线抗衰老术后注意事项

埋线术后注意事项

1. 术后1周内禁食辛辣油腻与刺激性食物。

2. 术后做好消毒消炎护理，避免人为局部污染。

3. 术后3天内严禁沾水以及护理、化妆等。

4. 术后1周内禁止桑拿汗蒸等高热类活动。

5. 小线25天内禁止局部向下搓揉或刮痧按摩，大线3个月。

6. 小线术后局部6个月内、大线24个月内禁止使用超声刀。

7. 术后6个月以后再使用中红外线、二氧化碳点阵激光以及脉冲光治疗。

8. 术后严禁反复搓揉局部或过度肌肉运动表情等。

<u>温馨提示：</u>术后如果必须使用激光各类高热、手术治疗，一定要向主治医师说明情况。

操作过埋线的日期与材料性质。

埋线术后护理细节

1. 3天后必须加强局部补水保湿防晒。

2. 1个月后可以加强水光注射疗程，可以适当局部PRP表浅微量注射。

3. 术后3天内严禁沾水以及护理、化妆等。

4. 加强效果可选用：在4个月连续做水光注射。

5. 1个月内红外光或氦氖激光治疗时，注意温度不能太高、时间不能太长。

埋线抗衰疗程操作

1. 小线的操作和补充治疗可以在3个月左右再次加补1次，连续3～4次为1个疗程。

2. 大线的操作可以在6个月后追加1次，可连续2～3次效果更佳。

3. 针对抗衰收紧建议小线每隔3个月1次，持续4次为1个疗程。

4. 大线的治疗建议2次为1疗程。

5. 综合疗程：小线4次，大线2次（全脸抗衰的标准疗程）。

6. 综合疗程：肉毒毒素A毒配合2次/年，B毒配合3次/年。

7. 最佳搭配：PRP与自体脂肪配合治疗效果更好。

埋线抗衰老售后服务信息范本

一、术后提示短信：

亲爱的XX女士！您好！埋线抗衰老提示：

　　A.术后3天严禁沾水护理化妆。

　　B.术后1周内禁食辛辣油腻与刺激性食物。

　　C.术后1周内禁止桑拿汗蒸等高热类活动。

　　D.小线25天内禁止局部向下搓揉或刮痧按摩，大线3个月。

　　E.小线术后局部6个月内、大线24个月内禁止使用超声刀。

　　F.术后6个月以后再使用中红外线、二氧化碳点阵激光以及脉冲光治疗。

二、售后服务短信：

第1天	温馨提示：埋线抗衰术后第1~3天会有轻微的疼痛以及肿胀感，局部也会有轻微的瘀青点，属于正常现象，请勿担心，请注意好术后护理和消炎。如有疑问，请电：XXXXXXXX。埋线抗衰XX小姐期待您的电话。
第3天	温馨提示：埋线抗衰术后3天疼痛感逐步消失，但局部瘀青则需要一些时间才能逐步散却，如需加速瘀青代谢，3天后可以适当选择热鸡蛋热敷局部，亦可配合活血化瘀药物局部涂抹或口服。如您还有不明白或其他疑问，可以给我电话：XXXXXXXX。
第7天	温馨提示：谢谢您这一周来对埋线抗衰术后的配合，您的疼痛症状以及瘀青基本都已经散却。接下来会有持续一段时间PPDO线体材质的逐步降解吸收，将加速您操作部位的肌肤胶原再生，加强局部紧致。如有其他不适，欢迎您来电咨询：XXXXXXXX。埋线抗衰XX小姐期待您的来电。
第20天	温馨提示：在接下来的时光，所埋入的PPDO线体会逐步分解并被吸收，此时的效果将会逐步加强，您会持续感觉面部的紧实以及肌肤的强韧。初次操作埋线如需再次追加埋线疗程，请注意在3~6个月内及时加补。期待与您再见！埋线抗衰XX小姐，电话：XXXXXXXX。

以上范本为我们长期做埋线抗衰老的客户售后服务短信息或微信回复的范本，大家可以根据实际需要进行修正使用。

埋线抗衰老操作记录

操作医师：_____ 操作日期：_____ 医务助理：_____

一、客户服务项目

第一次治疗：（□单次收费 / □疗程收费）

项目收费		分别为：
疗程设置		分别是：收紧埋线□次；提拉埋线□次；其他：□次____
疗程周期	通常小线收紧间隔 3 个月可以加强 1 次，大线提拉则需要间隔 6 个月再加强 1 次。	
搭配方案	A 型肉毒毒素（　）□次治疗；玻尿酸 / 童颜针（　）□次治疗。	
	水光注射□次 /CO$_2$ 点阵□次 / 中红外 1550 □次 / 超声刀□次 / 其他：____	

第二次治疗：（□单次收费 / □疗程收费）

项目收费		分别为：
疗程设置		分别是：收紧埋线□次；提拉埋线□次；其他：□次____
疗程周期	通常小线收紧间隔 3 个月可以加强 1 次，大线提拉则需要间隔 6 个月再加强 1 次。	
搭配方案	A 型肉毒毒素（　）□次治疗；玻尿酸 / 童颜针（　）□次治疗。	
	水光注射□次 /CO$_2$ 点阵□次 / 中红外 1550 □次 / 超声刀□次 / 其他：____	

第三次治疗：（□单次收费 / □疗程收费）

项目收费		分别为：
疗程设置		分别是：收紧埋线□次；提拉埋线□次；其他：□次____
疗程周期	通常小线收紧间隔 3 个月可以加强 1 次，大线提拉则需要间隔 6 个月再加强 1 次。	
搭配方案	A 型肉毒毒素（　）□次治疗；玻尿酸 / 童颜针（　）□次治疗。	
	水光注射□次 /CO$_2$ 点阵□次 / 中红外 1550 □次 / 超声刀□次 / 其他：____	

二、术后修复使用记录

第一次治疗：（购买产品：____元）

消炎修复					
补水保湿					
功能使用	再生类		愈合类		消炎类
	散瘀类		止痛类		抗敏类

第二次治疗：（购买产品：____元）

消炎修复					
补水保湿					
功能使用	再生类		愈合类		消炎类
	散瘀类		止痛类		抗敏类

第二次治疗：（购买产品：____元）

消炎修复					
补水保湿					
功能使用	再生类		愈合类		消炎类
	散瘀类		止痛类		抗敏类

埋线抗衰老咨询登记表

201___年/　月份

编码：_____

编码：	技术顾问：	咨询时间：
姓　名		性　别		出生日期	
手　机		微信号		QQ 号	
职　业		详细住址			
咨询问题					
个人需求					
治疗部位		建议方案：			
其他要求					

编码：	技术顾问：	咨询时间：
姓　名		性　别		出生日期	
手　机		微信号		QQ 号	
职　业		详细住址			
咨询问题					
个人需求					
治疗部位		建议方案：			
其他要求					

编码：	技术顾问：	咨询时间：
姓　名		性　别		出生日期	
手　机		微信号		QQ 号	
职　业		详细住址			
咨询问题					
个人需求					
治疗部位		建议方案：			
其他要求					

以上表格为所有咨询记录，方便日后查询与资料更新。

第六节 PPDO线体材质表格

常用PPDO线体规格说明：

NO.	名称	图片	规格说明
1	小平滑线		针体规格：29G/25～60毫米； 线体规格：6-0-5-0/40～90毫米； 植入线长：20～45毫米内外折叠
2	大平滑线		针体规格：27G-25G/70～80毫米； 线体规格：4-0-3-0/100～140毫米； 植入线长：50～70毫米内外折叠
3	单螺旋		针体规格：29G/25～60毫米； 线体规格：6-0-5-0/40～90毫米； 植入线长：20～45毫米内外折叠
4	双螺旋		针体规格：29G/25～60毫米； 线体规格：6-0-5-0/40～90毫米； 植入线长：20～45毫米内外折叠
5	麻绳线		针体规格：27G/25～60毫米； 线体规格：5-0-4-0/40～90毫米； 植入线长：20～45毫米内外折叠
6	液态线		针体规格：25G/38毫米； 线体规格：(6-0)X8X2/50毫米； 植入线长：25毫米内外折叠
7	隆鼻线（misko）		针体规格：23G-21G/38～50～60毫米； 线体规格：3-0-0-40～80毫米； 植入线长：20～40毫米内外折叠
8	单向锯齿线		针体规格：23G/70～90毫米； 线体规格：3-0-2-0/120～180毫米； 植入线长：160～180毫米内外折叠
9	单向锯齿螺旋线		针体规格：23G/70～90毫米； 线体规格：3-0-2-0/150～210毫米； 植入线长：70～90毫米内外折叠
10	双向锯齿小V线		针体规格：23G/70～90毫米； 线体规格：3-0-2-0/100～130毫米； 植入线长：70～90毫米内含锯齿
11	双向锯齿大V线		针体规格：21G-18G/90～100毫米； 线体规格：1-0-0-0/120～140毫米； 植入线长：90～100毫米内含锯齿
12	双向锯齿长线		工具规格：19-18G/125～165毫米锐钝双针； 线体规格：1-0-0-0/400～600毫米； 植入线长：300～400毫米双向锯齿
13	四向锯齿线		针体规格：23G-21G/90～100毫米； 线体规格：3-0-1-0/120～140毫米； 植入线长：90～100毫米四向锯齿
14	逆向锯齿线		针体规格：23G-21G/50～60毫米； 线体规格：2-0-1-0/150～180毫米； 植入线长：25～40毫米内外折叠
15	平齿线		针体规格：28G-27G/70～90毫米； 线体规格：5-0-4-0/120～150毫米； 植入线长：60～75毫米内外折叠
16	童铃线		针体规格：21G-18G/90～100毫米； 线体规格：1-0-0-0/120～140毫米； 植入线长：90～100毫米内含锯齿

常见针头分类：

NO.	名称	图片	性能说明
16	锐针		破皮快、阻力小、容易伤及血管以及入线周围组织而形成瘀青或肿胀
17	半钝针		改良针头入针无须借助外力，可有效减少血管和组织损伤，要求入针慢、不断扭转缓慢进入，大线可调整入针方向和退针少数眼周小针也采用这种钝头设计，减少眶部血管损伤，减少瘀青
18	全钝半开		改良针头几乎无血管损伤，阻力大进针缓慢，要求扭动进针，可以退针调节入针方向，通常只用于大线较多
19	全钝圆头		改良型针头几乎无血管损伤，阻力较大要求缓慢扭动进针，可以调节入针方向，大线较多，需借助破皮工具使用

常用埋线工具：

NO.	名称	图片	性能说明
20	金银导针/对（粗）		18G/125毫米；钝头导引针（1个18G套筒配合19G钝导引针1根）适合短面积使用
21	金银龙凤针/对（细）		19G/165毫米；钝头导引针（1个19G套筒配合20G钝导引针1根）适合长面积使用
22	银凤单钩		修复专用工具（隆鼻线取出或者小线体取出）
23	小金钩导针		1-0号、0-1号线体专用导线工具
24	破皮针		锐头打磨钝设计，减少组织血管损伤。破皮快专用设计
25	导引针（对）		V线植入专用工具（可有效减少破皮损伤）
26	套筒清洁刷		套筒的清洁专用工具，每根可以清洁100次左右
27	导引针（松解针）		术后修复专用

服务专员：霍丽美

服务电话：18687716985

埋线抗衰老综合临床实用指南

论证者名录

在此，再次感谢所有《精修线雕》埋线抗衰综合临床实用指南的技术论证参与者们，他们都是来自全国各地优秀而精干的一线整形美容医务工作者，有着非常丰富的PPDO埋线、手术、微整形、美容的经验，通过多次集中论证后正式书写成册。同样在此书中将所有参与论证者的名单详细记录如下，排名不分先后，仅供参考。

由于部分参与人员身份特殊，所以拍摄以及名录并未记载，特此说明！

技术咨询与术后修复热线：18687716985　　霍丽美

购书者咨询修复一律免费

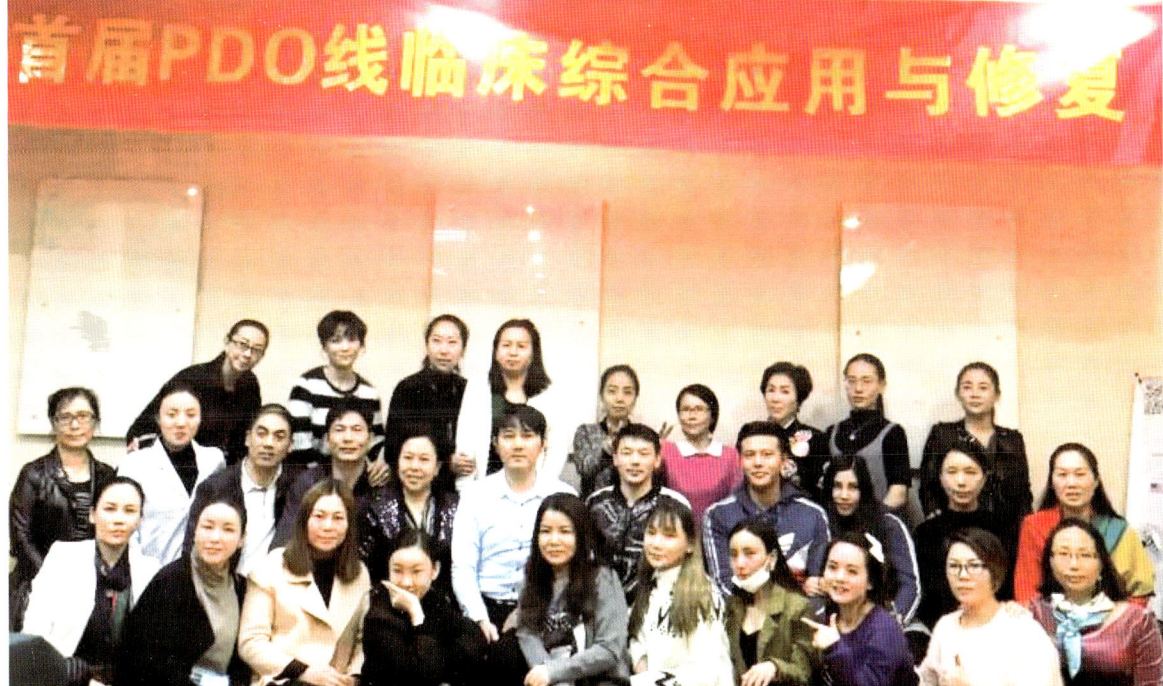

第一届论证会

昆明首届《精修线雕》论证人员名单

编码	姓名	籍贯	性别	联系方式
1	郭 莉	湖南	女	18665369696
2	陈婉就	福建	女	13636999731
3	潘春霞	内蒙古	女	13674738503
4	张龙凤	内蒙古	女	13848228665
5	王 健	浙江	男	18806562666
6	刘 坤	浙江	男	18868442555
7	张笑琴	四川	女	18608217629
8	李 艺	广东	女	13798140636
9	张瑞素	云南	女	13769225538
10	李园花	云南	女	——
11	井秀娟	北京	女	15811158603
12	姜玉珍	山东	女	18653150033
13	徐东辉	湖南	女	13786344456
14	宋晓艳	山西	女	18235712222
15	韩 超	安徽	女	18326128966
16	苏 曼	山东	女	13313434995
17	李 艺	云南	女	13888627273
18	王尕勇	浙江	女	13738106135
19	李 丹	内蒙古	女	13624450066
20	伊丽霞	内蒙古	女	18686135268
21	秦国龙	广东	男	15099947773
22	郑 利	云南	女	13888135577
23	任 勃	江苏	男	15995742022
24	王 萌	四川	女	18783439252
25	侯俊丽	河南	女	18680588813
26	龚胜男	江苏	女	13915999862
27	祁玉华	湖北	女	13807291887
28	胡启英	湖南	女	13808859216
29	赵丽媛	北京	女	13810581766
30	王 凤	云南	女	15012178399
31	庄秀丽	广州	女	18826877545
32	何燕兰	广州	女	13480811501

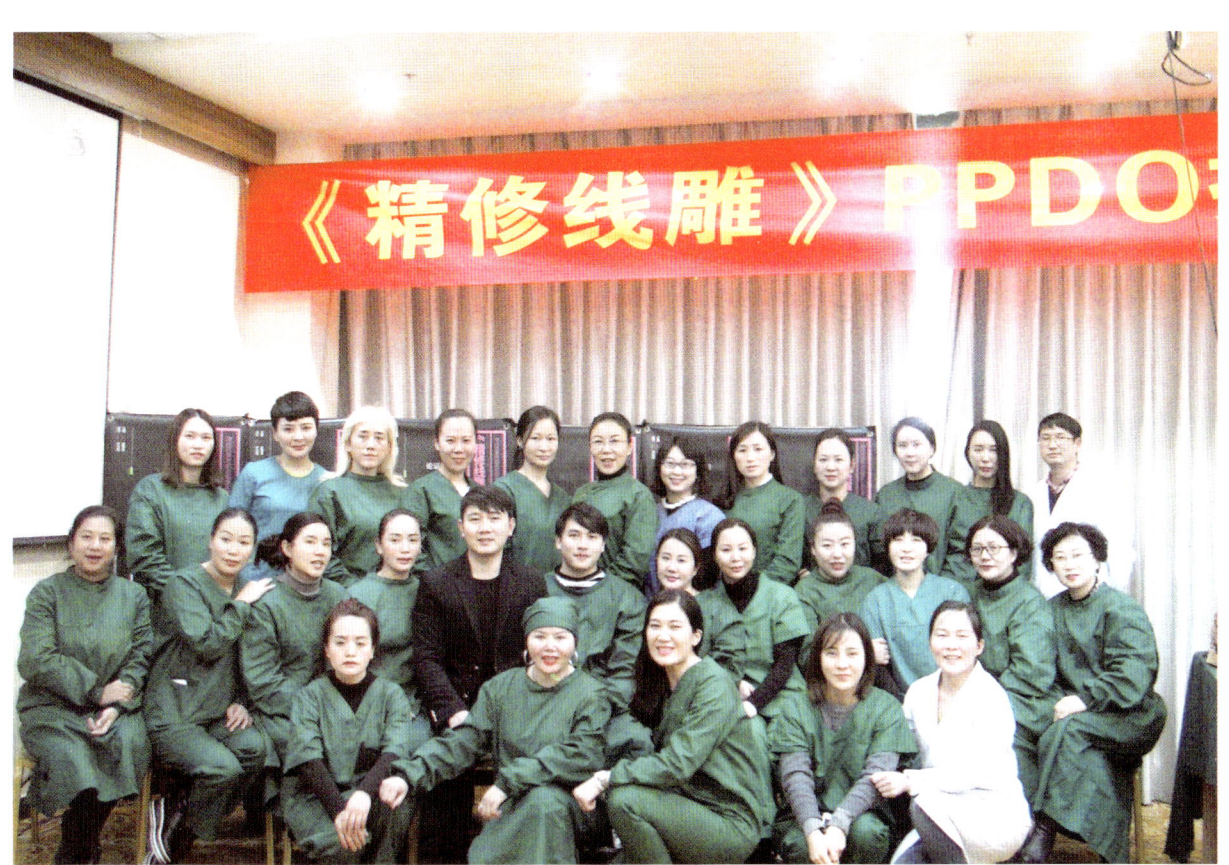

第二届论证会

昆明第二届《精修线雕》论证人员名单

编号	姓名	籍贯	性别	联系电话
1	张立力	山东	女	18688778281
2	李希瑶	重庆	女	13577099269
3	娄红霞	湖南	女	18684745833
4	金以超	云南	男	15096688863
5	彦 昕	上海	女	18616310026
6	葛丽娜	黑龙江	女	18922539994
7	欧素芳	湖南	女	18520187780
8	姚春燕	云南	女	13887909556
9	郭 鹏	黑龙江	女	13936017297
10	何 通	四川	女	18228528197
11	冯 佳	广东	女	13143105411
12	崔永芳	广东	女	13926549818
13	黎洁妃	广东	女	13808860136
14	杨 晶	山东	女	18560663763
15	赖慎丽	江西	女	13823702478
16	袁红英	河北	女	13363082910
17	贾 敏	四川	女	18981135486
18	李 莎	云南	女	13578097477
19	赵红松	安徽	女	18156129877
20	赵 鑫	广东	女	13926004221
21	喻 琴	云南	女	13987170516
22	费 会	河南	女	15637334455
23	李春敏	河南	女	18637655252
24	杨 凝	广东	女	13824425380
25	朱建华	上海	男	18967369895
26	唐 烨	湖南	男	18817262462
27	姚天宇	重庆	男	——
28	王晏红	重庆	女	——
29	孟海燕	湖北	女	——
30	张美丽	江西	女	13672270222
31	熊一晗羽	云南	女	13354988323
32	王晓平	内蒙古	女	13789425726
33	董晓洁	内蒙古	女	13514851699

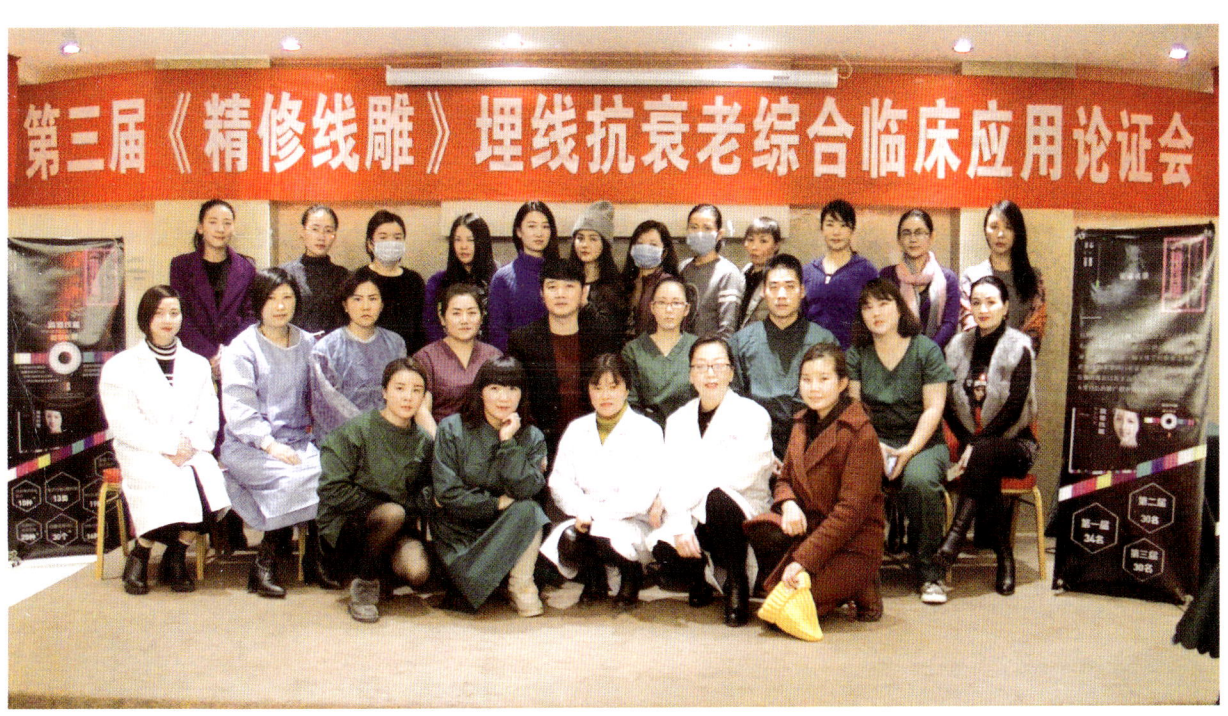

第三届论证会

郑州第三届《精修线雕》论证人员名录

编号	姓名	籍贯	性别	联系电话
1	白　丹	湖北	女	18668085510
2	杨本凤	河南	女	13939717877
3	刘少亮	河南	男	18939017778
4	赵宏图	安徽	女	18156821118
5	李泳仪	安徽	女	13999967281
6	Amelia	澳大利亚	女	——
7	夏　琳	河南	女	15617777521
8	王　娟	上海	女	18917838313
9	王　颖	北京	女	13691036106
10	余　燕	湖北	女	13797003750
11	毛　红	新疆	女	18699707555
12	刘小英	湖北	女	13997834507
13	陶　桃	云南	女	18608859944
14	侯东环	广西	女	13607843727
15	陈　锐	湖南	女	13762007101
16	刘玉霞	江苏	女	15861769280
17	郝卫杰	——	女	——
18	刘　炫	甘肃	女	18688590105
19	刘文媛	广东	女	——
20	凌珍珍	江西	女	13707975477
21	李　红	新疆	女	15838916519
22	王红宁	重庆	女	18996267012
23	陈　萍	江西	女	18370781577
24	沈英超	河北	女	15830661816
25	李　莉	上海	女	18121072770
26	袁红英	河北	女	13040219721
27	李冰红	——	男	——
28	明　心	——	女	——

参考文献

[1] (美) 巴里·弗里德.美容外科麻醉学[Anesthesia in Cosmetic Surgery] [M].丑维斌, 费剑春, 译.沈阳: 辽宁科学技术出版社, 2015.

[2]Alastair Carruthers Jean Carruthers.肉毒毒素[M].范巨峰, 译.北京: 北京大学医学出版社,2015.

[3]范巨峰. 注射美容外科学(Injection Plastic Surgery)[M].北京: 人民卫生出版社,2013.

[4]万新华,胡兴越,靳令经.肉毒毒素注射手册[M].北京: 人民卫生出版社,2013.

[5]纪将红.家庭医疗保健百科全书 (Flamily Medicine&Health Guide) [M].北京: 北京出版社,2004.

[6]BOBBY S. KORN DON O KIKKAWA .眶面部整形手术视频图谱[M].李冬梅, 译.北京: 人民卫生出版社,2014.

[7]Daniel Truong Dirk Dressler Mark Hallett .肉毒毒素治疗手册 (Manual of Botulinum Toxin Therapy) [M].李铁山, 译.北京: 北京大学医学出版社, 2012.

[8]于江, 朱灿, 曹思佳.微整形注射美容 (NON-SURGICAL REJUVENATION) [M].北京: 人民卫生出版社, 2013.

[9] (韩) 申汶锡. 玻尿酸注射手册[M].曹思佳, 张陈文, 译.沈阳: 辽宁科学技术出版社, 2015.

[10]曹思佳, 张建文.微整形注射并发症(COMPLICATIONS OF MICRO PLASTIC INJECTION)[M].沈阳: 辽宁科学技术出版社, 2015.

[11] (韩) 申汶锡.埋线提升与抗衰老操作手册[M].张陈文, 孙玮骏, 译.沈阳: 辽宁科学技术出版社, 2015.

[12]李京.微创整形外科学 (Minimally Invasive Plastic Surgery) [M].北京: 人民卫生出版社, 2014.

[13]曾因明. 麻醉学 (Anesthesiology) [M].北京: 人民卫生出版社,2004.

[14]张景.医疗器械管理手册[M].北京: 人民卫生出版社,2009.

[15]高景恒.美容外科学 (AESTHETIC SURGERY) [M].北京: 北京科学技术出版社,2012.